SEMIOLOGIA MÉDICA E RACIOCÍNIO CLÍNICO

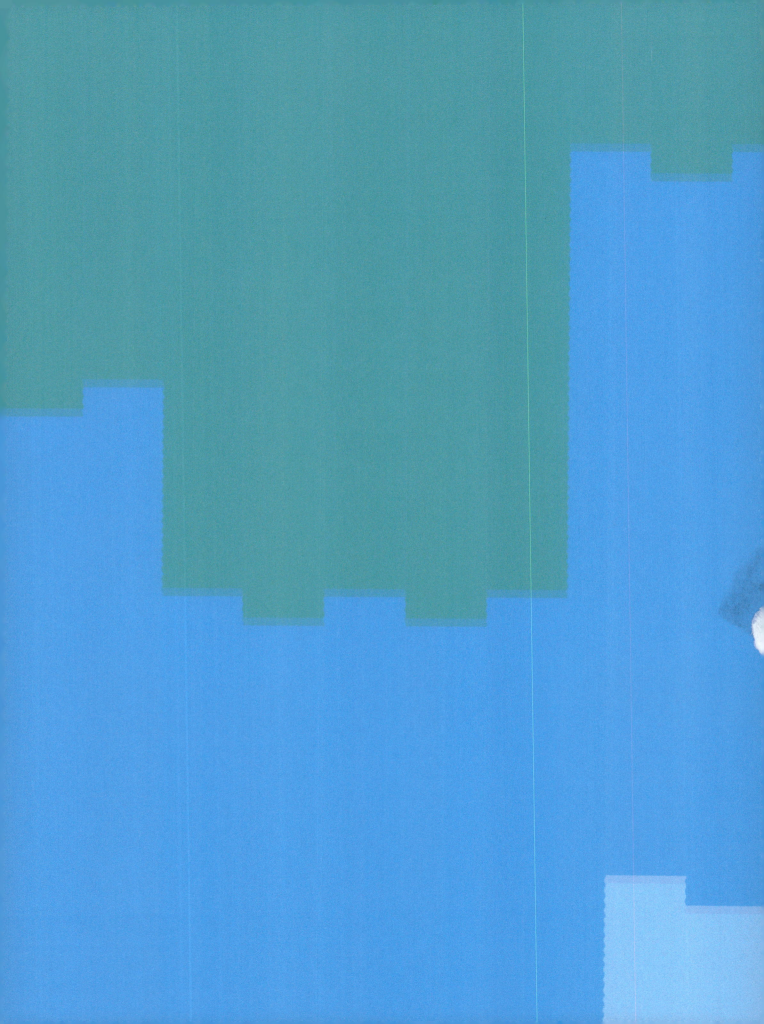

SEMIOLOGIA MÉDICA E RACIOCÍNIO CLÍNICO

---2024---

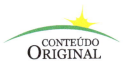

SEMIOLOGIA MÉDICA E RACIOCÍNIO CLÍNICO
Gustavo Navarro Betônico | Carolina de Castro Rocha Betônico

Produção editorial
Projeto gráfico
Diagramação
PRESTO | Catia Soderi

Capa
Design: Rodrigo Maragliano
Finalização: MKX Editorial

Impresso no Brasil
Printed in Brazil
1ª impressão – 2024

© 2024 Editora dos Editores

Todos os direitos reservados. Nenhuma parte deste livro poderá ser reproduzida, sejam quais forem os meios empregados, sem a permissão, por escrito, das editoras. Aos infratores aplicam-se as sanções previstas nos artigos 102, 104, 106 e 107 da Lei nº 9.610, de 19 de fevereiro de 1998.

Editora dos Editores
São Paulo: Rua Marquês de Itu, 408 - sala 104 – Centro. (11) 2538-3117
Rio de Janeiro: Rua Visconde de Pirajá, 547 - sala 1121 – Ipanema.
www.editoradoseditores.com.br

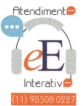

Este livro foi criteriosamente selecionado e aprovado por um Editor científico da área em que se inclui. A Editora dos Editores assume o compromisso de delegar a decisão da publicação de seus livros a professores e formadores de opinião com notório saber em suas respectivas áreas de atuação profissional e acadêmica, sem a interferência de seus controladores e gestores, cujo objetivo é lhe entregar o melhor conteúdo para sua formação e atualização profissional.
Desejamos-lhe uma boa leitura!

Dados Internacionais de Catalogação na Publicação (CIP)
(Câmara Brasileira do Livro, SP, Brasil)

Semiologia médica e raciocínio clínico / editores Gustavo Navarro Betônico ; Carolina de Castro Rocha Betônico. -- São Paulo : Editora dos Editores, 2024.

Vários autores.
ISBN 978-85-85162-95-5

1. Medicina clínica 2. Raciocínio 3. Semiologia
I. Betônico, Gustavo Navarro. II. Betônico, Carolina de Castro Rocha.

23-176306   CDD-610

Índices para catálogo sistemático:
1. Medicina e saúde   610
Eliane de Freitas Leite – Bibliotecária – CRB 8/8415

SOBRE OS EDITORES

» GUSTAVO NAVARRO BETÔNICO

Médico formado pela Universidade Federal de Uberlândia-MG. Nefrologista e Intensivista. Doutor em Ciências da Saúde pela Faculdade de Medicina de São José do Rio Preto-SP. Professor da Faculdade de Medicina de Assis-FEMA e Adamantina-UNIFAI.

» CAROLINA DE CASTRO ROCHA BETÔNICO

Médica formado pela Universidade Federal de Uberlândia-MG. Endocrinologista. Doutora em Ciências da Saúde pela Universidade de São Paulo - USP-SP. Professora da Faculdade de Medicina de Assis-FEMA e Adamantina-UNIFAI.

Sobre os autores

» ANDRÉ BANDIERA DE OLIVEIRA SANTOS

Médico formado pela Faculdade de Ciências Médicas da Santa Casa de São Paulo.
Doutor em Ciências (Clínica Cirúrgica) pela Faculdade de Medicina da USP
Cirurgião de Cabeça e Pescoço do Instituto do Câncer do Estado de São Paulo
Professor Facilitador de Propedêutica Cirúrgica da Uninove-Campus Vergueiro

» ANDRÉ BORTOLON BISSOLI

Médico formado pela Universidade Federal do Espírito Santo. Neurocirurgião e Mestre em Neurocirurgia pela Universidade Estadual Paulista Júlio de Mesquita Filho (FMB-UNESP). Fellow em Neurocirurgia Funcional e Estereotáxica pelo Hospital das Clínicas da Faculdade de Medicina da USP. Título de Especialista em Neurocirurgia com Área de Atuação em Dor pela Associação Médica Brasileira (AMB). Sócio-fundador e Neurocirurgião da Vértice Saúde Integrada.

» ANDRÉ LUIZ DE FREITAS SILVA

Médico oftalmologista. Colaborador serviço de Glaucoma UNIFESP-EPM. Médico responsável pelo serviço de Lentes de Contato do HSPE-IAMSPE.

» ANDRÉ ZONETTI DE ARRUDA LEITE

Médico. Doutor em Gastroenterologia Clínica pela Universidade de São Paulo
Docente do curso de Medicina da Universidade de Santo Amaro

» ANDREI FERNANDES JOAQUIM

Prof Associado da Disciplina de Neurocirurgia da Universidade Estadual de Campinas (UNICAMP). Livre docente em Neurocirurgia pela Universidade Estadual de Campinas. Pós doutorado pela Universidade Estadual de São Paulo. Doutor pela Universidade Estadual de Campinas. Médico-Preceptor em graduação médica pela UNINOVE /Bauru.

» ANTÔNIO AUGUSTO TUPINAMBÁ BERTELLI

Médico. Cirurgião Geral e em Cirurgião de Cabeça e Pescoço pela Faculdade de Ciências Médicas da Santa Casa de São Paulo. Especialista em Cirurgia de Cabeça e Pescoço. Mestre em Cirurgia pela Faculdade de Ciências Médicas da Santa Casa de São Paulo.

» ANTÔNIO CARLOS HEIDER MARIOTTI

Urologista. Doutorado em Urooncologia - Hospital Sírio Libanês - IEP/HSL. Mestre em Urologia - Hospital Sírio Libanês - IEP/HSL

Pós Graduado em Cirurgia Minimamente Invasiva - IEP/HSL Professor Titular da Faculdade de Medicina de Adamantina – UNIFAI

» ARTHUR LACERDA ROCHA

Estudante de graduação em Medicina da Universidade Federal do Rio Grande do Norte- UFRN

» CAMILA BAUMANN BETELI

Médica formada pela Pontifícia Universidade Católica de São Paulo. Residência Médica em Cirurgia Geral - Hospital Professor Edmundo Vasconcelos. Especialização em Cirurgia Vascular e Endovascular - Instituto Dante Pazzanese de Cardiologia.

» CARLOS ALBERTO SANTOS FILHO

Médico formado pela Universidade Estadual Paulista "Júlio de Mesquita Filho" – UNESP. Neurocirurgião com título de especialista pela Associação Médica Brasileira (SBN/AMB – Brasil. Residência médica em Neurocirurgia pelo Hospital das Clínicas da Faculdade de Medicina de Botucatu - UNESP (HC – FMB-UNESP). Mestre na área de neurocirurgia no programa de Cirurgia e Medicina Translacional FMB-UNESP. Titular da cátedra de semiologia neurológica, do curso de Medicina do Centro Universitário de Adamantina – UNIFAI e das Faculdades de Dracena - UNIFADRA / FUNDEC.

» CAROLINA DE CASTRO ROCHA BETÔNICO

Médica formado pela Universidade Federal de Uberlândia-MG. Endocrinologista. Doutora em Ciências da Saúde pela Universidade de São Paulo - USP-SP. Professora da Faculdade de Medicina de Assis-FEMA e Adamantina-UNIFAI

» CLÁUDIO RENATO GENARO MALAVOLTA

Preceptor do Curso de Medicina da Faculdade Atenas- campus de Paracatu. Especialista em Clínica Médica e Psiquiatria CFM/AMB

» FÁBIO FERNANDES NEVES

Médico formado pela Universidade Federal de Uberlândia. Especialista em infectologia pelo Hospital das Clínicas da FMRP/USP. Doutor em Ciências Médicas pela FMRP/USP. Professor Associado do Departamento de Medicina da UFSCar.

» FERNANDA BONO FUKUSHIM

Médica formada pela Faculdade de Medicina de Botucatu – UNESP. Residência médica em Anestesiologia e Dor, FMB-UNESP. Especialista em Anestesiologia com área de atuação em Dor e Medicina Paliativa pela AMB. Doutora em Anestesiologia e Livre-docente em Terapia Antálgica e Cuidados Paliativos. Professora associada junto à disciplina de Terapia Antálgica e Cuidados Paliativos e docente permanente dos Programas de Pós-Graduação em Anestesiologia e Pesquisa Clínica (início em 2020) da Faculdade de Medicina de Botucatu - UNESP

» FRANCISCO ALVES BEZERRA NETO

Médico formado pela Universidade Federal do Rio Grande do Norte-UFRN. Mestre em Medicina Interna pela Universidade Federal do Paraná-UFPR. Professor de Reumatologia e História da Medicina da Universidade Federal do Rio Grande do Norte-UFRN e Professor de Medicina da Universidade Potiguar-UnP. Professor do curso de Medicina da Universidade Potiguar.

» FRANCISCO DEOCLÉCIO DAMASCENO ROCHA

Médico formado pela Universidade Federal do Ceará-UCE. Especialista pela Sociedade Brasileira de Reumatologia. Ex-professor da Faculdade de Ciências da Saúde da Universidade do Estado do Rio Grande do Norte. Professor de reumatologia da Universidade Potiguar. Perito médico federal.

» FREDDY ANTONIO BRITO MOSCOSO

Cardiologista Clínico e Intervencionista pelo Instituto Dante Pazzanese de Cardiologia – SP. Docente de Cardiologia da Faculdade de Medicina de Assis-FEMA

» GABRIEL PEREIRA BRAGA

Médico formado pela Universidade Estadual de Londrina (UEL) e residência médica em Clínica Médica pela UEL. Residência Médica em Neurologia pela Universidade Estadual Paulista (UNESP). Doutor em Fisiopatologia em Clínica Médica área de concentração Neurologia Vascular pela UNESP. Professor adjunto de Neurologia da Universidade Federal de Mato Grosso do Sul (UFMS). Supervisor do programa de residência em Neurologia da UFMS.

» GILBERTO TOSHIMITSU YOSHIKAWA

Médico pela Universidade Federal do Pará-UFPA. Mestre em Reumatologia pela Universidade Federal de São Paulo-UNIFESP. Doutor pelo Núcleo de Medicina Tropical/UFPA. Professor assistente da Universidade Federal do Pará-UFPA.

» GIORDANA CAMPOS BRAGA

Médica Ginecologista e Obstetra. Residência médica no IMIP-PE. Especialista em Medicina de Família e Ginecologia e Obstetrícia. Mestrado e Doutorado em Tocoginecologia pela Universidade de São Paulo (FMRP-USP). Docente do Curso de Medicina da Universidade de Ribeirão Preto (UNAERP). Professora da Pós-graduação de Saúde Pública da Universidade de São Paulo (FMRP-USP).

» GUILHERME ANTÔNIO MOREIRA DE BARROS

Graduado em Medicina pela Universidade Federal do Pará-UFPA. Mestre e Doutor em Anestesiologia pela Universidade Estadual Paulista Júlio de Mesquita Filho -UNESP. Especialista em Dor e em Cuidados Paliativos. Pós-doutorado na Universidade da Califórnia. Chefe do Serviço de Terapia Antálgica e Cuidados Paliativos do Hospital das Clínicas da Faculdade de Medicina de Botucatu - UNESP. Editor Associado da revista Brazilian Journal of Anesthesiology. Livre-Docente em Terapia Antálgica e Cuidados Paliativos. Professor Associado do Departamento de Especialidades Cirúrgicas e Anestesiologia da Faculdade de Medicina de Botucatu – UNESP.

» GUILHERME SAUNITI LOPES

Médico formado pela Faculdade de Medicina de Marilia (FAMEMA). Especialista em Cirurgia Geral e Cirurgia do Aparelho Digestivo pelo HCFMUSP- São Paulo. Especialista em Gastroenterologia pela Federação Brasileira de Gastroenterologia (FBG) e Endoscopia Digestiva pela Sociedade Brasileira de Endoscopia Digestiva (SOBED). Editor dos sites endoscopiaterapeutica.com.br e gastropedia.com.br. Professor da Faculdade de Medicina da Fundação Municipal de Ensino de Assis (FEMA).

» GUSTAVO NAVARRO BETÔNICO

Médico formado pela Universidade Federal de Uberlândia-MG. Nefrologista e Intensivista. Doutor em Ciências da Saúde pela Faculdade de Medicina de São José do Rio Preto-SP. Professor da Faculdade de Medicina de Assis-FEMA e Adamantina-UNIFAI.

» HANIEL MORAES SERPA NASCIMENTO

Médico Formado pela Universidade Federal do Espírito Santo-UFES. Residência Médica em Neurocirurgia pela UNESP-Botucatu. Membro da Sociedade Brasileira de Neurocirurgia

» HENRIQUE POTT JÚNIOR

Especialista Infectologia pela Universidade Federal de São Paulo – UNIFESP. Doutor em Infectologia pela Universidade Federal de São Paulo - UNIFESP e Professor Adjunto do Departamento de Medicina da UFSCar.

» IGOR DE LIMA E TEIXEIRA

Médico formado pela Faculdade de Medicina de Botucatu/ UNESP.

Formado Neurologista pela Faculdade de Botucatu/UNESP.

Especialista em Neurologia Geral - pela Universidade Federal de São Paulo - UNIFESP/EPM. Especialista em Transtornos do Movimento pela Universidade Federal de São Paulo - UNIFESP/EPM. Mestre em Neurologia e Neurociências pela Universidade Federal de São Paulo - UNIFESP/EPM. Neurologista Assistente e Preceptor de Residência Médica em Neurologia pela Faculdade de Medicina de Botucatu / UNESP

» JOÃO PEDRO DA SILVA

Médico Generalista formado pela Faculdade de Medicina da UNILAGO - São José do Rio Preto.

» JOEL CARLOS LASTÓRIA

Médico formado pela Universidade Estadual Paulista Júlio de Mesquita Filho/UNESP. Especialista em Dermatologia e Hansenologia. Mestrado e Doutorado em Fisiopatologia em Clínica Médica pela Universidade Estadual Paulista Júlio de Mesquita Filho/UNESP. Livre Docência pela Faculdade de Medicina de Botucatu-UNESP. Professor assistente Doutor da Universidade Nove de Julho, campus de Bauru-SP

» JORGE LUIS DOS SANTOS VALIATTI

Médico intensivista. Mestre e Doutor em Ciências pela Unifesp-EPM. Pós Doc pela Faculdade de Medicina de Botucatu. Prof.do Curso de Medicina do Centro Universitário Padre Albino-Unifipa- FAMECA.

» JOSÉ HUMBERTO CAETANO MARINS

Especialista em infectologia pelo Hospital das Clínicas da FMUSP, São Paulo. Médico associado do serviço de infectologia do Hospital de Clínicas da Universidade Federal de Uberlândia-UFU-MG.

» JULIANA AKITA

Médica assistente da Faculdade de Medicina de Botucatu (UNESP) . Responsável pelo ambulatório de Cefaleias da UNESP

» JULIETE MELO DINIZ

Médica formada pela Universidade Federal da Paraíba-UFPB. Residência médica em Neurocirurgia pelo Hospital do Servidor Público do Estado de São Paulo - IAMSPE. Mestre e Doutora em Ciências da Saúde pelo sistema de Pós-Graduacão do IAMSPE. Fellowship em Neurocirurgia Funcional e Dor no Hospital das Clínica da Faculdade de Medicina da USP. Pós-Graduação em Dor e Tratamento Intervencionista da Dor no Hospital Sírio Libanês. Preceptora Neurocirurgia no Hospital do Servidor Público do Estado de São Paulo - IAMSPE. Assistente de neurocirurgia funcional e tratamento intervencionista da dor na UFPB.

» JÚLIO PINHEIRO BAIMA

Docente do Curso de Medicina da Universidade Nove de Julho, UNINOVE, Campus Bauru. Médico Gastroenterologista do Hospital das Clínicas da Faculdade de Medicina de Botucatu. Doutor em Gastroenterologia pela Universidade Estadual Paulista, UNESP, Campus de Botucatu. Membro titular da Federação Brasileira de Gastroenterologia (FBG) e da Organização Brasileira de Doença de Crohn e Colite (GEDIIB).

» KLEBER PAIVA DUARTE

Médico formado pela Universidade Federal do Pará - UFPA. Residência médica em Neurocirurgia realizada no Hospital São Francisco de Belo Horizonte - MG. Especialização em Neurocirurgia Funcional, Estereotaxia e Dor. Doutorando em Medicina (Neurologia) pela Universidade de São Paulo FMUSP. Médico Assistente e Pesquisador no HC-FMUSP. Coordenador do Serviço de Neurocirurgia Funcional da Divisão de Neurocirurgia do Departamento de Neurologia do HC-FMUSP

» LUIZA MAUAD ELIAS DE OLIVEIRA

Médica formada pela Faculdade de Medicina de Taubaté - SP (Universidade de Taubaté - UNITAU).

» MÁRCIA SILVA QUEIROZ

Médica formada pela Universidade Estadual de Londrina. Mestre e Doutora em Endocrinologia pela Faculdade de Medicina da Universidade de São Paulo - FMUSP. Docente Pós-graduação do curso de Medicina da Universidade Nove de Julho.

» MARCUS VINÍCIUS DE PÁDUA NETTO

Médico Nefrologista formado pela Universidade Federal de Uberlândia. Residência de Clínica Médica e Nefrologia pela Faculdade de Medicina de Ribeirão Preto-USP
Doutor em Clínica Médica pela Faculdade de Medicina de Ribeirão Preto -USP
Professor Adjunto do Departamento de Clínica Médica da Faculdade de Medicina da Universidade Federal de Uberlândia

» MARIA TERESA FERNANDES CASTILHO GARCIA

Médica formada pela Faculdade de Medicina de São José do Rio Preto-FAMERP. Residência Médica em Clínica Médica pela FAMERP e Neurologia pela Universidade Federal de São Paulo - UNIFESP/EPM. Especialização em Epilepsia e Neurofisiologia Clínica na UNIFESP/EPM. Doutorado e pós doutorado na área de Epileptologia pelo Departamento de Neurologia e Neurocirurgia da UNIFESP/EPM.

» MARIANA ALVARES PENHA

Médica Dermatologista. Docente do Curso de Medicina do Centro Universitário de Adamantina – UNIFAI. Preceptora do Hospital Regional de Presidente Prudente. Pesquisadora da Universidade Estadual Paulista – UNESP

» MIGUEL ÂNGELO DE MARCHI

Médico Dermatologista e Hansenologista. Mestrado e Doutorado em Ciências da Saúde pela Faculdade de Medicina de São José do Rio Preto. Docente do Curso de Medicina do Centro Universitário de Adamantina - UNIFAI; Médico/Docente Assistencial do Complexo HC-III-FAMEMA-Faculdade Medicina de Marília.

» NEYMAR ELIAS DE OLIVEIRA

Médico formado pela Faculdade de Medicina de Catanduva - SP. Médico Intensivista MEC/AMIB. Mestre em Ciências da Saúde pela Faculdade de Medicina de São José do Rio Preto - SP.

» PAULO CÉSAR GOTTARDO

Médico Intensivista titulado AMIB, Mestre em Saúde da família (FAMENE) e em Medicina (Universidade de Lisboa) e Doutorando em Health Science (Nova Medical School). Lisboa.

» PAULO CÉSAR RODRIGUES PINTO CORRÊA

Médico Pneumologista. Especialista em Clínica Médica pela Sociedade Brasileira de Clínica Médica. Coordenador da Comissão de Tabagismo da Sociedade Brasileira de Pneumologia e Tisiologia (SBPT). Mestre em Saúde Pública pela Universidade Federal de Minas Gerais. Coordenador Docente do Education Against Tobacco no Brasil. Professor Adjunto do Departamento de Clínicas Pediátricas e do Adulto (DECPA), Curso de Medicina da Universidade Federal de Ouro Preto (UFOP).

» PEDRO TADAO HAMAMOTO FILHO

Médico, Residência médica em Neurocirurgia, Mestre e Doutorado em Bases Gerais da Cirurgia pela Faculdade de Medicina de Botucatu, Universidade Estadual Paulista (FMB/UNESP). Professor Assistente Doutor da FMB/UNESP e neurocirurgião do Hospital das Clínicas da Faculdade de Medicina de Botucatu.

» RAFAEL IZAR DOMINGUES DA COSTA

Cirurgião geral. Especialista em Cirurgia do Aparelho Digestivo. Doutorado pela Faculdade de Medicina da Universidade de São Paulo – FMUSP. Membro titular do Colégio Brasileiro de Cirurgiões. Docente da Universidade Federal de São Carlos-UFSCar. Fellow do American College of Surgeons.

» RENATO HUGUES ATIQUE CLAUDIO

Médico formado pela Universidade de São Paulo – FMUSP. Residência Médica em Cirurgia Geral e Coloproctologia no HC-FMUSP. Mestre e Doutor em Ciências da Saúde pela Universidade Federal de Uberlândia-UFU. Médico assistente da Universidade Federal de Uberlândia-UFU. Chefe do serviço de coloproctologia, coordenador e preceptor da Residência Médica de Coloproctologia.

» RICARDO BENETI

Médico Pneumologista. Doutor em Clínica Médica pela Universidade Estadual de Campinas-UNICAMP. Professor titular da Universidade do Oeste Paulista-UNOESTE-SP.

» RICARDO DE ÁVILA OLIVEIRA

Médico pela Universidade Federal de Uberlândia-UFU. Residência Médica na área de Cirurgia Vascular Periférica UFU. Especialista em Angiologia e Cirurgia Vascular pela SBACV com título de área de atuação de Angiorradiologia e Cirurgia Endovascular. Mestre em Cirurgia Vascular pela Universidade Federal de São Paulo. Doutor em Ciências pela Universidade Federal de São Paulo.

» RICARDO SIUFI MAGALHÃES

Médico formado pela Universidade Federal do Triângulo Mineiro. Residência Médica em Clínica Médica e em Pneumologia e Tisiologia na Universidade Estadual de Campinas - UNICAMP. Mestre em Ciências pela Faculdade de Ciências Médicas – UNICAMP. Docente e Coordenador da Disciplina de Pneumologia na Faculdade São Leopoldo Mandic. Professor da Faculdade de Medicina UNISA.

» ROBERTA VILELA LOPES KOYAMA

Profa Adjunta da Universidade Estadual do Pará - UEPA. Coordenadora do ambulatório de reumatologia da UEPA. Preceptora da residência médica do Cesupa. Membro da comissão de procedimentos da Sociedade Brasileira de Reumatologia.

» RUBENS GISBERT CURY

Médico formado pela Santa Casa de São Paulo. Residência médica em Neurologia pela Faculdade de Medicina da Universidade de São Paulo - FMUSP. Doutor em Ciências pela FMUSP. Pós-doutor em Neurologia pela Universidade de São Paulo e Universidade de Grenoble, França. Professor Livre-Docente pela Universidade de São Paulo. Médico assistente do Ambulatório de Distúrbios do Movimento e coordenador do Ambulatório de Estimulação Cerebral Profunda do Hospital das Clínicas da Faculdade de Medicina da USP.

» SÉRGIO HENRIQUE PIRES OKANO

Médico, ginecologista e obstetra, com área de atuação em Sexologia. Mestre pela Universidade de São Paulo. Médico Colaborador dos Ambulatórios de Estudos em Sexualidade Humana e de Incongruência de Gênero do Hospital das Clínicas de Ribeirão Preto. Professor do Curso de Medicina da Universidade de Ribeirão Preto.

» SORAIA EL HASSAN

Médica formada pela Faculdade de Medicina de São José do Rio Preto-FAMERP. Mestre e Doutora em Medicina (Otorrinolaringologia) pela Universidade Federal de São Paulo-UNIFESP. Docente da União das Faculdades dos Grandes Lagos e professora no curso de pós graduação do Instituto de Estudos Avançados da Audição Momensohn Santos.

» STHEFANO ATIQUE GABRIEL

Médico Cirurgião Vascular/Endovascular. Doutor em Pesquisa em Cirurgia pela Faculdade de Medicina da Santa Casa de Misercórdia de São Paulo. Professor da Faculdade de Medicina da Unilago - São José do Rio Preto.

» TALLES BAZEIA LIMA

Médico Gastroenterologista do Hospital das Clínicas da Faculdade de Medicina de Botucatu. Doutor em Gastroenterologia pela Universidade Estadual Paulista - UNESP. Membro titular da Federação Brasileira de Gastroenterologia (FBG) e da Sociedade Brasileira de Endoscopia Digestiva (SOBED)

» VALÉRIA FERREIRA DE ALMEIDA E BORGES

Médica formada pela Universidade Federal de Uberlândia-UFU. Residência em Gastroenterologia pelo HC-UFU. Endoscopista pela Sociedade Brasileira de Endoscopia Digestiva – SOBED. Título de especialista em Gastroenterologia pela Federação Brasileira de Gastroenterologia – FBG com área de atuação em Hepatologia pela Sociedade Brasileira de Hepatologia – SBH. Mestre em Ciências da Saúde pela UFU. Doutoranda do Programa de Pós Graduação em Medicina e Saúde da Universidade Federal da Bahia-UFBA. Médica da Unidade de Sistema Digestivo do HC-UFU. Preceptora da residência médica em gastroenterologia, endoscopia digestiva e responsável pelo ambulatório de gastro-hepatologia da UFU.

» VINICIUS CORDEIRO DA FONSECA

Doutor em Clínica Cirúrgica pela Faculdade de Medicina da USP. Título de especialista em Cirurgia do Aparelho Digestivo e Cirurgia Geral. Médico do Serviço de Cirurgia Geral do Hospital Vivalle (São José dos Campos – SP).

DEDICATÓRIA

Dedicamos este livro aos nossos amados filhos, Mariana e Gustavo:

"De tudo, ficam três coisas:
A certeza de que estamos sempre começando,
A certeza de que é preciso continuar,
A certeza de que seremos interrompidos antes de terminar.
Portanto devemos:
Fazer da interrupção um caminho novo,
Da queda, um passo de dança,
Do medo, uma escada,
Do sonho, uma ponte,
Da procura, um encontro".

— Fernando Sabino

AGRADECIMENTOS

Há alguns anos, iniciamos juntos nossas atividades de docência ministrando aulas de semiologia médica. Para muitos professores, essa é a porta de entrada para uma trajetória acadêmica com o objetivo final de manter suas atividades em sua especialidade médica de escolha. Não foi o nosso caso. Durante 15 anos, estivemos intimamente ligados a semiologia por opção, e por acreditar que o início do contato de cada aluno com o paciente pode marcar e definir o médico que ele irá se tornar. A escuta, o respeito, as técnicas e habilidades definidas neste período são balizadores da formação médica, em seu pleno significado.

Neste livro, tivemos o prazer de unir entre os autores, parte de nossos ex-professores que sempre foram nossa inspiração, colegas de faculdade que em sua trajetória são referência em suas especialidades, vários de nossos ex-alunos que se tornaram médicos e professores exemplares, além de vários colegas que em diferentes universidades do país fazem a diferença no ensino da semiologia médica.

Agradecemos a nossos familiares que sempre nos apoiaram em nossas escolhas e desejos. Agradecemos a todos os médicos que acreditaram neste projeto e se dispuseram a contribuir com seu conhecimento, confiando no fato de que este livro possa trazer realmente uma visão abrangente do paciente, e não apenas um apanhado de especialidades compartimentadas.

Ao grande amigo Hélio Penna Guimarães, que muito colaborou com ideias e incentivos para que esse livro se concretizasse.

Por último, agradecer a todos os doentes das enfermarias e ambulatórios, que de alguma forma participaram desse livro, seja nas fotografias, nos vídeos ou mesmo em nosso período de formação como médicos e professores.

Carolina e Gustavo

PREFÁCIO

Afinal: é semiologia ou propedêutica? Ou é tudo junto!?

A Propedêutica trata do introdutório às etapas iniciais do processo de aprendizagem, do termo grego *propaideutikós*: relativo " à instrução, instrutivo".

A Semiologia trata dos "signos", do grego *semeion* (sinal) e *logos* (estudo).

Todo este cenário se faz entender, no Brasil, a aspirantes médicos tão jovens e entusiasmados …nos sistemas, signos, hábitos, costumes, sentidos, sensações, fatos, tempos que se traduzem na essência da prática do cuidar! Por favor: ouçam, cuidem, toquem, sintam e compartilhem o viver!

Ao tentar entender o que é de verdade, o *semeionlogos* ou *propaideutikós* (e eu confesso que tento, ainda, até hoje !) o comecei sentado na beira do leito de internação de gente como a gente … com medo, com dor, temendo a morte e que sempre me serão queridos (eu lembro rostos, mas, confesso triste, não recordo nomes) … estes me ensinaram mais que qualquer livro …e já se vão quase 33 anos de minha primeira aula de propedêutica médica … quando nos corredores de uma antiga e bela "Santa Casa de Misericórdia" … lá eu comecei a aprender a ouvir e sentir histórias de humanidade … que dizen o quão responsável nós deveríamos ser na nossa escolha do cuidar em ser médico …

É sempre assim que eu penso na semiologia médica até hoje … desde daquela primeira aula da graduação … o marco da minha formação do ouvir, do observar padrões, do pensar fora da "caixa", do entender a queixa, do sem julgar, do ouvir sem restringir, de examinar com cuidado e do respeito do pedir permissão para tocar, para auscultar, da responsabilidade e da profunda honra e, dádiva, de respeitar a dor e o medo da fragilidade humana.

Sim… eu confesso que as pessoas que tive a honra de cuidar sempre me ensinaram mais que qualquer tratado de medicina! E tenho gratidão eterna por isso!

Posto que deve ser o cuidado do que se deve ter, Gustavo e Carol e mais 50 autores construíram um manual de excelência em 46 capítulos, traçando guias de aprendizagem à ciência de ouvir, observar, tocar, sentir … perceber … estar atento … mapas … "GPS" … o passo sempre será maior, mas o início é sempre necessário!

Em tempos de tanto ruído e barulho: viva a semiologia! Boa leitura e estudos a todos os leitores: seus cuidados são sempre bem-vindos a todos nós!

Hélio Penna Guimarães

SUMÁRIO

PARTE I
SEMIOLOGIA E PROPEDÊUTICA MÉDICA

1. Introdução e Estratégias de Raciocínio Clínico... 3
   Carolina de Castro Rocha Betônico
   Gustavo Navarro Betônico

2. A Primeira Consulta e as Consultas Subsequentes.. 9
   Gustavo Navarro Betônico
   Carolina de Castro Rocha Betônico

3. Anamnese.. 15
   Carolina de Castro Rocha Betônico
   Gustavo Navarro Betônico

4. O Exame Físico Geral.. 33
   Gustavo Navarro Betônico
   Carolina de Castro Rocha Betônico

5. Exame Físico Geral: Sinais Vitais e Dados Antropométricos....................... 43
   Marcus Vinícius de Pádua Netto

6. Medida da Pressão Arterial... 53
   Marcus Vinícius de Pádua Netto

7. Semiologia da Pele e Anexos... 61
   Mariana Alvares Penha
   Joel Carlos Lastoria
   Miguel Ângelo de Marchi

8. Propedêutica da Cabeça e do Pescoço 77
   André Bandiera de Oliveira Santos
   Antonio Augusto Tupinambá Bertelli

9. Semiologia do Aparelho Respiratório 89
   Ricardo Beneti
   Ricardo Siufi

10. Semiologia Cardiovascular 105
   Freddy A. Brito Moscoso
   Carolina C. Rocha Betônico
   Gustavo N. Betônico

11. Semiologia dos Sistemas Venoso e Arterial 125
   Ricardo de Ávila Oliveira

12. Semiologia do Abdome 137
   Vinicius Cordeiro da Fonseca
   Rafael Izar Domingues da Costa

13. Semiologia Sistema Endocrino 151
   Márcia Silva Queiroz

14. Semiologia Exame Neurológico 165
   Haniel Moraes Serpa Nascimento
   Carlos Alberto Santos Filho
   Gabriel Pereira Braga
   Marco Antonio Zanini

15. A Anamnese Psíquica ou Entrevista Psiquiátrica 181
   Cláudio Renato Genaro Malavolta

16. Exame dos Ossos e Articulações 189
   Gilberto Toshimitsu Yoshikawa
   Roberta Vilela Lopes Koyama

17. Semiologia Oftalmológica para o Clínico 199
   André Luiz de Freitas

18. Exame Genito-Urinário Feminino 213
   Giordana Campos Braga
   Sérgio Henrique Pires Okano

19. O Exame Gênito-Urinário Masculino 221
   Antonio Carlos Heider Mariotti

PARTE II
ABORDAGEM DOS PRINCIPAIS SINAIS E SINTOMAS SEMIOLÓGICOS

20. Dor 231
    Guilherme Antonio Moreira de Barros
    Fernanda Bono Fukushim

21. Abordagem do Edema 239
    Gustavo Navarro Betônico

22. Febre 245
    José Humberto Caetano Marins

23. Cianose 255
    Jorge Luis dos Santos Valiatti
    Neymar Elias de Oliveira
    Luiza Mauad Elias de Oliveira

24. Hipertensão Arterial Sistêmica 259
    Marcus Vinícius de Pádua Netto
    Gustavo Navarro Betônico

25. Síndrome Consumptiva 269
    Carolina de Castro Rocha Betônico

26. Tosse 275
    Paulo César Rodrigues Pinto Corrêa

27. Anemias 283
    Carolina de Castro Rocha Betônico
    Gustavo Navarro Betônico

28. Artralgia e Artrite 291
    Francisco Deoclécio Damasceno Rocha
    Francisco Alves Bezerra Neto
    Arthur Lacerda Rocha

29. Dor Abdominal 301
    Guilherme Sauniti Lopes

30. Dor Torácica — Abordagem Prática 311
    Paulo César Gottardo
    Jorge Luis dos Santos Valiatti

31. Diarreias **319**
    André Zonetti de Arruda Leite

32. Obstipação Intestinal **325**
    Renato Hugues Atique Claudio
    Valéria Ferreira de Almeida e Borges

33. Dispepsia e Disfagia **331**
    Júlio Pinheiro Baima
    Talles Bazeia Lima

34. Ascite **337**
    Gustavo Navarro Betônic

35. Hepatomegalia e Esplenomegalia **341**
    Gustavo Navarro Betônico
    Carolina de Castro Rocha Betônico

36. Síndromes Ictéricas **345**
    Fábio Fernandes Neves
    Henrique Pott Júnior

37. Principais Sinais e Sintomas do Aparelho Urinário **351**
    Antônio Carlos Heider Mariotti
    Marcus Vinícius de Pádua Netto

38. Insuficiência Arterial e Venosa **355**
    Sthefano Atique Gabriel
    João Pedro da Silva
    Camila Baumann Beteli
    Soraia El Hassan

39. Estado Confusional e Distúrbios da Consciência **361**
    Haniel Moraes Serpa Nascimento
    Andrei Fernandes Joaquim
    Carlos Alberto Santos Filho

40. Tontura e Vertigem **367**
    Maria Teresa Fernandes Castilho Garcia

41. Avaliação Sistematizada da Cefaleia **373**
    Juliana Akita
    Carlos Alberto Santos Filho

42. Abordagem Inicial das Disfunções Cognitivas 381
    Igor de Lima e Teixeira
    Carlos Alberto Santos Filho

43. Síndromes Meníngeas 387
    Pedro Tadao Hamamoto Filho

44. Semiologia dos Distúrbios do Movimento 391
    André Bortolon Bissoli
    Juliete Melo Diniz
    Rubens Gisbert Cury
    Kleber Paiva Duarte

Parte I

Semiologia e Propedêutica Médica

Introdução e Estratégias de Raciocínio Clínico

Carolina de Castro Rocha Betônico
Gustavo Navarro Betônico

INTRODUÇÃO

Os termos Semiologia e Semiótica têm uma etimologia e uma definição semelhante: o estudo dos sinais. Ambos foram usados como sinônimos e estão inseridos na Teoria Geral dos Sinais, uma questão complexa tratada por filósofos, linguistas e cientistas sociais. Estes, sob várias perspectivas, analisam os sistemas de sinais ou sinais que comunicam algo por meio da linguagem humana. Cada área do conhecimento tem seu próprio sistema de sinais: semiologia do direito, semiologia cultural e literária, semiologia musical, etc. Para a semiologia médica, um sinal clínico tem um significado específico e concreto: manifestação de doença que pode ser percebida por um observador externo (exemplo: icterícia) em contraste com a natureza subjetiva do sintoma (exemplo: dor). Essa distinção, agora difundida e evidente, só foi consolidada nas últimas décadas.[1]

O conhecimento médico semiológico traduz a capacidade humana da observação perspicaz, indagação intencional e elaboração de raciocínio clínico baseado no conhecimento previamente adquirido. Ressalta-se que o ensino e a valorização da semiologia médica têm sido desafiados pelo avanço do conhecimento, assim como do desenvolvimento tecnológico. O médico contemporâneo é um profissional diferente de seus antecessores. Há poucas décadas, não se dispunha de ultrassonografia, tomografia computadorizada, ressonância magnética ou mesmo de exames laboratoriais de resultados rápidos e confiáveis. Porém, o que há pouco se via como um risco para a extinção do raciocínio clínico e das habilidades semiológicas, claramente não veio substituir as habilidades clínicas consideradas essenciais. A valorização do médico com raciocínio clínico apurado, empatia e domínio das habilidades do exame físico é nítida em um momento de indiscriminada proliferação e abundância de testes diagnósticos complementares, muitas vezes acrescentando variáveis confusionais, que frequentemente só aumentam custos e colocam em risco a segurança do paciente. Hoje, mais do que nunca, sutis observações semiológicas e raciocínio clínico apurado são habilidades exigidas do médico no século XXI.

Uma abordagem do paciente, de forma humanizada e cientificamente adequada, requer a aplicação do conhecimento técnico associado à empatia nas relações interpessoais. Ao examinar o paciente, médicos menos preparados utilizam apenas a experiência ou algumas das habilidades adquiridas durante o curso de medicina, mas esse conhecimento é sabidamente insuficiente em situações incomuns e problemáticas como aquelas vivenciadas na prática médica diária. A capacidade de raciocínio clínico deve ser fundamentada na educação e nos treinamentos exaustivamente estudados, não apenas na intuição pessoal ou na própria experiência. Além disso, a relação entre o médico e o paciente só será adequada e honesta se sustentada por um conjunto de princípios no contato interpessoal. São elas: desinteresse, universalidade e neutralismo afetivo.

O chamado "desinteresse" que deve existir na relação médico-paciente remete ao cuidado centrado exclusivamente no benefício e ao bem-estar do paciente, sem exploração econômica ou afetiva, diferenciando esta das relações comerciais. A universalidade relaciona-se à imparcialidade médica que, assim como a objetividade, independe de qualquer relação prévia ou conceitos pré-concebidos em relação ao paciente. Na profissão médica, o conhecimento científico deve suplantar a visão subjetiva do mundo, mesmo que seja contra o senso de valores pessoais do profissional médico. Neutralismo afetivo significa que deve haver adequada distância emocional por parte do médico, delimitando as relações pessoais que não são permitidas no relacionamento médico-paciente (por exemplo, ocorrências de cunho sexual). O neutralismo afetivo não exclui a empatia ou o apoio emocional, mas trata-se da necessidade do médico ser emocionalmente neutro a fim de objetivar e isentar o processo de diagnóstico e tratamento. O excessivo envolvimento emocional torna-se fonte de estresse psicológico, afeta o pensamento e a tomada de decisões. Por outro lado, a redução excessiva do envolvimento pessoal também pode prejudicar o desempenho adequado do processo diagnóstico/terapêutico.

Dentro do processo de investigação diagnóstica, a comunicação médico-paciente exerce papel central e possui dois principais canais de informação: verbal e não-verbal. Acredita-se que cerca de 30% das informações são passadas na forma de comunicação não-verbal. Muitas vezes, nem o orador nem o ouvinte estão cientes das informações passadas não-verbalmente, mas a capacidade de "ler" sinais não verbais é importante tanto na vida cotidiana como na entrevista médica. O denominado canal de comunicação não-verbal inclui: expressão facial, modo de dirigir o olhar, movimento do gesto e do corpo, postura, contato com o toque, comportamento espacial, vestuário e aparência. Esta comunicação não-verbal, apesar de extremamente importante é muitas vezes subestimada e relegada a um segundo plano pelo médico em treinamento.

Por outro lado, a maior parte das informações obtidas na história clínica é adquirida por meio da comunicação verbal, ou seja, fala e linguagem. Ao conversar com o paciente, o médico usa a linguagem para obter a informação sobre o paciente e sua doença, estabelecendo um diagnóstico preliminar e iniciando o processo diagnóstico/terapêutico, também chamado de "colher história e anamnese". Cabe lembrar que o raciocínio clínico com a formulação de hipóteses diagnósticas é elaborado durante todo o relato da anamnese e cada resposta dada pelo paciente implica em outra pergunta, muitas vezes não cumprindo uma sequência previamente estabelecida. Utilizando sua carga emocional e social, cada médico trabalha uma maneira própria de obter a história, que será diretamente influenciada pela sua personalidade e pela personalidade do paciente. Isto torna cada história médica diferente e única. Do ponto de vista de benefício ao paciente, o raciocínio acertado é mais importante do que a correção metodológica.

MODELOS DE RACIOCÍNIO CLÍNICO

O raciocínio clínico pode ser definido como a capacidade de compreender um conjunto de pistas apresentadas pelo paciente e a partir destas, concluir um possível diagnóstico com o objetivo de desenvolver uma estratégia apropriada de tratamento.[2] Existem diferentes métodos de raciocínio clínico, sendo os mais comuns a abordagem não analítica/ intuitiva e o raciocínio clínico analítico, inicialmente descrito como hipotético-dedutivo.

Raciocínio Analítico ou método hipotético-dedutivo/ racional

O método de raciocínio analítico, mais conhecido como método hipotético-dedutivo, foi um dos primeiros modelos propostos de raciocínio clínico na década de 70. Neste modelo para alcançar o diagnóstico correto e relacionar possíveis diagnósticos diferenciais é necessário o conhecimento primário das doenças e seus sinais e sintomas para que haja o reconhecimento e suposição diagnóstica. Neste método, pressupõe-se que o médico tenha conhecimento técnico abrangente, aliado a experiência prévia, para que por meio da associação consiga relacionar os sinais e sintomas às suas possíveis hipóteses diagnósticas.[3] Estudos demonstraram que médicos experientes são mais seletivos no uso das informações para alcançar um diagnóstico e em geral utilizam menos das ciências básicas do que os estudantes em fase de formação.[4] Utilizando o método hipotético-dedutivo, o médico:

- Desenvolve hipóteses para explicar o problema clínico de um paciente e aplicar as informações coletadas para testar as hipóteses a fim de tentar confirmar ou excluir **cada uma delas.**

- Em um processo hipotético-dedutivo, uma lista clássica ordenada de diagnósticos diferenciais é gerada.

- O processo continua: se - então - mas - portanto (sim, não)

Se as informações estão corretas, então algumas hipóteses podem ser verdadeiras, mas são testadas contra outras informações para se chegar a um diagnóstico. É um processo semelhante ao princípio científico, no qual tenta-se provar uma hipótese mais provável, descartando outras menos possíveis. Este método é utilizado pela maioria dos clínicos, que já nos primeiros minutos da consulta formulam uma ou mais hipóteses diagnósticas que serão confirmadas ou descartadas após cada pergunta. O raciocínio é desenvolvido durante toda anamnese e as perguntas são formuladas sequencialmente testando uma ou várias hipóteses diagnósticas. O raciocínio analítico é utilizado em casos mais complexos e utiliza o método hipotético-dedutivo já mencionado. Além dele, também está descrito o método não analítico. O raciocínio não-analítico é utilizado em casos clínicos de resolução mais simples e intuitiva.

Raciocínio Não Analítico ou Intuitivo

O raciocínio não-analítico, também conhecido como método intuitivo ou reconhecimento de padrões, é considerado um processo rápido de raciocínio e diagnóstico, utilizado com frequência por especialistas e médicos experientes sendo o método mais utilizado para resolução dos problemas clínicos cotidianos. Quando estão frente a casos recorrentes em sua prática diária, médicos habilidosos são capazes de reconhecer padrões e formular diagnósticos precisos, com maior grau de acerto, em menor tempo e de forma automática.[6, 3] No método intuitivo, os profissionais, expostos repetidamente aos casos, criam padrões mentais e frente a casos semelhantes são capazes de formular diagnósticos em menor tempo e com uma quantidade menor de informações.[3]

Baseado nesta teoria, para um aprendizado adequado, os estudantes de medicina devem ser expostos repetidamente a situações ou casos clínicos para desenvolverem a habilidade de acessar de maneira rápida e correta as situações mais comuns da prática clínica cotidiana. O ensino médico ideal é aquele que coloca o estudante de medicina repetidamente frente a casos comuns, assim como propicia o estudo de casos mais complexos, estimulando assim o treinamento da habilidade de formular hipóteses diagnósticas, tanto de maneira rápida pelo método de reconhecimento de padrões quanto o desenvolvimento da capacidade de raciocínio clínico em casos mais elaborados. Ou seja, um bom médico é capaz de utilizar tanto o raciocínio analítico quanto o raciocínio intuitivo dependendo da situação em questão.

Entretanto, nas fases iniciais do aprendizado médico, em que o estudante ainda não tem domínio sobre a vasta gama de patologias existentes, o método conhecido como método de exaustão pode ser de grande auxílio.

Método de Exaustão

No método de exaustão, de uma forma organizada, no interrogatório dos diversos aparelhos (ISDA), o entrevistador questiona o paciente sobre todos os sinais e sintomas relativos a cada sistema do paciente. As informações obtidas pelo método de exaustão irão completar possíveis lacunas decorrentes da falta de conhecimento médico aprofundado, possibilitando que o estudante consiga formular novos diagnósticos diferenciais pertinentes.[7] Esta é uma técnica demorada, que exige tempo e método, mas é útil nas fases iniciais do curso de medicina pois auxilia não só o desenvolvimento do raciocínio clínico pelo estudante, como pode ajudá-lo na memorização dos termos médicos. Os termos técnicos utilizados na prática clínica, fonte de ansiedade por estudantes que se deparam com palavras desconhecidas do dicionário médico, são abordados no ISDA e pela repetição do método de exaustão vão gradualmente se incorporando ao vocabulário do estudante.

O uso de algoritmos é outra estratégia que pode ser empregada como ferramenta no raciocínio diagnóstico. Na prática médica, um algoritmo é formado por um conjunto de regras a serem seguidas com o intuito de solucionar um problema, prevendo possíveis intercorrências, com objetivo de minimizar erros de diagnóstico e padronizar condutas. Os algoritmos ou fluxogramas já são amplamente utilizados por diversas especialidades médicas que utilizam de diretrizes e "guidelines" para reduzir discordâncias nas condutas médicas tanto diagnósticas quanto terapêuticas.[8] Para seu uso na prática clínica é necessária a coleta detalhada de dados clínicos, seguida de sua análise para resolução de um problema específico. Os algoritmos de diagnóstico e tratamento médico têm como objetivo a obtenção de resultados e definição de condutas baseadas na melhor evidência médica, mas não devem substituir o juízo e o raciocínio clínicos. As decisões clínicas devem ser individualizadas, considerando todo o atendimento, e as observações verbais e não verbais obtidas, evitando se basear inteiramente em fluxogramas. Neste livro, ao final de cada capítulo que aborda especificamente os grandes sinais ou sintomas há um algorítmo para que o conhecimento adquirido possa ser consolidado e uma linha de raciocínio diagnóstico possa ser desenvolvida.

Durante toda a prática de aprendizado, os médicos devem ser estimulados a pensar e não apenas obter mecanicamente dados durante a realização da anamnese e o exame físico. No decorrer do processo, alguns questionamentos são essenciais: [9]

- Quais são os diagnósticos mais comuns?
- Quais diagnósticos não poderão ser descartados, ainda que sejam raros?

Enquanto o examinador analisa os dados obtidos no processo da anamnese, algumas perguntas devem ser recorrentes:

- Quais dados se encaixam na minha principal hipótese diagnóstica?
- Quais não se encaixam?
- Quais dados estão faltando que seriam de grande auxílio diagnóstico?

A tabela a seguir resume os dois principais métodos de raciocínio clínico e sua aplicação:

Métodos de Raciocínio Clínico

Raciocínio Clínico Intuitivo
(baseado na experiência - tipo 1)
↓
Buscar características confirmatórias para evitar conclusões prematuras.
Aceita o diagnóstico ou rejeita o diagnóstico e prossegue para o (tipo 2)

Método Racional ou Hipotético-Dedutivo
(tipo 2)
3-4 diagnósticos possíveis são considerados com base no conhecimento
↓
Coleta da história clínica
Processo interativo: coleta de dados e análise acontecem simultaneamente
O clínico experiente seleciona aspectos da história que irão consolidar ou descartar os diagnósticos considerados
↓
Diagnósticos diferenciais baseados na história.
↓
Exame físico guiado por dados obtidos na história clínica até o momento
↓
Diagnósticos diferenciais baseados na história e exame físico.
Os sinais e sintomas não considerados prováveis são buscadoss para fortalecer os diagnósticos prováveis
↓
A análise dos dados coletados informa a seleção de investigações
↓
Conclusão diagnóstica

Adaptado de: Can grounded theory provide a framework for clinical reasoning? Pinnock R, Welch P, Plummer D, and Young L Med Ed Publish 2014, 3: 26 [9]

O raciocínio clínico é interativo, constantemente mutável e não linear. Se algum dos dados que surgem não apoiam o diagnóstico sob consideração, o médico retorna às etapas anteriores para coletar dados específicos para esclarecimento.[10] Diferentes diagramas sugerem passos a serem seguidos no processo de atendimento médico. Tracy Levett-Jones e cols. sugerem 8 passos na construção do raciocínio clínico e acompanhamento desde o diagnóstico até avaliação dos resultados da terapêutica instituída:[11]

1. Observar e considerar a situação do paciente como um todo.
2. Coleta da história clínica.
3. Interpretar os dados coletados: Avaliação de aspectos positivos e negativos pertinentes da história, exame físico focado e investigações direcionadas. Durante a interpretação deve-se observar as características-chave como: história, exame físico e testes, fisiopatologia, curso da doença.
4. Sintetizar: Descrever um breve resumo onde os detalhes específicos do paciente e sua história são traduzidos para a terminologia médica apropriada. Recuperar "scripts" relevantes da doença.
5. Planejar: definir os próximos passos para a resolução do quadro clínico e sintomatologia do paciente.
6. Ação: executar as decisões planejadas, sejam a solicitação de exames, novos dados clínicos ou prescrição terapêutica.
7. Avaliar a efetividade das ações realizadas.
8. Refletir sobre o resultado do processo e possíveis ações que seriam realizadas de outra maneira para atingir melhores resultados.

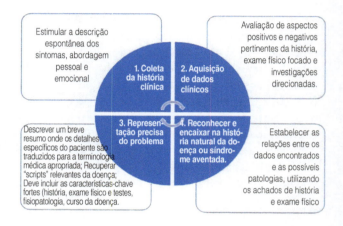

Figura 1. Abordagem de diagnósticos sindrômicos

Considerada uma abordagem alternativa de ensino, o diagnóstico sindrômico aborda as síndromes (juntamente com os sintomas encontrados) para construção de um raciocínio clínico estruturado baseado em morfologia e fisiopatologia.

Nos dicionários médicos, síndrome é definida como o conjunto de sinais e sintomas associados a qualquer processo mórbido. Uma síndrome pode ser interpretada como qualquer combinação de sintomas e sinais que ocorre com alta frequência em diferentes doenças, ou mesmo um sintoma principal recorrente associado a outros sintomas que se encaixam em um tipo específico de transtorno patológico.[12]

Segundo Barraquer Bordas: "Toda síndrome é sempre funcional, ou seja, representa a configuração semiológica de um distúrbio de determinada função, qualquer que seja sua base anatômica". Classicamente, baseado na predominância de alterações estruturais ou funcionais, as síndromes podem ser diferenciadas com relação a sua topografia (parte do corpo afetada), morfologia (mudanças estruturais produzidas pela doença), etiologia (o agente etiológico responsável) e sua função (manifestações clínicas).[13]

Diagnóstico anatômico, ou topográfico: uma determinada patologia pode ser confinada a um órgão (síndrome simples) ou pode afetar múltiplos sistemas (síndrome complexa). Estabelecer a localização anatômica ou topográfica em determinados processos patológicos podem auxiliar na conclusão diagnóstica, pois alguns sintomas são comuns a diferentes doenças em diferentes topografias. Por exemplo, definir a topografia de um acidente vascular encefálico nos permite estabelecer o prognóstico, e previsão a curto, médio e longo prazo da evolução do paciente.

Diagnóstico funcional: combinação de sinais e sintomas que correspondem a mudanças funcionais em um órgão ou sistema.[12] O diagnóstico funcional indica o estado de acometimento da função de determinado órgão ou sistema acometido pela doença. Diante de um quadro de cirrose hepática, de estenose mitral, de tumor de pâncreas (diagnósticos nosológicos e anatômicos) temos que indagar como se encontram as funções da célula hepática, qual o estado funcional do coração ou do pâncreas.[14]

Diagnóstico etiológico: É a determinação específica da doença. O diagnóstico etiológico consiste na causa do processo mórbido, definição essencial não só para presumir o prognóstico, como, também, para orientar a terapêutica. Consiste na conclusão final sobre as possíveis patologias que o paciente pode apresentar, considerando o raciocínio anatômico e funcional que o auxiliaram a chegar a esta conclusão.[14]

A avaliação do diagnóstico topográfico e funcional é a base da construção de possíveis diagnósticos etiológicos diferenciais. Um paciente pode ter, para o mesmo diagnóstico etiológico, vários diagnósticos sindrômicos. Por exemplo, um paciente com linfoma pode apresentar uma combinação de várias síndromes: síndrome de hepato-esplenomegalia, síndrome ictérica e síndrome consumptiva, por exemplo.[7]

Um mesmo diagnóstico sindrômico pode ter diferentes diagnósticos etiológicos. Por exemplo, uma síndrome de artralgia pode ser secundária tanto a artrite reumatóide quanto ao lúpus eritematoso sistêmico. Um mesmo diagnóstico funcional pode estar presente em diferentes diagnósticos sindrômicos. Por exemplo: a insuficiência cardíaca pode estar presente em uma síndrome febril como por exemplo na endocardite, ou mesmo na síndrome dispneica. E muitas vezes não será possível definir todos os aspectos sindrômicos de uma patologia. Algumas patologias não teremos explicitamente um diagnóstico funcional. O objetivo desta classificação é auxiliar o médico em seu raciocínio clínico, abrindo um leque de possibilidades e diagnósticos diferenciais, sem criar a necessidade de um roteiro rígido de raciocínio clínico ou um passo a passo engessado a ser seguido.

Exemplos de diagnósticos sindrômicos na tabela 1:

Tabela 1. Exemplos de diagnósticos sindrômicos:

Diagnóstico sindrômico	Diagnóstico anatômico ou topográfico	Diagnóstico funcional	Diagnóstico etiológico
Síndrome febril	Coração	Insuficiência cardíaca	Endocardite
Síndrome dispneica	Coração	Insuficiência cardíaca	Endocardite
Síndrome anêmica	Medula	Hipofunção medular	Leucemia
Síndrome edematosa	Rim	Insuficiência renal	Glomerulonefrite aguda
Síndrome consumptiva	Pâncreas	Insuficiência pancreática	Pancreatite crônica
Síndrome ictérica	Fígado	Colestase	Hepatite Aguda
Síndrome hepato-esplênica	Fígado e Baço	Insuficiência hepática	Leishmaniose
Síndrome meníngea	Meninge	------	Meningite
Síndrome motora	Sistema Nervoso Central: Encéfalo (hemisfério cerebral esquerdo) Artéria Cerebral Média esquerda	Síndrome piramidal	Acidente Vascular Encefálico Isquêmico
Síndrome de antralgia	Articulações Metacarpofalangeanas	Rigidez articular	Artrite reumatoide
Síndrome anêmica	Articulações e Medula	Hipofunção medular	Lúpus Eritematoso sistêmica
Síndrome tireotóxica	Bócio difuso	Hiperfunção tireoidiana	Doença de Graves
Síndrome dolorosa	Abdome Hipocôndrio Direito Vesícula		Abdome Agudo Inflamatório Colecistite Aguda

Como foi demonstrado, quando se trata de raciocínio clínico, existem vários caminhos para se chegar a um mesmo fim. Seja pelo raciocínio analítico, intuitivo ou utilizando a metodologia de formulação de diagnósticos sindrômicos, o objetivo final é compreender, traduzindo o que causa desconforto ao paciente em um possível diagnóstico e a partir deste, estabelecer uma estratégia terapêutica. Em todas as etapas deste processo o paciente deve ser o protagonista desta história e o seu bem estar físico e mental a prioridade durante o atendimento. A empatia deve ser a base do relacionamento médico-paciente, pois permitirá que seja estabelecida a confiança necessária para a boa prática da Medicina.

REFERÊNCIAS

1. Goic G., A. Sobre el origen y desarrollo del libro Semiologia Médica. *Rev. Med. Chil.* 146, 387–390 (2018).
2. Pinnock, R., Anakin, M. & Jouart, M. Clinical reasoning as a threshold skill. *Med. Teach.* 41, 683–689 (2019).
3. Peixoto, J. M., Santos, S. M. E. & Faria, R. M. D. de. Processos de Desenvolvimento do Raciocínio Clínico em Estudantes de Medicina. *Rev. Bras. Educ. Med.* 42, 75–83 (2018).
4. Nolla-Domenjó, M. Formación Continuada: El proceso cognitivo y el aprendizaje profesional. *Rev. la Fund. Educ. Médica* 9, 11 (2006).
5. Nih, R. Clinical and Diagnostic Reasoning. *University of Iowa Health Care - Departament of Internal Medicina* https://medicine.uiowa.edu/internalmedicine/education/master-clinician-program/students/clinical-and-diagnostic-reasoning.
6. Eva, K. W. What every teacher needs to know about clinical reasoning. *Med. Educ.* 39, 98–106 (2005).
7. Goelho, S., Vasconcelos, R., Iii, M., Paulo, U. D. S. & Preto-sp, E. D. E. R. Raciocínio clínico em enfermagem : estratégias de ensino e instrumentos de avaliação. 70, 690–696 (2017).
8. Biselli, P. J. & Atta, J. A. Diagnóstico sindrômico. *Rev. med. (São Paulo)* 84, 95–101 (2005).
9. Committee on Diagnostic Error in Health Care; Board on Health Care Services; Institute of Medicine; The National Academies of Sciences, Engineering, and Medicine; Balogh EP, Miller BT, Ball JR, editors. Improving Diagnosis in Health Care. Washington (DC): National Academies Press (US); 2015 Dec 29. 2, The Diagnostic Process. Available from: https://www.ncbi.nlm.nih.gov/books/NBK338593/.
10. Pinnock, R., Plummer, D., Welch, P. & Young, L. Can grounded theory provide a framework for clinical reasoning? *MedEdPublish* 1–6 (2014) doi:10.15694/mep.2014.003.0026.
11. Levett-Jones, T. *et al.* The 'five rights' of clinical reasoning: An educational model to enhance nursing students' ability to identify and manage clinically 'at risk' patients. *Nurse Educ. Today* 30, 515–520 (2010).
12. Rodríguez-García, P. L., Rodríguez-Pupo, L., Blanco-Vallejo, A. & Espinosa-González, R. Bases para el diagnostico de los sindromes clinicos. *Rev Neurol* 35, 883–890 (2002).
13. Barraquer-Bordas L. 3 ed. Barcelona: Toray; 1976. Neurologia fundamental. *Journal of the Neurological Sciences* vol. 11 (1976).
14. Sarvat, M.A., Nemetz, M.A., Pontes, P. A. L. Medicina, Doença, Sintoma e Diagnóstico: Aspectos etimológicos e jurídicos e suas implicações técnicas e legais na definição e defesa das atribuições e competências exclusivas do profissional médico. 1–75 http://www.ablv.com.br/imageBank/2004_Medicina_Doenca_Sintoma_Diagnostico.pdf. Acessado em 08/11/2020.

2
A Primeira Consulta e as Consultas Subsequentes

Gustavo Navarro Betônico
Carolina de Castro Rocha Betônico

Embora, em muitos casos, os achados laboratoriais sejam imprescindíveis para se chegar a diagnósticos corretos, o aluno nunca deve esquecer de que é preciso um homem, não uma máquina, para entender um homem.
Raymond B. Allen, 1946

A atividade médica desempenhada com qualidade necessita da otimização do tempo investido e consiste em uma necessidade especialmente atual, pois a atenção integral aos pacientes tem sido cada vez mais valorizada. Alcançar tal objetivo requer disponibilidade, amplo conhecimento médico e atenção tanto ao "quadro geral" quanto aos detalhes da vida e da saúde de um paciente. Os recursos técnicos utilizados no cuidado em saúde têm evoluído sistematicamente e grandes avanços diagnósticos e terapêuticos se acumulam no dia a dia do médico. A moderna tecnologia, que hoje facilita a obtenção de informações, desafia a capacidade dos médicos em acessar e selecionar de uma maneira crítica os mais recentes avanços que podem auxiliar no diagnóstico e tratamento dos diversos aspectos da saúde. Ao mesmo tempo, por sofrer pressões diversas, os médicos são direcionados a limitar a utilização dos recursos de saúde aos serviços considerados "essencialmente necessários".[1]

Embora o grau de satisfação do paciente ao final do atendimento ambulatorial esteja associada a diversas situações que demandam tempo dentro do cenário de uma consulta médica, a relação direta desta satisfação com o tempo total da consulta é menos clara. O tempo que o médico investe na orientação em saúde durante o encontro, associado aos resultados do tratamento estão mais relacionados diretamente com a satisfação do paciente. Pacientes valorizam a importância de fornecer informações seguras e confiáveis relacionadas à saúde, hierarquicamente perdendo apenas para a capacidade e habilidade clínica do médico.[2,3]

Dentro deste contexto, o cuidado centrado no paciente (patient-centered care) descrito como o "entender o paciente como um ser humano único" tornou-se foco dos sistemas de saúde ao prometer o aumento da satisfação dos pacientes e melhorar os resultados.[4] Um conjunto crescente de evidências tem ligado esta prática a melhorias em uma variedade de condições de saúde, a um nítido aumento da adesão, uma diminuição da utilização do sistema de saúde e consequente melhor qualidade do cuidado.[4] O cuidado centrado no paciente é hoje onipresente internacionalmente e é voltado para atender às necessidades, valores e crenças específicas dos pacientes. Essa abordagem é reconhecida como uma exigência para a prestação de cuidados de saúde seguros e de alta qualidade que possam atender às demandas criadas por uma população envelhecida e com taxas crescentes de patologias crônicas.

Na consulta, a entrevista médica eficaz é uma habilidade que deve ser aprendida e sistematicamente praticada. A entrevista centrada no paciente deve estimular a descrição espontânea dos sintomas, abordando um contexto tanto pessoal quanto emocional. O entrevistador estabelece uma relação com o paciente, focando em suas emoções e preocupações, permitindo que o entrevistador obtenha uma história biopsicossocial mais completa.

Para a utilização de tal processo, é proposto um modelo de cinco etapas para o atendimento do paciente onde cada etapa tem um tempo determinado e ao final do encontro será possível acolher as queixas, inserindo o paciente em um contexto biopsicossocial e concluindo o raciocínio clínico (tabela 1).

A PRIMEIRA CONSULTA MÉDICA

Ao finalizarmos a anamnese e o exame físico do primeiro encontro, é necessário que seja elaborada uma estratégia diagnóstica e um plano terapêutico dirigido. Sempre que possível, a hipótese diagnóstica deve ser selecionada por meio de um diagnóstico sindrômico e a partir deste, elencados os diagnósticos diferenciais anatômicos e etiológicos.

Em pacientes jovens, deve-se sempre considerar um único diagnóstico que explique os sintomas. A adição de múltiplos diagnósticos pode eventualmente esconder uma patologia subjacente, que por ser a origem inicial do quadro, ao deixar de ser tratada não levará à resolução dos problemas do doente. Entretanto, muitas vezes, em paralelo a uma principal hipótese diagnóstica, é necessário estabelecer diagnósticos diferenciais a fim de conseguir explicar os sinais e sintomas apresentados. Em pacientes com comorbidades ou agravamentos do estado de saúde, pode-se definir diagnósticos secundários, isto é, aqueles que não são responsáveis diretos pela queixa, mas que necessitam de cuidados e condutas adicionais.

Diagnósticos de origem psíquica devem ser aventados em situações com improvável explicações fisiológicas, mas devem ser sempre considerados em situações de exceção e após extensa investigação clínica.

As hipóteses diagnósticas devem ser discutidas com o paciente, sempre considerando que estas ainda não estão confirmadas e eventualmente podem trazer preocupações desnecessárias. Na primeira consulta, o interrogatório complementar e o exame físico devem sempre ser mais completos, pois é o primeiro contato e, eventualmente, além da queixa que direcionou o paciente à consulta, um exame minuciosos pode identificar comorbidades ainda desconhecidas assim como fatores de risco biológicos e psicossociais que necessitarão atenção especial.

Em pacientes com sintomas restritos a um único sistema, a anamnese e o exame físico podem ser mais direcionados, mas o raciocínio clínico definirá a necessidade de se rastrear doenças que eventualmente podem coexistir. Tal decisão deve ser baseada em critérios clínicos e epidemiológicos, evitando investigações desnecessárias e com potenciais efeitos indesejáveis.[5]

Por outro lado, parte das pessoas que buscam atendimento médico possui sintomas diretamente relacionados a uma patologia que se torna evidente no decorrer da

Tabela 1. Etapas da entrevista centrada no paciente

Passo 1 – Preparando a entrevista (tempo: 30-60")
Receba o paciente sempre o cumprimentando pelo nome;
Identifique-se e certifique-se de que ele entendeu seu papel na consulta;
O paciente deve estar confortável, sentado e seguro de sua privacidade;
Em um consultório, ambos devem estar sentados. Em situações de emergência, nem sempre é possível realizar esta etapa;

Passo 2 – Definição da queixa principal e estabelecimento da agenda da entrevista (tempo: 1 - 2')
Oriente o paciente sobre o tempo aproximado da consulta;
Defina o objetivo: serão vistos resultados de exames? Serão elaborados planos diagnósticos?
Questione as preocupações que o paciente tem com o quadro: o que a doença representa para ele? O que de fato é importante?
Selecione prioridades em situações onde o tempo é insuficiente. Obtenha uma lista de questões que o paciente queira discutir e esclareça quais serão resolvidas neste encontro estabelecendo o elo para o próximo encontro.

Passo 3 – Início da Anamnese não direcionada (30-60")
Faça questionamentos abertos e amplos, iniciando pela queixa principal;
Utilize mais o silêncio do que palavras. Utilize estratégias não-verbais para estimular o desenrolar da história. Seja genérico, sem direcionar o raciocínio. Exemplo: fale-me sobre a sua dor, fale-me sobre o que te incomoda;
Enquanto se escuta, deve-se procurar pistas não verbais, por meio de sinais como coloração anormal da pele, sudorese e outros distúrbios autonômicos, uso de órteses e dispositivos;

Passo 4 – A Anamnese com foco direcionado (3-10')
Extrair a história dos sintomas, com perguntas abertas mas com foco nos sintomas principais. Utilizar três estratégias principais:
Eco/repetição: repetir algumas palavras do entrevistado (Ex.: dor muito forte?);
Resumos: então, primeiro surgiu o sintoma "x", em seguida o "y"?;
Questionamentos: este é um sintoma recorrente, poderia detalhar?;
Identificar o contexto pessoal:
Estabeleça associação com crenças e contexto psicossocial;
Identificar o contexto emocional:
Como a queixa/patologia o afeta emocionalmente? Como afeta sua família? Existem gatilhos que precipitam os sintomas?
Utilize palavras de conforto. Nomeie o sintoma. Demonstre compreensão. Demonstre respeito. Ofereça auxílio e suporte.

Passo 5 – Preparo para o restante da Anamnese - etapa centrada no médico (30-60")
Elaborar um resumo rápido;
Confirmar o entendimento correto das informações;
Continuar a Anamnese, agora com o questionamento mais objetivo, centrado na queixa e nos sintomas associados.

Adaptado de: Smith's Patient Centered Interviewing: An Evidence-Based Method, Third Edition

consulta médica.[6] A realização do interrogatório complementar e do exame físico mais completo pode, na primeira consulta, além de explicar os sintomas, produzir oportunidade importante para a promoção da saúde por meio de esclarecimentos e orientações de rastreamento e prevenção.

Assim, ao concluir a primeira consulta, deve-se elaborar as hipóteses diagnósticas primárias e secundárias, estabelecendo a partir destas, quais exames complementares devem ser solicitados para sua confirmação. A lista dos eventuais exames solicitados deve ser anotada na ficha de atendimento e ser facilmente acessada nas consultas subsequentes. Faz parte de uma consulta de qualidade o esclarecimento sobre riscos e benefícios dos exames complementares solicitados, devendo o médico certificar-se de que não há dúvidas quanto à necessidade nem quanto aos eventuais desdobramentos clínicos que a investigação proposta pode trazer.

A etapa final do atendimento deve conter a proposta terapêutica e esta deve ser devidamente esclarecida e compartilhada com o paciente, considerando-se tanto questões técnicas como as de caráter individual, cultural, religioso e social. O plano terapêutico deve ser estabelecido e anotado no prontuário, sendo portanto de fácil acesso a partir das consultas subsequentes.

AS CONSULTAS MÉDICAS SUBSEQUENTES (RETORNO MÉDICO)

Há mais de meio século, Larry Weed propôs o uso de *checklists* para orientar o raciocínio clínico de modo a auxiliar estudantes e médicos a trabalharem sistematicamente sobre os casos de seus pacientes. À época, uma inovação estrutural descrita e amplamente adotada — o sistema SUBJETIVO, OBJETIVO, ANÁLISE e PLANO (SOAP) — lembrava os médicos de tarefas específicas, ao mesmo tempo em que fornecia uma estrutura cognitiva para organização do raciocínio.[7]

O cabeçalho inicial, denominado "SUBJETIVO" consiste em uma estratégia de documentação dos dados a partir das experiências descritas pelos pacientes, incluindo queixas e sintomas, enquanto o "OBJETIVO" refere-se ao que foi encontrado pelo examinador, seja no exame físico quanto nos exames complementares eventualmente apresentados. Obviamente, ao rotularmos esses dados em "subjetivos" e "objetivos", podemos gerar uma visão objetivista e eventualmente estimularmos a divisão entre experiências "subjetivas" dos pacientes (histórico de doença, sintomas experimentados, dor e ansiedade entre outras), e as medidas mais "objetivas" (achados de exames físicos, testes diagnósticos e exames radiológicos). Essa crítica, comum ao método, pode ser minimizada quando este é utilizado apenas nas consultas subsequentes, pois a partir dos encontros subsequentes (também denominados "consultas de retorno") a distinção subjetivo/objetivo do SOAP tende a possuir mais acurácia. Ainda na avaliação "SUBJETIVO", o médico deve observar a evolução do paciente após o primeiro atendimento. A descrição deve incluir a comparação com o atendimento anterior, relatando se os sintomas prévios foram atenuados ou agravados, se houve adesão ao tratamento, ou mudanças comportamentais. Ainda que o paciente esteja retornando à consulta para trazer ao médico os resultados de seus exames laboratoriais, a análise do "SUBJETIVO" deve ser detalhada e uma síntese da consulta anterior explicitando as alterações no plano terapêutico realizadas no último atendimento e os sentimentos ou sintomas do paciente após essa alteração podem ser de grande auxílio na formulação de uma nova estratégia ou manutenção terapêutica. Por exemplo: "Paciente com histórico de diabetes mellitus há 20 anos, na última consulta apresentava poliúria e polidipsia e glicemias capilares em torno de 300 mg/dL, e foi orientado a iniciar insulinoterapia no esquema basal-bolus. Paciente retorna referindo melhora dos sintomas prévios, e agora assintomático, referindo boa adesão ao tratamento e com glicemias capilares em torno de 150 mg/dL." Ainda na avaliação "SUBJETIVO" devem ser anotados todos os medicamentos em uso, incluindo a dose e a posologia.

Na avaliação "OBJETIVO" devem ser descritos todos exames e seus respectivos resultados trazidos pelo paciente. O exame físico completo também é relatado neste momento. Suprimir o exame físico nesta segunda avaliação, pode ocultar dados relevantes para o raciocínio diagnóstico ou mesmo provocar lacunas na avaliação da resposta terapêutica do paciente. Um paciente pode estar retornando para trazer resultado de exames, mas pode ter perdido 4 quilos nas últimas três semanas. Por exemplo, um paciente que iniciou na primeira avaliação um tratamento para insuficiência cardíaca, pode apresentar em seu retorno alterações de sua ausculta ou alterações pressóricas que fornecerão dados para o médico otimizar ou reduzir o tratamento medicamentoso.

A seção "ANÁLISE" representa a síntese e a conclusão do raciocínio com base nos dados encontrados nas duas seções anteriores. Esta seção estabelece os diagnósticos diferenciais e pode incluir algumas considerações sobre causa e efeito relacionando os achados com suas respectivas patologias. Nesta seção todos os diagnósticos do paciente devem ser incluídos, inclusive diagnósticos prévios a este atendimento. Uma lista de diagnósticos torna mais claro os possíveis procedimentos a serem adotados, lembrando ao examinador possíveis contra-indicações ou doenças associadas.

A seção "PLANO" irá detalhar as necessidades de exames adicionais e eventuais interconsultas com outras especialidades, além das medidas de prescrição diagnóstica e terapêutica.

Folha de Atendimento Ambulatorial – Hospital Universitário

Nome			Nome Social		Idade	
Estado civil	Cor	Religião	Procedência	Prontuário	Data da Consulta	

Folha de consulta subsequente (retorno)*

*Para primeira consulta utilizar impresso apropriado (Folha anamnese)

Diagnóstico (s) principal (is)	Diagnóstico (s) secundário (s)

Subjetivo (queixas, medicações em uso, efeitos adversos de tratamentos prescritos, etc)

Objetivo (exame físico, resultados de exames complementares)

Análise (conclusões diagnósticas, evolução clínica)

Plano (programação terapêutica, diagnóstica e próximos encontros)

Responsável pelo atendimento

O SOAP provavelmente não reflete o mapa mental habitualmente usado no raciocínio diagnóstico mas pode ser visto e utilizado como um guia por uma variedade de razões. O raciocínio hipotético-dedutivo instintivamente adaptado do método científico para o cuidado do paciente é baseado na aprovação ou reprovação das hipóteses concorrentes. A abordagem é fundamentalmente bayesiana: a probabilidade prévia de diferentes doenças é atualizada por elementos da história pessoal (SUBJETIVO). Achados de exames físicos e exames laboratoriais, atualizam ainda mais esta probabilidade, descartando diferentes diagnósticos (OBJETIVO). A ANÁLISE irá computar todos esses dados e, portanto, permitir ao médico revisar dados relevantes antes de chegar a uma conclusão (PLANO). Assim, se imaginarmos que um dos principais objetivos da consulta subsequente seria a confirmação dos diagnósticos diferenciais, o SOAP pode ser a estrutura cognitiva ideal.[8]

Cabe lembrar que em situações mais dinâmicas e menos específicas, a exemplo das consultas iniciais, o método SOAP pode se mostrar insuficiente já que é necessário que se foque em um grande número de diagnósticos diferenciais para um problema desconhecido. Mesmo nas consultas subsequentes, muitas vezes é necessário que se estabeleça eventuais mudanças de direção durante o cuidado de um problema médico conhecido mas que apresente alterações ao longo do tempo, seja por evolução inesperada ou por associação a outra patologia (utiliza-se com frequência o termo *overlap*). É necessário, mesmo nas consultas subsequentes que o médico esteja atento a situações clínicas que eventualmente mudem ao longo do tempo, exigindo que se reconsidere diagnósticos e tratamentos previamente aventados.

O modelo SOAP não aborda explicitamente as etapas do raciocínio detalhado como ocorre na anamnese inicial, portanto sua estrutura cognitiva tem uma lacuna importante. Porém, mesmo com estas inconsistências, o modelo ganhou ampla aceitação como forma de documentação em prontuário. Acredita-se que a razão potencial para o sucesso do modelo SOAP é que ele é cognitivamente "do tamanho certo".[9] Atualmente, vários sistemas eletrônicos de prontuários de saúde oferecem o potencial de rever a abordagem SOAP focando na evolução dos problemas ao longo do tempo. A utilização de prontuários eletrônicos onde é possível atualizar as informações da consulta anterior para a consulta atual pode aperfeiçoar o método, transformando tanto a última "AVALIAÇÃO" como o "PLANO" definidos na consulta anterior na introdução de um novo encontro.

No QR CODE podemos encontrar um exemplo de ficha de atendimento subsequente (retorno) utilizando o modelo SOAP.

REFERÊNCIAS

1. Warde C. Time is of the essence. *J Gen Intern Med*. 2001;16(10):712-713. doi:10.1111/j.1525-1497.2001.08020.x
2. Robbins JA, Bertakis KD, Helms LJ, Azari R, Callahan EJ, Creten DA. The influence of physician practice behaviors on patient satisfaction. *Fam Med*. 1993;25(1):17-20.
3. Laine C, Davidoff F, Lewis CE, et al. Important Elements of Outpatient Care: A Comparison of Patients' and Physicians' Opinions. *Ann Intern Med*. 1996;125(8):640-645. doi:10.7326/0003-4819-125-8-199610150-00003
4. McMillan SS, Kendall E, Sav A, et al. Patient-centered approaches to health care: A systematic review of randomized controlled trials. *Med Care Res Rev*. 2013;70(6):567-596. doi:10.1177/1077558713496318
5. Crane JE, Meier RL. Less is more. *Society*. 1978;15(3):55-63. doi:10.1007/BF02693906
6. Starfield B, Wray C, Hess K, Gross R, Birk PS, D'Lugoff BC. The influence of patient-practitioner agreement on outcome of care. *Am J Public Health*. 1981;71(2):127-132. doi:10.2105/ajph.71.2.127
7. Lawrence, Weed. Medical Records That Guide and Teach Massachusetts Medical Society. All rights reserved. *N Engl J Med*. 1968;278:593-600.
8. Mitsuishi F, Young JQ, Leary M, Dilley J, Mangurian C. The Systems SOAP Note: A Systems Learning Tool. *Acad Psychiatry*. 2016;40(1):164-171. doi:10.1007/s40596-014-0128-5
9. Miller GA. The Magical Number Seven, Plus or Minus Two: Some Limits on Our Capacity for Processing Information. *Psychol Rev*. 101(2):343-352. doi:10.1177/102986490200600205

3 Anamnese

Carolina de Castro Rocha Betônico
Gustavo Navarro Betônico

"A arte da prática da medicina é aprendida somente pela experiência; não é uma herança, não pode ser revelada. Aprenda a ver, aprenda a ouvir, aprenda a sentir, aprenda a cheirar, e saiba que somente pela prática poderá se tornar um perito" —
Osler, 1919

A medicina se tornou reconhecida como uma ciência médica após a adoção de metodologias e práticas específicas desenvolvidas por Hipócrates na Grécia antiga, que utilizando da anamnese e examinando seus pacientes obtinha suas conclusões clínicas. A atenção para achados como amarelamento, inchaços e febre que hoje chamamos de sinais e sintomas e a tentativa de relacioná-los com possíveis distúrbios foram avanços que Hipócrates e seus discípulos realizaram ao sistematizar o método clínico. Desde então, muito se evoluiu nas técnicas de anamnese, métodos de abordagem na relação médico paciente e aprimoramento do exame físico, e mesmo dois mil anos depois de Hipócrates, estas continuam sendo a base do raciocínio para o diagnóstico médico.[1]

ABORDAGEM DO PACIENTE

A consulta médica pode ser uma fonte de insegurança tanto para o paciente quanto para o médico. O paciente tem a expectativa de resolver rapidamente o problema que o aflige, tem receios sobre a gravidade de uma possível doença e anseios sobre uma melhora rápida, de preferência com um tratamento simples. Para o médico uma consulta é sempre uma surpresa. É preciso estabelecer uma boa relação médico-paciente, e um vínculo de confiança para que assim seja possível solucionar a moléstia do seu doente. Além disso, apesar de a maioria das consultas médicas estarem relacionadas a doenças comuns e cotidianas, existem milhares de diagnósticos diferenciais e uma gama gigante de conhecimento médico sendo produzido diariamente, o que torna a atualização médica um desafio diário. Muito além de conhecimento técnico, o médico precisa ainda avaliar as questões socioculturais do paciente, sua possibilidade de arcar com o tratamento e sua capacidade de compreensão sobre sua doença e adesão ao tratamento.

Um bom médico é antes de tudo um bom ouvinte. Para compreensão de todas as queixas que um paciente possa apresentar é preciso estar atento e disposto a ouvir, pois a solução diagnóstica pode estar oculta em pequenos detalhes. O paciente, muitas vezes, passou dias se preparando e aguardando o momento da consulta. Com isto em mente, o atendimento médico deve se iniciar com a prática da empatia. Compreendendo o que gostaríamos de receber se estivéssemos sentados na cadeira do paciente, é mais fácil praticar a escuta. É preciso escutar e observar. O modo com que o paciente caminha até a sala de consulta, a relação com seu acompanhante, seus olhares e gestos nos falam tanto sobre o doente quanto as palavras proferidas durante a consulta.

Mas como é possível ajustar a percepção e a escuta do médico sobre o paciente a fim de permitir uma análise objetiva dos dados clínicos apresentados? Para o entendimento e elucidação do diagnóstico, a construção de uma boa anamnese deve ser baseada na descoberta dos sinais e sintomas detalhados pelo paciente. Para isso, é necessário esclarecer alguns conceitos:

Sintoma: a palavra sintoma origina-se do grego *Sin*=junção e *Tomo*=pedaço, ou seja, o significado de juntar as peças de uma doença como em um quebra-cabeça. O sintoma é um fenômeno subjetivo percebido e referido por um paciente acerca da sua doença. Como por exemplo: tosse, dor, náusea.

Sinal: a palavra sinal vem do latim "signalis", que significa manifestação, indício ou vestígio. O sinal é um dado objetivo, visível, observado por um médico no exame de um paciente, como por exemplo, manchas no corpo, úlceras.

Anamnese: o termo anamnese vem do grego *ana*, que significa trazer de novo, e *mnesis*, que significa memória, ou seja, recordação, reminiscência, trazer de volta à mente todos os fatos relacionados à doença e à pessoa doente. Durante a entrevista, deve-se invocar a lembrança de todas as manifestações dos sinais e sintomas da doença, descrita em detalhes, do início de seu aparecimento até o presente momento. O objetivo da anamnese é a obtenção de informações, as mais precisas possíveis, que possam direcionar o raciocínio clínico e o exame físico para um possível diagnóstico.[2]

TÉCNICAS DE ENTREVISTA CENTRADA NO PACIENTE

Existem diversas técnicas de entrevista para auxiliar os médicos na condução da anamnese como por exemplo, questionamento aberto, comunicação não verbal com períodos de silêncio, escuta e parafraseamento.

A construção de uma boa anamnese depende da confiança que o médico inspira no paciente e da relação médico-paciente que é construída desde o momento que o paciente chega ao local de seu atendimento. Ao receber o paciente, o médico deve expressar seu interesse e comprometimento com o entrevistado antes do início da anamnese. O ponto inicial da entrevista deve se basear em perguntas abertas e as respostas iniciais do paciente muitas vezes direcionarão a anamnese para os fatos ou sintomas com os quais ele se sinta mais confortável em contar. Os comportamentos verbais são aqueles em que o médico fala claramente com o paciente, ao apresentar-se, ao cumprimentar o entrevistado chamando-o pelo seu nome, ao esclarecer as dúvidas explicando como será o curso de toda a consulta. Este procedimento permite que o paciente se sinta seguro para contar a sua própria história. Os comportamentos não verbais incluem o toque, o olho no olho, sinais de aceno e concordância com a cabeça, além da demonstração de afeto pela fala do paciente. A comunicação não verbal é um dos pontos relevantes na construção da relação médico-paciente.[3]

Além de iniciar a entrevista com questionamentos abertos como: "O que você sente? O que te motivou vir até a consulta?", é importante que o entrevistado não seja interrompido a cada minuto, e o médico esteja atento às suas respostas, sem nunca menosprezar as queixas do paciente. As perguntas abertas, intercaladas com perguntas mais específicas, entremeadas por períodos de silêncio, facilitações não verbais e respostas neutras durante a entrevista podem facilitar a obtenção das informações necessárias para formulação da hipótese diagnóstica.[4] Pequenas pausas em silêncio podem ser utilizadas como uma ferramenta terapêutica que possibilita que o paciente reflita e processe o que foi dito, e continue seu relato com novas informações que irão enriquecer a anamnese.

O parafraseamento é uma técnica auxiliar neste processo. No parafraseamento, o médico repete com as próprias palavras aquilo que foi dito pelo paciente, deixando claro que compreendeu suas queixas e as suas informações, e o paciente sente-se muitas vezes mais confortável por ter sido compreendido. Durante a entrevista, o encorajamento é praticado com técnicas não verbais com o intuito de que o paciente continue sua história, sabendo que está sendo acolhido. O médico pode fazê-lo sentir-se confiante, com acenos positivos da cabeça, repetindo "sim, continue", ou com expressões faciais afirmativas.[4] A figura 1 resume possíveis técnicas que podem auxiliar o médico na entrevista centrada no paciente:

Silêncio
Respostas não verbais (gesto de mão ou expressão facial para incentive a falar)
Respostas neutras ou incentivadoras com (Uh-hun, sim)
Reflexão de eco (a dor está na minha barriga – diz o paciente; o médico repete: barriga)
Resumos curtos ou paráfrase
Perguntas abertas: fale mais... continue

Figura 1. Técnicas Auxiliares na Anamnese.
Adaptado de. Smith, R. C. (1991). *The Patient's Story: Integrating the Patient- and Physician-centered Approaches to Interviewing. Annals of Internal Medicine*, 115(6), 470.

ROTEIRO DA ANAMNESE

O roteiro da anamnese é uma forma padronizada de conduzir a entrevista com o paciente. Não é incomum que os estudantes de medicina entendam este roteiro como uma sequência rígida para o interrogatório do entrevistado. Entretanto, para que o paciente se sinta à vontade o suficiente para ser o mais honesto possível com seu médico, é importante que ele tenha espaço para falar. Ele deve ter tempo para responder aos questionamentos e as perguntas iniciais não devem direcioná-lo a uma fala. As perguntas devem ser amplas como por exemplo: Como o senhor se sente? Como começaram seus sintomas? Fale mais sobre essa dor.

Tradicionalmente, a anamnese é composta por:

1. Identificação
2. Queixa Principal
3. História Pregressa da Moléstia Atual
4. Interrogatório dos Diversos Aparelhos

5. Antecedentes Pessoais
6. Hábitos e Vícios
7. Condições Socioeconômicas e Culturais
8. Antecedentes Familiares

Identificação

A identificação começa pelo nome do paciente sendo portanto, o ponto de partida para o início da entrevista. Cada item da identificação traz uma informação para que seja possível iniciar a construção de um possível diagnóstico. Na identificação, os seguintes dados devem ser relatados: nome, idade, cor, estado civil, profissão (atual e anteriores), naturalidade, procedência (residência atual).

- **Nome social:** se possível o nome deve ser anotado previamente por um auxiliar ou atendente para que a relação médico paciente se inicie com o médico chamando o paciente pelo nome, para que se estabeleça no início da consulta uma relação de empatia e confiança entre ambos. A anotação do nome completo do paciente é importante para que os dados sejam arquivados no prontuário médico. No caso do atendimento de paciente transgênero, o nome social, ou o nome escolhido pelo indivíduo para representar sua identidade e seu gênero deve ser respeitado e o paciente assim chamado durante o atendimento, e anotado juntamente com seu nome civil no prontuário médico.

- **Confiabilidade e fonte:** Registrar se a fonte das informações coletadas é o próprio paciente ou seu acompanhante. Muitas vezes, pacientes chegam ao atendimento de emergência, incapazes de uma comunicação adequada, e a primeira anamnese é registrada de forma incompleta, às vezes com dados fornecidos apenas pelo acompanhante. Pacientes com limitações na fala ou cognitivas podem necessitar de auxílio para relatar sua história clínica. A confiabilidade não é um item obrigatório, mas é de grande auxílio quando há suspeita de que o paciente esteja confuso com relação às informações fornecidas ou passe a impressão de estar ocultando do médico dados de sua história.

- **Sexo/gênero:** A observação do sexo do paciente é relevante, pois algumas doenças são mais prevalentes no sexo feminino, como por exemplo as doenças tireoidianas, enquanto outras são mais prevalentes no sexo masculino, como por exemplo, as doenças cardiovasculares. Além da anotação para identificação no prontuário médico se o paciente é do sexo feminino ou masculino, deve estar também documentado o gênero do paciente. Ao nascer, cada pessoa recebe um gênero designado (masculino ou feminino) em função do fenótipo sexual. Sexo refere-se aos aspectos anatômicos, morfológicos e fisiológicos (genitália, cromossomos sexuais, hormônios) da espécie humana. Ou seja, a categoria sexo é definida por aspectos biológicos: quando falamos em sexo, estamos nos referindo a sexo feminino e sexo masculino. A incongruência de gênero acontece quando o indivíduo não se reconhece com o sexo identificado ao nascer. Homens transgêneros são aqueles nascidos no sexo feminino, mas que se identificam como sexo masculino. Já a mulher transgênero é aquela nascida no sexo masculino, mas se identifica como do sexo feminino. Nome social é o nome escolhido pelo indivíduo para representar sua identidade e seu gênero. Os profissionais de saúde devem referir-se às pessoas usando os seus termos, pronomes, gêneros e nomes de preferência.

- **Idade:** Algumas doenças atingem faixas etárias específicas, como por exemplo a doença de Kawasaki, vasculite sistêmica e aguda, que atinge crianças menores que 5 anos e tem relatos raros de sua ocorrência em adultos. Além disso, algumas doenças têm prognóstico pior em determinadas faixas etárias. Um exemplo atual é o vírus SARS-CoV-2 que pode atingir todas as faixas etárias, mas tem pior prognóstico em idosos e adultos com fatores de risco.

- **Naturalidade/Procedência:** A naturalidade identifica onde o indivíduo nasceu e a procedência define o local onde o paciente reside no momento atual. Conhecer o local de onde vem o paciente, pode auxiliar o médico no diagnóstico de doenças endêmicas ou epidêmicas, além de ser relevante no planejamento de estratégias de saúde pública. Algumas doenças são endêmicas de determinadas regiões, como por exemplo a malária e a febre amarela na região Amazônica. Outras podem ocorrer em surtos como sarampo, doença até então erradicada, que desde 2018 voltou a registrar milhares de casos no Brasil. Além do local de residência, o paciente deve ser questionado sobre viagens recentes e os últimos destinos em que esteve nos últimos meses.

- **Cor ou raça:** O prontuário é um documento legal e muitas vezes utilizado para levantamentos, tais como os censos e as pesquisas domiciliares realizados pelo IBGE (Instituto Brasileiro de Geografia e Estatísticas), com o objetivo de fornecer as informações necessárias para estudar as características da população brasileira e conhecer as suas condições de vida: moradia, saúde, educação, trabalho. Diretrizes do Ministério da Saúde orientam o preenchimento da informação raça/cor como cor branca, preta, parda, amarela, e raça indígena Além da relevância para levantamentos epidemiológicos, algumas patologias são mais comuns de acordo com a raça. A prevalência do mieloma múltiplo é quase o dobro na raça negra comparada a raça branca, enquanto os vários tumores de pele são mais comuns em brancos. Estudos relatam que as prevalências de anemias são maiores na população indígena do que as observadas nas populações não indígenas.

- **Profissão:** Algumas doenças são consideradas doenças ocupacionais, ou seja, produzidas, adquiridas ou desencadeadas pelo exercício da atividade ou em função de condições especiais de trabalho. A lesão por esforço repetitivo assim como a doença osteomuscular relacionada ao trabalho (LER/DORT) é um exemplo de um grupo de doenças que atinge as partes moles do sistema musculoesquelético sendo comum em determinadas profissões como digitadores, costureiras, cabeleireiros. Além disso, algumas profissões podem expor o indivíduo a determinadas condições ou substâncias causadoras de diversas patologias. Pacientes que trabalham com a fabricação de produtos de cimento-amianto ou fabricação de têxteis com asbesto têm maior risco de asbestose, doença pulmonar causada pela inalação do pó de amianto.

- **Estado Civil:** é necessário a obtenção do estado civil real do paciente. Além dos dados mais comuns, casado, solteiro ou viúvo, é necessário definir se o paciente tem algum companheiro, se moram juntos, e as condições do relacionamento.

- **Religião:** A religião do paciente tem relação com o seu processo de entendimento de sua patologia, e sua reação diante de um diagnóstico. Além disso, alguns procedimentos médicos terapêuticos não são permitidos em determinadas religiões e se possível, alternativas devem ser fornecidas ao paciente. O exemplo mais comum de uma religião que pode limitar um determinado procedimento médico são os pacientes Testemunhas de Jeová que se recusam ao procedimento de hemotransfusão e que com respeito, devem receber um tratamento alternativo, sempre que possível.

Queixa Principal

Deve-se descrever a queixa que motivou o paciente a procurar o atendimento de maneira sucinta, clara e também estabelecer há quanto tempo ele apresenta este sintoma. Geralmente uma linha é suficiente para o relato da queixa principal. O médico deve fazer uma pergunta aberta, como por exemplo: Qual o motivo que te trouxe até esta consulta? O que está te incomodando? A queixa principal deve ser descrita com as palavras do paciente. Muitos pacientes referem várias queixas e devem ser orientados a escolher a que provocou maior incômodo, motivando a consulta médica. As demais queixas serão abordadas posteriormente na história pregressa da moléstia atual (HPMA). É muito importante escrever há quanto tempo o paciente tem o sintoma. Exemplos: dor de barriga há 4 dias ou dor no peito há 2 horas.

História Pregressa da Moléstia Atual (HPMA)

No início da entrevista para o relato da HPMA, o paciente deve sentir-se confortável a falar livremente. O paciente deve ser encorajado a falar sobre seus sintomas sem restrições ou julgamentos. Somente ao término do relato dos sintomas, o paciente deve ser interrompido para questionamentos complementares. É importante que o paciente saiba os próximos passos da consulta e sinta-se seguro de cada etapa de seu atendimento.

O médico deve abordar o paciente de forma empática, entendendo que muitas vezes o paciente está desconfortável, sentindo dores e incômodos, e por isto pode apresentar dificuldades em fornecer as informações. O paciente não tem obrigação de saber a ordem do relato, devendo relatar os sintomas e seus comemorativos espontaneamente. É papel do médico organizar o relato do paciente de forma cronológica e aprofundar nos questionamentos para obtenção de dados fidedignos. Ao contrário da queixa principal, na HPMA todas as queixas devem ser descritas com o máximo de detalhes, e utilizando termos técnicos e não as palavras do paciente.

A história deve ter uma ordem cronológica com o início do primeiro sintoma até a sintomatologia atual. Geralmente, é possível iniciar a HPMA a partir do sintoma da queixa principal que motivou o atendimento médico. Na HPMA todos os sintomas devem ser descritos detalhadamente, de forma completa. Evite escrever diagnósticos na anamnese e descrever os sintomas que o levaram a receber determinado diagnóstico. Ao aprofundar nos sintomas, descrever a cronologia, ou seja, o tempo de evolução, a localização, sempre que possível descrever o tipo (como por exemplo na dor), intensidade, fatores concomitantes e a evolução. Por exemplo, no caso de vômitos, relatar se é precedido por náuseas, o número de episódios diários, se são vômitos aquosos ou se contém restos alimentares, a coloração e o odor, se existem fatores desencadeantes, a evolução e se houve aumento ou redução do número de episódios com a evolução do quadro, além de descrever eventuais fatores concomitantes. A partir deste ponto, somente após esgotada toda a descrição detalhada sobre este sintoma deve-se prosseguir para a abordagem dos sintomas subsequentes. Na HPMA alguns sintomas também podem ser negados, auxiliando no raciocínio clínico hipotético-dedutivo. Por exemplo, em um paciente com queixa de dispneia, caso ele não apresente tosse ou ortopneia, negar estes sintomas é de grande auxílio na construção da hipótese diagnóstica. A história deve ser escrita em forma de texto e não relatada em tópicos ou esquemas. Como uma das queixas mais frequentes da HPMA é a dor, sempre que houver queixa de um sintoma doloroso, o mesmo deve ser descrito com suas 10 características:

1. **Início:** Detalhar quando surgiu a dor e se o seu início de forma abrupta (dor aguda) ou se teve um início insidioso.

2. **Fatores desencadeantes:** São fatores que funcionam como gatilho para o início da dor. Por exemplo, pacientes com colelitíase muitas vezes tem o seu quadro doloroso desencadeado pela ingestão de alimentos gordurosos.

3. **Localização:** Definir de maneira precisa o local da dor. Por exemplo, uma dor abdominal pode estar localizada em diferentes quadrantes do abdome, como hipocôndrio direito, mesogástrio, hipogástrio. Sempre que possível, definir o local exato da dor.

4. **Irradiação:** Por vezes uma dor se inicia em um local e irradia-se para outro. Questionar ao paciente se essa dor se espalha ou permanece sempre em um único local.

5. **Característica ou tipo da dor:** Definir se a dor é tipo aperto, pontada, cólica, ou queimação é fundamental para direcionar o raciocínio clínico médico.

6. **Frequência ou periodicidade:** número de vezes que aparece o sintoma por dia ou por semana. Se existe algum período preferencial do dia em que o sintoma aparece. Por exemplo: dor vespertina diária.

7. **Fator de melhora:** descrever se a dor melhora em alguma posição ou se desaparece ou se ameniza diante do uso de algum medicamento.

8. **Fator de piora:** Algumas dores pioram ao movimento, pioram a inspiração profunda, ou mesmo com o uso de determinados medicamentos. A dor epigástrica ocasionada pela gastrite pode piorar com o uso de antiinflamatórios. Uma dor pleurítica pode piorar durante a inspiração profunda.

9. **Intensidade:** Pode ser classificada como fraca, moderada e forte ou mais precisamente descrevê-la com valores de 0 a 10, sendo 10 uma dor insuportável de intensidade máxima e 0 sem dor. Dores de intensidade 10 se assemelham a dor de um parto ou mesmo a dor de um infarto agudo do miocárdio. A intensidade da dor é uma análise subjetiva do paciente, uma vez que os indivíduos têm diferentes limiares de dor ao mesmo estímulo doloroso. Para auxiliar o paciente, uma dor de intensidade 10, seria a dor mais forte que o paciente já sentiu. Em pacientes com dificuldade de entendimento, pode-se usar uma escala visual para avaliação da intensidade da dor. (Figura 1)

A Escala Visual Analógica - EVA consiste em escore de aferição da intensidade de dor pelo paciente. Trata-se de uma linha reta em que o 0 significa ausência total e 10 o nível de dor máxima suportável pelo paciente.

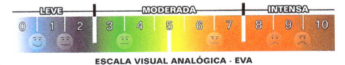

Figura 1. Escala Visual Analógica - EVA

10. **Duração:** tempo de duração, minutos/segundos. O tempo de duração de uma dor precordial em uma situação de insuficiência coronariana pode auxiliar na definição não só o tipo de angina do paciente como determinar o tratamento. Por exemplo, o maior benefício da trombólise em um paciente com infarto agudo do miocárdio ocorre quando a trombólise é instituída nas primeiras 6 horas do início dos sintomas.

11. **Sintomas associados ou fatores concomitantes:** São os sintomas que acompanham o quadro doloroso. Como por exemplo, a fotofobia

e náuseas que podem acompanhar a cefaleia de um paciente com enxaqueca.

Além das dez características da dor, a evolução do sintoma deve ser descrita. No caso do sintoma doloroso, descrever se há modificação do sintoma ao longo do tempo e possíveis fatores que influenciaram essa mudança. Indicar se o sintoma está melhorando, piorando ou permanece inalterado desde o seu surgimento até o momento atual. Descrever se houve alteração da intensidade ou mesmo da característica do tipo da dor. Exemplo: se a dor foi tornando-se mais forte, até chegar a intensidade máxima quando procurou atendimento médico, ou se após o início de determinado tratamento, a dor foi diminuindo sua intensidade.

Interrogatório Sobre os Diversos Aparelhos (ISDA)

O interrogatório sobre os diversos aparelhos (ISDA) é um complemento da HPMA, completando informações que o paciente não informou na história médica. Médicos experientes muitas vezes durante a HPMA conseguem direcionar a anamnese e fazer questionamentos que irão completar sua linha de raciocínio clínico. Os estudantes de medicina, especialmente nas fases iniciais do curso, ainda não têm um conhecimento clínico aprofundado que lhes permitam fazer diagnósticos por associação. E para tanto, neste momento, é de extrema importância que façam a coleta da maior quantidade possível de informações durante a entrevista com o paciente com o objetivo de tentar preencher possíveis lacunas com informações necessárias para conclusão diagnóstica. Este método de detalhamento minucioso do ISDA é conhecido como método de exaustão. Além disso, ainda na fase de aprendizado, inúmeros termos médicos ainda não são do conhecimento dos estudantes. Fazer o questionamento de todos os sintomas, podem ser de grande auxílio na memorização destes termos tão utilizados na prática clínica. Outro ponto importante é que este questionamento não seja uma ponta solta na formação da história clínica. No interrogatório dos diversos aparelhos, a descrição de tosse produtiva de secreção clara há 3 anos, nos direciona a um raciocínio clínico completamente diferente de um paciente que tem sintoma de tosse produtiva com expectoração amarela há 3 dias. Por isto, uma vez que o sintoma está presente no interrogatório dos diversos aparelhos, este sintoma deve ser explorado com relação às suas características e tempo de ocorrência. Todos os sintomas do ISDA devem ser relatados pelo paciente. Sinais observados pelo médico durante o exame clínico devem ser descritos no exame físico e não no ISDA, com exceção de dados de exame físico, que foram observados pelo paciente e relatados após o questionamento durante a entrevista.

SINTOMAS GERAIS/ TERMOS SEMIOLÓGICOS

Alterações de temperatura:

- **Febre:** É a temperatura corporal acima da normalidade. Na investigação deste sintoma, o paciente deve ser questionado se a febre foi aferida ou não aferida, o número de picos diários, padrão diário (vespertino, matutino), fatores de melhora (se ocorre melhora com o uso de antitérmicos).

- **Afebril:** sem febre. Temperatura normal

Astenia: Sensação de fraqueza.

Emagrecimento ou ganho de peso: Descrever quantos quilos foram ganhos ou perdidos e em quanto tempo ocorreu esta alteração do peso, e descrever fatores que contribuíram para alteração do peso.

Caquexia: Emagrecimento extremo com comprometimento franco do estado geral e incapacidade de desempenhar atividades mínimas.

Sudorese: eliminação excessiva de suor.

Hipersensibilidade ao calor ou ao frio: Redução do limiar de calor ou frio independente da temperatura externa.

Calafrio: Sensação momentânea de frio com ereção de pelos; geralmente relacionado com febre.

Prurido: Sensação de Coceira

Alteração da sede:

- **Adipsia:** falta de sede
- **Polidipsia:** Sede excessiva.

Alterações do apetite:

- **Polifagia:** Fome excessiva.
- **Anorexia:** Perda total de apetite ou do desejo de ingerir alimentos.
- **Hiporexia:** Redução do apetite.
- **Cacofagia:** Perversão do apetite.

Edema: Acúmulo anormal de líquido localizado nos espaços intercelulares dos tecidos ou em diferentes cavidades corpóreas. Descrever se o edema é simétrico ou assimétrico, e se o paciente percebeu alterações de temperatura ou a presença de dor, calor ou rubor da parte edemaciada.

Anasarca: Edema generalizado.

Palidez cutânea: Descoramento da pele e mucosas, decorrente da pouca quantidade de hemoglobina circulante. Relatar se o paciente percebeu a palidez. Quantificação em cruzes não deve ser descrito no ISDA, somente no exame físico.

Cabeça e Pescoço

Cefaleia: Dor de cabeça, investigar as 10 características da dor.

Presença de deformidades, alterações de tamanho de crânio (microcefalia ou macrocefalia).

Alterações do pescoço: Presença de dor ou nódulos/ tumorações/ linfoadenomegalias.

Alterações dos movimentos: Descrever se há alteração da mobilidade, movimentos involuntários, plegias

Alterações da tireoide

- **Bócio:** Aumento do volume da tireoide. Descrever se observou a presença de nodulações. Dor: Descrever as características da dor em região tireoidiana.

Pele e Fâneros

Descrever se há mudanças de tamanho ou cor de verrugas e aparecimento de máculas, erupções, nódulos.

Alterações da cor da pele.

- **Escurecimento da pele**
- **Icterícia:** Coloração amarelada da pele, mucosas e esclerótica causada por um aumento na concentração de bilirrubina na corrente sanguínea (hiperbilirrubinemia).

Alterações das Unhas

- **Onicodistrofias ou unhas distróficas:** Toda e qualquer alteração que acometa a lâmina, leito e ou a matriz ungueal. Alterações na textura da unha, na cor da unha ou em ambas.
- **Onicólise:** Descolamento da unha do leito da unha a partir da ponta (distal) ou dos lados.
- **Paroníquia:** Inflamação do tecido periungueal.

Alteração de formato das unhas

- **Coiloníquia:** Estado em que as unhas são delgadas e côncavas. Unhas em forma de colher.

Alterações de cor das unhas

- **Cromoníquia:** Unhas com alteração da cor
- **Leuconíquia**: é a presença de coloração esbranquiçada na lâmina ungueal.
- **Melanoníquia:** Faixa marrom que se estende da região proximal até a distal de uma placa ungueal.

Alterações em cabelos e/ou pelos:

- **Alopecia:** É a redução parcial ou total de pelos ou cabelos
- **Hirsutismo:** Presença de pelos terminais (pelos escuros e grossos) na mulher, em áreas anatômicas características de distribuição masculina, como acima dos lábios, no mento, em torno dos mamilos e ao longo da linha alba em abdome inferior. Geralmente está relacionado à etiologia hormonal.
- **Hipertricose:** Aumento ou crescimento excessivo da pilosidade (pelos) em locais normalmente providos de pelos.
- **Madarose:** Perda dos cílios, e/ou, as sobrancelhas.

Olhos e Pálpebras

Alterações da acuidade Visual: Se diminuição da acuidade visual, descrever se é uni ou bilateral, súbita ou gradual. Relatar se faz uso de lentes corretivas.

- **Hemeralopia:** Cegueira noturna
- **Nictalopia:** Cegueira diurna
- **Amaurose:** Perda total da visão. Pode ser unilateral ou bilateral.
- **Diplopia:** Visão dupla

Lacrimejamento: Produção excessiva de lágrimas.

Sensação de corpo estranho: sensação desagradável da presença de corpo estranho no olho.

Queimação ou ardência ocular: Descrever a localização.

Secreção ocular: Quando presente descrever a coloração: transparente, branca ou purulenta.

Prurido ocular: Coceira ocular

Xeroftalmia: Sensação de olho seco

Alterações da cor da visão

- **Xantopsia:** Visão amarelada
- **Cloropsia:** Visão de objetos esverdeados
- **Iantopsia:** Visão violeta

Fotofobia: Hipersensibilidade à luz

Nistagmo: Movimentos repetitivos rítmicos dos olhos.

Escotoma: Área de cegueira parcial ou completa, dentro de um campo visual normal ou relativamente normal.

Escotoma negativo (pontos cegos). Escotomas positivos (pontos de luz ou escotomas cintilantes) - são formas comuns de aura (sintoma prévio que permite antecipar o início de uma crise) na enxaqueca.

Moscas volantes: São pequenos pontos escuros, manchas, filamentos, círculos ou teias de aranha que parecem mover-se na frente de um ou de ambos os olhos. São percebidas mais facilmente durante a leitura ou quando se olha fixamente para uma parede vazia.

Lagoftalmia: Quando a pálpebra inferior não consegue cobrir a córnea. Incapacidade de fechar completamente os olhos.

Alterações da pupila

- **Anisocoria:** Desigualdade entre os diâmetros pupilares.
- **Midríase:** Dilatação da pupila.
- **Miose:** Contração da pupila.

Alterações do globo ocular

- **Enoftalmia:** Retração do globo ocular dentro da órbita, posição profunda do globo ocular na órbita.
- **Exoftalmia:** Protusão anterior dos globos oculares.

Ouvidos

Otalgia: sintoma de dor no ouvido. Pode ser uma dor originada na ouvido externo, médio ou interno ou referida/irradiada de outro local.

Otorreia: saída de líquidos ou secreção que drena pelo meato acústico externo.

Otorragia: Sangramento no ouvido

Zumbidos: Sensação subjetiva de diferentes sons ou ruídos sem qualquer fonte externa.

Hipoacusia: É a redução da capacidade acentuada do indivíduo para sentir e distinguir estímulos sensoriais relacionadas a sua audição. Diminuição da acuidade auditiva.

Anacusia: Perda total da capacidade auditiva

Tinitus/ Zumbidos: Sensação subjetiva de ruídos sonoros na ausência de qualquer som externo.

Vertigem: Sensação de movimento giratório do próprio corpo, sensação de girar ou rodar. Falsa sensação de movimento do corpo em relação ao ambiente ou do ambiente em relação ao corpo.

Nariz / Laringe

Dor: Localizada no nariz. Descrever todas as características da dor.

Espirros: Podem ser esporádicos, isolados ou em crises.

Coriza: Corrimento de secreção nasal.

Rinorreia: Secreção nasal (purulenta, hemorrágica ou catarral)

Gotejamento pós nasal ou rinorreia posterior: sensação de ter "algo gotejando dentro da garganta", ou sensação de deglutição da secreção nasal.

Obstrução nasal: Descrever qual narina fica obstruída, duração, sintomas associados e fatores de piora.

Epistaxe: Hemorragia nasal. Sangramento originário da mucosa nasal.

Alterações do olfato

- **Anosmia:** Perda completa do olfato.
- **Hiposmia:** Redução do olfato.
- **Cacosmia:** Sensação de odores desagradáveis que pode ser subjetiva quando só o indivíduo sente (sinusite purulenta) ou objetiva quando

o indivíduo e outras pessoas sentem, como em tumores ou corpo estranho)

- **Parosmia:** Distorção do olfato. Interpretação errônea de uma sensação olfatória, perversão do olfato. O indivíduo refere que "não consegue diferenciar os cheiros" ou que "tudo tem o mesmo cheiro".

Rinolalia: Voz anasalada.

Disfonia: Alteração ou dificuldade da produção normal da voz

Cavidade Bucal/ Faringe

Halitose: Hálito fétido, mau hálito

Alterações do paladar:

- **Ageusia:** Ausência ou redução do sentido do paladar.
- **Hipogeusia:** Diminuição do paladar
- **Hipergeusia:** Hipersensibilidade gustativa
- **Disgeusia:** É a mais comum. Trata-se da alteração do paladar, normalmente com sensação "metálica" ou de "amargor".

Disartria: Dificuldade na articulação da fala

Halitose: "Mau hálito" ou odor desagradável proveniente da cavidade oral.

Sialorreia: Aumento da secreção de saliva.

Sialosquese: Diminuição da secreção de saliva.

Xerostomia: Boca seca. Ressecamento da boca por diminuição da secreção de saliva.

Odinofagia: Deglutição dolorosa, "dor de garganta".

Sistema Cardiorrespiratório

Dor torácica: Descrever detalhadamente as 10 características da dor.

Dispneia: Dificuldade para respirar, sensação subjetiva de falta de ar ao nível de trato respiratório inferior.

Ortopneia: Dificuldade para respirar quando o paciente está deitado; melhora quando o paciente se senta (pela diminuição do retorno venoso).

Dispneia paroxística noturna: Dificuldade da respiração que surge em crises, no período noturno quando o paciente está em decúbito.

Sibilância: Ruído ou chiado percebido pelo paciente na respiração. Chieira.

Cornagem: Ruído (estridor) auscultatório intenso e de timbre grave que se ouve na região torácica, ou mesmo à distância, que ocorre devido a dificuldade na inspiração por obstrução da traquéia ou da porção inicial dos brônquios principais.

Tosse: Reflexo respiratório fisiológico, em que o ar inspirado é violentamente expirado. Ao ser descrita deve ser definida se a tosse é seca ou produtiva. Se produtiva a característica da expectoração (cor, volume, aspecto, odor). Frequência da tosse e fatores desencadeantes.

Hemoptise: Expectoração sanguínea ou sanguinolenta por meio da tosse, proveniente do trato respiratório.

Hemoptoico: Pequeno sangramento misturado com escarro eliminado pela tosse.

Vômica: Eliminação súbita de grande quantidade de secreção mucopurulenta, de odor fétido; proveniente de uma cavidade ou coleção intratorácica.

Tiragem: Aumento do espaço da retração dos espaços intercostais durante as fases da respiração.

Palpitação: Percepção subjetiva dos batimentos cardíacos. Sensação de aceleração ou falha do batimento cardíaco.

Cianose: Coloração azulada da pele.

Síncope: Perda súbita da consciência e da postura ereta. Desmaio.

Edema: Acúmulo anormal de líquido localizado nos espaços intercelulares dos tecidos ou em diferentes cavidades corpóreas.

Claudicação intermitente: Sensação de fadiga, dor ou câimbra ou fadiga muscular dos membros inferiores durante o esforço ou atividade física que é aliviada com o repouso

Sistema Gastrointestinal

Halitose: Hálito fétido, mau hálito.

Sialorreia: Aumento da secreção de saliva.

Sialosquese: Diminuição da secreção de saliva.

Xerostomia: Boca seca. Ressecamento da boca por diminuição da secreção de saliva.

Disfagia: Dificuldade de deglutição.

Odinofagia: Dor que ocorre durante a deglutição

Êmese: Vômito. Descrever o aspecto, coloração, odor, volume e a presença de restos alimentares. Detalhar a frequência, número de episódios diários, e fatores desencadeantes.

Vômito "em jato": Caracteriza-se por ser súbito, não precedido por náuseas, às vezes violentos ou explosivos.

Eructação: Eliminação súbita, geralmente ruidosa, de gases pela boca. Arroto. Relação com aerofagia. Questionar se há relação com a ingestão de alimentos.

Soluços: Fenômeno reflexo que se manifesta por contração involuntária do diafragma e fechamento espasmódico da glote, acompanhadas de um ruído rouco.

Regurgitação: Retorno à boca ou garganta do alimento recém ingerido sem vômito, de alimentos já deglutidos e presentes no esôfago e no estômago.

Pirose: Sensação de queimação retroesternal.

Plenitude pós prandial: Sensação desagradável em que o alimento permanece por um longo tempo no estômago, sensação de empachamento.

Dor abdominal: Descrever as características da dor (não esquecer de relatar a localização, irradiação, horário de aparecimento, tipo, relação com a alimentação, com as evacuações, periodicidade, frequência).

Disquesia: Evacuação dolorosa

Alteração do hábito intestinal: Descrever a frequência das evacuações, características e consistência das fezes, presença de alimentos não digeridos, sangue, pus, gordura e parasitas. Relatar se há uso de laxantes.

- **Diarréia:** Alteração do hábito intestinal com diminuição da consistência das fezes, que podem ser amolecidas ou líquidas, acompanhada na maioria das vezes do aumento da frequência de evacuações diárias (≥ duas vezes por dia) e aumento do volume fecal. Descrever a frequência de evacuações, a consistência das fezes, a presença de muco, pus ou sangue.

- **Obstipação/Constipação** – aumento no intervalo entre as evacuações ou menos que 3 evacuações por semana. As fezes são ressecadas e pode haver dificuldade durante as evacuações.

Meteorismo: Distensão abdominal por gases intestinais, sensação de inchaço abdominal por gases.

Flatulência: Acúmulo anormal de gases no estômago e intestino.

Enterorragia: Hemorragia intestinal com eliminação de sangue vivo pelo ânus.

Hematêmese: Eliminação de sangue por meio de vômito proveniente do sistema gastrointestinal, habitualmente do esôfago ou do estômago.

Hematoquezia: Presença de sangue com cor vermelha viva misturado às fezes ou rajas de sangue nas fezes. A hematoquezia está geralmente associada a uma hemorragia baixa, cuja origem é a parte inferior do trato gastrointestinal, sendo provavelmente do ânus. Principais causas são hemorróidas e fissuras anais.

Melena: Evacuação de fezes de cor negra, caracterizando uma hemorragia digestiva alta. Fezes moles e pastosas, em "borra de café" e de odor bastante fétido.

Melenêmese: Vômito em forma de "borra de café". Pode ocorre quando o sangue esteve em contato com o ácido do conteúdo gástrico por um período maior de tempo.

Tenesmo: Espasmo doloroso do esfíncter anal ou vesical com desejo urgente de defecar. Intensa vontade de evacuar, mesmo sem que haja fezes no reto. Sensação de evacuação incompleta.

Incontinência fecal: Incapacidade de controlar o esfíncter anal.

Prurido anal: Coceira no ânus.

Mamas

Dor: Descrever se a dor é em uma ou ambas as mamas, e as características semiológicas da dor. Relatar se a dor tem relação com o período menstrual.

Nódulos: Há quanto tempo são palpáveis, descrever o tamanho e a localização, se os nódulos são dolorosos ou indolores.

Agalactia: Ausência de leite nas mamas depois do parto.

Galactorreia: Produção de leite pelas mamas fora do período de lactação normal. Secreção leitosa por via mamária que pode ocorrer tanto em homens quanto mulheres.

Ginecomastia: Aumento anormal de uma ou ambas as glândulas mamárias no sexo masculino.

Sistema Genital Feminino

Descrever os ciclos menstruais, duração, regularidade dos períodos menstruais, volume do fluxo menstrual, data da última menstruação. Informar uso de métodos contraceptivos. Relatar se há sintomas pré-menstruais, assim como a idade da menarca. Histórico dos partos relatando o número de gestações, partos e abortos (gesta, para, aborto).

Menarca: Primeira menstruação de uma mulher.

Menopausa: Última menstruação, encerrando o período de menacme, confirmada após um ano de amenorreia.

Alteração de libido: Diminuição ou aumento de libido.

Anafrodisia: termo técnico que corresponde a falta de desejo sexual.

Leucorreia: Corrimento vaginal. Descrever cor, quantidade, odor, consistência, período do ciclo, duração.

Amenorreia: É a ausência da menstruação em mulheres em idade fértil. Se menos de 3 meses chamamos de atraso menstrual.

Dismenorreia: Dor associada à menstruação

Dispareunia: Coito doloroso.

Metrorragia: Sangramento uterino irregular, fora do período menstrual.

Oligomenorreia: Menstruação com frequência anormal, em intervalos de mais de 35 dias.

Polimenorreia: Caracteriza ciclos menstruais cuja frequência é inferior a 24 dias.

Hipomenorreia: Diminuição do fluxo menstrual. Diminuição do volume da menstruação ou redução da duração da menstruação.

Hipermenorreia ou menorragia: Fluxo menstrual excessivo/ volumoso e/ou prolongado (com duração maior que sete dias).

Sistema Genital Masculino

Dor: Relatar se apresenta dor testicular ou perineal e descrever as características semiológicas da dor.

Priapismo: Ereção prolongada e dolorosa, não associada com estímulo sexual.

Hemospermia: Presença de sangue no esperma.

Secreção uretral: Se presente, descrever as características da secreção como cor, odor, evolução.

Disfunção sexual

- Impotência sexual: É a incapacidade persistente de obter e/ou manter uma ereção peniana o suficiente para a penetração ou para o término do ato sexual satisfatoriamente.
- Ejaculação precoce: Incapacidade de controlar e retardar o processo de ejaculação.
- Diminuição de libido: Diminuição do desejo sexual.

Sistema Urinário

Alterações da cor ou jato urinário: Descrever se há gotejamento, alterações na frequência ou características da cor da urina.

Anúria: Ausência de diurese.

Disúria: Dificuldade à micção difícil ou dor durante à diurese.

Oligúria: Redução importante no volume urinário diário.

Enurese: Emissão involuntária de urina. Mais frequentemente ocorre no período noturno.

Hematúria: Sangue na urina.

Nictúria/ noctúria: Eliminação de urina mais abundante ou frequente no período noturno.

Piúria: Presença de pus na urina.

Polaciúria: Aumento da frequência urinária, sem relação com aumento do volume de urinário.

Poliúria: Aumento no volume urinário nas 24 horas.

Colúria: Urina de cor escura, coloração similar a café, vinho-do-porto ou refrigerante de cola.

Incontinência urinária: Perda involuntária de urina pela uretra. Incapacidade do controle do esfíncter urinário.

Retenção urinária: Incapacidade de eliminação da urina acumulada na bexiga.

Sistema Articular/ Músculo Esquelético

Artralgia: Dor em articulações. Descrever a topografia da dor articular, se é simétrica ou assimétrica e as demais características semiológicas da dor. Relatar se o acometimento articular é fixo (mantém-se na mesma articulação) ou migratório (os sintomas desaparecem completamente de uma atingindo outras articulações sem deixar sinais de agressão). Deve-se descrever se há presença de deformidades, limitação de movimentos ou sinais inflamatórios.

Sinais inflamatórios: Descrever se a paciente observa a presença rubor, vermelhidão ou calor em articulações.

Definir o número de articulações acometidas:

- **Monoarticular:** Somente uma articulação é acometida;
- **Oligoarticular:** até quatro articulações são acometidas
- **Poliarticular:** mais de quatro articulações são acometidas.

Crepitação articular: Ruído áspero, contínuo produzido durante a movimentação articular, revelando com frequência desgastes da cartilagem de revestimento. É audível e detectável ao tato.

Rigidez articular: Sensação de dificuldade na movimentação articular, limitação do movimento. Definir horário de aparecimento, e duração.

Edema articular: inchaço das articulações. Descrever as articulações acometidas.

Lombalgia: Dor na região lombar. Descrever as dez características da dor.

Mialgia: Dor muscular que pode afetar um ou múltiplos músculos. Descrever as dez características da dor.

Tremores: Movimento involuntário de caráter oscilatório e rítmico dos grupos musculares antagônicos recíprocos, que geralmente pode envolver a cabeça, face, mãos, tronco ou pernas. Relatar o local do tremor e se a sua ocorrência está relacionada a ação, durante o movimento ou se acontece em repouso.

Câimbras: Contração rápida, desconfortável ou dolorosa e involuntária de um músculo ou grupo de músculos.

Sistema Nervoso

Cefaleia: Dor de cabeça. Descrever as dez características da dor, incluindo pródromos, cefaleia, sintomas associados, resposta a analgésicos.

Alterações da fala:

- **Afasia:** Incapacidade parcial ou total de expressar ou compreender a linguagem falada ou escrita.
- **Disfasia:** Descoordenação da fala e incapacidade de dispor as palavras de modo compreensível. Perturbação na compreensão e/ou expressão da linguagem. Pode afetar a expressão da fala (disfasia expressiva), a compreensão oral (disfasia da recepção) ou a combinação dos dois.
- **Disartria:** Distúrbio da articulação da fala. Dificuldade na produção de fonemas.

Relatar alterações no equilíbrio ou marcha:

- **Ataxia:** Falta de coordenação de movimentos musculares voluntários ou mesmo de equilíbrio.
- **Vertigem:** Sensação de movimento giratório do próprio corpo, sensação de girar ou rodar. Falsa sensação de movimento do corpo em relação ao ambiente ou do ambiente em relação ao corpo
- **Tontura:** sensação de rodar ou balançar, "sensação de cabeça vazia", mal estar inespecífico.

Alterações do sono:

- **Insônia:** Dificuldade em dormir ou permanecer dormindo sem que o sono seja interrompido durante a noite. Caracterizar se há dificuldade para iniciar o sono, despertar muito cedo, dificuldade em manter o sono ou sono "não reparador" (cansaço ao despertar e sonolência durante o dia).
- **Hipersonia:** Sonolência excessiva durante o dia ou sono prolongado.

Alterações de memória

- **Hipomnésia:** Diminuição da função mnésica, memória.
- **Amnésia:** Perda de memória, incapacidade de fixar eventos, pessoas.
- **Amnésia anterógrada:** Incapacidade de guardar fatos novos.
- **Amnésia retrógrada:** Perda da memória de fatos já fixados ou antigos.

- **Amnésia retroanterógrada:** Incapacidade de recordar e reconhecer.
- **Agnosia:** Incapacidade de reconhecimento, incapacidade de identificar um objeto utilizando os sentidos.

Alterações sensitivas:

- **Parestesia:** Sensação de dormência e formigamento, diminuição da sensibilidade por modificação na percepção objetiva.
- **Anestesia:** Perda da sensibilidade dolorosa ou ausência de qualquer tipo de sensibilidade.
- **Hipoestesia:** Diminuição de sensibilidade em determinada região do corpo. Diminuição da sensibilidade tátil.
- **Alodinia:** Sensação de dor com estímulo não doloroso.
- **Hiperestesia:** Sensação exagerada a um estímulo doloroso.

Alterações na coordenação motora. Descrever alterações motoras e alterações de marcha

- **Hemiplegia:** Paralisia que afeta metade sagital (direita ou esquerda) do corpo.
- **Paresia:** Diminuição da força muscular.
- **Plegia:** Paralisia.
- **Paraplegia:** Paralisia completa de dois segmentos simétricos do corpo. Paralisia completa dos membros inferiores e, geralmente, também da parte inferior do tronco.
- **Apraxia:** Incapacidade em executar movimentos e atividade gestual intencional, apesar de haver a habilidade física para esta execução.

Lipotimia: também denominada pré-síncope. É um mal estar de difícil caracterização, evoluindo com escurecimento visual. Muitas vezes existe um desfalecimento, sem que ocorra a perda da consciência.

Síncope: perda súbita da consciência e da postura ereta. Desmaio.

Tremores: Movimento involuntário de caráter oscilatório e rítmico dos grupos musculares antagônicos recíprocos, que geralmente pode envolver a cabeça, face, mãos, tronco ou pernas. Relatar o local do tremor e se a sua ocorrência está relacionada a ação, durante o movimento ou se acontece em repouso.

Convulsões: Distúrbio caracterizado pela contratura muscular involuntária de todo o corpo ou de parte dele, ou alteração ou perda de consciência que pode ser acompanhada de espasmos musculares involuntários. Descrever as características, se de início súbito, perda da consciência, a frequência, sinais prodrômicos, alteração de esfíncter associado, tempo de duração, estado pós-ictal.

Após o término da anamnese e do exame físico completo do paciente, o examinador deve iniciar o momento de análise dos dados coletados. Uma boa entrevista deve fornecer ao médico uma história abrangente, precisa e rica em dados que poderão ser utilizados na formulação de diagnósticos diferenciais. A elaboração de uma lista de problemas é de grande auxílio para elucidação diagnóstica e deve conter os principais dados e sintomas ou diagnósticos prévios do paciente. Os dados dos pacientes podem ser agrupados em síndromes e, se possível, os diagnósticos sindrômicos devem ser formulados. E a partir de então, possíveis diagnósticos etiológicos devem ser elencados, a fim de esclarecer cada síndrome. Após a formulação de hipóteses diagnósticas, estas hipóteses devem ser testadas, seja através da confirmação por exames de imagem ou laboratoriais ou mesmo em alguns casos por provas terapêuticas. Com estes dados confirmatórios, o médico é capaz de explicar com detalhes ao paciente sua patologia, a evolução esperada, possíveis complicações, assim como os tratamentos disponíveis baseando-se nas melhores evidências científicas da literatura médica. O paciente deve deixar a consulta com o entendimento do plano de investigação que irá confirmar a hipótese diagnóstica mais provável, o que significa seu diagnóstico e sua evolução e quando possível o plano terapêutico traçado por seu médico e o planejamento dos próximos atendimentos. No capítulo denominado "A Primeira Consulta e as Consultas Subsequentes" estão descritas as etapas a serem registradas no prontuário.

Apesar de existir um roteiro que nos direciona para quais informações são essenciais para realização de uma boa anamnese, não devemos jamais nos esquecer que a função principal do médico é promover o bem-estar e a saúde do paciente. Por isto, o paciente deve antes de tudo ser respeitado. Devemos respeitar seus momentos de angústia, de choro. O médico não deve interrompê-lo quando ele estiver tentando contar situações que lhe pareçam embaraçosas. O paciente deve sentir-se acolhido, deve genuinamente compreender que a prioridade da consulta é o seu bem estar, e não o simples preenchimento do formulário.

No QR CODE podemos encontrar um sumário da anamnese.

Anamnese

Antecedentes Pessoais

Neste momento, o médico irá conhecer todo o histórico da vida do paciente, compreendendo as queixas e sintomas com uma visão mais holística.

Antecedentes fisiológicos:

Especialmente na anamnese pediátrica esses dados são muito importantes. É relevante na anamnese de uma criança em investigação de baixa estatura, dados pré-natais sobre sua gestação e intercorrências no parto. Entretanto, de um modo geral, na anamnese de uma paciente idoso questionar sobre seu peso ao nascer, não acrescenta informações úteis para o raciocínio clínico diagnóstico. Em pacientes com síndromes genéticas, independentemente da idade, esses dados podem ser relevantes.

- Antecedentes pré-natais: Relatar intercorrências descritas por sua genitora durante a sua gestação, diagnósticos e tratamentos realizados.
- Parto: Descrever se o seu parto foi a termo (ocorreu entre 37 e 42 semanas de gestação), e o tipo de parto (normal ou cesárea). Se houve alguma intercorrência no parto.
- Crescimento e desenvolvimento neuropsicomotor: investigar se a idade em que o paciente sentou, andou, falou e desenvolveu a parte da motricidade foram adequados para idade.
- Desenvolvimento sexual: Se possível descrever idade da menarca (primeira menstruação), pubarca (aparecimento de pelos pubianos) ou gonadarca (telarca, nas meninas, e aumento do volume testicular, nos meninos).

Antecedentes patológicos: Pesquisar se o paciente já teve doenças prévias, outras internações, tratamentos anteriormente realizados. Questionar se o paciente teve as doenças mais comuns da infância como varicela, caxumba ou rubéola. Pesquisar sobre as doenças apresentadas atualmente, assim como se o paciente já apresentou alguma doença previamente tratada, ainda que já esteja em remissão ou curado. Por exemplo, a quimioterapia de um linfoma tratado na adolescência pode cursar com a infertilidade atual. Histórico prévio de depressão ou doenças psiquiátricas podem auxiliar o médico a entender o estado mental atual do paciente. Questionar sobre as doenças crônicas mais prevalentes como diabetes mellitus, hipertensão arterial sistêmica, doença pulmonar obstrutiva crônica (DPOC), descrevendo o tempo do diagnóstico e tratamentos já realizados. Por exemplo, paciente com diagnóstico de diabetes mellitus há 14 anos, e há 2 anos em uso de insulinoterapia. Perguntar sobre histórico prévio de infarto agudo do miocárdio, acidente vascular encefálico, trombose venosa profunda. Em casos de internações prévias, relatar o número de internações, tempo, motivo e tratamentos realizados.

- Histórico ginecológico e obstétrico: pacientes do sexo feminino devem ser questionadas sobre a menarca (data da primeira menstruação), data da última menstruação (DUM), o número de gestações (gesta), partos (para) e abortos. As anotações no prontuário da paciente devem seguir o padrão "GPA", abreviação de "Gesta", "Para" e "Aborto", que significam o número de gestações, o número de partos e o número de abortos que a mulher já teve, respectivamente. Por exemplo: uma paciente que teve quatro gestações, sendo um aborto será descrito como gesta 4 para 3 aborto 1. Devem ser questionadas sobre o uso de contraceptivos, e a realização dos exames preventivos como mamografia e Papanicolau.
- Cirurgias prévias: pesquisar sobre cirurgias realizadas anteriormente, descrevendo a data em que foram realizadas e possíveis complicações.
- Alergias: pesquisar sobre alergias não só a medicamentos como a outros produtos como alimentos ou corantes. Em caso de alergia a algum medicamento, esta informação pode ser anotada novamente em destaque na primeira página do prontuário.
- Tratamento medicamentoso: todos os medicamentos em uso devem ser descritos incluindo a dose do medicamento e sua posologia. Questionar há quanto tempo está em uso do medicamento. Medicamentos que foram utilizados por longos períodos ou imediatamente ao período prévio à internação também devem ser descritos. Pacientes do sexo feminino devem ser perguntadas ativamente sobre o uso de anticoncepcionais. Os pacientes também devem ser questionados sobre eventuais medicações para

dor ou "fórmulas" analgésicas, além do uso de antinflamatórios. Devem ser questionados se fazem uso de medicamentos sem prescrição médica. Antidepressivos e ansiolíticos devem também ser questionados ativamente pelo médico.

- **Imunização:** relatar se o histórico vacinal do paciente está completo. Se possível checar o cartão de vacina do paciente. Interrogar sobre as vacinas sazonais, como a vacina para influenza no idoso. Vacinação na infância (BCG, Hepatite B, DTP, Anti-pólio, tríplice viral) e na vida adulta (vacina antitetânica).

- Transfusões Sanguíneas: se sim, quantas transfusões recebeu, a data e o motivo da transfusão.

- História de fraturas ou traumatismo.

Hábitos e Vícios

- **Tabagismo:** Se tabagista descrever há quanto tempo e anotar a carga tabágica, a partir da multiplicação de maços fumados por dia pelo número de anos de tabagismo (exemplo uma pessoa fuma 1 maço por dia há 10 anos, sua carga tabágica é de 10 maços-ano. Uma pessoa fuma meio maço de cigarro por dia há 10 anos, sua carga tabágica é de 5 maços-ano). Descrever se o paciente é fumante passivo. Se o paciente é ex-tabagista, descrever há quanto tempo parou, por quanto tempo foi tabagista e a carga. Anotar também os pacientes que nunca fumaram relatando nega tabagismo.

- **Etilismo:** Descrever o tipo de bebida alcoólica consumida, a quantidade e há quanto tempo. Se for ex-etilista, descrever há quanto tempo parou e por quanto tempo foi etilista e as características do seu consumo.

- **Drogas ilícitas:** se consome drogas ilícitas, caracterizar o tipo (maconha, cocaína, anfetaminas, sedativos, estimulantes), a frequência e quantidade, a via de administração (inalada, oral, injetável) e tempo de uso.

- **Atividade Física:** Relatar se o paciente é sedentário ou pratica atividade física regularmente. Se pratica exercícios, descrever o tipo de atividade física que pratica, se faz atividade física aeróbica, musculação ou outro tipo de treino, quando iniciou a prática de atividade física, quantos minutos por semana.

- **Alimentação:** Tipo de alimentação, e se faz alguma dieta específica como por exemplo, a dieta vegetariana ou vegana. Distribuição por horários, quantidade e hábitos alimentares. Procure descrever os alimentos, se o paciente faz longos períodos de jejum, se é uma dieta rica e variada ou se o paciente come sempre os mesmo nutrientes.

- **Vida Sexual:** Questionar sobre orientação sexual, vida conjugal, frequência da atividade sexual, número de parceiros, uso de preservativos, disfunção sexual.

Condições socioeconômicas e culturais

Compreender os diferentes aspectos da vida do paciente pode elucidar não só a doença que o paciente apresenta como também ser fundamental para o planejamento de seu tratamento. Os aspectos familiares, sociais, as condições de moradia e trabalho podem ter impacto não só no processo patológico como também no processo de cura. O médico deve questionar o paciente sobre as condições financeiras para entender a sua alimentação, o acesso à moradia e saneamento básico. O médico deve ainda procurar entender o contexto cultural onde o paciente está inserido e suas características psicológicas para desvendar não só a patologia como para programar um tratamento que o paciente possa compreender e ter adesão. E conhecer a rotina do paciente, seu grau de instrução, nível cultural, padrão econômico, dependência financeira, trabalho em exercício.

Habitação: Descrever o tipo de habitação, tamanho da casa e número de moradores, saneamento básico (se tem água encanada, esgoto, tratamento de água).

Antecedentes Familiares

Existem vários fatores de risco ligados à genética do paciente. A maior ênfase nos questionamentos deve ser dada aos parentes em primeiro grau (pais, irmãos, filhos). Quando os familiares estiverem vivos, o paciente deve ser questionado sobre seu estado de saúde e a presença de patologia nos familiares, e em caso de familiares falecidos, identificar a idade e causa do óbito. Por exemplo: pai tinha diabetes mellitus e faleceu de infarto agudo do miocárdio aos 53 anos. Em casos de pacientes vivos e saudáveis, descrever como por exemplo: tem 3 filhos saudáveis, ou mãe sem comorbidades. Se possível, questionar doenças com prevalência familiar como: diabetes mellitus, hipertensão arterial sistêmica, câncer, enxaqueca, doenças alérgicas, doença arterial coronária (IAM, angina), acidente vascular encefálico, dislipidemia, úlcera péptica, hemofilia, rins policísticos. Se os familiares não tiverem nenhuma patologia descrever, como por exemplo, pais saudáveis ou sem comorbidades.

Resumo e Roteiro de Anamnese		
Identificação		
Nome/Confiabilidade/Fonte	Sexo/Gênero	Idade
Naturalidade/Procedência	Profissão	Religião
Queixa Principal		
Queixa que motivou a consulta há quanto tempo com as palavras do paciente		
História Pregressa da Moléstia Atual		
Faça um texto e nunca um esquema com tópicos. Siga uma ordem cronológica dos sintomas Descreva cada sintoma detalhadamente. Use apenas termos médicos técnicos. Evite escrever diagnósticos e dê ênfase aos sinais e sintomas relatados pelo paciente		
Antecedentes Pessoais		
Antecedentes Fisiológicos: intercorrências pré-natal, parto, crescimento e desenvolvimento Antecedentes Patológicos: Doenças prévias (especificar tipo e tratamento), internações Histórico Ginecológico: Menarca, DUM, Gesta, Para, Aborto, Contraceptivos, Preventivos Cirurgias Prévias: Tipo de cirurgia, data, complicações Alergias: pesquisar todos os tipos de alergias Tratamento Medicamentoso: Todos os medicamentos em uso, posologia, dose Imunizações Transfusões Sanguíneas História de Fraturas ou traumatismos		
Hábitos e Vícios		
Tabagismo: Identificar se nunca fumou, ex-tabagista, e se tabagista anotar a carga tabágica Etilismo: Identificar se nunca foi etilista, se é ex-etilista e se etilista descrever o tipo de bebida alcoólica, a quantidade e tempo de etilismo. Uso de Drogas Ilícitas: Tipo, frequência, quantidade, via de administração Atividade Física: tipo de atividade física, tempo de atividade e frequência Alimentação		
Condições Socioeconômicas e culturais		
Grau de instrução, nível cultural, padrão econômico, dependência financeira, trabalho em exercício, habitação (tipo de habitação, tamanho da casa e número de moradores, saneamento básico - água encanada, esgoto, tratamento de água).		
Antecedentes Familiares		
Ênfase deve ser dada aos parentes em primeiro grau (pais, irmãos, filhos). Quando vivos, o paciente deve ser questionado sobre seu estado de saúde e a presença de patologias nos familiares, e em caso de familiares falecidos, identificar a idade e causa do óbito.		
Interrogatório dos Diversos Aparelhos		
Sintomas Gerais	Alterações de temperatura (febril ou afebril), astenia, emagrecimento ou ganho de peso, caquexia, sudorese, hipersensibilidade ao calor ou ao frio, calafrio, prurido, alteração da sede (adipsia, polidipsia), alterações do apetite (polifagia, anorexia, hiporexia, cacofagia), edema, anasarca, palidez cutânea.	
Pele e Fâneros	Alterações da cor da pele (escurecimento, icterícia), mudanças de tamanho ou cor de verrugas e aparecimento de máculas, erupções, nódulos, alterações das unhas: onicodistrofias ou unhas distróficas, onicólise, paroníquia, alteração de formato (coiloníquia), alterações de cor (cromoníquia, leuconíquia, melanoníquia), alterações de cabelo (alopecia, hirsutismo, hipertricose, madarose).	

Crânio, Face e Pescoço	Cefaleia, presença de deformidades, alterações de tamanho de crânio (microcefalia ou macrocefalia), alterações do pescoço (dor ou nódulos/ tumorações/ linfoadenomegalias), alterações dos movimentos (alteração da mobilidade, movimentos involuntários, plegias), alterações da tireoide (bócio) .
Olhos	Alterações da acuidade visual (hemeralopia, nictalopia, amaurose, diplopia), lacrimejamento, sensação de corpo estranho, queimação ou ardência ocular, secreção ocular, prurido ocular, xeroftalmia, alterações da cor da visão (xantopsia, cloropsia, iantopsia), fotofobia, nistagmo, escotomas, lagoftalmia alterações da pupila (anisocoria, midríase, miose) , alterações do globo ocular (enoftalmia, exoftalmia) .
Ouvidos	Otalgia, otorreia, zumbidos, hipoacusia, anacusia, tinitus/zumbidos, vertigem.
Nariz	Dor, espirros, rinorreia, gotejamento pós nasal, epistaxe, alterações do olfato (anosmia, hiposmia, cacosmia, parosmia), rinolalia, disfonia.
Cavidade Bucal/Faringe	Halitose, alterações do paladar (ageusia, hipogeusia, hipergeusia), disartria, halitose, sialorreia, sialosquese, xerostomia, odinofagia.
Sistema Cardiorrespiratório	Dor torácica, dispneia, ortopneia, dispneia paroxística noturna, sibilância, cornagem, tosse, hemoptise, hemoptoico, vômica, tiragem, palpitação, cianose, síncope, edema, claudicação intermitente.
Sistema Gastrointestinal	Halitose, sialorreia, sialosquese, xerostomia, disfagia, odinofagia, êmese, vômito em jato, eructação, soluços, regurgitação, pirose, plenitude pós prandial, dor abdominal, disquesia, alterações do hábito intestinal, diarreia, obstipação/constipação, meteorismo, flatulência, enterorragia, hematoquezia, melena, melenêmese, tenesmo, incontinência fecal, prurido anal.
Mamas	Nódulos palpáveis, dor ou vermelhidão, agalactia, galactorreia, ginecomastia.
Sistema Genital Feminino	Descrever os ciclos menstruais, duração, regularidade, volume do fluxo menstrual, data da última menstruação, métodos contraceptivos, sintomas pré-menstruais, idade da menarca, gestações (gesta, para, aborto), menarca, menopausa, alterações de libido, anafrodisia, leucorreia, amenorreia, dismenorréia, dispareunia, metrorragia, oligomenorreia, polimenorreia, hipomenorreia, hipermenorreia ou menorragia.
Sistema Genital Masculino	Dor, priapismo, hemospermia, presença de secreção uretra, disfunção sexual (impotência sexual, ejaculação precoce, diminuição de libido).
Sistema Urinário	Alterações da cor ou jato urinário, anúria, disúria, oligúria, enurese, hematúria, nictúria, piúria, polaciúria, colúria. Incontinência urinária, retenção urinária.
Sistema Articular/ Músculo Esquelético	Artralgia, rigidez articular, crepitações, edema articular, lombalgia, mialgia, tremores, câimbras.
Sistema Nervoso	Cefaleia, alterações da fala (afasia, disfasia, disartria), alterações no equilíbrio ou marcha (ataxia, vertigem, tontura), alterações do sono (insônia, hipersonia), alterações de memória (hipomnésia, amnésia, agnosia) , alterações sensitivas (parestesia, anestesia, hipoestesia, alodinia, hiperestesia, alterações na coordenação motora, alterações de marcha, alterações motoras (hemiplegia, paresia, paraplegia, apraxia) , lipotimia, síncope, tremores, convulsões.

4 O Exame Físico Geral

Gustavo Navarro Betônico
Carolina de Castro Rocha Betônico

EXAME QUALITATIVO

A abordagem do exame físico se inicia pelo chamado exame físico geral, também denominado ectoscopia. Este passo representa a primeira parte do ritual do exame físico, no qual a relação médico-paciente se solidificará e as hipóteses diagnósticas se tornarão mais claras dentro do raciocínio iniciado na anamnese. Infelizmente, com o passar dos anos, observa-se ênfase insuficiente no treinamento dessas habilidades que incluem inspeção, palpação, percussão e ausculta. Isto é consequência de uma medicina que vem progressivamente investindo mais em equipamentos e tecnologia do que no exame físico como estratégia de diagnóstico.[1]

Queixas comuns de pacientes, como "o médico nunca encostou a mão em mim", sugerem que os pacientes percebem e se ressentem da perda de um ritual anteriormente valorizado. A ênfase em exames complementares em detrimento da avaliação clínica à beira do leito transmite ao paciente que ele (ou ela) não é mais o foco principal. É sabido que a história clínica representa um componente crucial da avaliação à beira do leito e que esta é a etapa que mais frequentemente leva ao diagnóstico correto. No entanto, é colocando as mãos, na percussão e na palpação que os pacientes percebem que um ritual está sendo realizado, reafirmando a empatia e a relação médico-paciente.[1] Tanto as habilidades de realização da história clínica quanto do exame físico podem melhorar com o estudo simulado, livros didáticos e atividades online, mas o exame físico, em particular, sofre quando não é transmitido pelo treinamento prático, observado e corrigido no dia a dia do estudante.

Este exame que vem sendo negligenciado possui qualidades e deve ser sistematizado para que seja agregado à boa prática médica. O exame físico se inicia com a entrada do paciente no consultório ou imediatamente após a aproximação do médico ao leito do paciente. Este primeiro contato será capaz de definir a gravidade do caso (um paciente trazido à emergência pelo serviço de resgate ou por familiares, pode estar em uma parada cardíaca e esta situação precisa ser imediatamente suspeitada ou reconhecida) ou já sugerir diagnósticos a partir de reconhecimento de padrões. Esta etapa da consulta clínica é denominada "Exame Físico Geral" ou "Ectoscopia".

Para que a ectoscopia traga informações de qualidade, o médico precisa ser treinado a sistematizar esta etapa do exame clínico a fim de não deixar passar nenhum dado importante mas também não se demorar em passos que devem ser completados de maneira ágil. Para dominarem tais habilidades de beira de leito, é necessário treinamento e constante aperfeiçoamento.[2,3]

É preciso lembrar que o cuidado com o paciente começa a beira do leito, ou mesmo na mesa de consulta, por meio de observação, exame e conexão. De uma maneira prática, muitas doenças são diagnosticadas pelo exame físico. Lesões dermatológicas são clássicos exemplos de diagnósticos baseados em observação e comparação com conhecimento prévio. Outro exemplo é na neurologia, onde mesmo quando a tomografia e ressonância magnética mostram lesões anatômicas no sistema nervoso central, só um exame físico de qualidade pode dizer qual é a consequência funcional em termos de perda motora, sensorial ou déficit cognitivo.

Colocar essas habilidades de exame físico contrapondo a tecnologia de exames complementares cria uma falsa dicotomia. A harmonização do exame de beira de leito com o uso criterioso da tecnologia oferecerá melhor cuidado aos pacientes e resultará em uma medicina mais custo-efetiva. Além dessas vantagens, o exame físico cauteloso tem extrema importância terapêutica, já que faz parte do ritual que ajuda a estabelecer um vínculo entre paciente e médico.

Se bem feito, o ritual do exame físico é capaz de transmitir simbolicamente ao paciente que ele recebeu toda a atenção do examinador. Utilizar os recursos rituais ou "mágicos" da avaliação na beira do leito não minimiza a abordagem científica, pois se o processo ocorrer sem método e sem treinamento o resultado estará comprometido.[4]

Citando Sir William Osler: "Lembre-se, no entanto, que cada paciente irá examiná-lo criticamente e formar sua impressão pela maneira como você se comporta na beira do leito. Habilidade e gentileza na manipulação, seja em um ato como sentir o pulso ou no desenrolar de qualquer outra simples manobra propedêutica fará mais para estabelecer confiança em você, do que uma série de diplomas, ou a reputação de vasta experiência hospitalar".[1]

A capacidade de identificar e valorizar os achados do exame físico geral deve ser constantemente praticada e inserida no processo de raciocínio clínico como uma ferramenta de confirmação ou negação da hipótese diagnóstica aventada no momento da anamnese.

Embora o exame físico seja descrito e sistematizado de forma céfalo-caudal, nem sempre esse é o modo como é realizado no dia a dia. Na prática, o médico realiza as manobras em uma sequência definida para cada paciente. Este modelo é denominado exame físico orientado pela hipótese. Ele incentiva a realização do exame físico de uma maneira dirigida e personalizada em detrimento de uma forma fora de contexto. Esta estratégia pode otimizar o exame físico e minimizar o número de exames complementares desnecessários.[5]

Por outro lado, uma abordagem menos orientada pode ser particularmente valiosa em pacientes incapazes de fornecer uma história clara (por exemplo, aqueles com estado mental alterado ou gravemente doentes na unidade de terapia intensiva) e em pacientes com uma doença complexa ou sintomas inexplicáveis nos quais há um alto nível de incerteza diagnóstica e quando uma miríade de diagnósticos estão sendo considerados. Cabe reforçar que este exame físico completo também é um processo orientado por hipóteses onde manobras são realizadas com antecipação de seus resultados e não como movimentos automáticos. Um exame físico bem realizado pode ser benéfico, mas um exame realizado às pressas ou mal realizado tem também o potencial de causar danos.[5]

ETAPAS DA ECTOSCOPIA

Avaliação do estado geral

O estado geral do paciente é uma avaliação subjetiva da repercussão que a doença acarreta ao paciente. Trata-se da primeira impressão que o médico irá obter ao se aproximar do paciente. Para a avaliação do estado geral, o médico deve considerar diversas variáveis, incluindo nível de consciência, estado nutricional, atitude, entre outras. A partir desta análise, que deve ser rápida porém abrangente, o médico irá definir se o paciente se encontra em "BOM", "REGULAR" ou "MAU" estado geral. A avaliação do estado geral irá auxiliar o médico a definir sobre a gravidade, a cronicidade, bem como avaliar a necessidade de uma intervenção urgente.

Nível de consciência e orientação tempo-espacial

O estado normal de consciência engloba o estado de vigília, plena consciência ou alerta. Também é considerado normal o estado de sono no qual a pessoa pode ser prontamente despertada.[6]

O estado anormal da consciência é mais difícil de definir e caracterizar, haja visto os diversos termos utilizados nos estados alterados de consciência. Entre esses termos estão: obnubilação, estado confusional, delírio, letargia, estupor, demência, hipersonia, estado vegetativo, mutismo acinético, síndrome de encarceramento, coma e morte cerebral. Muitos desses termos têm significado variável e podem ser imprecisos ao transmitir e registrar informações sobre o estado de consciência de um paciente. Na tabela 1 os termos estão definidos de modo mais objetivo.

Tabela 1. termos utilizados na avaliação do estado de consciência

Torpor	Forma muito leve de alteração do estado mental no qual o paciente tem desatenção e vigília reduzida
Estado confusional	Déficit mais profundo que inclui desorientação, perplexidade e dificuldade em obedecer comandos.
Letargia	Sonolência severa na qual o paciente pode ser despertado por estímulos moderados e, em seguida, voltar a dormir.
Obnubilação	Estado semelhante à letargia porém o paciente tem um interesse menor pelo ambiente, retarda as respostas à estimulação, e tende a apresentar sonolência excessiva.
Estupor	Apenas estímulos vigorosos e repetidos despertarão o indivíduo, e quando deixado sem ser perturbado, o paciente voltará imediatamente ao estado de ausência de resposta.
Coma	Caracterizado por um estado de absoluta ausência de responsividade.

Adaptado de [6]

Atitude e Decúbito

Denomina-se atitude ou decúbito como a posição que o doente ocupa no leito, seja espontaneamente ou com determinada finalidade. Quando espontânea, denominamos atitude ativa, quando obrigatória, atitude passiva. O decúbito pode ser dorsal, ventral e lateral e este último pode ser separado em direito ou esquerdo. O decúbito ventral também é conhecido como posição prona. Quando o paciente não adota um decúbito preferencial, relatamos que o decúbito é indiferente.

Quando a situação clínica obriga o doente a permanecer numa posição específica, define-se o decúbito como preferencial ou obrigatório. Por exemplo, um paciente com compressão radicular por uma hérnia de disco intervertebral adota a posição de flexão do tronco, assim como um paciente com derrame pleural utiliza o decúbito lateral do lado ipsilateral ao pulmão acometido.

Outros exemplos são a cabeceira do leito muito elevada ou a posição sentada em pacientes com insuficiência cardíaca, as posições antálgicas como nos quadros de abdome agudo ou a posição de opistótono no tétano grave.

As figuras 1 e 2 demonstram as diversas posições e decúbitos que os doentes ocupam no leito:

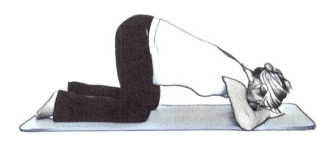

Figura 1. Posição Genupeitoral.

Posição genupeitoral: Posição do doente que se apoia sobre os joelhos e o peito. Observada em situações de derrame pericárdico, ao adotar esta posição há melhora da dispneia. (Figura 1)

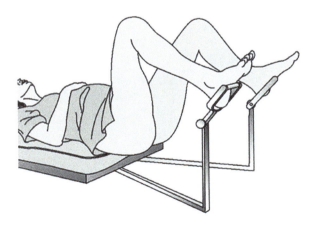

Figura 2. Posição ginecológica

Posição ginecológica (ou de litotomia): decúbito dorsal com as pernas fletidas e as coxas em adução e flexão. (Figura 2)

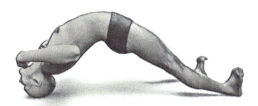

Figura 3. Posição de Opistótono

Posição de opstótono, observada nos casos de tétano grave (Figura 3)

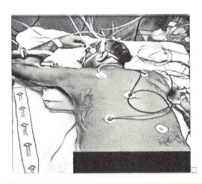

Figura 4. Posição de Prona

Posição prona: utilizado em situações de severa insuficiência respiratória hipoxêmica (Figura 4)

FÁCIES

Algumas doenças podem causar modificações estruturais na face do paciente. O termo fácies designa o aspecto morfológico da fisionomia do paciente modificado pela doença. Patologias endócrinas e metabólicas frequentemente podem expressar fácies características da moléstia do paciente.

Semiotécnica: Avaliar a inspeção do rosto do paciente de frente e perfil. A fácies que não é característica de nenhuma patologia é chamada de atípica. Dentre as fácies típicas de patologias destacam-se:

Fácies Mixedematosa: pele seca e espessa com aumento dos sulcos, nariz e lábios grossos, edema periorbital, expressão de apatia e falta de energia. Fácies característica de hipotireoidismo grave não tratado. (Figura 5)

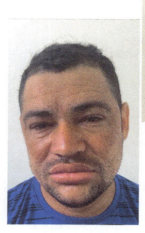
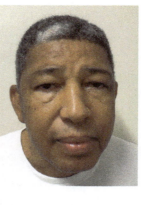
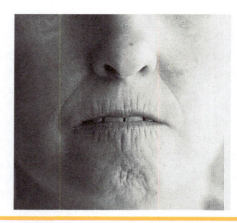

Figura 6. Fácies esclerodérmica

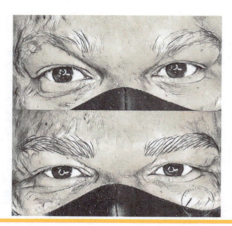

Figura 5. Facies Mixedematosa

Fácies Pletórica: presença marcante de rubor facial, tom de pele avermelhado, e conjuntivas hipervascularizadas. A aparência pletórica pode ser decorrente de policitemia reativa a hipoxemia crônica.

Fácies esclerodérmica: pele endurecida, aderida a planos profundos, com feições com imobilidade, endurecimento e atrofia dos lábios que se afinam dificultando o fechamento perfeito da boca e limitando sua abertura, com o aparecimento de fissuras periorais, afilamento do nariz, gengivite atrófica, deixando os dentes descobertos, microglossia. Fácies característica da esclerodermia. (Figura 6)

Fácies acromegálica: mandíbula proeminente, prognatismo por considerável desenvolvimento do maxilar inferior, macroglossia, saliência das arcadas supra-orbitárias, maior proeminência dos ossos frontais e malares, evidente crescimento do nariz, lábios e orelhas, pálpebras espessas e sobrancelhas grossas. Fácies característica da acromegalia. (Figura 7)

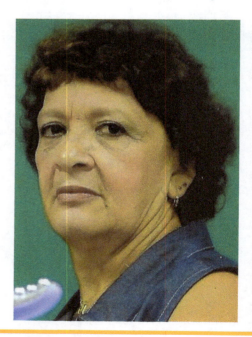

Figura 7. Fácies acromegálica

Fácies Basedowniana: também descrita como fácies de espanto, é caracterizada por protrusão ocular para fora da órbita (exoftalmia), rosto emagrecido, pele úmida, presença de bócio. Característica de hipertireoidismo da Doença

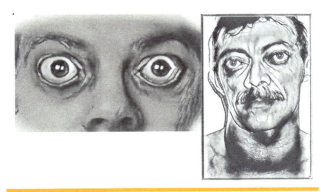

Figura 8. Fácies de hipertireoidismo ou Fácies Basedowiana

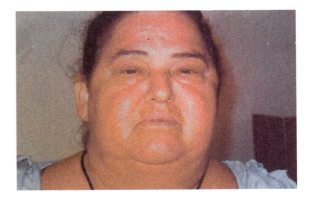

Figura 11. Fácies cushingoide.

Fácies Leonina: Pele espessada e infiltrada, com rugas rígidas. Infiltração da pele acentuada podendo haver a formação de pápulas, tubérculos, nódulos e placas que são denominados de hansenomas, de tamanhos variados, em maior número na fronte. Madarose, nariz alargado. Lábios tornam-se mais grossos e proeminentes. Perda total ou parcial de pelos. Na face, além da destruição da espinha nasal, pode haver a erosão de outros ossos como o processo alveolar do maxilar que leva à queda dos incisivos superiores. Aspecto de cara de leão. Fácies característica da Hanseníase. (Figura 9)

Fácies Hipocrática: rosto emagrecido, com olhos fundos, ausência de gordura de bichat, pele de cor pálido-terrosa. Fácies característica da desnutrição grave. (Figura 12)

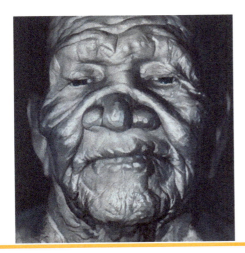

Figura 10. Fácies Leonina

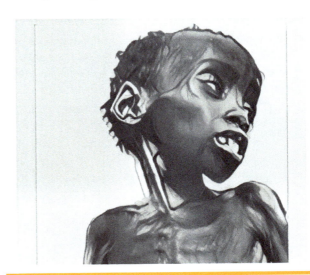

Figura 12. Fácies hipocrática

Fácies Lúpica: eritema facial na região malar e no dorso do nariz em asa de borboleta. Fácies característica do Lúpus Eritematoso Sistêmico.

Fácies Parkinsoniana: também conhecida como fácies de máscara. A fisionomia se torna menos expressiva, embotamento da expressão, olhar vago e fixo, supercílios elevados, fronte enrugada, cabeça fica um pouco fletida e inclinada para frente. Fácies característica da doença de Parkinson.

Fácies Cushingóide: fácies em "lua cheia", rosto arredondado com pele mais rosada, pletora facial. Acne e hirsutismo podem estar presentes. Atrofia cutânea, pele fina, aparecimento de púrpuras. Giba (disposição de em corcova de búfalo, saliência na região cervical posterior), cabelos finos e quebradiços. Fácies característica da síndrome de cushing. (Figura 11)

Fácies Renal: edema de face com a presença de edema palpebral predominante (bipalpebral), principalmente na no período da manhã. Palidez cutânea. Característica da síndrome nefrótica.

Fácies hemiplégica: rosto assimétrico, desvio da comissura labial para o lado saudável (não acometido), e desaparecimento dos sulcos faciais do lado paralisado.

Biotipo ou tipo somático

Conjunto de características morfológicas de cada indivíduo. Os indivíduos podem ser classificada em brevilíneo, normolíneo e longilíneo. (Figura 13)

Brevilíneo: Ângulo de Charpy maior que 90°. Geralmente são indivíduos de baixa estatura e obesos, mas não obrigatoriamente. Membros curtos em relação ao tronco, tórax alargado com aumento de seu diâmetro transversal, pescoço curto e grosso, estatura baixa.

Longilíneo: Ângulo de Charpy menor que 90°. Geralmente são indivíduos de estatura elevada mais magros, com menor panículo adiposo. Pescoço longo. Membros alongados em relação ao tronco. Aumento do diâmetro torácico vertical, tórax achatado ântero-posteriormente, predomínio do tórax sobre o abdome.

Normolíneo: Ângulo de Charpy em torno de 90°. Características intermediárias entre os dois tipos anteriores, sem predominância de nenhum dos diâmetros (equilíbrio entre os membros e o tronco).

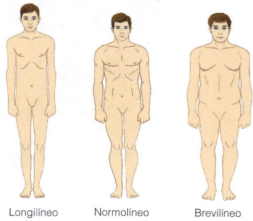

Longilíneo   Normolíneo   Brevilíneo

Figura 13. Biotipos.

ESTADO NUTRICIONAL

A avaliação do estado nutricional pode ser realizada de maneira objetiva ou subjetiva. Os dados objetivos da avaliação da composição corporal fazem parte das medidas antropométricas, que consideram o peso, altura e cálculo do índice de massa corporal (IMC) que devem ser descritas após o exame físico geral.

No exame físico geral, a observação da fácies, mucosas, distribuição do panículo adiposo e musculatura pode fornecer informações valiosas, e evidências de possíveis deficiências nutricionais que auxiliam a avaliação do estado global do paciente. O examinador deve observar se o paciente está acima ou abaixo do seu peso habitual. Pacientes com desnutrição grave podem ter fácies tipicamente hipocrática. Estados nutricionais gravemente comprometidos geralmente cursam com anemia, o que pode ser evidenciado pela palidez em regiões palmoplantares e mucosas, principalmente conjuntival e labial. Em pacientes emagrecidos, o exame físico deve avaliar se há perda de tecido subcutâneo na face, gordura de Bichat, tríceps, coxa e cintura, ou redução da massa muscular nos músculos quadríceps e deltóide. Atrofia bitemporal também pode estar presente. Deficiências nutricionais frequentemente cursam com cabelos mais secos, com perda do brilho, quebradiço, e fácil de arrancar. Na avaliação de lábios, línguas e gengivas podemos observar se o paciente tem sangramentos gengivais, irritação e fissuras junto das comissuras labiais, e alterações dos aspectos da língua como coloração, inchaço, ou aspecto liso.

Cianose

A cianose é uma condição patológica que é caracterizada por uma descoloração azulada da pele ou mucosa.[7] A palavra cianose é um derivado da palavra *ciano*, que significa uma coloração azul-esverdeada e sua presença representa um sério desafio diagnóstico, seja por evidenciar muitas vezes um estado crítico de saúde, quanto por representar uma gama de patologias originadas em diversos sistemas orgânicos. A cianose, em termos gerais, é causada tanto por distúrbios de desoxigenação da hemoglobina como por situações de anormalidade da hemoglobina. Esta desoxigenação pode ser o resultado de condições que afetam o sistema respiratório, o sistema cardiovascular e o sistema nervoso central e a presença de hemoglobina anormal causa prejuízo significativo na capacidade de transporte de oxigênio do sangue levando à hipóxia tecidual que pode se manifestar clinicamente como cianose. Clinicamente a **cianose central**, isto é, aquela detectada nas mucosas e superfície corporal e pode ser detectada quando o nível arterial de hemoglobina desoxigenada está abaixo de 5 g/dL, habitualmente com saturação de oxigênio abaixo de 85%. A cianose que ocorre nas extremidades dos membros é denominada **cianose periférica** e muitas vezes resulta de uma diferença na saturação entre o sangue arterial e venoso. Isso ocorre como resultado do aumento da extração de oxigênio pelo tecido periférico no leito capilar, evidenciando estados de choque circulatório ou vasoconstrição do leito distal, em ambientes com baixa temperatura.[8]

Icterícia

A icterícia é definida como coloração amarelada da pele, esclera, mucosas e fluídos corporais. Sua presença indica elevados níveis de bilirrubinas no sangue, denominado de hiperbilirrubinemia. Entretanto a icterícia somente é clinicamente detectável quando os níveis de bilirrubina sérica ultrapassam 3 mg/dL e pode ser a primeira manifestação de doenças hepáticas e não hepáticas. A esclera tem uma alta afinidade pela bilirrubina sendo, juntamente com o frênulo lingual, os primeiros locais onde a icterícia pode ser clinicamente detectável. Com o aumento dos níveis de bilirrubina sérica, a icterícia poderá ser observada na pele podendo evoluir do amarelo ao esverdeado, especialmente se o processo for de longa duração.[9] Esta escala progressiva de aparecimento da icterícia facilita sua classificação semi-quantitativa em cruzes, onde uma cruz indica icterícia de esclera e frênulo da língua e quatro cruzes remete à coloração esverdeada, nos estados ictéricos mais acentuados e prolongados.

Palidez cutâneo-mucosa

A avaliação da palidez cutâneo-mucosa no diagnóstico de anemia é uma parte importante do exame físico geral. Para se detectar a anemia, procura-se palidez em locais onde os capilares são mais superficiais, como a conjuntiva das pálpebras inferiores, pregas e palma das mãos. A mucosa oral, principalmente a língua, também é local onde a palidez cutâneo-mucosa necessita ser avaliada. O examinador deve considerar que condições como hipotireoidismo, hipotensão arterial, assim como outros estados que leva a vasoconstrição também produzem palidez nesses locais.[10] Quando existe a percepção de que o paciente apresenta o achado de palidez cutâneo-mucosa, este deve ser quantificada em cruzes, semi-quantitativamente, em uma escala que vai de uma a quatro cruzes.

Existem dúvidas sobre a precisão diagnóstica dos achados clínicos de anemia. Acredita-se que a palidez da palma é o sinal com melhor especificidade, seguida pela palidez do leito ungueal em crianças. Já em adultos, estudos diferem sobre o local com mais precisão no diagnóstico de anemia. mas sabe-se que em anemias severas (níveis de hemoglobina sérica < 7 mg/dL) a conjuntiva, língua, e palma são os locais a serem avaliados. infelizmente, em situações de anemia leve, nenhum desses locais possui sensibilidade ou especificidade adequadas.[11]

Avaliação do grau de hidratação

A pesquisa do estado de hidratação deve ser feita observando as mucosas oral, ocular e turgor de pele. O paciente pode ser descrito como hidratado ou desidratado. Indivíduos bem hidratados tem pele rósea, úmida, elástica, com leve grau de umidade e turgor subcutâneo preservado. O exame da mucosa oral apresenta boca, lábios e língua úmidas, e mucosas oculares úmidas e lubrificadas, olhos brilhantes. Indivíduos desidratados geralmente estão em regular ou mau estado geral. Ao exame clínico tem pele seca, com diminuição do turgor subcutâneo e da elasticidade, a mucosa oral está seca (lábios e língua secos), olhos encovados, sem brilho e umidade reduzida. Em bebês, pode haver afundamento ou depressão da fontanela. Ao observar a desidratação, devemos classificar em cruzes. Por exemplo +/+4, diante de um paciente levemente desidratado e +4/+4 em um paciente com desidratação grave.

PADRÃO RESPIRATÓRIO

O padrão ventilatório normal consiste em uma expansão inspiratória seguida de uma uma contração expiratória que ocorre sem esforço perceptível da caixa torácica. A respiração com frequência e volume inspiratório constantes constituem o padrão respiratório normal. Quando os músculos acessórios da inspiração (esternocleidomastoideo e escalenos) e da expiração (abdominal) passam a ser utilizados, define-se a chamada dispneia. Observar alterações no padrão respiratório é um passo importante no reconhecimento precoce dos pacientes com insuficiência respiratória. Embora frequentemente não seja específico, a observação cuidadosa do padrão respiratório é uma parte crucial do exame físico, pode levar diretamente a um diagnóstico. Ao ser detectado, o esforço respiratório deve ser registrado como "uso de musculatura acessória" ou "expiração com contração muscular abdominal", configurando o paciente "dispneico".

Dispneia com tiragem intercostal

Perfusão periférica

A temperatura e consistência da pele é uma ferramenta valiosa na avaliação de pacientes com hipoperfusão tecidual à beira do leito. Sabe-se que uma pele úmida e fria é um fator de pior prognóstico em pacientes com choque séptico e um achado de mosqueamento (*mottling* - termo mais utilizado) apresenta relação com achados laboratoriais de má perfusão (Figura 14).

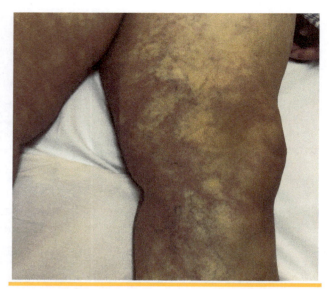

Figura 14. Mosqueamento bilateral da região interna das coxas. Sinal de grave alteração da perfusão.

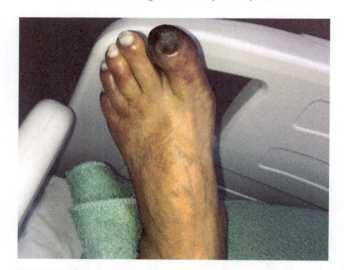

Figura 15. Redução importante da perfusão do primeiro artelho do pé esquerdo

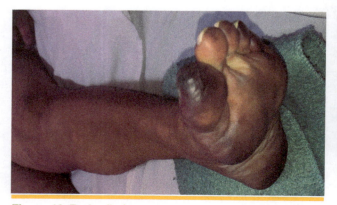

Figura 16. Redução importante da perfusão do primeiro artelho do pé esquerdo.

Em concomitância a estes achados a avaliação do tempo de enchimento capilar é capaz de inferir dados hemodinâmicos da microcirculação.[12] O tempo de reenchimento capilar (TRC) representa o tempo necessário para que a pele retorne à cor da linha de base após uma pressão ser aplicada sobre a ponta de um dedo ou sobre a pele do joelho. O TRC fornece informações importantes sobre perfusão da pele e estado microcirculatório, e sua avaliação, associada a outros sinais clínicos (taquicardia, ressecamento mucosa, oligúria) auxilia no diagnóstico da desidratação sendo portanto uma ferramenta do exame físico fundamental na triagem inicial de pacientes gravemente enfermos. A técnica deve ser realizada aplicando-se uma pressão suficiente para remover o sangue do leito ungueal por um período de 15 segundos, liberando o fluxo em seguida. O tempo considerado normal para o reenchimento capilar na ponta do dedo é de 2 a 4 segundos, pois varia com a idade, enquanto na pele do joelho utiliza-se o valor de 4 segundos, sendo ambos utilizados na triagem de pacientes graves.[13]

Edema

Define-se edema como o acúmulo de fluido no tecido intercelular que resulta de uma expansão anormal no volume de fluido intersticial. Na ectoscopia, devemos pesquisar o edema direcionados pela queixa, lembrando que a atração gravitacional faz com que o fluido intersticial seja mais perceptível em regiões inferiores, do ponto de vista gravitacional. Por exemplo, em pacientes que são capazes de deambular, o edema é perceptível nos tornozelos e na região maleolar nos MMII, já em pacientes acamados, o edema situa-se na região dorsal, lombar e torácica. Na sequência de fotos 2, podemos perceber edema secundário à falta de movimentação do membro superior direito, em um paciente com hemiplegia à direita, secundária a acidente vascular encefálico. (Figuras 17 e 18)

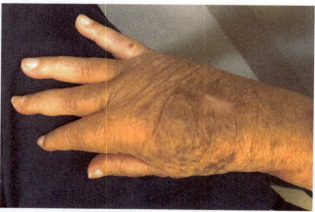

Figura 17. edema por redução da movimentação do membro superior direito

O Exame Físico Geral 41

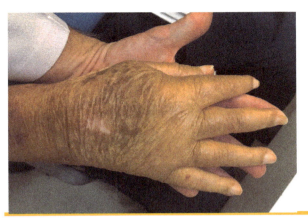

Figura 18. edema por redução da movimentação do membro superior direito

A avaliação do edema deve preferencialmente ser avaliado pressionando-se a ponta do primeiro dedo contra uma superfície endurecida, idealmente uma tábua óssea, como por exemplo a tíbia, nos edemas de MMII. O sinal encontrado ao percebermos a depressão da pele e subcutâneo é chamado sinal de cacifo ou de Godet e a classificação da intensidade do edema também deve ser realizada em cruzes, a partir de uma escala de + a 4+. Denomina-se ANASARCA o edema generalizado, inclusive associado a derrames intracavitários (ascite, derrame pleural).

Aqui um exemplo da descrição do exame físico de um paciente sem alterações: *Paciente BEG. consciente, orientado, sem decúbito preferencial no leito, atitude ativa, fascies atípica, acianótico, anictérico, mucosas úmidas e normocoradas, hidratado, turgor e elasticidade preservados, boa perfusão periférica, sem edemas.*

O exame físico geral: pontos-chave
Avaliação inicial do exame físico que possui critérios objetivos mas também possui subjetividade
Possui etapas onde utiliza-se apenas a inspeção e outras onde existe o toque e a palpação
Se torna mais precisa com a progressiva experiência do examinador
Utiliza o reconhecimento de padrões para auxiliar no diagnóstico: icterícia, anemia, trofismo muscular...
Auxilia a definir pacientes que necessitam de atenção imediata (emergências)
Auxilia na diferenciação de doenças crônicas com grande repercussões sistêmicas
É essencial na construção da empatia e da relação de confiança entre o médico e o paciente

REFERÊNCIAS

1. Verghese A, Brady E, Kapur CC, Horwitz RI. The Bedside Evaluation: Ritual and Reason. *Ann Intern Med*. 2011;155(8):550-553. doi:10.7326/0003-4819-155-8-201110180-00013
2. Huecker M. The Deliberate Practice of Medicine. 2018;(October):599-600.
3. Haring CM, Van Der Meer JWM, Postma CT. A core physical examination in internal medicine: What should students do and how about their supervisors? *Med Teach*. 2013;35(9). doi:10.3109/0142159X.2013.778396
4. Tambiah SJ. Form and meaning of magical acts: A point of view. *HAU J Ethnogr Theory*. 2017;7(3):451-473. doi:10.14318/hau7.3.030
5. Garibaldi BT, Olson APJ. The Hypothesis-Driven Physical Examination. *Med Clin North Am*. 2018;102(3):433-442. doi:10.1016/j.mcna.2017.12.005
6. Tindall, S. C. in Bloom MJ. Level of consciousness monitoring. In: *Monitoring in Anesthesia and Perioperative Care*. ; 2011:218-225. doi:10.1017/CBO9780511974083.020
7. Abbott ME. Retrospect - Cyanosis. *Can Med Assoc J Aug*. 1923;13(8):601–604. http://www.ncbi.nlm.nih.gov/pubmed/1707134.
8. Adeyinka A, Samanapally H, Kondamudi NP, Brooklyn T, Brooklyn T. Cyanosis Pathophysiology. https://www.ncbi.nlm.nih.gov/books/NBK482247/. Published 2020.
9. Leung TS, Outlaw F, MacDonald LW, Meek J. Jaundice Eye Color Index (JECI): quantifying the yellowness of the sclera in jaundiced neonates with digital photography. *Biomed Opt Express*. 2019;10(3):1250. doi:10.1364/boe.10.001250
10. Butt Z, Ashfaq U, Sherazi SFH, Jan NU, Shahbaz U. Diagnostic accuracy of "pallor" for detecting mild and severe anaemia in hospitalized patients. *J Pak Med Assoc*. 2010;60(9):762-765.
11. Sapira JD. Usefulness of physical examination in detecting the presence or absence of anemia (I). *Arch Intern Med*. 1990;150(9):1974. doi:10.1001/archinte.150.9.1974
12. Hariri G, Joffre J, Leblanc G, et al. Narrative review: clinical assessment of peripheral tissue perfusion in septic shock. *Ann Intensive Care*. 2019;9(1):1-9. doi:10.1186/s13613-019-0511-1
13. Tafner PF, Chen FK, Filho RR, Corrêa TD, De Freitas Chaves RC, Neto AS. Recent advances in bedside microcirculation assessment in critically ill patients. *Rev Bras Ter Intensiva*. 2017;29(2):238-247. doi:10.5935/0103-507X.20170033

5 Exame Físico Geral: Sinais Vitais e Dados Antropométricos

Marcus Vinícius de Pádua Netto

INTRODUÇÃO

Uma vez concluída a anamnese, dando seguimento à avaliação do paciente, passa a ser realizado o exame físico, que convencionalmente acaba sendo dividido em exame físico geral e específico, onde cada um dos sistemas será avaliado separadamente. Dentre as várias etapas do exame físico, após a realização do exame físico geral ou ectoscopia, a avaliação dos sinais vitais e de dados antropométricos serão abordados neste capítulo.

Os sinais vitais são medidas ou conjunto de parâmetros fisiológicos das funções orgânicas elementares, de suma importância para o exame físico, cujo registro avalia e nos traz um panorama geral das funções corporais básicas do indivíduo que, quando alteradas, afetam esses sinais vitais.

Esses parâmetros são medidos ocasionalmente quando em consultas de rotina, ou de forma seriada, quando com intenção do diagnóstico de uma doença, acompanhando sua evolução bem como sua resposta ao tratamento instituído. Portanto, na avaliação de um paciente, quanto mais crítico for seu estado de saúde, maior número de avaliações dos sinais vitais deve ser feita, até mesmo de forma contínua como acontece em pacientes internados em unidades de terapia intensiva.

Os sinais vitais são compostos por quatro indicadores básicos: temperatura corporal (T), frequência cardíaca (FC) ou frequência de pulso (P), frequência respiratória (FR) e pressão arterial (PA), essa última apresentada detalhadamente em outro capítulo deste livro (Capítulo - Aferição da pressão arterial)

Existem diferentes formas de abordagem na prática médica para a obtenção dos sinais vitais, uma delas é realizar todas as avaliações logo no início do exame físico, deixando os dados obtidos anotados e outra, é realizar as avaliações à medida que o exame físico progride, como parte da sistemática do exame topográfico, avaliando a FC e PA juntamente com a avaliação do aparelho cardiovascular e a FR durante a realização do exame do aparelho respiratório.

As medidas antropométricas irão nos fornecer informações importantes quanto ao estado nutricional e do desenvolvimento corporal do indivíduo. O peso, a altura, índice de massa corporal (IMC) e a medida da circunferência abdominal, constituem as principais medidas antropométricas avaliadas durante exame físico.

AFERIÇÃO DA TEMPERATURA CORPORAL

A temperatura corporal diz respeito a produção de calor e os mecanismos de regulação e manutenção da temperatura interna do organismo (termorregulação), que são essenciais para manter a estabilidade fisiológica sistêmica (homeostase). A termorregulação é realizada por um sistema composto por termorreceptores centrais e periféricos, um sistema de condução aferente, o controle central de integração dos impulsos térmicos e um sistema de respostas eferentes cujas respostas compensatórias visam manter o de controle fisiológico da temperatura.

O controle central da temperatura corporal humana é realizado pelo hipotálamo, conhecido como termostato biológico, uma porção pequena do encéfalo que também está relacionado com o emocional, respostas sexuais, apetite e regulação hídrica. (figura 1)

Os termorreceptores, são receptores termossensíveis localizados na pele e nas membranas mucosas que enviam sinais ou impulsos termais, que integrados ao hipotálamos reportam a condição de aquecimento ou resfriamento corporal e como consequência, ativando o centro de produção de calor, ou nos casos de resfriamento, o contrário. No hipotálamo anterior é feita a integração das informações aferentes térmicas, enquanto no hipotálamo posterior iniciam-se as respostas efetoras.

O centro de produção de calor uma vez ativado, envia estímulos elétricos por meio dos nervos simpáticos que causam vasoconstrição dos capilares da pele, reduzindo o fluxo de sangue superficial e mantendo o calor do corpo nos órgãos localizados mais profundamente. O mesmo estímulo também contrai os músculos eretores dos pelos para criar uma camada de ar que gera isolamento térmico e a contração da musculatura, os chamados tremores, redução da produção de suor e aumento na produção de tiroxina, que auxiliam a gerar calor corporal.

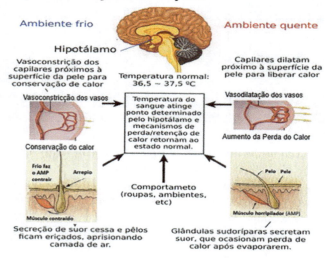

Figura 1. Mecanismos de controle de temperatura do corpo. Ilustração: Blamb / Shutterstock.com

No cenário oposto, ocorre a ativação do centro de perda de calor corporal, levando à vasodilatação dos capilares superficiais da pele aumentando o fluxo sanguíneo, o que por muitas vezes pode ser o suficiente para regular a temperatura. Caso a temperatura corporal permaneça elevada, um sinal através dos nervos simpáticos estimula as glândulas sudoríparas causando o aumento da sudorese. O suor tem a função de carrear água para fora do corpo e como este líquido é um bom condutor de calor, a sua evaporação causa o resfriamento do organismo.

A temperatura corporal normal de uma pessoa pode variar de acordo com o ritmo circadiano, temperatura ambiente, dependo de algumas e características específicas como idade, sexo (mulheres podem ter elevação da temperatura dependendo do estágio do ciclo menstrual), atividades físicas recentes, consumo dos alimentos e líquidos, e tipo de termômetro em que a temperatura é mensurada. Alterações nos valores da temperatura deverão ser avaliados quando detectados, uma vez que podem refletir processos inflamatórios ou infecciosos, atentando sempre nas mudanças fisiológicas conforme ritmo circadiano onde encontramos uma temperatura mais elevada no período da noite, que vai das 18h às 22h e mais baixa na madrugada, de 2h às 4h.

Métodos de Aferição da Temperatura

O termômetro ideal deveria aferir a temperatura corporal rapidamente, com acurácia e precisão, ser pouco invasivo, fabricado com um material seguro, não tóxico, não poluente e de baixo custo. Os termômetros de mercúrio são seguros, e tem uma boa acurácia e precisão, entretanto são produzidos com um material tóxico. Em 2019, sua fabricação, importação e comercialização foi proibida no Brasil pela Agência Nacional de Vigilância Sanitária (ANVISA), devido ao alto risco de contaminação ambiental quando descartados.

Tipos de Termômetro

Os tipos atualmente disponíveis de termômetro são: clínicos, infravermelho, digitais, esofágicos e cutâneos, sendo o termômetro clínico de mercúrio, acondicionado em vidro (atualmente proibido pela ANVISA).

Os locais de aferição da temperatura também são de certa forma controversos. Apesar da região axilar ser o local de escolha na rotina dos serviços de saúde brasileiros, este método também pode sofrer interferências do meio externo.

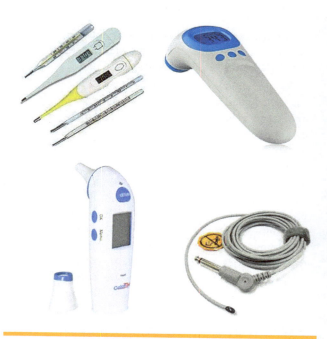

Figura 2. Termômetros mercúrio, infravermelho, digital e esofágico

Sequência para aferição da temperatura

Locais de verificação e valores normais:

A região axilar, muito conhecida e difundida na prática clínica e mesmo na população leiga, é uma forma muito segura de aferição da temperatura tanto em adultos quanto em crianças, porém menos precisa, uma vez que pode variar com o fluxo sanguíneo para a pele. Este é um método que tem a facilidade de ser aplicado por não ser invasivo, de fácil desinfecção. Entretanto, sua medida por ter menor acurácia e sofrer variações e influência do meio ambiente e umidade relativa do ar.

A temperatura retal, menos utilizada, é considerada uma medida de temperatura mais próxima à temperatura central uma vez que sofre menor influência de fatores externos. Por vezes utilizada na diferenciação de processos inflamatórios intra abdominais, como na apendicite por exemplo, deve ser evitada em pacientes com cirurgias recentes ou processos inflamatórios locais, pacientes com fissura anal, hemorróida e diarréia, e doenças do reto.

A aferição da temperatura timpânica (auricular) onde a extremidade do termômetro é introduzida na porção inicial do meato auditivo externo, é segura e rápida, além de garantir medidas fidedignas. A desinfecção do aparelho deve ser feita após sua utilização, embora alguns modelos sejam acompanhados por cones descartáveis. Pode ser realizada em adultos e crianças, também em pacientes inconscientes e confusos, devendo ser evitada como método de aferição em casos de fratura maxilofacial, otorragia, fraturas na base do crânio e na presença de grande quantidade de cerúmen.

Na medida da temperatura oral, o termômetro é colocado na região sublingual, mantendo lábios cerrados e seu uso deve ser indicado quando o paciente estiver bem acordado, orientado e colaborativo.

A medida da temperatura esofágica, que fornece medida contínua da temperatura, é muito útil para pacientes internados em unidades de terapia intensiva, necessitando de sensores e monitores especiais para sua utilização.

Os locais de aferição da temperatura periférica e central estão descritos na Tabela 1.

Temperatura Corporal Periférica (pele)	Temperatura Central (hipotálamo)
axila	nasofaringe
reto	esôfago
oral	artéria temporal
timpânica	artéria pulmonar
	membrana timpânica (Thermistor)

De acordo com estudos em indivíduos saudáveis, com idade entre 18 e 40 anos, a temperatura oral normal varia de 36,4°C a 37,2°C, com uma média de 36,8°C. Foi evidenciado, também por esses estudos, que o limite superior máximo aceitável da temperatura oral é de 37,2°C às 6hs da manhã e de 37,7°C às 16h. Tais registros, suas margens de variação e seus limites plotam a maioria dos indivíduos saudáveis num percentil 99 para a temperatural oral normal. Desta forma, e com base nessas evidências científicas, uma temperatura oral matinal maior que 37,2°C e vespertina acima de 37,7°C, caracteriza febre.

VALORES NORMAIS DE TEMPERATURA

- Temperatura axilar: 35,5°C a 37,0°C
- Temperatura bucal: 36,0°C a 37,2°C
- Temperatura retal: 37,0°C a 37,5°C
- Temperatura ouvido: 35,5°C a 37,0°C
- Temperatura sublingual: 36,5°C a 37,5°C

Sequência para aferição da temperatura oral ou axilar:

1. Limpe o termômetro com álcool a 70% deixando-o secar para o uso.
2. Observe a região axilar e retire cremes, pomadas, etc. e seque suor antes da verificação.
3. Confirme se paciente ingeriu bebidas ou alimentos quente ou frio se for aferição oral.
4. Posicione o termômetro na posição sublingual (mais posterior) ou região "oco" axilar.
5. Retire o termômetro após sinal sonoro se for digital.
6. Registre o valor obtido no prontuário médico.
7. Desinfete o termômetro com álcool a 70% da região distal para proximal.

Sequência para aferição da temperatura retal:

1. Limpe o termômetro com álcool a 70% deixando-o secar para o uso.
2. Solicite que o paciente adote a posição de Sims (figura 3).
3. Calce as luvas para o procedimento.
4. Use o protetor tipo capa, descartável, lubrifique o terço proximal do termômetro com vaselina (opcional)
5. Introduza o termômetro na cavidade retal, por cerca de 4cm, retire-o após o sinal sonoro.
6. Deixe a capa protetora em uma das mãos e retire as luvas, pelo avesso, descartando-a depois.
7. Higienize as mãos.
8. Registre o valor obtido.

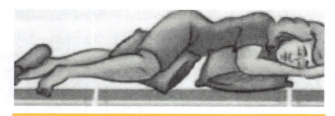

Figura 3. Posição de Sims para aferição temperatura retal

Definição da febre

Elevação da temperatura corporal acima da faixa de normalidade associada a um aumento no ponto de ajuste hipotalâmico (o que a diferencia de uma hipertermia, que não provoca alteração no centro hipotalâmico). A febre não é uma doença, é um mecanismo de resposta do organismo a alguma anomalia.

Características semiológicas da febre

Durante a avaliação de um paciente, devem ser analisadas as seguintes características semiológicas da febre: início, intensidade, duração, modo de evolução e término.

O início pode ser súbito ou gradual, já a intensidade é classificada como leve (até 37,5°C), moderada (37,6 a 38,5°C) ou alta (acima de 38,6°C). Em relação à duração, considera-se recente (menos de 7 dias) ou prolongada (mais de 7 dias). O modo de evolução deve ser avaliado por meio da verificação mais frequente da temperatura. Classicamente, são descritos cinco evolutivos:

- **Febre contínua ou sustentada:** permanece sempre acima do normal com variações entre 0,3 e 1 grau, sem grandes oscilações. (figura 4)
- **Febre Irregular ou Séptica:** picos muito altos intercalados baixas temperaturas ou apirexia (diferenças de até 1,4°C), sem nenhum caráter cíclico nessas variações. (figura 5)
- **Febre Remitente:** há hipertermia diária com variações, porém sem períodos de temperatura normal. (figura 6)
- **Febre Intermitente:** a hipertermia é periodicamente interrompida por um período de temperatura normal. (figura 7). Pode ser cotidiana ou diária, terça (um dia com febre e outro sem) ou quartã (um dia com febre e dois sem). Quando este período de apirexia é prolongado, denomina-se este tipo de febre de Recorrente.
- **Febre Recorrente ou Recaída:** semanas ou dias com temperatura corporal normal até que períodos de temperatura elevada ocorram. Durante a fase de febre não há grandes oscilações.

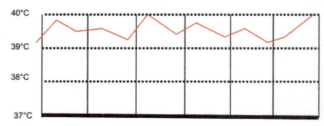

Figura 4. Febre contínua: temperatura sempre acima do valor normal, com variações pouca variação. Alguns exemplos são febre tifóide, pneumonia não complicada e tuberculose.

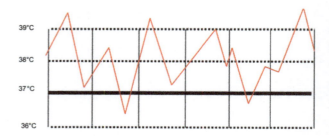

Figura 5. Febre irregular ou séptica: picos muito altos intercalados com temperaturas baixas ou mesmo apirexia. Pode ser encontrada nos casos de septicemia, abscesso pulmonar, fase inicial da malária e empiemas em geral.

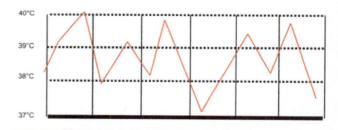

Figura 6. Febre remitente: Elevação diária da temperatura com variações mas sem períodos de apirexia.

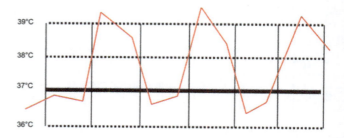

Figura 7. Febre intermitente: a hipertermia é ciclicamente interrompida por um período de temperatura normal. Pode ser encontrada na malária, infecções urinárias, septicemia e linfomas.

Ainda dentro da caracterização clínica, o término da febre pode ser súbito e habitualmente associa-se com sudorese e prostração. O término gradual da febre, com a redução da temperatura dia após dia, até alcançar os níveis normais é denominado de lise,

AFERIÇÃO DA FREQUÊNCIA DE PULSO (cardíaca)

Características semiológicas

Define-se pulso arterial como uma flutuação periódica ou uma expansão e contração alternada de uma artéria após a ejeção de um volume de sangue na aorta secundária à contração do ventrículo esquerdo. Uma vez que o sangue é ejetado do coração para o sistema arterial, ocorre a produção de alterações no fluxo de sangue definindo alterações na pressão arterial e nas dimensões dos vasos.

Quando realizado de forma sistematizada, a palpação do pulso arterial é capaz de fornecer importantes informações sobre o estado funcional da circulação, assim como sua integridade em determinados territórios, além do ritmo e da frequência cardíaca.

A avaliação do pulso arterial nos oferece importantes informações clínicas, sendo parte indispensável do exame físico e pode ser realizado por qualquer profissional da área da saúde. Na ausência de arritmias cardíacas, a contagem da frequência do pulso é suficiente para determinar a frequência cardíaca. Deve-se sempre levar em consideração que em situações de emergência, como por exemplo, no reconhecimento da parada cardíaca, não se deve utilizar pulsos periféricos a exemplo do pulso radial e sim pulsos mais centrais, sendo o carotídeo o mais indicado.

A abordagem sistematizada do sistema arterial foge do escopo deste capítulo e será abordada na avaliação do sistema cardiovascular (Capítulo vascular), aqui iremos nos atentar às técnicas de avaliação da frequência do pulso assim como os valores esperados.

PROCEDIMENTO PARA VERIFICAÇÃO DA FREQUÊNCIA DE PULSO (pulso radial)

Com o antebraço apoiado e em supinação, o pulso radial pode ser palpado medialmente ao processo estilóide do rádio, utilizando-se a polpa do segundo e terceiro dedos (indicador e médio). O primeiro dedo (polegar) se apoia no dorso do punho, para permitir leve pressão.

1. Higienizar as mãos;
2. Orientar o paciente sobre ao procedimento;
3. Sempre que possível, colocar o paciente em posição confortável, sentado ou deitado, porém sempre com o braço apoiado;
4. Identificar e palpar o pulso radial;
5. Contar o número de pulsações durante 1 minuto;
6. Anotar o resultado obtido;
7. Higienizar as mãos ao término.

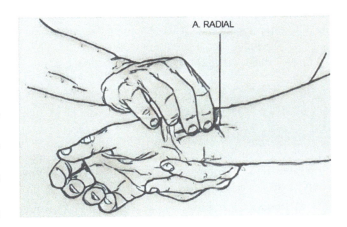

Figura 8 . Aferição do Pulso

Descrição do exame:

FP (frequência de pulso) = ... ppm (pulsações por minuto).

FC (frequência cardíaca) =... bpm (batimentos por minuto) realizada por meio da ausculta cardíaca

A frequência cardíaca sofre variações por idade. Recém-nascidos e lactentes têm a frequência cardíaca consideravelmente mais elevada que adultos. A frequência cardíaca é maior nas crianças por um provável mecanismo compensatório relacionado ao menor volume cardíaco, menor volume sanguíneo e consequentemente a um menor volume de ejeção sistólico, associada a uma maior ativação de quimiorreceptores periféricos. Abaixo a tabela, com a frequência cardíaca correspondente a cada idade :

Frequência cardíaca (bpm)	
Idade	Frequência
Nascimento	120 a 180
Até 12 meses	120 a 180
1 a 2 anos	120 a 160
2 a 7 anos	100 a 140
7 a 14 anos	90 a 140

Para a população adulta, são considerados valores normais 60-100 ppm

Achados:

- Taquisfigmia: Frequência de pulso acima do normal. Para adultos, acima de 100 ppm.
- Bradisfigmia: Frequência de pulso abaixo do normal. Para adultos abaixo de 60 ppm. Pode ser encontrada fisiologicamente em atletas, ou patologicamente em bradicardia sinusal, bloqueio atrioventricular ou outras doenças.

AFERIÇÃO DA FREQUÊNCIA RESPIRATÓRIA

Frequência respiratória ou ritmo respiratório compreende o número de ciclos respiratórios em um período específico de tempo, sendo mais comum ser expressa em incursões respiratórias por minuto (irpm).

A frequência respiratória deve ser obtida por meio da contagem dos ciclos de inclusões torácicas, compostas por inspiração e expiração em 1 minuto, e tem grande importância na avaliação da gravidade das doenças respiratórias. Sua aferição deve ser realizada sem que o paciente perceba, assim como durante a aferição do pulso. Uma vez que o paciente percebe que está sendo realizada a contagem da frequência respiratória, ele pode inconscientemente alterar tanto a frequência como a profundidade da inspiração. Em uma pessoa saudável acima de 10 anos esse número pode variar entre 12 e 20 irpm, mas em idosos a frequência respiratória de até 28 irpm pode ser fisiológica.

Quando a frequência respiratória excede o limite superior, denominamos taquipneia e quando esta se encontra abaixo do limite inferior, denominamos bradipneia.

AFERIÇÃO DA PRESSÃO ARTERIAL

As técnicas de aferição assim como a análise dos valores da pressão arterial serão abordados separadamente no capítulo de Aferição da Pressão Arterial

DADOS ANTROPOMÉTRICOS

Antropometria é a ciência que estuda as medidas do corpo humano, a fim de estabelecer diferenças entre indivíduos, sexo, idade, raças, status socioeconômico, entre outros. Em medicina, além de ser usada para avaliar o tamanho, forma e composição do corpo humano, utiliza-se os dados antropométricos na avaliação diagnóstica do estado nutricional assim como os riscos de doenças mais prevalentes nos portadores das diversas variações antropométricas, como a obesidade, diabetes, hipertensão, doenças cardiovasculares e distúrbios hormonais.

Os indicadores antropométricos podem ser divididos em diretos e indiretos. Os indicadores diretos são as medidas realizadas durante o exame físico do paciente e incluem peso e altura, circunferência abdominal, circunferência braços e cintura, e dobras cutâneas. Os indicadores indiretos são calculados à partir de fórmulas e equações como o Índice de Massa Corporal (IMC), área muscular do braço (AMB), área de gordura do braço (AGB), relação cintura-quadril (RC/Q) e percentagem de gordura corporal (soma das dobras cutâneas).

A realização das medidas acima descritas deve ser sempre realizada por um indivíduo treinado, quer seja o médico ou enfermeiro, devidamente anotados em prontuário e, caso necessária avaliação mais completa, essa deverá ser realizada por nutricionista ou nutrólogo.

No local de atendimento deve-se ter à disposição o material a ser utilizado, como balança digital ou analógica devidamente calibrada periodicamente e registrada no Instituto Nacional de Metrologia, Normalização e Qualidade Industrial (INMETRO), assim como fita métrica inelástica nova, régua antropométrica de parede (estadiômetro) ou acoplada à balança.

AFERIÇÃO DO PESO CORPORAL

O peso corporal é medida antropométrica mais utilizada na avaliação nutricional, embora não deva ser utilizado de forma isolada, uma vez que o peso corporal pode sofrer variações no mesmo dia e de um dia para o outro mesmo em condições normais, em virtude de alterações do volume hídrico corporal, do conteúdo vesical e intestinal e a depender da fase do ciclo menstrual nas mulheres.

Algumas definições importantes na prática clínica devemos sempre ter em mente na avaliação do peso:

- **Peso:** somatória da massa ou volume corporal, sem que se separe a massa magra da gordura e do líquido corporal.
- **Peso atual:** aquele encontrado no momento da avaliação.
- **Peso ideal (teórico):** é aquele calculado utilizando fórmulas que levam em consideração o sexo, idade, altura (A) e estrutura óssea do indivíduo. Existem diferentes fórmulas para o cálculo do peso ideal, não sendo ainda um consenso qual delas é a mais adequada. Uma das fórmulas mais utilizadas: Peso Ideal=A^2 x IMC ideal. Na maioria das vezes utiliza-se 22 kg/m² como IMC ideal.

Na prática, considera-se que o peso normal de um adulto corresponde em quilos ao número de centímetros que ultrapassam um metro da sua altura, com uma variação aproximada de 5 a 10% para mais ou para menos.

- **Peso ideal:** o peso ideal se aproxima do número de centímetros que excede de um metro de altura e se expressa em kg. No sexo feminino, subtrai-se 5% ao valor encontrado.
- **Peso máximo normal:** soma-se 10% ao peso ideal.
- **Peso mínimo normal:** subtrai-se 10% ao peso ideal

Peso habitual: é aquele que foi referido pelo indivíduo na consulta quando o mesmo não apresentava nenhuma patologia, devendo ser sempre questionado ao mesmo "quando se pesou pela última vez", devendo sempre estar atento às perdas significativas de peso em relação a intervalos estabelecidos de tempo. Tabela 2.

Tabela 2- Perda de peso em relação ao intervalo de tempo

Tempo	Perda significativa de peso (%)	Perda grande de peso (%)
1 semana	1 a 2	>2
1 mês	5	>5
3 meses	7,5	>7,5
6 meses	10	>10

Para a mensuração do peso, as balanças mecânicas vêm sendo substituídas por balanças eletrônicas portáteis, com capacidade para até 150 quilogramas (kg). A balança é composta de uma plataforma, um chassi sobre o qual se encaixa a plataforma, um mostrador com indicador digital ou no caso das balanças mecânicas, peso e botão para ajustar o nível da balança para as mensurações.

O peso corporal é obtido através da pressão sobre o chassi, que move o indicador digital até sua total parada, quando atinge o valor do peso. A medida de peso de cada paciente será registrado em quilogramas, considerando a primeira decimal apresentada no visor da balança.

- Colocação da balança em local plano e bem iluminado para facilitar a leitura;
- O paciente deverá subir à plataforma da balança vestida com um mínimo de roupa (roupas bem leves, e sem nenhum objetos nos bolsos) e sem sapatos;
- O paciente deve permanecer na plataforma por alguns segundos para a devida anotação do peso.

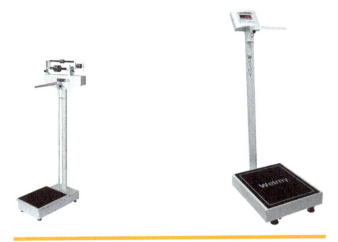

Figura 9. Balanças mecânica e digital

IMC (ÍNDICE DE MASSA CORPORAL)

O IMC (calculado através da divisão do peso em kg pela altura em metros elevada ao quadrado, kg/m^2) é o cálculo mais usado para avaliação da adiposidade corporal. O IMC é um bom indicador, mas não totalmente correlacionado com a gordura corporal, pois não distingue massa gordurosa de massa magra, podendo ser menos preciso em indivíduos mais idosos, em decorrência da perda de massa magra e diminuição do peso, e superestimado em indivíduos musculosos e não reflete a distribuição da gordura corporal.

Na população brasileira, tem-se utilizado a tabela proposta pela OMS para classificação de sobrepeso e obesidade (Tabela 3) e seu uso apresenta as mesmas limitações constatadas na literatura. Portanto, o ideal é que o IMC seja usado em conjunto com outros métodos de determinação de gordura corporal, quando combinado medidas da distribuição de gordura pode ajudar a resolver alguns problemas do uso do IMC isolado.

O ponto de corte para adultos baseia-se na associação entre IMC e doenças crônicas ou mortalidade. A classificação adaptada pela Organização Mundial da Saúde (OMS), apresentada na Tabela 3, baseia-se em padrões internacionais desenvolvidos para pessoas adultas descendentes de europeus.

Convenciona-se chamar de sobrepeso o IMC de 25 a 29,9 kg/m^2 e obesidade o IMC maior ou igual a 30 kg/m^2 e de excesso de peso o IMC maior ou igual a 25 kg/m^2 (incluindo a obesidade). Os pontos de corte de <16 kg/m2 (baixo peso grave), 16,0-16,9 (baixo peso moderado), 17,0-18,4 (baixo peso leve) também fazem parte

IMC (kg/m²)	CLASSIFICAÇÃO	OBESIDADE GRAU/CLASSE	RISCO DE DOENÇA
<18,5	Magro ou baixo peso	0	Normal ou elevado
18,5-24,9	Normal ou eutrófico	0	Normal
25-29,9	Sobrepeso ou pré-obeso	0	Pouco elevado
30-34,9	Obesidade	1	Elevado
35-39,9	Obesidade	2	Muito elevado
>40	Obesidade	3	Muito elevado

da classificação internacional, mas não estão detalhados na Tabela 3.

Circunferência Abdominal

A circunferência abdominal é um método simples de mensuração de obesidade abdominal, uma característica clínica que o IMC não consegue avaliar precisamente.

De acordo com as orientações da Organização Mundial de Saúde (OMS), a circunferência abdominal deve ser medida na região mais estreita do abdome, ou no ponto médio entre o rebordo costal inferior e a crista ilíaca. Ela deve ser aferida com uma fita métrica flexível posicionada em plano horizontal ao redor da cintura, tendo os pacientes com aumento da circunferência abdominal ou obesidade abdominal, um risco mais elevado de câncer, doença cardiovascular, diabetes mellitus, apneia obstrutiva do sono, dislipidemia e doença hepática gordurosa não alcoólica. Recentemente, tem sido sugerido que a circunferência da cintura seja medida de rotina na rotina prática clínica, uma vez que este parâmetro fornece informações adicionais úteis para a orientação do tratamento do paciente. Na prática clínica diária, é fundamental que seja realizado o diagnóstico clínico da obesidade abdominal para uma adequada estratificação do risco cardiovascular.

Segundo a International Diabetes Federation (IDF), a obesidade centrípeta (abdominal) segue o seguinte critério diagnóstico a partir dos valores de circunferência abdominal:

- Mulheres brancas de origem europeia, negras, sul-asiáticas, ameríndias, chinesas e japonesas ≥ 80 cm;
- homens brancos de origem europeia e negros: ≥ 94 cm; e
- homens sul-asiáticos, ameríndios, chineses e japoneses: ≥ 90 cm.

A classificação mais antiga, baseada no National Cholesterol Education Program Adult Treatment Panel III, os valores para sexos associados ao aumento do risco cardiovascular são:

- ≥ 88 cm em mulheres
- ≥ 102 cm em homens

De acordo com as orientações da OMS, a circunferência abdominal deve ser medida na região mais estreita do abdome, ou no ponto médio entre o rebordo costal inferior e a crista ilíaca. Ela deve ser aferida com uma fita métrica flexível posicionada em plano horizontal ao redor da cintura. (Figura 10)

A aferição dos sinais vitais fornece dados essenciais do exame físico, indicando não somente o grau de estabilidade hemodinâmica do paciente, mas também informações essenciais para definição diagnóstica. Por isso, é muito importante que a coleta destes dados seja realizada de forma adequada e precisa durante o atendimento médico. Além disso, a medida da pressão arterial, os dados antropométricos, assim como o cálculo do IMC e a medida da circunferência abdominal estão diretamente relacionadas ao desenvolvimento das doenças cardiovasculares.

RESUMO	VALORES NORMAIS
TEMPERATURA	36,5°.C – 37,5°.C
FREQUÊNCIA RESPIRATÓRIA	12-20 irpm
FREQUÊNCIA PULSO (CARDÍACA)	60-100 bpm
PESO IDEAL	PI=ALTURA²x IMC
IMC	18,5-24,9 kg/m²
CIRCUNFERÊNCIA ABDOMINAL	♀ < 80cm ♂ < 94cm
PRESSÃO ARTERIAL *	< 140X90MMhG

*Discutido em outro capítulo

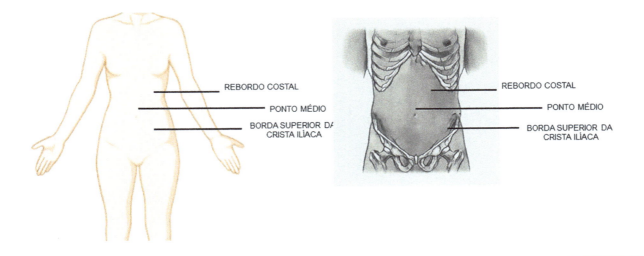

Figura 10. aferição da circunferência abdominal.

REFERÊNCIAS

1. Kiyatkin, E. A. Brain temperature homeostasis: physiological fluctuations and pathological shifts. *Frontiers in bioscience: a journal and virtual library*, 15, 73. 2010
2. Dall L, Stanford JF. Fever, Chills, and Night Sweats. In: Walker HK, Hall WD, Hurst JW, editors. Clinical Methods: The History, Physical, and Laboratory Examinations. 3rd edition. Boston: Butterworths; 1990. cap 211. Disponível em: https://www.ncbi.nlm.nih.gov/books/NBK324/
3. GUYTON, Arthur C.; HALL, John E. Tratado de Fisiologia Médica. 11 ed. Rio de Janeiro: Elsevier, 2006
4. Chourpiliadis C, Bhardwaj A. Physiology, Respiratory Rate. [Atualizado 2020 Set 22]. In: StatPearls [Internet]. Treasure Island (FL): StatPearls Publishing; 2020 Jan-. Disponível em: https://www.ncbi.nlm.nih.gov/books/NBK537306/
5. Diretrizes brasileiras de obesidade 2016 / ABESO - Associação Brasileira para o Estudo da Obesidade e da Síndrome Metabólica. – 4.ed. - São Paulo, SP
6. Ross R., Neeland Ian J. Després J-P. Consensus Statement Open Access Published: Waist circumference as a vital sign in clinical practice: a Consensus Statement from the IAS and ICCR Working Group on Visceral Obesity. Nature Reviews Endocrinology volume 16, 177–189, 2020.
7. Moreault O, Lacasse Y, Bussières JS. Calculating Ideal Body Weight: Keep It Simple. Anesthesiology. 2017 Jul;127(1):203-204. doi:10.1097/ALN.0000000000001687. PMID: 28632627.

Medida da Pressão Arterial

6

Marcus Vinícius de Pádua Netto

ASPECTOS HISTÓRICOS

A primeira medida experimental da pressão arterial foi feita, em 1711, pelo inglês Stephen Halles, onde a pressão foi medida em um cavalo, que foi imobilizado por vários estudantes que acompanhavam o procedimento.

Halles colocou uma cânula na artéria crural do animal, conectando-a a um tubo de vidro de três metros de altura. A coluna de sangue se elevou a dois e meio metros de altura acima do animal, tendo sido este o primeiro registro de uma pressão arterial.

A descoberta da hipertensão primária ("essencial") pode ser atribuída a Frederick Mahomed, que no início da década de 1870, como residente médico no Guy's Hospital, em Londres, mediu a pressão arterial (PA) na população em geral. Trabalhando com um relojoeiro, ele criou um dispositivo baseado em mola capaz de medir a tensão do pulso radial, uma versão portátil do esfigmomanômetro inventada por Étienne-Jules Marey uma década antes na França.

Durante muitos anos pouco valor foi dado ao procedimento por razões da sua dificuldade e pouca praticidade, mas passou a ser valorizada sua aferição, com o aparecimento dos primeiros aparelhos de medida, no início do século, inventados em 1896 pelo italiano Scipione Riva-Rocci (1863-1937), em Turim.

Chamado de esfigmomanômetro, cuja origem vem de sphygmos, que significa pulso, muito semelhante aos que atualmente utilizamos, era constituído de uma braçadeira para envolver o braço, manguito para ser inflado e desinflado, uma pêra para insuflação de ar e um tubo de vidro com mercúrio. Riva-Rocci descreveu que "escolheu a artéria do braço por ser um ponto mais perto da aorta e que expressa melhor a carga total necessária para impedir a propagação do sangue". O manguito exerce pressão sobre a artéria braquial e, quando o pulso desaparecia com a insuflação, o valor aferido na coluna de mercúrio correspondia a pressão máxima (sistólica) sendo considerada revolucionária sua técnica para a época. No entanto, ela não permitia medir a pressão mínima – diastólica.

Em 1905 o cirurgião russo Nikolai Korotkoff (1874-1920) desenvolveu o método auscultatório de medida indireta da pressão arterial, através do esfigmomanômetro, a primeira descrição do que hoje fazemos de rotina, com um manguito e um estetoscópio.

O cirurgião russo em sua apresentação na Academia Imperial Médica Militar de São Petersburgo, causando grandes debates pelos presentes na época, relatou que baseado nas suas observações utilizando o esfigmomanômetro, sob completa constrição, a artéria não emite sons.

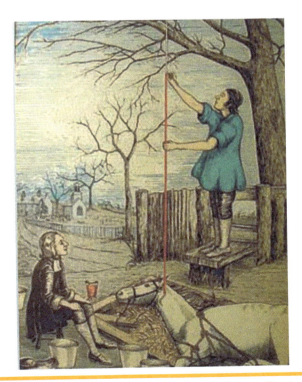

Figura 1. Primeira medida da pressão arterial, por Stephen Hales.

Disse em seu discurso: "o aparelho é colocado no braço e sua pressão é rapidamente aumentada até bloquear completamente a circulação abaixo do manguito, quando deixa-se de ouvir qualquer som pelo estetoscópio colocado logo abaixo do manguito.Então, deixando a pressão no tubo de mercúrio cair até certa altura, um som curto e fraco é ouvido, o que indica a passagem de parte da onda de pulso sob o manguito, caracterizando a pressão máxima. Deixando a pressão do manômetro continuar baixando progressivamente, ouve-se o sopro da compressão sistólica, que se torna novamente som. Finalmente, todos os sons desaparecem, o que indica livre passagem do fluxo sanguíneo ou, em outras palavras, a pressão ultrapassou a pressão exercida pelo manguito. Este momento corresponde a pressão arterial mínima."

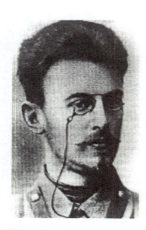

Figura 4. A fotografia de Nicolai Korotkoff (fotógrafo desconhecido, 1900) é de domínio público, de acordo com o artigo 1256 do Código Civil da Federação Russa.

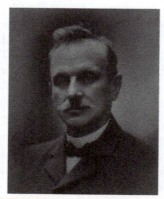

Figura 2. Scipione Riva-Rocci (esquerda) A fotografia de Scipione Riva-Rocci (fotógrafo desconhecido, 1896) é de domínio público, de acordo com a Lei Consolidada Dinamarquesa Copyright de 2010 (Arquivo Nacional da Dinamarca). Nicolai Korotkoff (à direita)

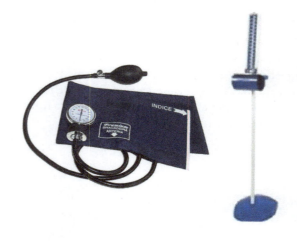

Figura 5. Aparelho de pressão analógico

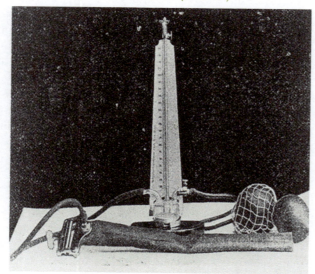

Figura 3. A fotografia do manômetro está em domínio público porque seus direitos autorais expiraram; a fonte original é Korotkcff NS, Experimentos para Determinar a Força das Garantias Arteriais. São Petersburgo, Rússia: Imperial Medical Medical Academy, 1910. Dissertação.

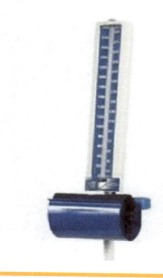

Figura 6. Aparelho de pressão coluna de mercúrio

FISIOPATOLOGIA DA HIPERTENSÃO ARTERIAL

A regulação da pressão arterial (PA) é uma das funções fisiológicas mais complexas do organismo, dependendo das ações integradas dos sistemas cardiovascular, renal, neural e endócrino. A contribuição de cada um desses fatores varia muito entre os indivíduos, dependendo ainda da interação entre a genética e fatores ambientais.[2] O rim é um importante regulador da pressão arterial e, a presença da função renal alterada, independentemente de sua causa, está quase invariavelmente associada ao desenvolvimento de hipertensão.[3]

Além de um grande número de doenças do parênquima renal que podem levar a hipertensão (quadro-1), os mecanismos mais importantes pelos quais os rins controlam a homeostase da PA são a regulação da natriurese-pressórica e a atividade da sistema renina-angiotensina-aldosterona (SRAA). Além disso, alterações no fluxo sanguíneo renal comprometido e processos inflamatórios renais podem fazer com que mudanças adaptativas façam com que, se mantidas, ocorra elevação da pressão arterial.[4]

Quadro-1 – Causas Renais de Hipertensão Secundária

- Doença do parênquima renal.
- Glomerulonefrite aguda.
- Pielonefrite crônica.
- Doença renal policística.
- Nefropatia diabética.
- Hidronefrose.
- Estenose de artéria renal.
- Outras causas de isquemia renal.
- Tumores produtores de renina.
- Retenção primária de sódio (Síndrome de Liddle, Síndrome de Gordon).

Natriurese pressórica a capacidade de resposta da PA a variações da ingestão de sal, definida como "sensibilidade ao sal", depende criticamente da manipulação renal de sal. Na década de 1960, Strauss e colegas mostraram que, durante uma carga salina, foram necessários pelo menos cinco dias para que houvesse equilíbrio entre a taxa de ingestão e excreção de sódio. Com base nessas evidências, eles levantaram a hipótese de que hipertensão pode resultar de uma relativa incapacidade do rim de excretar sal. Guyton e col desenvolveram ainda mais essa hipótese, postulando que o controle a longo prazo da BP dependia estritamente da capacidade do rim de responder com uma natriurese apropriada em condições normais.[4] Também foi levantada a hipótese de que a capacidade do rim de excretar o sódio forneceria um sistema compensatório para contrabalançar processos que levam à elevação PA, incluindo um aumento da resistência vascular periférica.[4]

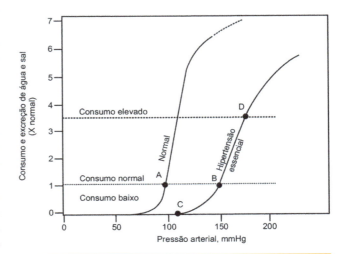

Figura 7. Relação entre pressão de perfusão renal e consumo e excreção renal de sal e água-curva de função renal ou natriurese pressórica. Quando a ingestão de sal e água é uma vez o normal, a pressão arterial é de 100 mmHg (ponto A). Na eventualidade de um incremento da pressão arterial, a excreção renal de sal e água aumenta proporcionalmente, gerando um balanço negativo quando o consumo permanece inalterado. Esta espoliação hidrossalina reduz a volemia e o débito cardíaco com consequente retorno da pressão aos valores basais. Doenças renais, semelhante ao que ocorre na hipertensão primária, podem desviar a curva de função renal para direita. Este desvio é responsável pela manutenção de pressão arterial elevada na vigência de consumo hidrossalino normal (ponto B). (Esta figura foi adaptada da referência 5).

Débito cardíaco e resistência vascular periférica (RVP): O débito cardíaco e a RVP são dois fatores importantes que mantêm pressão arterial normal e foi sugerido que o aumento da débito cardíaco resultante de disfunção simpática é o gatilho para o desenvolvimento de HTN e aumentos na RVP é essencialmente o resposta fisiológica para acomodar mudanças na pressão e manter a homeostase.[5]

Sistema nervoso simpático:

Nos últimos anos, o papel do sistema nervoso simpático (SNS) no desenvolvimento e na manutenção da pressão arterial foi estudado exaustivamente e identificado que a estimulação simpática do coração, vasculatura periférica e rins, resultando em aumento da freqüência cardíaca, aumento da resistência vascular, além da retenção de líquidos é importante no desenvolvimento e manutenção desta doença.[7]

Como evidenciado no estudo CARDIA (Desenvolvimento de Risco de Artéria Coronariana em Jovens Adultos), a sobrecarga simpática é frequentemente acompanhada redução da atividade parassimpática, o que exacerba ainda mais a condição.[21] Além disso, vários estudos demonstraram evidências de atividade simpática ao documentar aumentos na noradrenalina em pacientes com hipertensão confirmando que este é um componente essencial na fisiopatologia desta doença. O sistema nervoso simpático renal é um participante importante no desenvolvimento e manutenção de hipertensão afetando a pressão arterial via duas vias, a saber, as vias eferentes e aferentes. A via eferente transporta sinais do Sistema Nervoso Simpático para o rim e aumenta a liberação de renina, ativando o sistema RAAS e aumentando a retenção de sódio e água, tudo resultando em aumento dos volumes circulantes e portanto, aumento da pressão sanguínea. Além deste processo na via eferente, o rim desencadeia a via aferente que leva impulsos para o SNS exacerbando a atividade simpática e mantendo assim a elevação da pressão arterial.

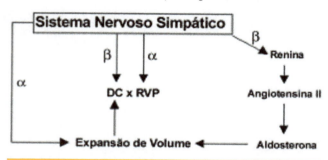

Figura 8. Posição do sistema nervoso simpático no controle da pressão arterial. (DC) débito cardíaco, (RVP) resistência vascular periférica. Izzo JL. Hypertension Primer. AHA, 1999, 110

Definição de Hipertensão

A princípio o critério para o diagnóstico de hipertensão arterial foi muito variável. Pickering, em seu famoso livro High Blood Pressure, cita a opinião de vários autores na primeira metade do século XX:

140/80mmHg	D. Ayman	1934
120/80mmHg	S. C. Robinson e M. Baucer	1939
160/100mmHg	P. Bechgaard	1946
130/70mmHg	F. J. Brown	1947
140/90mmHg	G. A. Perera	1948
180/100mmHg	A. M. Burgess	1948

De acordo com os principais guidelines publicados nos últimos anos, hipertensão arterial é diagnosticada, aferida no consultório, quando a pressão arterial sistólica é maior ou igual a 140mmHg e/ou a pressão diastólica seja maior ou igual a 90mmHg. Para confirmação diagnóstica é recomendado que, se possível, sejam feitas pelo menos duas ou três visitas ao consultório, com intervalos que variam entre 1-4 semanas (de acordo com nível pressórico) entre as visitas.[8] Além disso, deve ser considerada hipertensão arterial aquelas medidas maiores ou iguais a 130x85 mmHg obtidas através da medida residencial da pressão arterial (MRPA), da automedida da pressão arterial (AMPA) e da as medidas no período de vigília obtidas através da medida ambulatorial da pressão arterial (MAPA).

A classificação atualmente utilizada pela Sociedade Européia de Cardiologia, Sociedade Brasileira de Cardiologia e Sociedade Brasileira de Nefrologia, para indivíduos maiores de 18 anos estão dispostas no quadro 2.

Quadro 2: Classificação da PAS e PAD

Classificação	PAS (mmHg)	PAD (mmHg)
Ótima	< 120	< 80
Normal	< 130	< 85
Limítrofe	130-139	85-89
Estágio 1	140-159	90-99
Estágio 2	160-179	100-109
Estágio 3	≥ 180	≥ 110
HSI*	≥ 140	< 90

*Hipertensão sistólica isolada

Os termos normal alta ou pré-hipertensão são por vezes encontrados na literatura como sinônimos do termo limítrofe.

Alguns outros conceitos devem sempre esta em mente quando se trata de diagnóstico e classificação de hipertensão:

- Hipertensão do avental branco, que é definida como uma pressão arterial persistentemente acima do valor de 140x90 mmHg nas medidas realizadas no consultório médico, mas que, nas medidas residenciais quer seja através da MRPA ou da MAPA, se encontram na média menores que 130x85 mmHg.[10-14]

- Hipertensão Mascarada, que, ao contrário da hipertensão do avental branco, os indivíduos apresentam valores de pressão arterial normais, <140x90 mmHg , nas medidas de consultório e persistentemente elevados, > 130x85 mmHg quando medida pelos outros métodos já referidos.[10-14]

- Pressão arterial média é definida como a média da pressão durante todo o ciclo cardíaco; sendo influenciada pela velocidade de ejeção do ventricular e pela resistência arterial periférica e pode ser avaliada diretamente através de cateter colocado dentro da artéria ou calculada através da fórmula:

$$PAM = \frac{PAS + 2PAD}{3}$$

- Pressão de pulso arterial que é definida como a diferença entre as pressões sistólicas e diastólicas e seus componentes são a ejeção ventricular que interage com as propriedades elásticas das grandes artérias e a reflexão da onda de pulso. Seus valores de referência ainda não são definidos, mas autores têm definido como valor de 40 mmHg quando em repouso. O valor acima é considerado como fator de risco independente para doença coronariana.

Medida da Pressão Arterial

A aferição da pressão arterial além de ser talvez a mais importante medida na prática médica, responsável por avaliar o principal fator de risco cardiovascular isolado, é um procedimento simples, fácil de ser realizado, porém por vezes, não é realizado de maneira adequada, contribuindo para erros nos valores obtidos. Para evitar que isso aconteça, a forma correta de aferição da pressão arterial deve ser sempre realizada com a técnica adequada e utilizando aparelhos devidamente calibrados. A medida da pressão arterial pode ser feita de forma direta, através da inserção de um cateter na artéria, pouco prática e impossível de ser realizada em pacientes atendido nos consultórios, e de forma indireta que passaremos a descrever

Medida Indireta

A medida considerada como padrão para o diagnóstico da hipertensão arterial, continua sendo até os dias de hoje, aquela realizada pelo médico utilizando um esfigmomanômetro validado pelos órgãos de controle e devidamente calibrado.

O modelo que utilizava uma coluna de mercúrio teve seu uso abolido visto o potencial impacto ambiental da utilização do mercúrio e os aparelhos aneroides com uso mais difundido, tem o risco maior de sofrerem descalibração, fato que pode colaborar para erros tanto no diagnóstico quanto no seguimento dos indivíduos portadores de hipertensão.

Como fazer a medida

- O local para a aferição da pressão deve ser calmo e confortável planejado para não interferir no efeito do avental branco, silencioso, ou seja, sem ruídos para não prejudicar a ausculta dos sons de Korotkoff.
- Deve haver um espaço para o repouso do paciente.
- Assegurar que o paciente NÃO está com a bexiga cheia; praticou exercícios físicos nos últimos 60 minutos; ingeriu bebidas alcoólicas; fumou ou usou cafeína nos últimos 60 minutos; está com alguma emoção forte, dor ou stress; utilizou medicamentos estimulantes adrenérgicos.
- Paciente em repouso por 5 minutos, sentado antes de iniciar a medida.
- Posicionamento do paciente: paciente sentado, com encosto para as costas, pernas descruzadas e pés apoiados no chão e relaxado; braço na altura do coração, apoiado, com a palma da mão para cima; observar se as roupas não garroteam o braço. Se sim, remover; medir em pé, após 3 minutos da medida sentado em pacientes suspeitos de hipotensão ortostática (diabéticos, idosos, disautonômicos, em uso de anti-hipertensivos e aqueles com sintomas de pressão baixa); medir nos membros inferiores, quando impossibilidade de medir nos braços (exemplo: mulheres com câncer de mama que sofreram dissecção linfática axilar bilateral), PA elevada em pessoas menores de 30 anos é suspeita de doenças arteriais.

Circunferência (cm)	Fator de Correção (mmHg) PAS	PAD
26	+5	+3
28	+3	+2
30	0	0
32	-2	-1
34	-4	-3
36	-6	-4
38	-8	-6
40	-10	-7
42	-12	-9
44	-14	-10
46	-16	-11
48	-18	-13

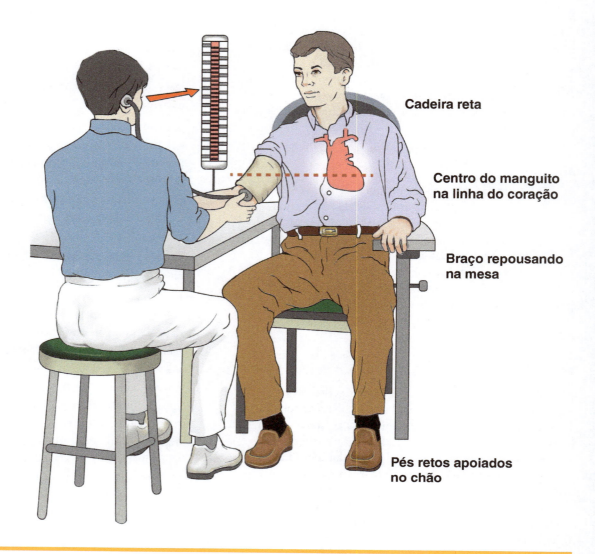

Figura 9.

REFERÊNCIAS

1. Page IH: Hypertension Mechanisms. Orlando, FL: Grune and Stratton, 1987
2. Introcaso, L. Aspectos Históricos da Hipertensão: História da Medida da Pressão Arterial. HiperAtivo, v. 5, n. 2, p. 79-82, 1998.
3. Hall JE, Granger JP, do Carmo JM, da Silva AA, Dubinion J, George E, Hamza S, Speed J, Hall ME. Hypertension: physiology and pathophysiology. Compr Physiol 2012;2:2393–442.
4. Guyton AC. Blood pressure control – special role of the kidneys and body fluids. Science 1991;252:1813–6.
5. Guyton AC. Roles of the kidneys and fluid volumes in arterial pressure regulation and hypertension. Chin J Physiol 1989;32:49–57.
6. Guyton AC, Coleman TG, Cowley, Jr AW, Scheel KW, Manning, Jr RD, Norman, Jr RA. Arterial pressure regulation. Overriding dominance of the kidneys in long-term regulation and in hypertension. Am J Med 1972; 52: 584-94.
7. Carretero OA, Oparil S (2000) Essential hypertension : part II: treatment. See comment in PubMed Commons below Circulation 101: 446-45.
8. Mayet J, Hughes A (2003) Cardiac and vascular pathophysiology in hypertension. See comment in PubMed Commons below Heart 89: 1104-1109.
9. 0. Mark AL (1996) The sympathetic nervous system in hypertension: a potential long-term regulator of arterial pressure. See comment in PubMed Commons below J HypertensSuppl 14: S159-165
10. George S. Stergioua , Paolo Palatinib , Roland Asmarf , Grzegorz Biloc,e, Alejandro de la Sierrag , Geoff Headh , Kazuomi Kariok , Anastasia Mihailidoui,j , Jiguang Wangl , Giuseppe Manciad , Eoin O'Brienm and Gianfranco Parati. Blood pressure monitoring: theory and practice. European Society of Hypertension Working Group on Blood Pressure Monitoring and Cardiovascular Variability Teaching Course Proceedings. Blood Press Monit. 2018;23:1-8.
11. Williams B, Mancia G, Spiering W, Agabiti Rosei E, Azizi M, Burnier M, Clement DL, Coca A, de Simone G, Dominiczak A, et al. 2018 ESC/ESH Guidelines for the management of arterial hypertension: The Task Force for the management of arterial hypertension of the European Society of Cardiology and the European Society of Hypertension: The Task Force for the management of arterial hypertension of the European Society of Cardiology and the European Society of Hypertension. J Hypertens. 2018;36:1953-2041
12. Stergiou, GS, Palatini, P, Asmar, R, Bilo, G, de la Sierra, A, Head, G, Kario, K, Mihailidou, A, Wang, J, Mancia, G, O'Brien, E, Parati, G. Blood pressure monitoring: theory and practice. European Society of Hypertension Working Group on blood pressure monitoring and cardiovascular variability teaching course proceedings. *Blood Press Monit*. 2018;23:1–8.
13. Muntner, P, Einhorn, PT, Cushman, WC, Whelton, PK, Bello, NA, Drawz, PE, Green, BB, Jones, DW, Juraschek, SP, Margolis, KL, et al. Blood pressure assessment in adults in clinical practice and clinic-based research: JACC scientific expert panel. *J Am Coll Cardiol*. 2019;73:317–335.
14. O'Brien, E, Parati, G, Stergiou, G, Asmar, R, Beilin, L, Bilo, G, Clement, D, de la Sierra, A, de Leeuw, P, Dolan, E, et al. European Society of Hypertension position paper on ambulatory blood pressure monitoring. *J Hypertens*. 2013;31:1731–1768.
15. Parati, G, Stergiou, GS, Asmar, R, Bilo, G, de Leeuw, P, Imai, Y, Kario, K, Lurbe, E, Manolis, A, Mengden, T, et al. European Society of Hypertension guidelines for blood pressure monitoring at home: a summary report of the Second International Consensus Conference on Home Blood Pressure Monitoring. *J Hypertens*. 2008;26:1505–1526.
16. Kario, K, Shin, J, Chen, CH, Buranakitjaroen, P, Chia, YC, Divinagracia, R, Nailes, J, Hoshide, S, Siddique, S, Sison, J, et al. Expert panel consensus recommendations for ambulatory blood pressure monitoring in Asia: The HOPE Asia Network. *J Clin Hypertens*. 2019;21:1250–1283.

Semiologia da Pele e Anexos

Mariana Alvares Penha
Joel Carlos Lastoria
Miguel Ângelo de Marchi

INTRODUÇÃO

A dermatologia compreende o estudo da pele e anexos (unhas, cabelos, pelos e mucosas) e possui uma grande variedade de diagnósticos. A análise morfológica das lesões é pista inicial e fundamental para o raciocínio clínico. Embora a história clínica tenha grande importância, orienta-se que seja resumida e direcionada para queixa cutânea, uma vez que o exame dermatológico minucioso é essencial e prioridade dos casos clínicos dermatológicos.

A pele é um órgão complexo, constituído por epiderme, derme e hipoderme. A epiderme possui 4 camadas: córnea, granulosa, espinhosa e basal. A camada basal é formada por células germinativas que sofrem maturação gradual à medida que ganham a superfície. Esse processo tem duração média de 4 semanas. A derme é subdividida em derme papilar, mais superficial e derme reticular, mais profunda. A hipoderme, camada mais profunda da pele, é composta por tecido adiposo e traves conjuntivas.

A principal função cutânea é de proteção: mecânica, física, química e microbiológica. Além disso, auxilia na homeostase, fotoproteção, regulação térmica, proteção imunológica e identidade pessoal por meio das impressões digitais. Atua também na área de estereocepção: tátil, térmica e dolorosa. Por fim, é ela que determina a cor do indivíduo (fototipo I a VI), por meio da concentração de melanina presente nas células.

SEMIOTÉCNICA

A anamnese dermatológica difere em alguns quesitos. Inicia-se pela identificação do paciente e questionamento sobre a queixa e duração como o habitual. A história da moléstia atual é realizada após o exame físico da pele, de forma resumida e direcionada. Questiona-se sobre os sintomas associados aos achados cutâneos como: prurido, dor, queimação e anestesia; duração do quadro, fatores desencadeantes, de melhora ou piora, tratamentos realizados, antecedentes e hábitos pessoais e familiares, medicações de uso contínuo, alergias medicamentosas.

O exame dermatológico compreende 4 etapas: inspeção, palpação, digitopressão, compressão. (Figura 1)

Inspeção: avaliar todo o tegumento: pele, cabelos, pelos, unhas e mucosas. Observar localização e distribuição das lesões.

Palpação: verificar se há relevo, alteração de espessura e consistência da pele. Observar elasticidade, mobilidade das lesões e turgor. A palpação de linfonodos é crucial nos casos oncológicos e a palpação de nervos em casos suspeitos de Hanseníase.

Digitopressão: pressiona-se a lesão com os dedos ou vidro (vitropressão), provocando isquemia local. É uma forma de diferenciar a origem das lesões. Por exemplo, o eritema (vasodilatação) esmaece à digitopressão, já a púrpura (extravasamento de hemácias) se mantém inalterada.

Compressão: avaliar se há edema ou infiltração. O dermografismo é uma forma de compressão linear.

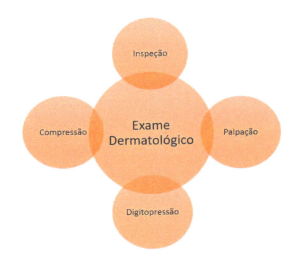

Figura 1. Componentes do exame dermatológico

LESÕES ELEMENTARES

Lesões elementares planas

As lesões elementares são alterações estruturais da pele que possuem suma importância para auxílio diagnóstico na dermatologia. Podem ser de natureza circulatória, inflamatória, infecciosa, metabólica, degenerativa ou hiperplásica. Sua classificação está resumida na Tabela 1.

Lesões elementares planas são modificações de coloração da pele sem alteração de relevo ou consistência. São divididas em manchas vasculosanguíneas e pigmentares.

As manchas vasculosanguíneas são causadas por congestão, constrição vascular ou extravasamento de hemácias.

Eritema — mancha de coloração vermelha causada por vasodilatação, que desaparece a digitopressão. (Figura 2). Considere os diagnósticos de farmacodermia, doença exantemática viral, queimadura solar.

Púrpura — mancha vermelho violácea, causada por extravasamento de hemácias. Não desaparece a digitopressão. É subdividida em equimose e petéquia. Considere como possíveis diagnósticos: vasculites, púrpura senil, líquen aureus, coagulopatias e plaquetopenia.

- **Equimose** — Lesão maior que 1 cm. (Figura 3)
- **Petéquia** — Lesão menor que 1 cm (Figura 4)

Telangiectasia — dilatação vascular capilar de artérias ou veias. (Figura 5). Diagnósticos comuns: rosácea, spiders (insuficiência hepática), lúpus eritematoso sistêmico, malformação arterio venosa, fotoenvelhecimento.

Mancha anêmica — Mancha clara causada pela diminuição, ausência de vasos sanguíneos no local ou vasoconstrição.. Considere como diagnóstico nevo anêmico.

Mancha angiomatosa — mancha violácea consequente à neoformação vascular na derme. Regride a digito e vitropressão. (Figura 6) Considere a hipótese de Hemangioma plano e mancha vinho do porto.

As manchas pigmentares acontecem pela deposição ou ausência de melanina ou outros pigmentos endógenos ou exógenos.

Hipercromia — mancha pigmentar que ocorre por depósito de melanina ou outros pigmentos na epiderme. Pode ser localizada ou generalizada. (Figura 7). Possíveis diagnósticos: melasma, amiloidose, dermatite de contato, eritema pigmentar fixo, lentigo maligno, lentigo maligno melanoma, lentigo simples, hipercromia pós inflamatória, nevo azul, nevo de Ito, nevo de Ota, nevos melanocíticos, pitiríase versicolor.

Leucodermia — mancha esbranquiçada causada pela diminuição (Hipocromia) ou ausência (acromia) de melanina na epiderme. (Figura 8) Considere os diagnósticos de: vitiligo, albinismo, cicatriz, hanseníase, hipomelanose de

Tabela 1. Classificação das lesões elementares cutâneas.

Tipos de Lesões	Classificação
Planas	Mancha ou Mácula vasculosanguínea Mancha ou Mácula pigmentar
Sólidas	Pápula Nódulo Tumoração Placa Urtica
Líquidas	Bolha Vesícula Pústula Abscesso Cisto Hematoma
Alteração de consistência e espessura	Queratose Liquenificação Edema Esclerose Atrofia Cicatriz
Perda de substância	Úlcera Exulceração ou Erosão Fissura Fístula Escoriação Escara Escama Crosta

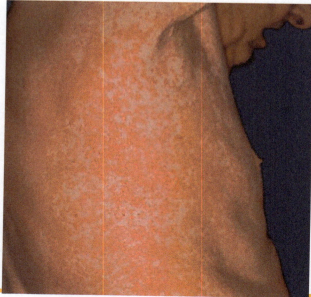

Figura 2. Eritema. (Foto cedida pelo Departamento de Dermatologia da Faculdade de Medicina de Botucatu – UNESP)

Ito, pitiríase alba, pitiríase versicolor, hipomelanose macular progressiva, nevo acrômico.

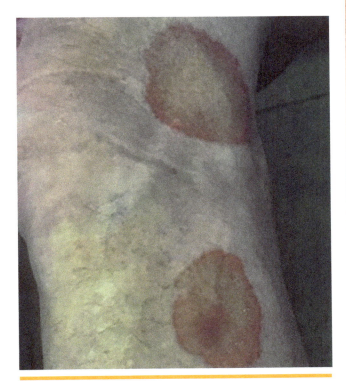

Figura 3. Equimose (Foto cedida pelo Dr. Ricardo Liborio)

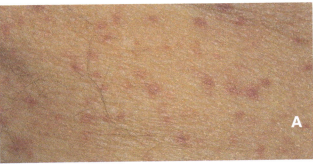

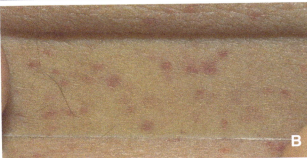

Figura 4. A) Petéquia. B) Lesão formada por extravasamento de hemácias, que não desaparece ao exame da vitropressão,. (Fotos cedida pelo Departamento de Dermatologia da Faculdade de Medicina de Botucatu – UNESP)

Figura 5. Telangiectasias. (Foto cedida pela Dra. Ana Claudia Cavalcante Esposito)

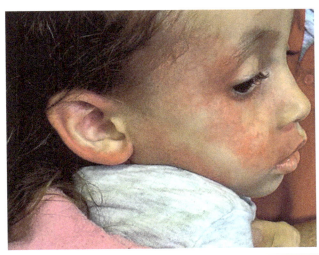

Figura 6. Mancha angiomatosa. (Foto cedida pelo Dr. Ricardo Liborio)

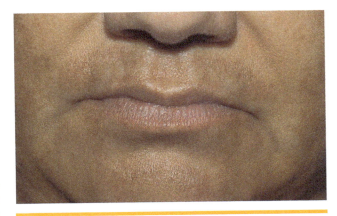

Figura 7. Hipercromia (Foto cedida pelo Departamento de Dermatologia da Faculdade de Medicina de Botucatu – UNESP)

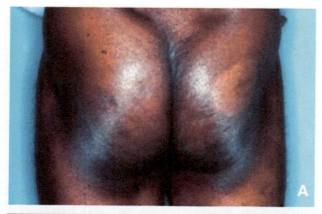

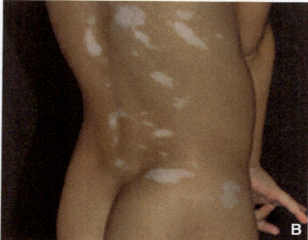

Figura 8. Leucodermia. A) Lesão hipocrômica. B) Lesão acrômica (Fotos cedidas pelo Departamento de Dermatologia da Faculdade de Medicina de Botucatu – UNESP)

Dentre as lesões elementares sólidas, temos:

Pápula — lesão sólida, circunscrita e elevada. Possui relevo em relação aos planos circunjacentes, menor que 1 cm de diâmetro. (Figura 9). Considere como diagnósticos: adenoma sebáceo, carcinoma basocelular nodular (pigmentado ou não), ceratose actínica, ceratose seborreica, prurigo estrófulo, fibromas, líquen plano, líquen nítido, melanoma nodular, nevo melanocítico intradérmico, sarcoidose, siringoma, urticária pigmentosa, sífilis secundária.

Nódulo — lesão infiltrada, sólida, circunscrita, geralmente bem delimitada, elevada, de 1 a 3 cm de diâmetro. (Figura 10). Doenças associadas: ceratoacantoma, dermatofibroma, granuloma piogênico, melanoma maligno, carcinoma basocelular e espinocelular, queloide, nevo intradérmico, eritema nodoso, lipoma, paniculite, metástases viscerais.

Tumoração — Lesão sólida com mais de 3 cm de diâmetro. Pode ser pedunculada ou não. (Figura 11) Considere diagnósticos neoplásicos (carcinomas basocelulares, espinocelulares, melanoma, Merckel) e de micoses profundas como leishmaniose e cromoblastomicose.

Placa — Lesão elevada (com relevo), de superfície plana, descamativa, crostosa, ceratinizada ou macerada, maior que 1 cm. (Figura 12) Possíveis diagnósticos: acantose nigricans, psoríase, micose fungoide, tinea corporis, candidose, eczemas.

Urtica — Lesão vermelho rósea ou esbranquiçada, com relevo, edematosa, bem delimitada, efêmera. É decorrente de edema dérmico. (Figura 13). Considere os diagnósticos de: urticária aguda e crônica, urticária vasculite, dermografismo.

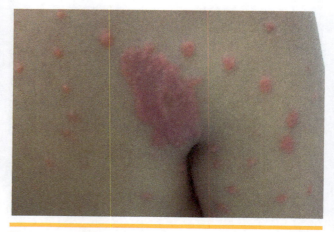

Figura 9. Pápula. (Foto cedida pelo Departamento de Dermatologia da Faculdade de Medicina de Botucatu – UNESP)

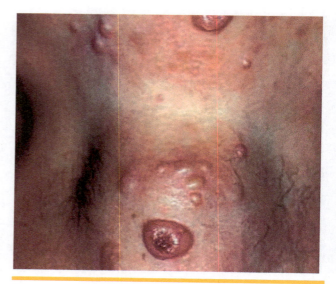

Figura 10. Nódulo (Foto cedida pelo Departamento de Dermatologia da Faculdade de Medicina de Botucatu)

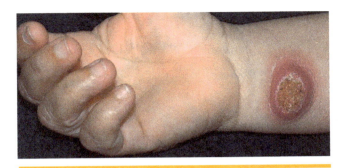

Figura 11. Tumoração. (Foto cedida pelo Departamento de Dermatologia da Faculdade de Medicina de Botucatu)

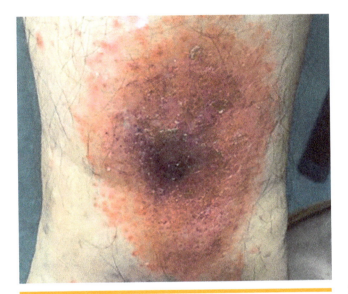

Figura 12. Placa. (Foto cedida pela Dr. Ricardo Liborio)

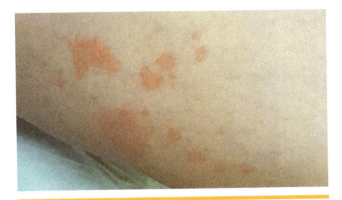

Figura 13. Urtica (Foto cedida pelo Dr. Gabriel Peres)

As lesões elementares de conteúdo líquido são:

Vesícula — Lesão de conteúdo claro, seroso ou sanguinolento, menor que 1 cm. (Figura 14) Diagnósticos diferenciais: herpes simples, eczema agudo, herpes zoster, impetigo, varicela, dermatite herpetiforme, fitofotodermatose.

Bolha — Lesão de conteúdo claro, seroso ou sanguinolento, maior que 1 cm. (Figura 15) Diagnósticos diferenciais: pênfigo vulgar, pênfigo foliáceo, penfigoide bolhoso, epidermólise bolhosa, erisipela, dermatose bolhosa por IgA linear.

Pústula — Lesão de conteúdo purulento, circunscrita, menor que 1 cm. (Figura 16) Considere diagnósticos de acne, rosácea, dermatite perioral, foliculite, piodermites, psoríase pustulosa, pustulose exantemática generalizada aguda.

Abscesso — Coleção purulenta, localizada, profunda, na derme ou subcutâneo, geralmente acompanhada de sinais inflamatórios (edema, rubor, calor e dor), causada por infecção, inflamação ou degeneração tecidual. Pode drenar espontaneamente. (Figura 17) Possíveis diagnósticos: acne conglobata, antraz, miíase cavitária, furunculose, hidradenite supurativa.

Cisto — Cavidade revestida por epitélio, preenchida por conteúdo líquido a pastoso. São tumores benignos, derivados de anexos cutâneos. Podem ser solitários ou múltiplos. A pele que o recobre geralmente é móvel. (Figura 18) Considere como diagnósticos diferenciais: cisto epidérmico, cisto triquilemal, esteatocistoma múltiplo, lúpia, hidrocistoma.

Hematoma — Coleção sanguínea, localizada na derme ou tecido subcutâneo, geralmente restrita ao local de trauma. (Figura 19) Considere hematomas subungueais e corporais como diagnósticos.

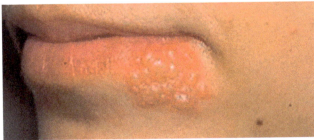

Figura 14. Vesícula. (Foto cedida pelo Departamento de Dermatologia da Faculdade de Medicina de Botucatu – UNESP)

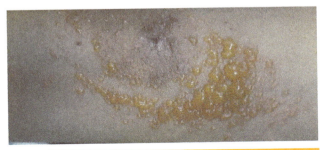

Figura 15. Bolha (Foto cedida pela Dra Ana Claudia Carrijo)

Edema — Extravasamento de líquido na derme ou hipoderme, assumindo a coloração da pele ou apresentando eritema na superfície da lesão. (Figura 22) Considere como diagnósticos: urticária, angioedema, linfedema, erisipela, celulite, insuficiência venosa crônica, mixedema.

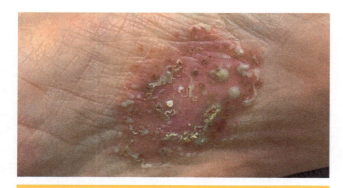

Figura 16. Pústula (Foto dos autores)

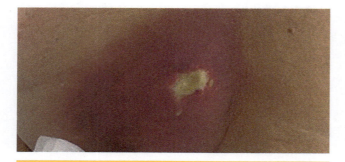

Figura 17. Abscesso (Foto dos autores)

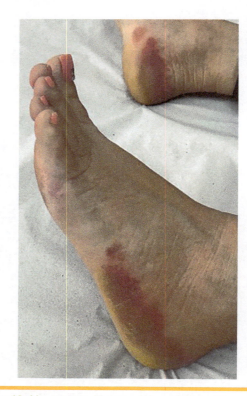

Figura 19. Hematoma (Foto cedida pela Dra. Eliane Roio)

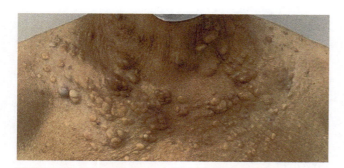

Figura 18. Cisto. (Foto dos autores)

Lesões elementares decorrentes de alterações de consistência e espessura da pele:

Queratose — Espessamento da camada córnea, endurecido, de cor esbranquiçada, amarelada ou pardacenta. Quando excessiva, pode assumir aspecto de verrucosidade. (Figura 20) Considere os diagnósticos de queratose seborreica, queratose actinícia, queratoacantoma, queratose plantar, verruga viral, condiloma acuminado, condiloma plano, tilomas.

Liquenificação — Espessamento cutâneo com acentuação dos sulcos ou do quadriculado normal da pele, decorrente do ato de coçar. (Figura 21). Considere as hipóteses de eczema crônico (Dermatite de contato, dermatite atópica), neurodermite, líquen simples crônico.

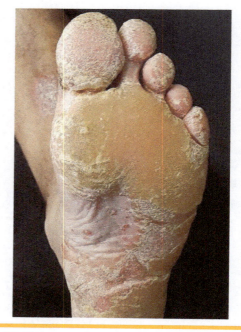

Figura 20. Queratose (Foto cedida pelo Dr. Gabriel Peres)

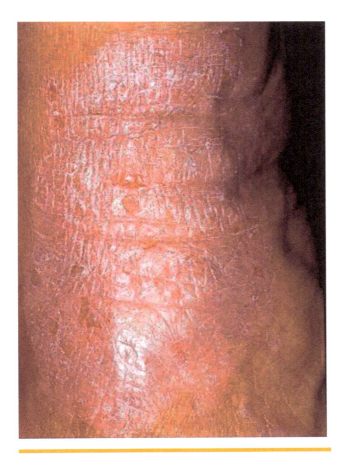

Figura 21. Liquenificação (Foto cedida pelo Departamento de Dermatologia da Faculdade de Medicina de Botucatu)

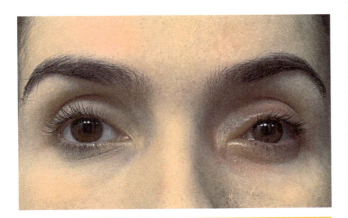

Figura 22. Edema (Foto dos autores)

Esclerose — A pele torna-se rígida (esclerótica), aderente aos planos mais profundos e perde os sulcos naturais. Aspecto branco, liso e brilhante. Pode ser mais palpável do que visível. (Figura 23) Considere diagnósticos de lipodermatoesclerose, esclerodermia, líquen escleroso e atrófico, lúpus eritematoso discoide, radiodermite.

Atrofia — Adelgaçamento da pele por redução dos elementos constituintes dos tecidos, com enrugamento, elevação ou depressão em relação aos planos adjacentes. Pode ser idiopática ou secundária a processos inflamatórios. (Figura 24) Considere diagnósticos de anetodermia, injeção por insulina ou corticoides, líquen escleroso e atrófico, lúpus eritematoso discoide, radiodermite, vibíces.

Cicatriz — Lesão brilhante, sem anexos cutâneos, decorrente da reparação dos tecidos destruídos. Pode ser plana, deprimida ou elevada. (Figura 25) Exemplo: cicatriz hipertrófica, queloide, vibíces.

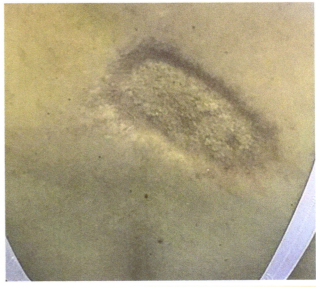

Figura 23. Esclerose (Foto cedida pelo Dr. Ricardo Liborio)

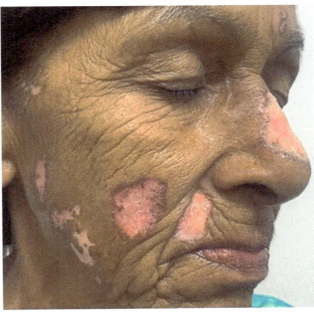

Figura 24. Atrofia (Foto dos autores)

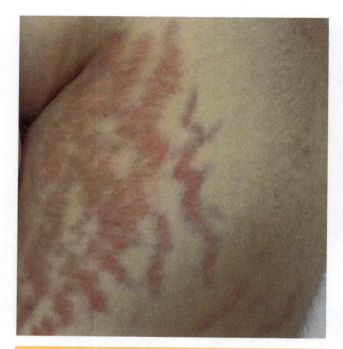

Figura 25. Cicatriz - Víbices (Foto cedida pelo Dr. Gabriel Peres)

As lesões elementares causadas por perda de substância são:

Úlcera — Perda de toda epiderme e derme, atingindo, eventualmente, outros tecidos mais profundos. (Figura 26) Possíveis diagnósticos: úlcera venosa, úlcera hipertensiva, úlcera de Marjolin, pioderma gangrenoso, leishmaniose, sífilis, carcinomas, cancro mole.

Exulceração ou Erosão — Perda tecidual superficial, somente da epiderme. (Figura 27) Considere como diagnósticos as doenças bolhosas como: pênfigo vulgar, pênfigo foliáceo, epidermólise bolhosa, penfigoide bolhoso, estomatite aftoide, herpes simples, pênfigo paraneoplásico, farmacodermia (Síndrome de Steven Jhonson)

Fissura — Perda linear, estreita e pronfunda. (Figura 28) Exemplos: queratose plantar crônica, dermatite de contato, tinea pedis.

Fístula — Canal com pertuito na pele, que drena foco profundo de supuração ou necrose. É comum a drenagem de foco infeccioso dos linfonodos para a pele. (Figura 29) Considere fístula dentária, cisto pilonidal, hidradenite supurativa, micetomas e tuberculose cutânea como diagnósticos.

Escoriação — Perda linear superficial, geralmente causada pelo ato de coçar. (Figura 30) Encontrada em prurigos agudos, urticárias e eczemas.

Escara — Área de necrose tecidual, geralmente causada por decúbito repetitivo, pressão (acamado). (Figura 31) Tem como principal diagnóstico a escara de decúbito.

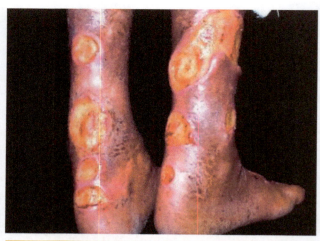

Figura 26. Úlcera (Foto cedida pelo Departamento de Dermatologia da Faculdade de Medicina de Botucatu)

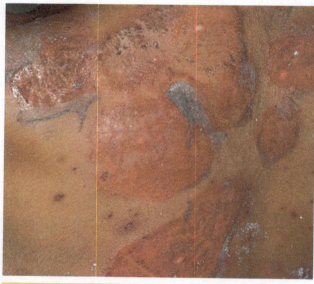

Figura 27. Exulceração ou erosão. (Foto cedida pelo Departamento de Dermatologia da Faculdade de Medicina de Botucatu – UNESP)

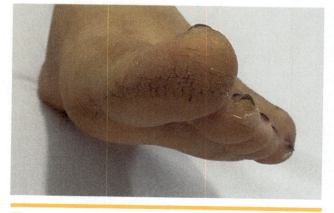

Figura 28. Fissura (Foto cedida pelo Dr. Gabriel Peres)

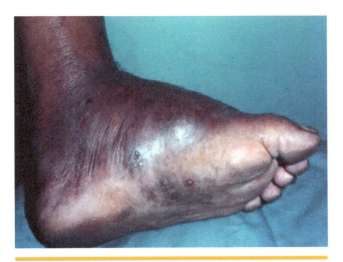

Figura 29. Fístula. (Foto cedida pelo Departamento de Dermatologia da Faculdade de Medicina de Botucatu – UNESP)

Escama — Massa laminada que se desprende da superfície cutânea. Surge quando há hiperproliferação da epiderme. (Figura 32) Diagnósticos diferencias: psoríase, pitiríase versicolor, micoses superficiais, dermatite seborreica, pitiríase rubra pilar, pitiríase rósea.

Crosta — Material de cor variada, que se forma em área de perda tecidual. Resulta do dessecamento de serosidade ou de pus (melicéricas/amarelada, esverdeada) ou de sangue (hemáticas/vermelha) e restos epiteliais. (Figura 33) Considere impetigo e pênfigos como possíveis diagnósticos.

Temos também alterações semiológicos dos pelos, cabelos e unhas. Os pelos devem ser examinados quanto à distribuição, número, espessura e cor em relação a região, idade e sexo.

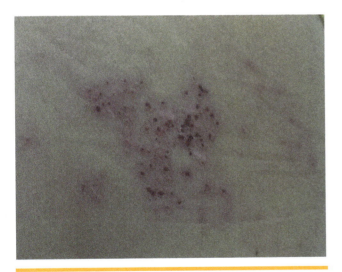

Figura 30. Escoriação (Foto cedida pela Dra. Ana Claudia Carrijo)

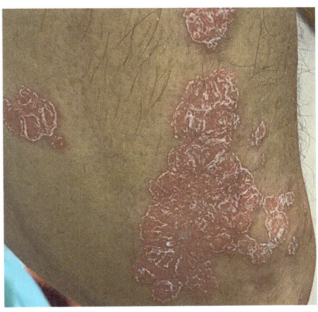

Figura 32. Escama (Foto dos autores)

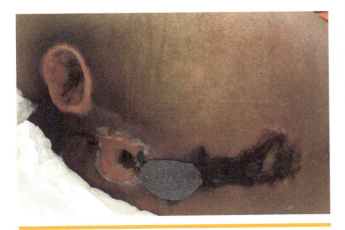

Figura 31. Escara (Foto dos autores)

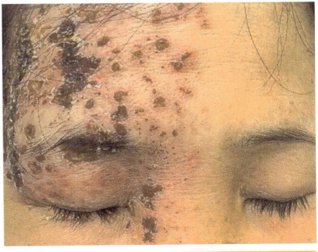

Figura 33. Crosta hemática (Foto dos autores)

Quanto a alteração da quantidade de pelos e cabelos, temos:

Agenesia pilar — ausência de pelos e cabelos desde o nascimento. (Figura 34) Encontrada na aplasia cútis congênita.

Hipotricose — diminuição do número de cabelos ou pelos em qualquer área do corpo. (Figura 35) Exemplo: hipotricose por atrito, tricotilomania, eflúvios, entre outros.

Alopecia — É a redução ou ausência completa de cabelos ou pelos, podendo ser circunscrita, difusa, generalizada ou universal. De acordo com a evolução, podem ser transitórias (não cicatriciais) ou permanentes (cicatriciais). (Figura 36) Considere diagnósticos de líquen plano pilar, foliculite dissecante e decalvante, colagenoses, alopecia androgenética, eflúvio telógeno, alopecia areata, tricotilomania.

Hipertricose — aumento do número, da espessura e da cor dos pelos e cabelos; pode ser localizada ou generalizada. (Figura 37) Considere hirsutismo e nevos congênitos como diagnósticos principais.

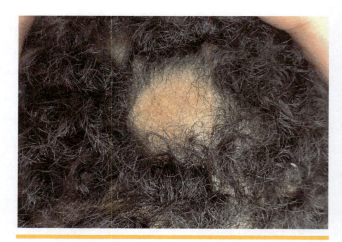

Figura 36. Alopecia (Foto dos autores)

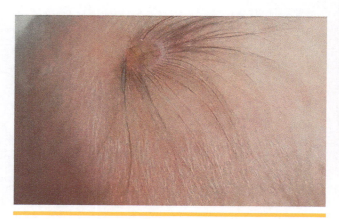

Figura 34. Agenesia pilar (Foto dos autores)

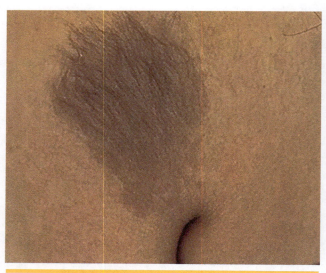

Figura 37. Hipertricose (Foto cedida pelo Dr. Ricardo Liborio)

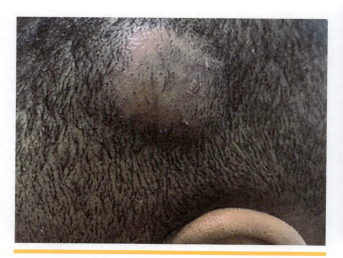

Figura 35. Hipotricose (Foto cedida pela Dra. Eliane Roio)

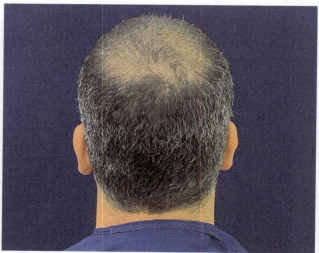

Figura 38. Canície (Fotos dos autores)

Quanto a alteração da cor dos pelos, temos:

Canície — embranquecimento fisiológico. (Figura 38)

Poliose — embranquecimento em áreas ou faixas circunscritas, de origem congênita ou hereditária. Pode ser vista no albinismo e vitiligo.

Albinismo — cabelos e pelos de cor branca, inteiramente desprovidos de pigmento; são finos, quase transparentes.

A semiologia das unhas consiste em avaliação das alterações de número, espessura, extensão, superfície, forma, consistência e cor. São chamadas de onicoses ou onicopatias.

Quanto a alterações relacionadas ao número:

Anoníquia — ausência da unha. (Figura 39)

Poliníquia — duas unhas em um mesmo dígito.

Quanto a alterações de espessura:

Paquioníquia — unha mais espessa, escura, de superfície irregular, opaca. (Figura 40) Pode ser encontrada em onicomicoses, psoríase ungueal, entre outros.

Onicogrifose — paquioníquia com formação de unha em garra.

Hapaloníquia — unha frágil, amolecida.

Onicosquizia — hapaloníquia com fissuração da borda livre e com camadas superpostas. (Figura 41) Achado comum da Síndrome das unhas frágeis.

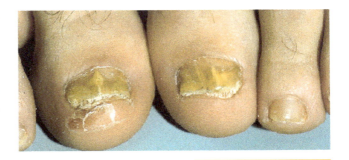

Figura 40. Paquioníquia. (Foto cedida pelo Departamento de Dermatologia da Faculdade de Medicina de Botucatu)

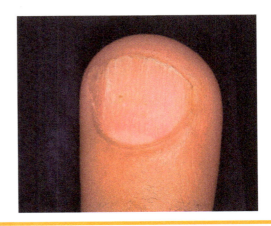

Figura 41. Onicosquizia (Foto dos autores)

Quanto a extensão:

Microníquia — unha de tamanho reduzido. (Figura 42)

Macroníquia — unha grande.

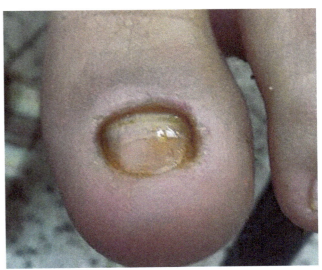

Figura 42. Microníquia (Foto cedida pela Dra. Julcy Torriceli de Sousa)

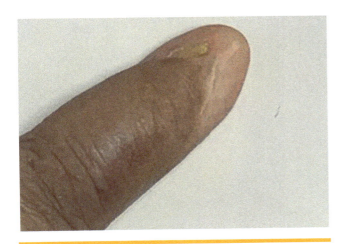

Figura 39. Anoníquia (Foto dos autores)

Alterações relacionados a superfície ungueal:

Depressões cupuliformes — depressões puntiformes, pittings ungueais, unhas em dedal. (Figura 43) Alteração característica de psoríase ungueal e alopecia areata com acometimento ungueal.

Sulcos de Beau — depressões transversais das unhas. Geralmente, secundário a eventos sistêmicos infecciosos ou neoplásicos. (Figura 44)

Onicorrexis — várias fissurações longitudinais tornando-se frágeis, friáveis e fragmentando-se facilmente. (Figura 45) Comumente encontrado na Síndrome das unhas frágeis.

Distrofia mediana canaliforme — depressão mediana longitudinal. (Figura 46)

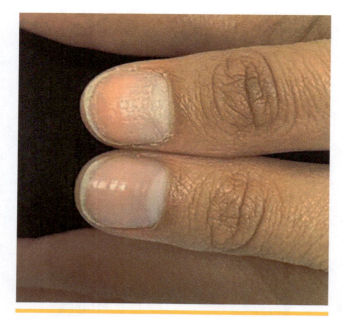

Figura 43. Depressão cupuliforme. (Foto cedida pela Dra. Priscilla Pereira Luvizotto)

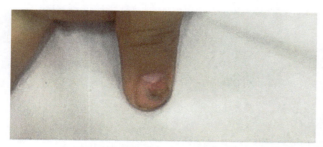
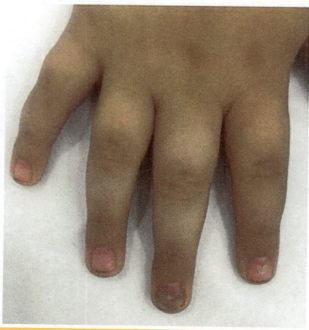

Figura 44. Sulcos de Beau. (Fotos cedidas pela Dra. Ana Claudia Cavalcante Esposito)

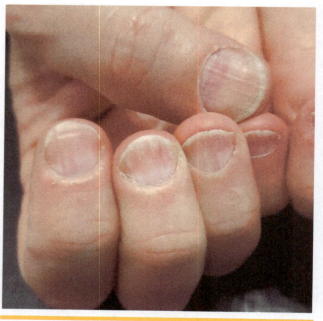

Figura 45. Onicorrexis (Foto cedida pela Dra. Juliana Calado)

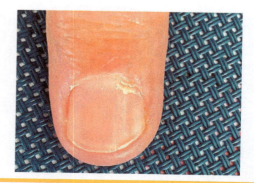

Figura 46. Distrofia mediana canaliforme (Foto dos autores).

Alteração do formato da unha:

Coiloníquia— unha em colher.(Figura 47)

Platoníquia— unha plana.

Hipocrática— exagerada no sentido transversal e longitudinal. Também é conhecida por "unha em vidro de relógio". Secundária a quadros de hipóxia crônica como Doença Pulmonar Obstrutiva Periférica e hipertensão pulmonar.

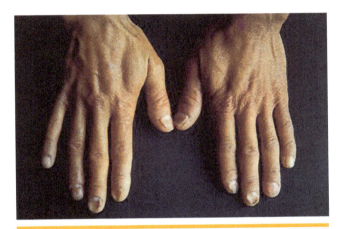

Figura 47. Coiloníquia (Foto dos autores)

Quanto a mudança de coloração:

Leuconíquia — embranquecimento da unha que pode ser punctiforme, estriado ou total. Comumente secundária a traumas ou onicomicoses. (Figura 48)

Melanoníquia — unha pigmentada de cor castanha ou negra. Considere diagnósticos de nevos melanocíticos, melanoma acral, onicomicose, melanoníquia racial ou secundária a medicação. (Figura 49)

Eritroníquia — estrias avermelhadas ungueais. Encontrada em tumores e distrofias ungueais. (Figura 50)

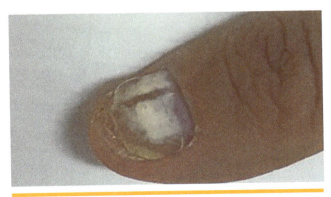

Figura 48. Leuconíquia. (Foto cedida pelo Dr. Gabriel Peres)

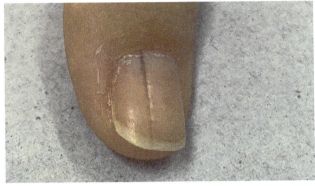

Figura 49. Melanoníquia (Foto dos autores)

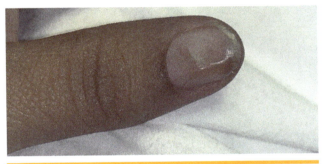

Figura 50. Eritroníquia (Fotos dos autores)

Alterações de aderência e da dobra ungueal:

Onicomadese — deslocamento proximal a partir da matriz. Achado comum das onicomicoses proximais e paroníquia. (Figura 51)

Onicólise — deslocamento distal iniciado pela borda livre. Achado muito comum das onicomicoses distais. (Figura 52)

Paroníquia — edema, eritema, dor a palpação da prega ungueal. Geralmente secundária a processos infecciosos bacterianos ou fúngicos. (Figura 53)

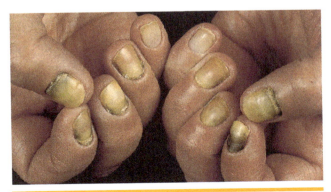

Figura 60. Onicomadese. (Foto cedida pelo Departamento de Dermatologia da Faculdade de Medicina de Botucatu)

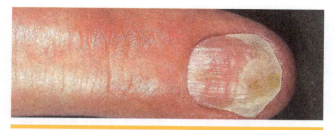

Figura 52. Onicólise. (Foto cedida pelo Departamento de Dermatologia da Faculdade de Medicina de Botucatu)

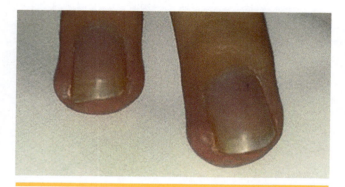

Figura 53. Paroníquia. (Foto cedida pela Dra Juliana Calado)

Neste capítulo, pontuamos todas as alterações semiológicas da pele, cabelo, pelos e unhas. Para uma descrição correta e completa da lesão cutânea juntamos as informações: tipo de lesão (listados acima), coloração, formato, bordas, limites, superfície, tamanho, cor e localização.

MÉTODOS DE AUXÍLIO DIAGNÓSTICO

Geralmente, a anamnese e o exame físico são suficientes para fechar diagnósticos e realizar tratamentos corretos. Entretanto, por vezes, necessitamos de exames subsidiários para excluir diagnósticos diferenciais ou até mesmo comprovar uma hipótese aventada.

Curetagem metódica de Brocq — técnica utilizada para auxiliar o diagnóstico de psoríase. Realiza-se a raspagem de lesões escamosas para avaliar a presença do Sinal da Vela ou Sinal do orvalho sangrento.

Dermatoscopia — exame realizado por meio do dermatoscópio, no qual há um aumento de 10 vezes do tamanho real da lesão. Usado principalmente para diferenciar lesões benignas e malignas.

Dermografismo — fricção exercida sobre a pele que desencadeia o aparecimento de urtica. O exame positivo é comum em pacientes com Urticária e Dermatite atópica.

Exame bacterioscópico e parasitológico — métodos de auxílio diagnóstico e etiológico. Exemplo: pesquisa de Gram negativo ou positivo, campo escuro da sífilis.

Exame citológico (Tzanck) — utilizado para avaliar possível acometimento de doença herpética. É feito uma análise das células do conteúdo da bolha.

Exame histopatológico — também conhecido como biópsia cutânea. Ferramenta utilizada para confirmação diagnóstica, quando necessário.

Exame micológico direto — raspagem das lesões suspeitas de micoses superficiais ou profundas.

Luz de Wood — Ferramenta útil para dar dicas diagnósticas conforme a coloração visível durante o exame.

Prova da pilocarpina — avaliação da presença de sudorese em pacientes portadores da Hanseníase.

Provas intradérmicas — Montenegro, Mitsuda, PPD, esporotriquina — testes pouco usados atualmente, porém úteis nos diagnósticos de Leishmaniose, Hanseníase, Tuberculose e Esporotricose, respectivamente.

Sinal de Nikolsky — Presente nas doenças bolhosas acantolíticas, como Pênfigo Vulgar e Pênfigo foliáceo. A pele, quando friccionada, se descola e exulcerações são formadas.

Sinal de Zileri — Presente na Pitiríase Versicolor. O estiramento da pele no local das lesões provoca descamação fina superficial, mostrando sinal de atividade da doença.

Teste da sensibilidade (térmica, dolorosa e tátil) — útil para avaliar hipo ou anestesia de regiões do corpo. Auxilia o diagnóstico de Hanseníase quando presente.

Teste de contato (Patch test) — bateria de 30 substâncias padrão para avaliação de possível dermatite de contato provocada por antígenos específicos.

Teste de fragilidade capilar (Pull test) — também conhecido como teste de tração capilar. É útil para avaliar atividade de doenças capilares.

Teste da histamina (Tríplice reação de Lewis) — utilizada quando há suspeita de Hanseníase. Teste positivo se após a fricção da pele com histamina não há a formação de pápula, halo eritematoso e eritema reflexo.

RACIOCÍNIO CLÍNICO E DIAGNÓSTICO

Síndrome eczematosa — aparecimento de lesões vesiculares, exsudativas, pápulo-escamosas e liquenificadas. Essas lesões se acompanham de prurido intenso. Compreende doenças como: dermatite atópica, dermatite de contato por irritante primário ou alérgica, dermatite de estase, disidrose, dermatite seborréica, eczema numular, líquen simples crônico.

Síndrome eritrodérmica — manifesta-se por eritema generalizado, descamativo, crônico e persistente, pruriginoso ou não. Podemos listar como possíveis quadros: psoríase, dermatite seborreica, pênfigo foliáceo, micose fungóide, farmacodermia.

Síndrome verrucosa — lesões vegetantes verrucosas, decorrente de causas bacterianas, parasitárias, micóticas e neoplásicas. PLECT — Paracoccidioidomicose, Leishmaniose, Esporotricose, Carcinoma espinocelular, Cromoblastomicose, Tuberculose cutânea.

Síndrome polimorfa — lesões polimorfas: máculas, pápulas, máculo-papulosas, vesículas, bolhas, podendo ou haver comprometimento das mucosas. Pode ter diversas etiologias: infecciosa (bacteriana, virótica ou fúngica), medicamentosa (farmacodermia), neoplásica (linfomas cutâneos).

REFERÊNCIAS BIBLIOGRÁFICAS

1. Belda Júnior W, Di Chiacchio N, Criado PR. Tratado de Dermatologia. 2ª. edição. São Paulo: Ed. Atheneu; 2014
2. Azulay RD, Azulay DR. Dermatologia. 7ª. edição. Rio de Janeiro: Ed. Guanabara Koogan; 2017.
3. Sampaio SAP, Rivitti EA. Dermatologia. 3a ed. São Paulo: Artes Médicas, 2007
4. Burns T, Breathnach S, Cox N, Griffiths, editors. Rook's Textbook of Dermatology. 9th edition. New York: Ed. Blackwell Science; 2016
5. Bolognia JL, Jorizzo JL, Schaffer JV. Dermatology. 4rd ed. Philadelphia, PA: Elsevier Saunders; 2018

8 Propedêutica da Cabeça e do Pescoço

André Bandiera de Oliveira Santos
Antonio Augusto Tupinambá Bertelli

A região cérvico-facial apresenta aspectos anatômicos, funcionais e processos patológicos únicos. A avaliação semiológica inclui anamnese, exame físico geral e especial, envolvendo oroscopia e propedêutica armada. Nos dias de hoje, muitas vezes o médico deixa em segundo plano a anamnese e o exame físico em detrimento de exames subsidiários, muitas vezes desnecessários, e que podem ser fator de confusão no raciocínio diagnóstico. A propedêutica, quando executada da maneira correta permite a elaboração de hipóteses diagnósticas que norteiam a solicitação dos exames complementares de maneira racional, ou muitas vezes nos permite fazer o diagnóstico sem a necessidade de qualquer exame subsidiário. Assim sendo, ela é fundamental para o raciocínio clínico de qualquer médico.

O exame físico da cabeça e pescoço divide-se de acordo com as estruturas anatômicas dessa região:

- Face, olhos, nariz e ouvidos.
- Oroscopia
- Cadeias linfonodais
- Tireoide
- Glândulas salivares

Além disso, é necessária ainda a observação da pele e nos tecidos subcutâneos em busca de possíveis alterações. Os principais tipos de lesões elementares de pele foram descritos no Capítulo da Semiologia de Pele e Anexos.

Lesões superficiais benignas e malignas fazem parte das doenças cirúrgicas da região. Os principais exemplos de lesões benignas são o lipoma e o cisto sebáceo. O lipoma é uma lesão amolecida, de conteúdo gorduroso, que pode ser palpada sob a pele, sem que a pele se mova acima dela. Já o cisto sebáceo, via de regra, apresenta um óstio de saída ocluído, que deu origem ao acúmulo de secreção abaixo dele e também é móvel, sendo que a pele acima dele se mexe em conjunto. O cisto pode infectar, podendo nesse caso haver sinais flogísticos.

As lesões malignas de pele mais comuns são, nessa ordem, o carcinoma basocelular, o carcinoma espinocelular e o melanoma (Figura 1). O primeiro é uma lesão endurecida, mais comumente nodular e de limites precisos, com coloração rosa ou avermelhada, brilhante, que pode ou não ter uma úlcera central e caracteristicamente tem telangiectasias nas bordas. Cresce lentamente, em período de meses e são extremamente raras as metástases, tanto linfonodais como distantes. O carcinoma espinocelular tem uma lesão precursora, chamada queratose actínica, que se apresenta como uma crosta, facilmente traumatizada, que forma uma ferida e não cicatriza - quando evolui para o tumor maligno, em período de semanas ou meses, a lesão pode ser nodular, mas geralmente é infiltrativa, com ulceração central, endurecida e com halo de hiperemia em torno. Aqui as telangiectasias não aparecem.

O melanoma é o mais perigoso dos tumores cutâneos. Enquanto é frequente observar-se carcinomas de grande porte, com destruição tecidual no local do tumor primário, o melanoma não se torna uma lesão extensa, via de regra, devido a sua grande capacidade de disseminação. Lesões pigmentadas malignas com espessura superior a 4mm já são consideradas avançadas, com chance aumentada de metástases linfonodais e a distância. Clinicamente observa-se uma pinta, que cresce e muda de característica em um período de tempo relativamente curto. A regra do ABCDE é uma maneira prática de memorização das características clínicas de uma lesão pigmentada maligna: Assimetria, Bordas irregulares, Cores múltiplas na mesma lesão (preto, marrom, azulado), Diâmetro acima de 6mm e Evolução (crescimento, prurido, mudança de qualquer tipo). Deve-se pesquisar também o "F", referente à história familiar de melanoma durante a anamnese, assim como palpar as cadeias linfáticas em busca de linfonodos aumentados.

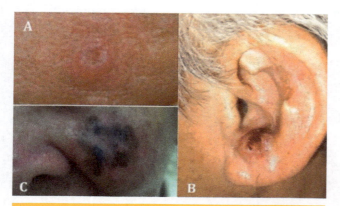

Figura 1. Tumores malignos mais comuns de pele. A - Carcinoma basocelular B - Carcinoma Espinocelular C - Melanoma

OROSCOPIA

A seguir inicia-se o exame da boca e orofaringe: observa-se os pilares amigdalianos (tonsilares) anterior e posterior, com a tonsila entre eles e de cada lado, o palato mole, parte da base da língua (posteriormente às papilas circunvaladas, que formam o chamado "V lingual") e a parede posterior da orofaringe. Uma boa oroscopia permite que todas essas estruturas sejam visualizadas, e eventualmente lesões pré-neoplásicas sejam identificadas, como as leucoplasias (lesões brancas) e eritroplasias (lesões vermelhas).

Faz parte dessa exposição o exame do vermelhão do lábio, a parte mucosa do lábio, o sulco gengivo labial, o sulco gengivo jugal (superior e inferiormente), a mucosa jugal, o óstio de saída do ducto parotídeo, o trígono retromolar, as gengivas (parte interna e externa, superior e inferiormente), os dentes, a língua (ápice, ventre, dorso e bordas), o soalho da boca e o palato duro. As estruturas descritas até aqui fazem parte da cavidade oral (FIGURA 2).

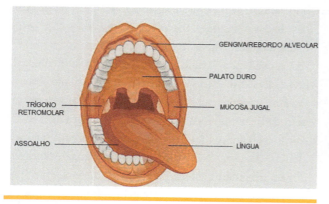

Figura 2. Exame da Orofaringe

Durante a oroscopia, devem ser observadas também as tonsilas palatinas, conhecidas popularmente como amígdalas. A classificação de Brodsky foi proposta avaliando o tamanho das amígdalas de acordo com a distância ocupada entre o pilar amigdaliano anterior e a linha média. (Figura 3).

Grau I: amígdala ocupa menos de 25% da distância

Grau II: amígdala ocupa entre 25 e 50% da distância

Grau III: amígdala ocupa entre 50 e 75% da distância

Grau IV: amígdala ocupa mais de 75% da distância

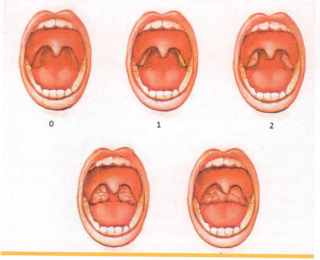

Figura 3. Classificação de Brodsky

Segue a descrição de uma oroscopia bem feita: com o auxílio de uma boa fonte de luz, luvas e um abaixador de língua, deve-se expor a mucosa da cavidade oral de maneira ordenada e vagarosa, para que nenhuma parte deixe de ser examinada

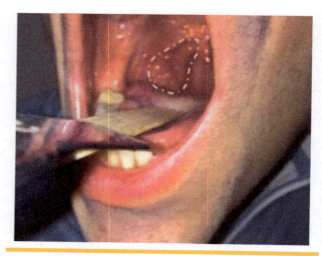

Figura 4. Uma boa oroscopia permite a avaliação de toda a cavidade oral e de boa parte da orofaringe (note a lesão úlcero vegetante hiperemiada em loja tonsilar direita - linha pontilhada)

Especificamente, o exame da língua pode trazer informações sobre possíveis doenças que o paciente possa ter.

A língua é um órgão composto por um músculo revestido pelas papilas gustativas, que desempenha um papel no auxílio à deglutição, paladar e fala. Localiza-se em parte na cavidade oral e parcialmente faríngea e está fixada pelos seus músculos ao osso hióide, mandíbula, processos estiloides, palato mole e parede da faringe. Diferentes patologias podem acometer a língua sendo elas congênitas, infecciosas, traumáticas ou relacionadas a deficiências vitamínicas.

A língua pilosa está relacionada ao tabagismo ou má higiene bucal. A língua pilosa é uma condição clínica benigna comum, cuja aparência pilosa na parte dorsal da língua pode estar relacionada à retenção de queratina na parte superior das papilas filiformes. Sua coloração pode variar de amarelo a preto-amarronzado. (Figura 5).

A língua geográfica é uma um achado benigno comum que pode atingir principalmente as margens laterais, a ponta e a parte dorsal da língua. A língua geográfica se apresenta como áreas eritematosas bem-delineadas cujas bordas são brancas elevadas.[(Figura 6)

A língua saburrosa se apresenta com uma placa bacteriana de cor esbranquiçada, amarelada ou amarronzada que se deposita no dorso da língua secundária à má higiene bucal. A língua saburrosa é uma causa de halitose. (FIgura 7)

A língua fissurada é uma anomalia congênita presente em cerca de 6% da população. Ao exame clínico a língua apresenta fissuras em parte ou em toda sua extensão. Por ser uma lesão benigna, não é necessário nenhum tipo de tratamento. (FIgura 8)

A língua careca ou glossite atrófica é caracterizada pela alteração da coloração da língua associada à ardor e descamação, secundária a um processo inflamatório agudo ou crônico. Dentre suas causas mais comuns estão as deficiências de vitamina B1, B2 e B12, anemia ferropriva, má higiene bucal e tabagismo. (Figura 9: Língua careca ou glossite atrófica)

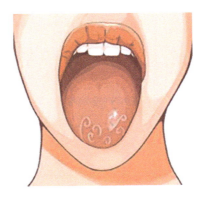

Figura 6. Língua geográfica

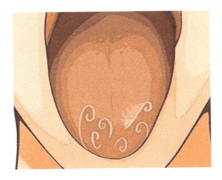

Figura 7. Língua Saburrosa

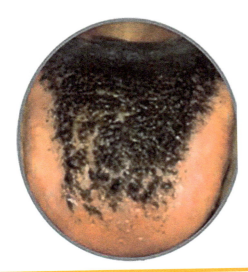

Figura 5. Língua pilosa

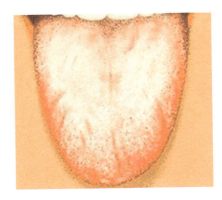

Figura 8. Linha fissurada

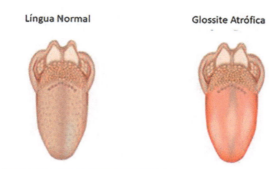

Figura 9. Língua careca ou glossite atrófica

Dentre as lesões observadas no exame da boca e orofaringe, os tumores de boca são uma causa frequente de atendimento pelo cirurgião de cabeça e pescoço. Causado pelo hábito de tabagismo e etilismo, especialmente pela associação dos dois, o desenvolvimento de uma ferida, com bordas endurecidas e crescimento progressivo é uma doença de prognóstico ruim, especialmente se o diagnóstico não for inicial e houver metástases linfonodais, o que infelizmente ainda é o mais frequente. A ferida geralmente é confundida por uma afta que não cicatriza. É primordial que o estudante de medicina faça do exame da cavidade oral uma rotina, para que mais diagnósticos e os tratamentos destas lesões sejam feitos precocemente. Os tumores de lábio, apesar de serem considerados tumores de boca, tem como principal fator etiológico a exposição solar e por isso acometem mais frequentemente o lábio inferior (Figura 10).

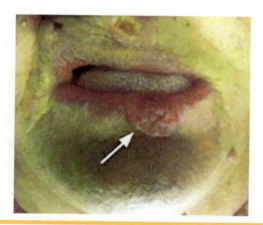

Figura 10. Lesão vegetante em lábio inferior - carcinoma epidermoide

Enquanto as lesões de cavidade oral provocam dor, as de orofaringe geralmente cursam com dificuldade para engolir e odinofagia, além de alterações de voz (empastamento da voz) e linfonodomegalia cervical. Ainda pode ocorrer otalgia reflexa e trismo (limitação de abertura bucal) nos tumores avançados de orofaringe. Os tumores de cavidade oral e orofaringe são geralmente acompanhados de úlceras e necrose, o que pode gerar odor fétido.

LARINGOSCOPIA E DISFONIA

A laringoscopia pode ser realizada com um simples espelho de dentista e uma fonte de luz, mas atualmente é preferencialmente realizada com óticas rígidas ou flexíveis e sistema de vídeo que permite uma melhor definição de imagem e magnificação. Pode-se introduzir uma ótica rígida pela boca, que permite a visualização da base da língua, laringe e hipofaringe com detalhes, ou pode-se introduzir uma ótica flexível pelo nariz, quando realizamos a chamada nasofibrolaringoscopia. Ambos os exames podem ser executados em regime ambulatorial, com auxílio de anestesia tópica quando necessário, e fazem parte da propedêutica armada do otorrinolaringologista e do cirurgião de cabeça e pescoço. Mesmo em doenças primárias de outras regiões como as tireoidianas e do pescoço e mediastino, a avaliação da mobilidade das cordas vocais é fundamental no pré e pós-operatório. A paralisia de prega vocal pode sugerir invasão do nervo laríngeo recorrente por uma neoplasia maligna primária da tireoide ou do esôfago, bem como a invasão do nervo vago no caso de uma neoplasia maligna do pescoço ou metástase linfonodal cervical, e pode ser assintomática em alguns pacientes. Qualquer paciente com queixa de disfonia ou odinofagia com mais de duas semanas de duração, especialmente na presença de fatores de risco como tabagismo e etilismo, deve ser submetido a este tipo de avaliação.

A laringe, componente do trato respiratório onde se encontram as cordas vocais, apresenta função fonatória, respiratória e também auxilia no processo de deglutição. É subdividida em glote, onde se encontram as cordas vocais, supraglote, onde se encontra a epiglote e infraglote (ou subglote), transição entre a laringe e a traqueia. Os tumores, geralmente malignos, são mais comuns no andar glótico, responsável pela função fonatória, gerando assim disfonia (tumores iniciais já costumam ser sintomáticos, permitindo o diagnóstico precoce, desde que a laringoscopia seja realizada). A supraglote, região mais ampla da laringe, tem função especialmente relacionada à deglutição, onde é deflagrado o reflexo de tosse, e tumores dessa região geralmente provocam odinofagia, e costumam dar sintomas mais tardiamente. Os tumores de subglote são os mais raros e provocam inicialmente dispneia, uma vez que essa sub-região é a mais estreita da laringe e tem função predominantemente respiratória.

Obviamente que os tumores avançados provocarão múltiplos sintomas relacionados ao acometimento de outras sub-regiões que não a primária desta lesão, mas em grande parte das vezes o médico é capaz de identificar o sintoma inicial que pode nos indicar onde o tumor teve início. Por exemplo, tumores avançados de glote se iniciam causando disfonia e progridem para odinofagia e disfagia por acometimento da supraglote e hipofaringe, e

Propedêutica da Cabeça e do Pescoço

Tabela 1. Diferença entre as sub-regiões da laringe e seus tumores

Laringe	Fonação	Respiração	Deglutição	Frequência de tumores	Sintoma inicial	Drenagem linfática	Metástases linfonodais
Glote	++++	+++	++	++++	Disfonia	+	+
Supraglote	+	+	++++	++	Odinofagia	++++	++++
Subglote	++	++++	+	+	Dispneia	++	++

(+: pouco importante, raro; ++: média importância, comum; +++: importante; ++++: muito importante, muito comum).

dispneia por causar paralisia de pregas vocais (Figura 11) e/ou extensão para a subglote. Ou seja, quando o diagnóstico é tardio, é comum o paciente apresentar diversos sintomas, e cabe ao médico, através de anamnese detalhada, esmiuçar todos eles e colocá-los em ordem cronológica.

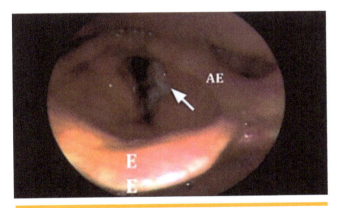

Figura 11. Laringoscopia com ótica rígida pela boca visualizando a epiglote abaixo e a fenda glótica ao centro. Note a lesão vegeto-infiltrativa ocupando a prega vocal esquerda e causando paralisia da hemilaringe esquerda, um carcinoma epidermoide. (E: epiglote, AE: prega ariepiglótica esquerda, seta: tumor de prega vocal esquerda com paralisia da hemilaringe esquerda).

Quanto à drenagem linfática, a glote, principal sede de tumores da laringe, possui drenagem pobre, fator que limita a disseminação dos tumores para os linfonodos cervicais. Sendo assim, tumores estritamente glóticos raramente cursam com metástases linfonodais. Já a supraglote, possui drenagem linfática exuberante e a linfonodomegalia cervical pode ser o primeiro sintoma de um tumor desta região, ou já estar presente no momento do diagnóstico (tabela 1).

Seguindo o exame físico da cabeça e pescoço, o exame dos linfonodos da região cervical merece atenção especial. O exame clínico dos linfonodos é realizado a partir da inspeção e palpação, sendo ambos complementares no entendimento de possíveis patologias cervicais. Diante da presença de um linfonodo palpável, o examinador deve atentar-se para o seu tamanho, de preferência descrevendo em centímetros, sua consistência, mobilidade e presença de dor ou outros sinais flogísticos. Os linfonodos de consistência amolecida e móveis geralmente são secundários a enfermidades infecciosas, linfonodos móveis porém firmes estão mais relacionados à etiologia reacional, enquanto linfonodos de consistência pétrea e aderidos são característicos de neoplasias. A localização dos linfonodos é de suma importância, por isto, começaremos descrevendo a topografia cervical para adequar a sua localização.

Níveis do pescoço

Há uma classificação para a localização dos linfonodos no pescoço com limites anatômicos bem definidos, que se tornou rotina para o diagnóstico e tratamento da oncologia de cabeça e pescoço (Figuras 12 e 13). A divisão do pescoço em níveis segue uma ordem numérica, que deve ser registrada em algarismos romanos. Essa classificação permite a localização de lesões metastáticas de maneira mais precisa do que termos vastos como "anterolateral do pescoço" ou "linfonodos cervicais posteriores".

- **Nível I:** trata-se dos linfonodos logo abaixo da mandíbula, incluindo os linfonodos submandibuares e submentonianos. Tem como limites a linha média, o osso hióide, o ventre posterior do músculo digástrico e a mandíbula

- **Nível II:** atrás e abaixo do nível I, são encontrados os linfonodos jugulo-carotídeos altos, profundamente ao músculo esternocleimastoideo. Os limites anatômicos são o ventre posterior do músculo digástrico, a base do cranio, a borda posterior do músculo esternocleidomastoideo e uma linha horizontal que passa na bifurcação das carótidas. Clinicamente está localizado acima de uma linha que passa ao nível do osso hioide.

- **Nível III:** abaixo do II, seguindo os linfonodos que acompanham o feixe vascular, também profundos ao músculo esternocleidomastoideo. Seus limites são a linha horizontal que passa na bifurcação das carótidas, a borda posterior do músculo esternocleidomastoideo, a carótida comum e o músculo omo-hioideo. Clinicamente está localizado entre uma linha que passa ao nível do osso hioide e outra que passa ao nível da cartilagem cricoide.

- **Nível IV:** abaixo do III, já em posição mais medial que os níveis II e III, uma vez que o músculo esternocleidomastoideo é mais lateral em sua parte superior e mais medial inferiormente. Tem como limites o músculo omo-hioideo, a borda posterior do músculo esternocleidomastoideo, a clavícula e a artéria carótida comum. Clinicamente está localizado entre uma linha que passa ao nível da cartilagem cricoide e as clavículas. Os níveis II, III e IV compreendem os linfonodos jugulo-carotídeos, altos, médios e baixos.

- **Nível V:** posteriormente aos níveis II, III e IV, corresponde ao chamado triângulo posterior do pescoço. Seus limites são a borda posterior do músculo esternocleidomastoideo, o músculo trapézio e a clavícula.

- **Nível VI:** corresponde ao nível mais anterior e central do pescoço, ou compartimento visceral, onde encontra-se a glândula tireoide, laringe, traquéia, tireoide, faringe e esôfago cervical. Seus limites são o osso hioide, as artérias carótidas de cada lado e a fúrcula esternal

parte mais baixa. O nível V é mais facilmente palpado, procurando lesões e linfonodomegalias contra a musculatura posterior do pescoço.

A palpação cervical muitas vezes é feita de modo superficial e não permite a avaliação de estruturas profundas do pescoço. Assim, o nível I pode ser melhor palpado fletindo a cabeça do paciente para o lado que será examinado, permitindo que a mão em garra busque lesões abaixo da mandíbula. Com uma luva, pode-se palpar o soalho da boca permitindo avaliação bimanual do nível I, avaliando linfonodos e as glândulas submandibular e sublingual. Os níveis II, III e IV são melhor palpados localizando o músculo esternocleidomastoideo, fletindo a cabeça para o lado a ser examinado e pinçando o músculo, de modo a procurar com a ponta dos dedos os linfonodos profundamente a ele (Figuras 12 e 13). Note que o músculo começa na mastóide e termina próximo ao manúbrio; assim, essa palpação começa posterior na parte de cima do pescoço e termina anterior em sua

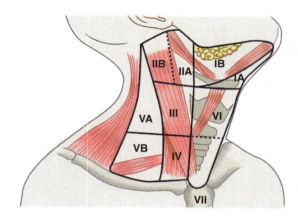

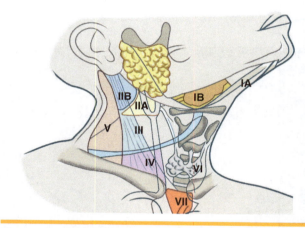

Figura 12 e 13. A classificação dos níveis cervicais não é útil apenas para a localização dos linfonodos, mas também para o diagnóstico diferencial de nódulos cervicais de origem não linfonodal.

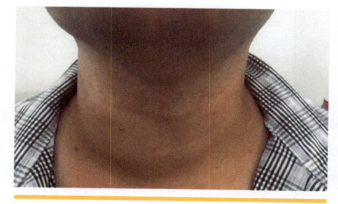

Figura 14. Linfonodomegalias cervicais ocupando os níveis III e IV a direita. Note a assimetria do músculo esternocleidomastóideo: com a técnica correta é possível palpar estes linfonodos profundos do pescoço.

A palpação do nível VI e consequentemente a palpação da tireoide deve iniciar-se pela correta identificação do local da glândula. Uma maneira prática é localizar o pomo de Adão (parte mais proeminente da cartilagem tireoidea da laringe), depois descer na linha mediana, localizar a depressão correspondente a membrana cricotireoidea, a cartilagem cricoide e finalmente a traqueia. Entre a parte inferior da cartilagem cricoide e a fúrcula esternal, na maioria dos pacientes há um espaço não superior a 4cm onde, encontra-se o istmo tireoideano, de consistência amolecida, quando palpado contra a traqueia. Identificado o istmo, procede-se a palpação dos lobos da tireoide, um lado de cada vez, com o cuidado de manter os dedos que os palparão medialmente ao músculo esternocleidomastoideo, fazendo leve pressão contra a traqueia. Pedir para o paciente deglutir pode auxiliar na identificação da glândula ou de nódulos em seu interior, nesse momento.

TIREOIDE

A glândula tireoide ocupa a região cervical anterior e está fixa a laringe e à traquéia, o que faz com que ela seja móvel à deglutição. Dessa maneira, quando à inspeção, já podemos detectar uma nodulação ou abaulamento na região cervical anterior (nível VI), devemos realizar a inspeção dinâmica pedindo para o paciente deglutir. Caso tal nodulação apresente mobilidade crânio-caudal à deglutição, é muito provável que tal lesão seja de origem tireoidiana. Geralmente a tireoide não é visível à inspeção, com exceção dos pacientes emagrecidos. Para proceder a inspeção o paciente deverá estar sentado e estender a cabeça para trás e de preferência deglutir. Diante de um bócio difuso os dois lobos tireoidianos (direito e esquerdo) encontram-se abaulados e aumentados de volume. Na presença de um bócio nodular, o abaulamento é visível no local da nodulação. (Figura 15) Como a glândula é fixa à fáscia pré-traqueal, ela se desloca para cima com a deglutição do paciente, por isto é possível sua observação solicitando ao paciente para realizar o movimento da deglutição.

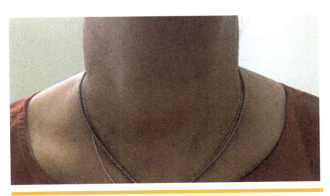

Figura 15. Bócio com nódulo à direita visível ao exame da inspeção.

Durante a palpação, identificamos a cartilagem tireoide, a cricoide e os primeiros anéis traqueais, quando já podemos observar eventuais desvios dessas estruturas. Entre os primeiros anéis traqueais e a cartilagem tireoide, especialmente em pacientes magros, podemos identificar o istmo tireoidiano na linha média e os lobos direito e esquerdo de cada lado. (Figura 16). A glândula tireoide normal pesa em torno de 15 gramas e pode não ser palpável, especialmente em pacientes com tecido celular subcutâneo espesso e pescoço curto. Os lobos tireoidianos têm entre 3 a 5 cm verticalmente, enquanto o istmo mede aproximadamente 0,5 cm. Quando identificamos a própria glândula e/ou nódulos, pedimos para que o paciente engula e podemos então sentir a mobilidade crânio caudal, quando se trata da glândula ou de nódulos em seu interior.

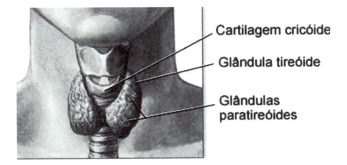

Figura 16. Localizando a cartilagem cricóide.

Os aumentos da glândula tireoide podem ser tratados por bócios, que podem ser difusos ou nodulares. Nos bócios difusos como na doença de Graves e bócio endêmico, a glândula aumenta globalmente, e às vezes, pode ser notada "desenhada" no pescoço já à inspeção. (FIgura 17)

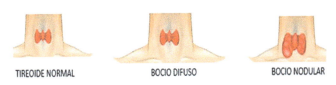

Figura 17. Tireoide normal, bócio difuso e bócio nodular.

À palpação pode-se observar aumento difuso da glândula, geralmente conservando a forma original da mesma. Nos bócios nodulares, todas as características de cada nódulo devem ser registradas: tamanho aproximado em centímetros, localização na glândula (istmo, lobo direito ou lobo esquerdo), consistência, mobilidade e limites. A maioria dos nódulos tireoideanos é assintomático e não cursam com alterações hormonais, ou seja, sinais e sintomas de hipertireoidismo e hipotireoidismo geralmente não estão presentes no exame físico geral. Embora raros, o paciente pode apresentar sintomas compressivos como disfagia e dispneia, especialmente em bócios muito volumosos ou mergulhantes (com extensão para o mediastino), no entanto, sintomas de síndrome consumptiva como emagrecimento são muito raros, a não ser na co-existência de hipertireoidismo, o que não é comum. O sinal de Pemberton consiste na hiperemia da face quando solicitamos que o paciente eleve ambos os membros superiores acima da cabeça, e pode estar presente nos bócios mergulhantes volumosos, bem como em outros tumores do mediastino superior que podem causar síndrome da veia cava superior. A elevação dos membros faz com que a tireoide aumentada de volume ocupe o estreito torácico superior e diminua o retorno venoso através da veia cava superior para o coração (Figura 18), o que pode causar inclusive turgência jugular, circulação colateral e pletora facial. Pode ocorrer ainda tontura e piora da dispneia com a realização desta manobra.

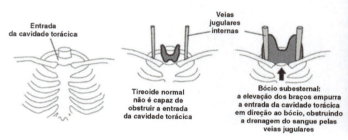

Figura 18. Diminuição do retorno venoso com a elevação dos membros superiores causando pletora facial, também chamado sinal de Pemberton.

Os tumores malignos da glândula tireoide podem cursar com linfonodomegalia cervical palpável geralmente ipsilateral ao tumor primário, ocupando os níveis II, III e IV. Nem sempre o paciente que procura o médico com a queixa de um nódulo na tireoide, refere a presença do linfonodo cervical, ou porque não entende a relação entre os dois, ou porque não o notou, daí a importância de um exame físico minucioso. Isto também pode ocorrer com um paciente que procura o médico por uma linfonodmegalia cervical, e ao exame físico o médico identifica um nódulo tireoidiano assintomático ou não referido. A presença de uma linfonodomegalia cervical do mesmo lado de um nódulo tireoidiano automaticamente deve direcionar a investigação para as principais neoplasias malignas oriundas da glândula. Embora o primeiro nível de drenagem da glândula tireoide seja o nível VI, as metástases linfonodais no compartimento central raramente são palpáveis. Da mesma forma, a disfonia pode ser uma queixa relacionada à paralisia de prega vocal, que deve ser confirmada através de laringoscopia, e quando presente, indica alta probabilidade de neoplasia maligna com invasão do nervo laríngeo inferior, em sua porção ascendente retroglandular.

GLÂNDULAS SALIVARES

A parótida fica à frente e abaixo da orelha e é sede de tumores benignos e malignos. Os benignos são mais frequentes (adenoma pleomórfico e tumor de Warthin são os mais comuns). O paciente queixa-se de um nódulo na região, geralmente indolor, de crescimento lento e sem alterações de salivação (Figura 19).

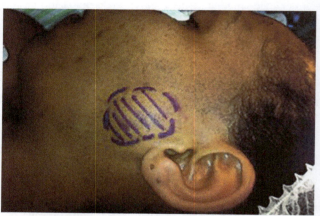

Figura 19. Tumor benigno de parótida esquerda: note o abaulamento da região pré-auricular e a elevação do lobo da orelha.

Ao exame físico às vezes pode-se notar a elevação do lobo da orelha. Não é fácil a distinção entre os tipos de tumores benignos, mas via de regra o tumor de Warthin é mais amolecido e liso (devido ao seu componente cístico), enquanto o adenoma pleomórfico é irregular e firme. Os tumores malignos da parótida se apresentam em sua fase inicial, da mesma forma que os benignos. Quando mais avançados, no entanto, podem ser acompanhados de paralisia facial periférica, por invasão do VII nervo craniano que atravessa a glândula, aparecimento de dor local, por invasão da cápsula parotídea ou invasão perineural, ou até sinais mais claros de malignidade como hiperemia local, ulceração da pele sobrejacente, sialorragia (presença de sangue na saliva) e aparecimento de metástases linfonodais cervicais. Os principais níveis acometidos são II e V. Importante então se atentar para simetria facial ao repouso e à movimentação dos músculos faciais, bem como a palpação criteriosa de todos os níveis linfonodais do pescoço (Figura 20).

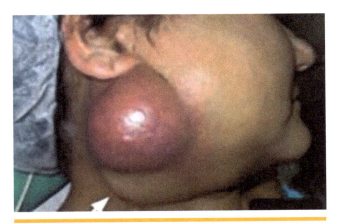

Figura 20. Tumor benigno de parótida esquerda: note o abaulamento da região pré-auricular e a elevação do lobo da orelha.

As glândulas submandibulares, sublinguais e glândulas salivares menores também são sede de tumores benignos e malignos. Via de regra, quanto menor a glândula, maior a chance de malignidade: enquanto 80% dos tumores de parótida são benignos, 50% dos tumores de glândula submandibular são benignos, e 80% dos tumores de glândulas salivares menores são malignos. As glândulas submandibular e sublingual podem ser palpadas através de uma técnica de palpação bi manual, quando inserimos um dedo no assoalho bucal e com os dedos da outra mão tocando a região submandibular externamente, conseguimos senti-las.

Esta técnica também é útil para a palpação de linfonodos no nível I. Pela sua localização as glândulas submandibulares e sublinguais drenam inicialmente para os linfonodos do nível I e posteriormente para os níveis II e III. Como a maior concentração de glândulas salivares menores ocorre na cavidade oral, abaixo da mucosa do palato duro, essa é a principal sede de tumores originados nestas glândulas. O andar superior da boca, possui drenagem linfática pobre, o que torna incomum a disseminação linfática dos tumores malignos desta região.

A mucocele e a rânula são lesões benignas não neoplásicas frequentes, ocasionadas por acúmulo de secreção salivar em cistos, podendo ocorrer na cavidade oral (região do soalho da boca para as glândulas submandibular e sublingual) e em toda a mucosa do trato aero digestório alto para as glândulas salivares menores.

EXAME FÍSICO DO NARIZ E SEIOS PARANASAIS

O exame físico inicia-se pela inspeção do nariz externo, e a observação em possíveis alterações no formato, rebaixamento do nariz, ou nariz curto. Na palpação é possível a identificação de alterações na morfologia de etiologia traumáticas e não traumáticas.

A rinoscopia, que tem como objetivo examinar as fossas nasais, é um exame de rotina para o otorrinolaringologista, mas também pode ser realizado no exame físico da cabeça e pescoço pelo clínico. Inicialmente é feita uma inspeção simples da pirâmide nasal, narinas e vestíbulo, cuja finalidade é a procura de alterações na coloração vermelha da mucosa nasal, desvios da linha média, sinais inflamatórios externos, luxações do subsepto, deformidades da porção do septo nasal. A palpação, em seguida, pode detectar pontos dolorosos. Na palpação dos seios paranasais, deve-se pressionar os seios frontais acima e abaixo das sobrancelhas, e os seios maxilares são pressionados à procura de pontos dolorosos.

A rinoscopia é feita com o espéculo nasal. O examinador afasta a asa do nariz para ter visão do interior da fossa nasal, e as válvulas do espéculo são introduzidas no vestíbulo. A rinoscopia anterior pode ser realizada em duas posições: na posição em que a cabeça do paciente fica em posição ortostática e é possível a observação do assoalho da fossa nasal; para dentro, o septo nasal; para fora, a cabeça do corneto inferior e a entrada no meato inferior. E na posição em que a cabeça do paciente é posicionada em extensão, e visualiza-se para fora, a cabeça do corneto médio e a entrada do meato médio, que são relevantes na observação de pólipos e exsudatos provenientes das cavidades paranasais anteriores; para dentro, a porção alta do septo nasal, que geralmente apresenta ligeiro espessamento - o tubérculo do septo.

Em suma, na rinoscopia anterior é feita a observação dos cornetos nasais, meato nasal, septo, assoalho da fossa nasal e a fenda olfativa. (Figura 21)

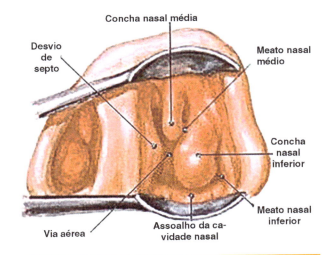

Figura 21. Rinoscopia anterior

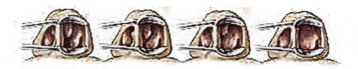

Figura 22. Hipertrofia de Cornetos.

EXAME FÍSICO DO SISTEMA AUDITIVO

O exame do sistema auditivo pelo clínico consiste na inspeção da orelha externa, palpação e otoscopia. Na inspeção da orelha externa, deve-se observar se há a presença de rolha de cerume, tumores, cistos, sinais flogísticos, presença de corpo estranho e má formação. Na palpação, o clínico procura a presença de pontos dolorosos, que podem indicar a presença de otites ou mastoidites. É possível observar ainda a presença de reações linfonodais periauriculares nos processos supurativos do ouvido externo e da caixa timpânica.

A otoscopia consiste no exame do meato acústico externo e da membrana timpânica, através do espéculo auricular, empregando-se iluminação direta ou indireta (Figura 22)

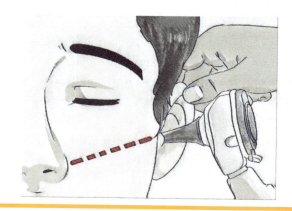

Figura 22. Otoscopia.

Ao introduzir o espéculo, o médico deve-se tracionar a orelha para cima e para trás, para que haja a retificação das sinuosidades do meato acústico externo. Na criança, especialmente no lactente, essa tração deve ser feita para baixo. O objetivo é a observação da membrana timpânica, que, normalmente, é de cor perolada. Através da membrana timpânica, em seu centro e em direção oblíqua, de cima para baixo e de diante para trás, percebe-se, nitidamente, a saliência do cabo do martelo, que termina na extremidade superior por diminuto relevo acuminado: a curta apófise do martelo, de onde se originam 2 pequenas pregas ou saliências, uma anterior e outra posterior: são as pregas timpanomaleares, acima das quais se encontra a parte flácida da membrana de Shrapnell. Para melhor descrição de possíveis alterações da membrana timpânica, idealmente ela deve ser dividida em 4 quadrantes (ântero-superior, ântero-inferior, póstero-superior e póstero-inferior). Deve-se procurar descrever se há alterações na cor, presença de opacidade, abaulamento, líquido ou perfuração. (Figuras 23 e 24)

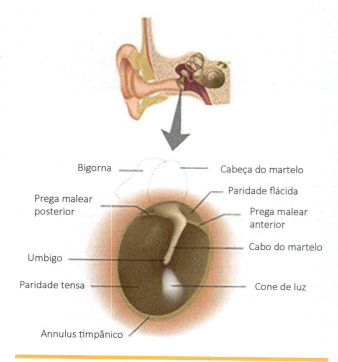

Figura 23. Membrana timpânica normal.

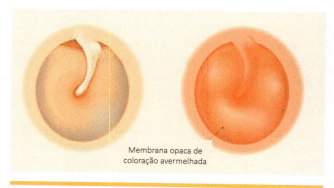

Figura 24. Membrana timpânica na otite opaca e de coloração avermelhada.

REFERÊNCIAS

1. André Bandiera de Oliveira Santos, organizador. Propedêutica Cirúrgica - São Paulo : Universidade Nove de Julho - UNINOVE, 2020. ISBN: 978-65-990381-3-6 (e-book). Disponível em: https://s3.uninove.br/app/uploads/2016/06/28150123/1598648482-1598648482-propedeutica_bandiera.pdf
2. Antonio José Gonçalves, Fernando Claret Alcadipani. Clinica e Cirurgia de Cabeça e Pescoço, Ribeirão Preto, SP, Tecmedd 2005 ISBN 85-8665-321-7.
3. Brodsky L. Modern assessment of tonsils and adenoids. Pediatr Clin North Am. 1989 Dec;36(6):1551-69. doi: 10.1016/s0031-3955(16)36806-7. PMID: 2685730.
4. Maciel LMZ. O EXAME FÍSICO DA TIREÓIDE. Medicina (Ribeirão Preto) [Internet]. 30 de março de 2007 [citado 10 de janeiro de 2021];40(1):72-7.
5. ANSELMO-LIMA WT & OLIVEIRA JAA de Semiologia otorrinolaringológica. Medicina, Ribeirão Preto, 29: 61-66, jan./mar. 1996

9 Semiologia do Aparelho Respiratório

Ricardo Beneti
Ricardo Siufi

INTRODUÇÃO

Normal, variantes do normal e patológico

A principal função do Sistema Respiratório é promover a hematose, ou seja, a troca gasosa contínua entre o conteúdo aéreo alveolar e a hemoglobina no capilar correspondente, oferecendo oxigênio (O_2) à circulação sistêmica e recaptando gás carbônico (CO_2) para a exalação em um novo ciclo ventilatório. Este processo depende de uma grande variedade de eventos para a sua correta perpetuação, e tem relação com uma série de mecanismos regulatórios, como o equilíbrio ácido-base, a termorregulação, e as pressões parciais dos gases séricos. Ainda, é necessário que haja integridade, correlação e correta sincronia entre vários aparelhos e sistemas, tais como o sistema neuromuscular, hematopoiético e circulatório, sem os quais o objetivo final não será atingido. A compreensão destas inter-relações e a sua interpretação, através do conhecimento da fisiologia normal e patológica, da extração dos dados clínicos na anamnese e exame físico, é a chave para o diagnóstico das afecções do Sistema Respiratório. Para muito além do exame do tórax, o exame físico do Sistema Respiratório necessita levar em consideração a sua associação com achados correlatos, tais como dados vitais (frequência respiratória, frequência cardíaca, saturação periférica de O_2), coloração da pele (palidez, cianose, pletora), ritmo e padrão ventilatório, utilização de músculos acessórios e conforto à ventilação, e a detecção de ruídos externos ao tórax durante o movimento respiratório (como cornagem e estridores, por exemplo).

Podemos dividir, sob o ponto de vista anatômico e funcional, o Sistema Respiratório em porção condutora, composta pelo nariz, faringe, laringe, traqueia e árvore brônquica, e porção respiratória, responsável efetiva pela troca gasosa, composta pela extensa superfície alvéolo-capilar (mais de 70 m^2, considerando um adulto normolíneo).

O tórax é o principal componente topográfico do Sistema Respiratório por comportar os pulmões, coração e principais vasos sanguíneos; tem uma conformação morfológica que pode variar entre os indivíduos longilíneos, brevilíneos ou normolíneos, levando em consideração a angulação infraesternal (ângulo de Charpy) – Figura 1.

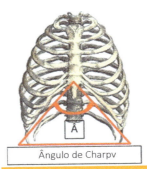

Figura 1. Biotipos.

Alguns pontos de referência na anatomia do tórax são importantes para que possamos padronizar a semiotécnica desta região – Figura 2.

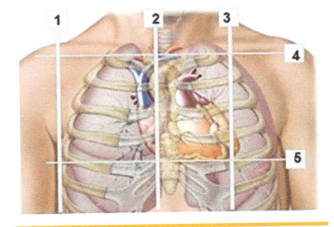

Figura 2. Parâmetros anatômicos do tórax. 1 Linha axilar (posterior) 2 Linha vertebral (posterior) 3 Linha hemiclavicular 4 Linha clavicular inferior 5 Linha escapular inferior (posterior).

Anormalidades torácicas podem ocorrer, naturais ou adquiridas, em geral a partir das alterações do arcabouço ósseo (esterno, costelas e vértebras). Devido à pressão intratorácica negativa (necessária à ventilação pulmonar), a ocorrência de lesões pulmonares crônicas ou sequelas também podem acarretar deformidades progressivas da conformação torácica. Assim, alterações do esterno podem acarretar o tórax "em quilha", tórax em "peito de pomba" ou o tórax piriforme, no caso de acentuação de sua curvatura; já a redução de sua curvatura ou retificação do esterno pode estar descrita como tórax "de sapateiro" – Figura 3.

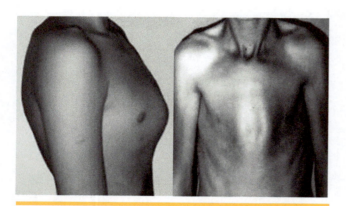

Figura 3. Tórax em "peito de pombo" e tórax em "quilha".

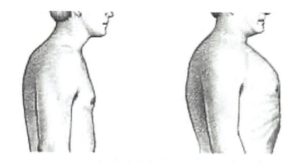

Figura 4. Tórax em "tonel".

O aumento do diâmetro anteroposterior do tórax, com a consequente horizontalização dos arcos costais é chamado de tórax "enfisematoso" devido à sua correlação com a ocorrência de enfisema acentuado; já o tórax "em sino" é determinado pelo alargamento dos espaços costais inferiores em relação aos superiores – Figura 4.

As anormalidades vertebrais podem ocasionar desvios de coluna, eventualmente com interferência no padrão ventilatório, sendo estas a escoliose, cifose ou lordose – Figura 5.

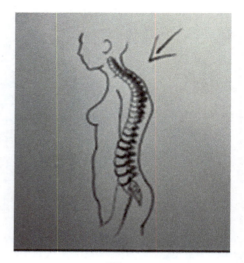

Cifose

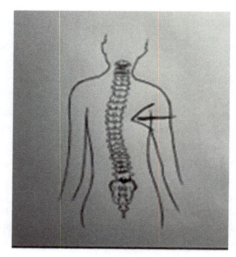

Escoliose

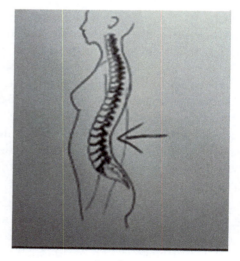

Lordose

Figura 5. Deformidades da coluna.

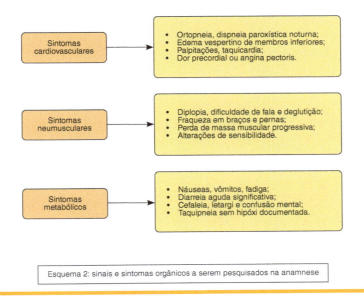

Esquema 2. Sinais e sintomas orgânicos a serem pesquisados na anamnese.

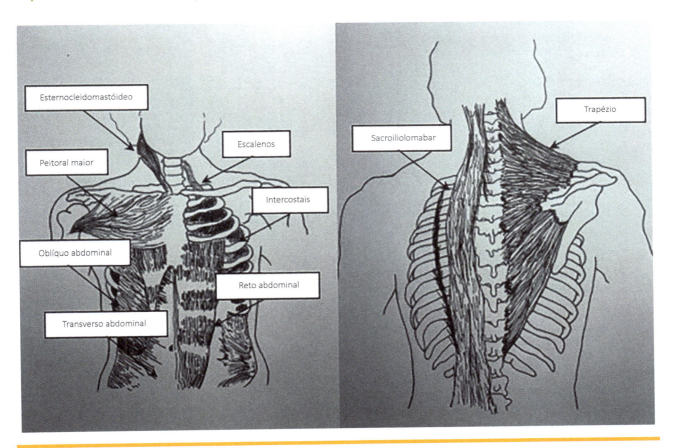

Figura 6. Musculatura ventilatória (anterior e posterior).

O movimento respiratório é gerado a partir de estímulos nervosos disparados pelo centro bulbar ventilatório. Juntamente com quimioceptores periféricos, localizados na carótida e em porções da aorta, este circuito é responsável pela leitura das variações de pressões parciais de gases, assim como alterações metabólicas (pH), e pela transmissão do estímulo para a efetivação da contração muscular em cadeia sequencial – Esquema 1.

A leitura e o entendimento de possíveis alterações neurológicas, ao nível do sistema nervoso central ou periférico, deve ser realizada como parte da compreensão das afecções respiratórias em geral.

A presença de mecanoceptores localizados na face, via aérea superior, interstício pulmonar e caixa torácica (percepção de distensão) também tem papel na percepção individual de dispneia e na consequente gênese do movimento respiratório.

O adequado balanço entre a resistência gerada pela via aérea, a elasticidade da caixa torácica e suas estruturas (subcutâneo, camadas musculares e demais componentes) e a capacidade muscular ventilatória é fundamental para o desempenho respiratório. A distensão da caixa torácica, o aprofundamento da pressão negativa da cavidade e o consequente preenchimento aéreo alveolar são gerados a partir da mobilização muscular da parede torácica. Na ocorrência de um desequilíbrio entre a demanda muscular ventilatória e a sua efetivação, instala-se um quadro de insuficiência respiratória, cuja rápida e adequada interpretação é vital ao correto tratamento e reversão. O conhecimento e a avaliação assertiva das estruturas que compõe este aparelho é a chave para a compreensão destas lesões e da gravidade decorrente (estados de fadiga).

Os principais componentes musculares da ventilação são - Figura 6:

Respiração calma:

- Inspiratórios: diafragma e intercostais externos.
- Expiratórios: relaxamento passivo do diafragma.

Respiração forçada:

- Inspiratórios: esternocleidomastoideo, escalenos, serrátil anterior, eretor da coluna (acessórios).
- Expiratórios: intercostais internos e abdominais (reto, transverso e oblíquos abdominais).

O desacoplamento entre a demanda ventilatória muscular e a capacidade de efetivação é causa comum de dispneia e sua medida fornece informação fundamental à compreensão da gravidade da Insuficiência Respiratória instalada. Desta maneira, a informação acerca de efetiva troca gasosa e equilíbrio ácido básico deve sempre ser acompanhada da mensuração do conforto muscular ou, pelo contrário, do esforço empregado para a efetivação do movimento ventilatório demandado.

Detalhes da anamnese específica

A correta avaliação do Sistema Respiratório e suas afecções passa obrigatoriamente por uma anamnese completa, onde interrelacionamos as informações obtidas para configurar as possiblidades diagnósticas a serem trabalhadas.

Tabela 1. Características fundamentais dos sintomas respiratórios.

Sintomas respiratórios	Características fundamentais
Dispneia	Verificar tipos específicos: ortopneia, trepopneia ou platipneia; Graduar e verificar fatores de melhora e piora.
Tosse	Interrogar se seca ou produtiva (com hemoptoicos ?); Fatores desencadeantes ou concomitantes (por exemplo sibilos ou refluxo gastroesofágico).
Secreção	Verificar quantidade e aspecto (se alteração recente – purulento ou espesso); Interrogar acerca da origem (descarga posterior de orofaringe, associada a refluxo ou secreção de via aérea inferior).
Dor torácica	Qualificar a dor: intensidade, localização e irradiação, fatores de melhora ou piora, tipo, relação com outros sintomas; * lembrar que a inervação sensitiva pulmonar específica é limitada e focar o interrogatório nas estruturas adjacentes (vasculares, miocárdio, folhetos pleurais, tubo digestivo e caixa torácica)
Ruídos respiratórios	Presença de estridor ou cornagem (indicando lesão de via aérea superior); Relato de sibilos audíveis (sugerindo doença pulmonar obstrutiva).
Hemoptise	Identificar se proveniente de via aérea superior ou trato digestivo; Quantificar se hemoptise maciça (≥ 600 ml / 24 horas ou ≥ 200 ml em episódio isolado — risco de vida imediato).

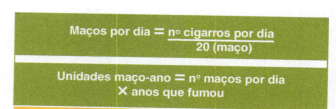

Figura 7. Cálculo da carga tabágica.

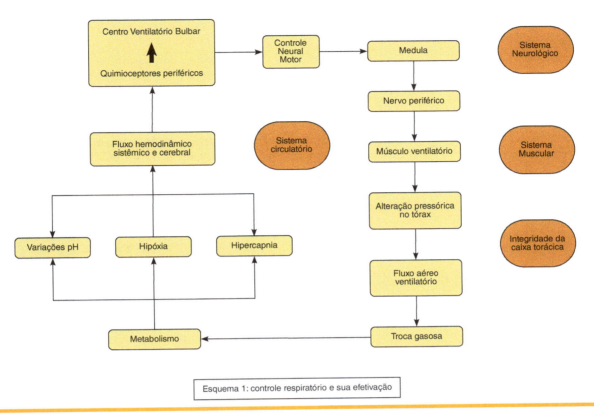

Esquema 1. Controle respiratório e sua efetivação.

A identificação completa do indivíduo; idade, gênero e raça, traz dados relevantes com relação a riscos inerentes ou prevalências específicas de certas patologias. Por exemplo; a Sarcoidose (doença granulomatosa de acometimento pulmonar e sistêmico tem predominância em mulheres entre os 20 e 40 anos de idade, e maior prevalência em raças ou regiões específicas – península Escandinávia e negras norte-americanas).

A inalação de partículas e/ou gases tóxicos pode desencadear patologias pulmonares. Em doenças respiratórias o antecedente ocupacional (histórico laboral) é de suma importância para a análise de possíveis acometimentos pulmonares específicos. O detalhamento da atividade exercida, considerando o tipo de produto ao qual o indivíduo foi exposto, a condição do ambiente de trabalho (verificando a possível concentração da substância) e a duração da exposição trazem informações extremamente relevantes aos diagnósticos de pneumopatias ocupacionais ou ambientais.

A queixa principal deve ser trabalhada em relação às possibilidades sistêmicas, considerando as múltiplas possibilidades orgânicas envolvidas na insuficiência respiratória de uma maneira geral; sintomas relacionados a patologias cardiovasculares, neurológicas, musculares ou metabólicas devem ser explorados para além da questão pulmonar – Esquema 2.

A anamnese deve conter, obrigatoriamente, uma pesquisa detalhada dos sintomas respiratórios mais comuns e suas características, como: a dispneia, a tosse, a secreção, a dor torácica, a presença de ruídos respiratórios audíveis e a hemoptise – Tabela 1.

Os antecedentes pessoais devem trazer informações acerca de patologias (pulmonares e outras) previamente conhecidas, atopias respiratórias (ou outras), assim como de traumatismos, procedimentos cirúrgicos prévios e medicamentos de uso contínuo ou recente. É importante verificar o histórico pessoal de imunizações, além de possíveis abusos ou uso de drogas lícitas ou ilícitas. Especial atenção deve ser dada ao hábito tabágico (ativo ou passivo), quantificando-se a carga em anos/maço: - Figura 7

Os antecedentes familiares podem revelar histórico pregresso de patologias com características genéticas ou relacionadas, como a fibrose cística, asma brônquica, dentre outras, e deve ser explorado.

SEMIOTÉCNICA

Descrição das manobras mais utilizadas

O exame físico do aparelho respiratório deve ser complementar aos demais exames, ou seja, deve vir depois do exame físico geral e ser feito, de preferência, concomitante ao exame físico do aparelho cardiovascular.

A semiotécnica do aparelho respiratório é dividida em quatro grandes etapas, que serão descritas na sequência: inspeção, palpação, percussão e ausculta e deve ser feita, idealmente, com o paciente com o tórax despido (sem camisa). O paciente deve estar posicionado sentado em um banco ou à beira do leito, e o examinador, de pé, movimentar-se ao redor do paciente. Vale lembrar que, caso o paciente não apresente condições de se sentar, o exame físico deve ser feito na posição deitada.

Inspeção

A inspeção é dividida em duas fases, a inspeção estática e a dinâmica.

- **Estática**: corresponde, em outras palavras, a uma avaliação do tórax do paciente, desconsiderando os movimentos respiratórios, espasmos ou demais movimentos que eventualmente o paciente possa apresentar. Compreende a forma do tórax e a presença ou ausência de abaulamentos, depressões, lesões, cicatrizes, entre outros achados. Mesmo em pessoas sem doenças, a morfologia torácica pode variar de acordo com o sexo, idade e, também, de acordo com o biótipo do paciente. As alterações da normalidade mais observadas serão descritas na sequência, a depender das alterações ósseas bem como da coluna vertebral. As principais morfologias torácicas foram descritas ao longo do capítulo

- **Dinâmica**: analisa-se o tipo respiratório, o ritmo e a frequência respiratória bem como a amplitude dos movimentos respiratórios e a presença ou ausência de sinais de desconforto respiratório, como tiragem intercostal, retração de musculatura interescalênica entre outras.

Para a avaliação do tipo respiratório o examinador deve observar a movimentação do tórax e do abdome, com o objetivo de reconhecer as regiões em que os movimentos são mais amplos. Em pessoas sadias, na posição de pé ou sentada, em ambos os sexos, predomina a respiração torácica ou costal, caracterizada pela movimentação predominante da caixa torácica. Na posição deitada, também em ambos os sexos, a respiração é predominantemente diafragmática, prevalecendo a movimentação da metade inferior do tórax e do andar superior do abdome. Vale lembrar que a observação do tipo respiratório é deveras importante no diagnóstico de fadiga e paralisia diafragmática, condições em que o paciente tende a apresentar retração inspiratória na parede abdominal, ao contrário do que ocorre na respiração diafragmática natural.

A frequência respiratória corresponde ao número de ciclos respiratórios em um determinado período de tempo (sendo convencionado o período de um minuto), sendo expressa em Incursões Respiratórias por Minuto (IRPM). Varia em um limite amplo de aceitação, principalmente em função da idade, sendo que, para adultos, o considerado normal é a frequência de 16-20 IRPM – Tabela 2.

Tabela 2. Frequência respiratória / idade

Idade	Valores normais (em IRPM)
Recém-nascidos	40-45 irpm
Lactentes	20-35 irpm
Pré-escolares	20-35 irpm
Escolares	18-35 irpm
Adultos	16-20 irpm

As variantes da normalidade são ditas como taquipneia, bradipneia e apneia. A taquipneia é a presença de valores acima do esperado da frequência respiratória, e pode ou não estar associada à dispneia. Pode estar presente em condições tais como febre, hipertiroidismo, infecções, exercício físico, emoções entre outras. A bradipneia corresponde a valores abaixo do esperado da frequência respiratória, e pode ser fisiológica, como durante o sono, ou patológica, como no caso de algumas intoxicações ou depressão do centro respiratório. Já a apneia é a ausência de movimentos respiratórios ou, por definição, a perda da eupneia. Quando prolongada, é chamada parada respiratória. A apneia prolongada é incompatível com a vida – Figura 8.

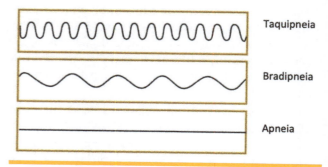

Figura 8. Variações da frequência respiratória.

Conjuntamente com a avaliação da frequência respiratória, devemos avaliar a presença ou ausência de sinais de desconforto respiratório, tais como tiragem intercostal (retração ou depressão de espaços intercostais na inspiração, mais visível em pessoas magras), retração de musculatura acessória como músculos trapézios, esternocleidomastóideos e escalênicos. Ao se contraírem, elevam a clavícula e a parede torácica anterior, o que é verificado pela retração das fossas supraclaviculares e músculos intercostais e, assim, agem de maneira acessória ao mecanismo de respiração, tais como são denominados.

O ritmo respiratório deve ser observado por, ao menos, por dois minutos. Os movimentos respiratórios, em condições normais, são determinados pela sequência regular de movimentos respiratórios de amplitude semelhante (ritmo respiratório normal). Entretanto, algumas alterações na normalidade podem ser observadas, a depender da patologia de base apresentada pelo paciente ou eventual progressão de uma doença preexistente, são elas:

Hiperpneia: aumento da frequência respiratória conjuntamente com aumento da amplitude dos ciclos respiratórios;

Ritmo de Biot: também chamado de ritmo respiratório atáxico, está associado (na maior dos casos) a um grave comprometimento do sistema nervoso central podendo denotar mau prognóstico; caracteriza-se pela ocorrência de períodos de apneia que interrompem a sequência de incursões respiratórias, com variação ampla e anárquica na amplitude dos movimentos respiratórios. Pode estar presente em lesões graves no sistema nervoso central tais como meningites, lesões expansivas e hematomas – Figura 9.

Ritmo de Kussmaul: inspirações amplas e rápidas, interrompidas por curtos períodos de apneia após as quais ocorrem expirações profundas, tais como um "peixe fora d'água". O principal processo patológico envolvido é a acidose metabólica, sendo o ritmo de Kussmaul uma tentativa de gerar o mecanismo compensatório (alcalose respiratória), com o aumento do volume-minuto (e a ventilação alveolar) – Figura 10.

Ritmo de Cheyne-Stokes: respiração periódica ou em "crescente e descrescente", associada à dessaturação; no ritmo de Cheyne-Stokes, a ventilação alveolar torna-se mais rápida e mais profunda que a habitual, fazendo com que a pressão parcial de dióxido de carbono (pCO2) sanguínea diminua e, assim, iniba a ventilação, promovendo um período de apneia, a qual, por sua vez, promove a elevação da pCO2 e nova resposta sistêmica, com aumento do volume-minuto, aumentando a ventilação alveolar – Figura 11.

Respiração suspirosa: interrupção, de maneira fisiológica, da sequência regular de ciclos respiratórios, surge uma inspiração mais profunda, seguida de uma expiração mais lenta, também chamada de "suspiros". É também relacionada a transtorno de ansiedade e, por vezes, caracterizada como "fome de ar" – Figura 12.

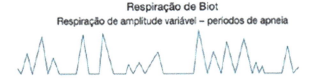

Figura 9. Respiração de Biot

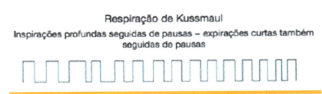

Figura 10. Respiração de Kussmaul.

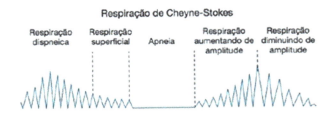

Figura 11. Respiração de Cheyene-Stockes.

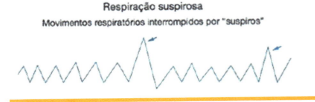

Figura 12. Respiração suspirosa.

Palpação

Com o paciente despido, coloque a toda a palma da mão nas porções superiores de ambos os hemitórax, e palpe da 1ª à 12ª costela, tanto em sua porção anterior quanto póstero-lateral, a procura de deformidades, nodulações ou aderências, com atenção especial à junção costocondral para avaliar a possibilidade de costocondrite. Para fins de avaliação da expansibilidade, devemos avaliar, separadamente, a expansibilidade dos ápices e das bases, utilizando técnicas específicas – Figuras 13 e 14.

Na avaliação da expansibilidade dos ápices, deve-se posicionar atrás do paciente e repousar ambas as mãos sobre as regiões correspondentes aos ápices pulmonares, de modo que os polegares se toquem levemente na linha média, formando um ângulo de 90° com a mesma, na expiração, preferencialmente ao nível da sétima vértebra cervical. Após, deve-se solicitar que o paciente faça uma respiração profunda e observar, de maneira passiva, a movimentação das mãos. O esperado é que os polegares se afastem aproximadamente de 2 a 3 centímetros. Expansibilidade em ápices diminuídos pode estar presente em diversos processos patológicos, tais como sequela de tuberculose, pneumotórax e enfisema centrolobular.

Já na avaliação da expansibilidade das bases, o examinador deve prosseguir na mesma posição, mas desta vez, seus polegares devem estar próximos da topografia da décima vértebra torácica, sendo que as palmas das mãos devem "abraçar" ao máximo as áreas que correspondem às bases pulmonares. Na análise da expansibilidade, tanto dos ápices quanto das bases, deve-se avaliar a uni ou bilateralidade fundamental ao desenvolvimento do raciocínio clínico-diagnóstico.

Para fins de avaliação do frêmito toracovocal, o examinador deve repousar a mão sobre diversas regiões torácicas a fim de sentir a vibração emitida no momento em que o paciente pronuncia uma palavra, convencionalmente, "trinta e três" e, à medida em que o paciente fala uma vez, o examinador desloca a sua mão para o próximo ponto, a fim de avaliar sobretudo alterações da normalidade e simetria entre os hemitórax. Deve-se sempre comparar as regiões torácicas homólogas (bilaterais) – Figura 15.

As alterações do frêmito toracovocal podem estar presentes como variantes da normalidade, mas são úteis nas definições da ocorrência de patologias ou síndromes torácicas específicas – Tabela 3.

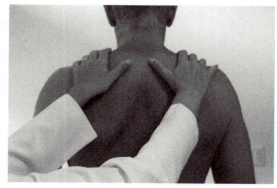
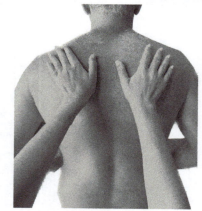

Figura 13. Palpação no ápice do tórax posterior

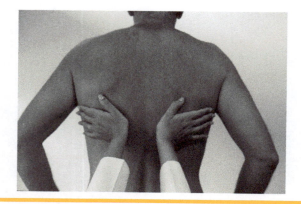

Figura 14. Palpação na base do tórax posterior.

Tabela 3. Variações do frêmito toracovocal.

Frêmito Toracovocal	
Diminuído / Abolido	**Aumentado**
Mulheres	Consolidação
Hipertrofia muscular/ Adiposidade	Infarto pulmonar

Semiologia do Aparelho Respiratório 97

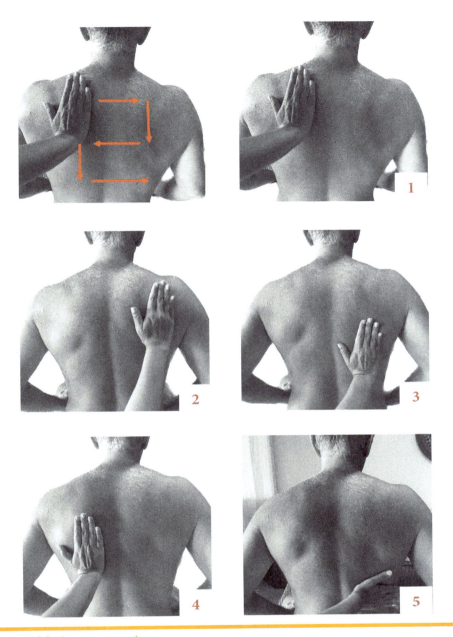

Figura 15. Avaliação do frêmito toracovocal.

Derrame pleural	
Atelectasia	

Percussão

Aplicação de energia à parede torácica de forma intermitente e rítmica, diretamente sobre a área a ser estudada, a depender da suspeita clínica do paciente. Uma técnica adequada é de extrema importância para obtermos um resultado satisfatório. Com o dedo médio da mão esquerda repousado sobre a área a ser percutida (sem o apoio da palma da mão) e com o indicador ou dedo médio da mão direita (plexor), deve-se realizar percussões (batidas) ritmadas de intensidade média sobre o dedo médio esquerdo repousado, idealmente sobre a falange média. Vale lembrar que o movimento da mão que percute é de flexoextensão do punho, com a articulação do cotovelo estática – Figura 16.

Deve-se percutir comparativa e simetricamente as diversas regiões do tórax explicadas a seguir – Figura 17.

São esperados 4 sons diferentes, a partir de sua tonalidade:

Sons respiratórios normais	Características clínicas	Correlação clínica
Som traqueal normal	Oco, não musical, claro na ins e expiração.	Transporte dos sons pulmonares normais, patência normal da via aérea central.
Som pulmonar normal	Macio, audível na ins e início da expiração.	Pode estar diminuído na hipoventilação ou condições que impeçam a transmissão do som (alterações pulmonares ou pleurais).
Sopro brônquico	Semelhante ao som traqueal normal	Indica a presença de via aérea circundada de parênquima pulmonar consolidado (por ex. pneumonia lobar).
Estridor	Som musical, agudo, mais audível na via aérea superior e, eventualmente, sem estetoscópio.	Significa obstrução de via aérea superior, intrínseca ou extrínseca, podendo evidenciar risco imediato à vida (por ex. estenose de traqueia).
Sibilos	Som musical, agudo, audível na ins e expiração.	Significa obstrução de via aérea inferior, limitação ao fluxo aéreo (por ex. asma ou DPOC).
Roncos	Som grave, similar ao ronco (ao dormir). Pode estar presente na ins, expiração ou ambos.	Corresponde a colapso anormal de via aérea ou mobilização de secreções, sofre modificação com a tosse; é inespecífico. Pode estar presente em situações como bronquites, hipersecreção ou edema pulmonar.
Estertores finos	Curtos, audíveis ao final da inspiração e eventualmente à expiração. O som não se transmite pela boca.	Sem relação com secreção, não sofre alteração com a tosse. Pode estar relacionados a lesões intersticiais fibróticas, infecciosas agudas ou edema pulmonar cardiogênico.
Estertores grossos	Curtos, audíveis ao final da inspiração e durante a expiração. O som se transmite pela boca	Indica abertura intermitente da via aérea, sobre alteração com a tosse. Representa a presença de secreções na via aérea.
Grasnido	Som inspiratório agudo, tipo "pio de gaivota".	Pode ocorrer em acometimentos bronquiolares, na via aérea distal, Descrito em pneumonias de hipersensibilidade e bronquiolites.
Atrito pleural	Som bifásico, não musical, normalmente mais presente nas bases torácicas.	Eventualmente palpável, corresponde a inflamações ou tumores pleurais.

☐ sons normais
☐ sons descontínuos
☐ sons contínuos
☐ som extrapulmonal (pleural)

- **Som claro pulmonar (ou sonoridade pulmonar):** presente nas áreas de projeção dos pulmões; é o som que predomina na propedêutica torácica e é intermediário entre o maciço e o timpânico;

- **Som timpânico:** é um som semelhante à percussão de um recipiente vazio, presente quando percutimos vísceras ocas, como o espaço de Traube.

- **Som submaciço:** presente na região inferior do esterno; é um intermediário entre o som claro pulmonar e o som maciço.

- **Som maciço:** presente na região inframamária à direita, na topografia da loja hepática, bem como na região precordial. Vale lembrar que a percussão da região precordial para fins de avaliação da área cardíaca não tem valor clínico, já que não se demonstrou um método sensível quando comparado a exames mais acurados tais como radiografia de tórax e ecodopplercardiograma.

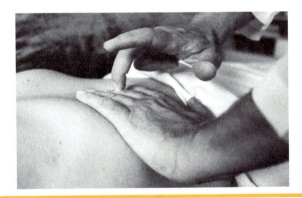

Figura 16. Técnica de percurssão torácica

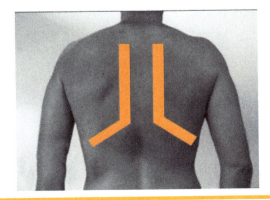

Figura 17. Espaço interescapulovertebral, local para realização da percussão na região posterior do tórax.

Observação: a coluna vertebral, ao ser percutida na altura dos pulmões, deve gerar som claro pulmonar. Entretanto, havendo derrame pleural de médio volume e não septado, o som se torna maciço (Sinal de Signorelli).

Ausculta

Descrita pelo francês René Laënnec em 1816, a ausculta pulmonar é uma parte essencial do exame físico, ainda que com algumas limitações, entre as quais a subjetividade da comunicação dos achados. Por estes motivos, requer treinamento exaustivo e padronização da nomenclatura dos sons pulmonares, aqui trazida de acordo com a padronização de 2016 da *European Respiratory Society*.

O termo "sons respiratórios" foi incluído formalmente como um assunto médico em 1980, e foi definido como "ruídos normais e anormais, ouvidos de acordo com a ausculta de qualquer parte do trato respiratório".

A técnica auscultatória deve se dar, preferencialmente, com o paciente sentado, com o tórax total ou parcialmente descoberto e, talvez o ponto mais importante de toda a técnica auscultatória: a fricção das peças de roupa com o estetoscópio pode simular alguns sons pulmonares anormais e, por isso, não se deve auscultar sobre qualquer tipo de roupa. É importante salientar também que alguns métodos são complementares e não se substituem, como por exemplo, radiografia de tórax e tomografia de tórax. Portanto, independente da ausculta respiratória, a indicação dos exames complementares segue de maneira interdependente.

A colaboração do paciente é importante, devendo-se solicitar que o mesmo respire mais profundamente e com os lábios semicerrados. O examinador deve simular ao paciente a maneira com a qual o mesmo deve respirar durante a ausculta pulmonar. Durante o procedimento de ausculta pulmonar o paciente deve falar apenas se solicitado. As topografias de ausculta nas regiões do tórax estão descritas na figura a seguir – Figura 18.

Os sons pulmonares obtidos à ausculta podem ser caracterizados conforme características clínicas e suas correlações – Tabela 4.

As síndromes pleuropulmonares abrangem as síndromes pulmonares, brônquicas e as pleurais. Para melhor compreensão dos achados semiológicos correspondentes a cada síndrome, e seus respectivos diagnósticos diferenciais, detalharemos cada diagnóstico sindrômico a seguir.

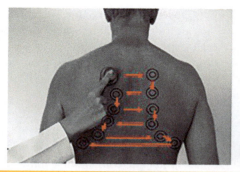 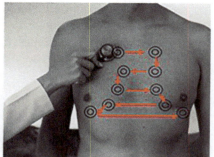

Figura 18: Regiões para ausculta torácica.

SÍNDROMES PULMONARES

SÍNDROME DE CONSOLIDAÇÃO PULMONAR

A síndrome de consolidação é caracterizada pela substituição dos espaços alveolares pela presença de células de exsudato no espaço alveolar.

- Sintomas mais frequentes: dispneia, taquipneia, tosse com expectoração.
- Diagnósticos etiológicos mais comuns: pneumonia, tuberculose.

Exame físico do tórax:

INSPEÇÃO	Expansibilidade diminuída Tiragens
PALPAÇÃO	Expansibilidade diminuída FTV aumentado
PERCUSSÃO	Submacicez
AUSCULTA	Respiração brônquica pode substituir o MVF Presença de estertores finos Broncofonia e/ou pectorilóquia

SÍNDROME CONGESTIVA

A síndrome de congestão caracteriza-se pela presença de líquido no espaço intersticial

- Sintomas mais frequentes: dispneia aos esforços, ortopneia, dispneia paroxística noturna, edema de membros inferiores e tosse seca.
- Diagnósticos etiológicos mais comuns: insuficiência ventricular esquerda

Exame físico do tórax:

INSPEÇÃO	Expansibilidade diminuída Tiragens
PALPAÇÃO	Expansibilidade diminuída FTV aumentado
PERCUSSÃO	Submacicez
AUSCULTA	Respiração brônquica pode substituir o MVF Presença de estertores finos

Uma vez que o exame físico do sistema pulmonar torácico é muito semelhante ao exame clínico da síndrome de consolidação, deve-se atentar que as duas síndromes se diferem pela história clínica, exame físico geral e também exame do aparelho cardiovascular.

ATELECTASIA

A síndrome de atelectasia é definida pelo desaparecimento do ar alveolar, e consequente colapso de um segmento ou lobo pulmonar secundário a obstrução das vias aéreas, impedindo a entrada de ar para os alvéolos.

- Sintomas mais frequentes: dispneia, cianose, taquipneia, e tosse seca. Os sintomas e achados clínicos ao exame físico dependem do grau de acometimento pulmonar.
- Diagnósticos etiológicos mais comuns: aspiração de corpos estranhos, tumores brônquicos, traumatismos ou secreções espessas com a formação de "rolhas" intra-brônquicas.

Exame físico do tórax:

INSPEÇÃO	Retração do hemitórax Presença de tiragens
PALPAÇÃO	Expansibilidade diminuída FTV diminuído ou abolido
PERCUSSÃO	Submacicez ou macicez
AUSCULTA	Ressonância vocal diminuída Murmúrio vesicular diminuído ou abolido

SÍNDROME DE HIPERAERAÇÃO

A síndrome de hiperaeração é caracterizada pela obstrução persistente ao fluxo aéreo, em geral progressiva e não reversível. Esta síndrome cursa com importantes alterações de toda a estrutura distal do bronquíolo terminal, seja por dilatação dos espaços aéreos, e especialmente por destruição das paredes alveolares. Define-se hiperinsuflação com um aumento da capacidade funcional residual do pulmão (por exemplo o volume pulmonar final de um expiração corrente). Nesta situação há um aumento do trabalho respiratório e dispneia.

Classicamente a síndrome de hiperaeração, típica do paciente enfisematoso era também conhecida como a síndrome do soprador rosado. As descrições clássicas dos livros de semiologia durante muitos anos, classificavam os pacientes com doença pulmonar obstrutiva crônica (DPOC) como "soprador rosado" (pink puffer), relativo ao paciente com enfisema e o "azul pletórico" (blue bloater) correspondente ao paciente com bronquite crônica. Estes fenótipos baseavam-se em padrões distintos de ventilação/perfusão pulmonar. Os pacientes conhecidos como sopradores rosados ou enfisematosos tem uma maior capacidade pulmonar total e a capacidade de difusão de monóxido de carbono baixa. Devido a hiperinsuflação, geralmente são idosos, magros e longilíneos. Os pacientes considerados como azul pletóricos ou bronquíticos tem capacidade pulmonar total e capacidade de difusão normais, entretanto tem como componente predominante a hipóxia, consequente uma baixa relação ventilação/perfusão decorrente dos processos obstrutivos. Sua descrição fenotípica está associada a obesidade e a presença de cianose.

Apesar de ser uma descrição didática, a maioria dos pacientes com DPOC não podem ser enquadrados exclusivamente em um tipo ou outro, e podem se apresentar na maioria das vezes como um misto das duas descrições.

- Sintomas mais frequentes: Dispneia progressiva. Apesar da tosse ser um sintoma frequente, no paciente enfisematoso, geralmente não é produtiva e pode preceder ou não a dispneia. A sibilância é frequente e a cianose não.
- Diagnósticos etiológicos mais comuns: enfisema (doença pulmonar obstrutiva crônica -DPOC) associada a inalação de determinadas partículas e gases nocivos, como a fumaça do cigarro.

INSPEÇÃO	Taquipneia, Eexpiração prolongada, tórax em tonel baqueteamento digital
PALPAÇÃO	Diminuição da expansibilidade; FTV diminuído
PERCUSSÃO	Hipersonoridade
AUSCULTA	MV diminuído, tempo expiratório prolongado, ocasionalmente roncos, sibilos e estertores.

SÍNDROME BRÔNQUICAS

BRONQUITE CRÔNICA

A bronquite crônica é caracterizada pela obstrução persistente ao fluxo aéreo, em geral progressiva, associada a resposta inflamatória pulmonar. Na bronquite ocorre a inflamação da mucosa dos brônquios, com consequente acúmulo de muco e secreção e contração da musculatura brônquica. Os sintomas são decorrentes do mecanismo fisiopatológico que envolve: hipersecreção brônquica, edema de mucosa, broncoespasmo.

Como descrito anteriormente, durante muito tempo, os pacientes com bronquite crônica eram caracterizados como "blue bloater", azul pletórico, com fenótipo de obesidade associados a tosse produtiva e cianose. Este termo está em desuso e consideramos o paciente bronquitico como parte do complexo DPOC.

- Sintomas mais frequentes: tosse produtiva, dispneia e esforço respiratória.
- Etiologia: Tabagismo, poluição, alergias, e infecções de repetição.

INSPEÇÃO	Expansibilidade normal ou diminuída
PALPAÇÃO	Expansibilidade normal ou diminuída FTV normal ou diminuído ou até aumentado (na presença do aumento de secreção)
PERCUSSÃO	Normal ou submacicez
AUSCULTA	Roncos e sibilos Estertores grossos

ASMA BRÔNQUICA

A asma é uma doença inflamatória crônica, caracterizada por hiperrresponsividade das vias aéreas, inflamação das vias respiratórias e obstrução ao fluxo aéreo reversível. Estreitamento difuso das vias aéreas de pequeno calibre em consequência de edema de mucosa, constrição da musculatura lisa (broncoespasmo) e hipersecreção das células brônquicas manifesta-se clinicamente ao exame do tórax pela presença de sibilos difusos. Geralmente ocorre em crises que podem durar horas ou dias. A limitação aguda ao fluxo aéreo e hiper-reatividade brônquica tem causa multifatorial, por exemplo, poeira, pelo de animais, fumaça, odores fortes ou mesmo exercícios físicos.

- Sintomas mais frequentes: sibilância descrita pelo paciente como chieira, dispneia, sensação de aperto no peito e tosse.

INSPEÇÃO	Taquipneia, hiperinsuflação pulmonar, expiração prolongada, por vezes com tiragem intercostal.
PALPAÇÃO	Expansibilidade diminuída FTV normal ou diminuído
PERCUSSÃO	Normal ou hipersonoridade
AUSCULTA	MV diminuído, prolongamento da expiração, roncos e sibilos

BRONQUIECTASIAS

As bronquiectasias são caracterizadas pela dilatação e distorção irreversível dos brônquios por destruição dos componentes elástico e muscular de suas paredes. Estas alterações podem ocorrer de forma focal ou difusa. Frequentemente são causadas por uma infecção bacteriana prévia e obstrução brônquica, o que leva à destruição dos componentes elásticos e musculares de suas paredes, entretanto em alguns pacientes a etiologia é indefinida. Sua fisiopatologia envolve 3 mecanismos principais: infecção, obstrução das vias respiratórias e a fibrose peribrônquica.

- Sintomas mais frequentes: tosse crônica com expectoração frequentemente purulenta, entretanto pode ter aspecto mucoide ou amarelados, hemoptise ou a presença de escarros hemoptóicos. A dispneia pode estar presente ou não. Sintomas sistêmicos como emagrecimento e febre podem estar associados.

- Etiologia: pós infecciosa, congênita, indefinida.

INSPEÇÃO	Normal ou expansibilidade diminuída
PALPAÇÃO	Expansibilidade normal ou diminuída FTV normal ou aumentado
PERCUSSÃO	Normal ou submacicez
AUSCULTA	Roncos e sibilos Estertores grossos

DERRAME PLEURAL

O derrame pleural é definido pelo acúmulo anormal de líquido na cavidade pleural decorrente de um desequilíbrio das forças que controlam a formação e reabsorção do líquido pleural ou secundário a processos infiltrativos ou inflamatórios dos folhetos parietais.

- Sintomas mais frequentes: os sintomas decorrentes do derrame pleural dependem do volume do derrame, e também de sua etiologia. Os sintomas mais comuns são dor, dispneia e a tosse. Quando a etiologia é infecciosa, a tosse geralmente é produtiva e o paciente pode ter febre. Uma vez que a etiologia é neoplásica, o paciente podem ter associados emagrecimento e hemoptise. Derrames mais volumosos podem ser mais dolorosos, sendo a dor torácica descrita como ventilatório dependente.

- Diagnósticos etiológicos mais comuns: insuficiência cardíaca congestiva, pneumonias, tumores pulmonares.

INSPEÇÃO	Esforço respiratório Assimetria torácica Abaulamento no lado do derrame quando volumoso A traquéia pode estar desviada para o lado oposto nos grandes derrames.
PALPAÇÃO	Expansibilidade diminuída FTV diminuído
PERCUSSÃO	Normal ou submacicez
AUSCULTA	Murmúrio vesicular diminuído ou abolido

O exame físico do paciente com derrame pleura pode ser muito semelhante ao dos pacientes com atelectasia. Nestas duas síndromes, a expansibilidade pode estar diminuída, assim como o FTV, macicez a percussão e o murmúrio vesicular abolido. A história clínica pode auxiliar no diagnóstico diferencial, assim como exames complementares como a radiografia e tomografia de tórax.

PNEUMOTÓRAX

O pneumotórax é a presença de ar na cavidade pleural, afastando os folhetos visceral e parietal. Dependendo do volume do pneumotórax, a sintomatologia pode ser mais expressiva ou em mínimos volumes, assintomáticos.

- Sintomas frequentes: dispneia, dor torácica e tosse seca.
- Etiologia: espontâneo, rotura de bolhas subpleurais (blebs), traumáticos (pós punção de veias centrais, toracocentese, ferimento por arma).

INSPEÇÃO	Dispneia, cianose, tiragem intercostal desvio da traqueia para o lado oposto da lesão.
PALPAÇÃO	Diminuição ou ausência da expansibilidade FTV diminuído ou ausente.
PERCUSSÃO	Timpanismo
AUSCULTA	MV diminuído ou ausente; ausência ou diminuição da voz sussurrada

10 Semiologia Cardiovascular

Freddy A. Brito Moscoso
Carolina C. Rocha Betônico
Gustavo N. Betônico

PARTE 1

ANAMNESE E PRINCIPAIS SINAIS E SINTOMAS

INTRODUÇÃO

As doenças cardiovasculares estão entre as primeiras causas de internação e de mortalidade no Brasil e no mundo. Apesar de todo o desenvolvimento de novas tecnologias e métodos diagnósticos complementares, a avaliação clínica, que tem como pilar uma anamnese e exame físico detalhados, continua sendo fundamental para a abordagem do paciente com doença cardiovascular conhecida ou suspeita. O médico que tem domínio do conhecimento aprofundado da semiologia cardiovascular se diferencia dos seus pares. Para tanto, para a realização de uma boa história e exame físico é necessário tempo e atenção. No cenário atual, entre os vários desafios a serem encarados, o curto tempo de consulta pode culminar em um exame clínico superficial e como consequência um excesso na solicitação de exames complementares. Uma anamnese minuciosa, com a coleta adequada de dados na entrevista do paciente é fundamental para a programação de um plano de diagnóstico que racionalize os recursos complementares.

Frente a isso, o objetivo deste capítulo é destacar a importância da semiologia cardiovascular, ajudando o leitor a relacionar os diferentes achados da história clínica e exame físico com as suas respectivas patologias, enfatizando os pontos primordiais a serem abordados na anamnese e a técnica correta do exame físico.

HISTÓRIA CLÍNICA

A história clínica oferece uma oportunidade única deA história clínica oferece uma oportunidade única de avaliar no paciente suas atitudes pessoais, inteligência, compreensão, aceitação, negação, motivação, medo e preconceitos subjacentes. Esses "insights" permitem uma compreensão mais acurada das preferências e valores do paciente em relação à tomada de decisão compartilhada. A entrevista também pode revelar influências genéticas ou familiares e o impacto de outras condições médicas na manifestação da doença.[1,2,3]

A base de evidências que justificam as correlações entre a história, os achados do exame físico, a gravidade e o prognóstico da doença cardiovascular foram desenvolvidos com mais rigor para a insuficiência cardíaca, doença valvar e doença arterial coronariana (DAC). Por exemplo, os sinais vitais, a detecção de congestão pulmonar e a regurgitação mitral (RM) contribuem de maneira importante para a avaliação de risco à beira do leito em pacientes com síndrome coronariana aguda (SCA).[4,5,6] O diagnóstico de insuficiência cardíaca em pacientes ambulatoriais deriva da atenção a três elementos básicos da história - dispneia, ortopneia e dispneia paroxística noturna - e seis elementos validados do exame físico – um ictus cordis sustentado ou deslocado, estertores crepitantes, um pulso irregularmente irregular, sopro cardíaco sugestivo de RM, frequência cardíaca maior que 60 batimentos / min e pressão venosa jugular elevada.[7] Uma ausculta acurada fornece informações importantes sobre muitas lesões cardíacas valvares e congênitas.

Aspectos Gerais da Anamnese

Identificação

Na identificação, a ocupação deve ser um dado bem explorado. A atividade laboral pode trazer consigo profundo estresse físico associado a sobrecarga emocional. Em algumas ocupações tem sido registrada elevada prevalência de HAS, como, por exemplo, nos controladores de tráfego aéreo. Quando comparados com seus próprios exames admissionais, observa-se uma prevalência 1,6 vez maior nos trabalhadores de torres de grande movimento do que naqueles das de pequeno movimento. Em motoristas de ônibus urbanos em grandes metrópoles tem sido descrito um excesso de prevalência de HAS. Ricardo Cordeiro, em análise de 839 trabalhadores, demonstrou associação positiva entre a pressão arterial diastólica e o tempo acumulado de trabalho, separando o efeito da idade dos motoristas.[8,9,10]

História Pregressa da Moléstia Atual

A anamnese cardiológica tem como principais sintomas a dor precordial, dispneia, edema, palpitações, cianose, síncope.

Principais Sinais e Sintomas associados à Doença Cardiovascular

Dor Precordial

Algumas características devem ser cuidadosamente indagadas com a finalidade de orientarem a probabilidade da presença de angina.

Vários são os termos utilizados pelos pacientes na descrição da angina: "sufocamento", "queimação", "opressão", "peso", entre outros. Muitas vezes, referem apenas o sintoma de "desconforto" e não "dor" precordial. Nem sempre angina é referida como em pontada, e, geralmente, não está relacionada com a respiração, nem com o decúbito. A dor isquêmica típica é descrita como uma dor torácica constritiva, tipo "peso" ou queimação frequentemente irradiada para o ombro esquerdo. A angina estável é caracterizada por sua duração de minutos; normalmente é precipitada por exercício físico ou estresse emocional, e tem como fatores de melhor o repouso e o uso de compostos como o nitrato sublingual. Um desconforto repentino, fugaz, ou então contínuo, com duração de várias horas, raramente é angina.

A angina instável e o infarto agudo do miocárdio (IAM) geralmente têm uma duração maior que 20 minutos e pode estar relacionada com os esforços ou no repouso. O desconforto torácico pode ser irradiado para a região cervical, região mentoniana, ombros ou epigástrio. É possível a dor estar presente somente nesses locais sem estar acompanhada da dor torácica ou mesmo a dor isquêmica miocárdica localizada no epigástrio pode ser facilmente confundida com um desconforto estomacal. Cabe lembrar também que eventualmente o infarto agudo do miocárdio pode ocorrer sem dor torácica, especialmente em pacientes em estado pós-operatório, nos idosos e naqueles com diabetes mellitus.

Outras doenças como embolia pulmonar, dissecção aguda de aorta, doença de refluxo gastroesofágico, pneumotórax ou osteocondrite (Síndrome de Tietze) podem causar dor torácica.

Didaticamente, sempre que abordarmos um paciente com dor torácica devemos ter em mente as dez características da dor:

1. **Localização:** definir de maneira precisa o local da dor: precordial, retroesternal, ombro, epigástrio, cervical, hemitórax, dorso. Dor localizada nas regiões das articulações condroesternais dificilmente tem origem cardíaca. Pacientes com angina descrevem na maioria das vezes a localização da dor como precordial.

2. **Tipo ou qualidade:** constritiva, aperto, peso, opressão, desconforto, queimação, pontada.

3. **Irradiação:** membros superiores (direito, esquerdo, ambos), ombro, mandíbula, pescoço, dorso, região epigástrica;

4. **Duração:** segundos, minutos, horas e dias. A duração da dor é fator importante não só para diagnóstico diferencial da angina. A angina estável geralmente tem a duração de poucos minutos (inferior a 20 minutos), enquanto a angina instável tem maior duração. O tempo da dor também é um fator relevante na decisão do tratamento de um IAM. A decisão de realizar uma trombólise química ou angioplastia depende diretamente do tempo de evolução da dor.

5. **Fatores desencadeantes:** Descrever se a dor é desencadeada por esforço físico e caracterizar se ocorre aos mínimos, médios, grandes esforços ou mesmo em repouso. Se a dor tem relação com atividade sexual, posição, alimentação, respiração, componente emocional, espontânea.

6. **Fatores de alívio:** repouso, nitrato sublingual, analgésico, alimentação, antiácido, posição e apneia.

7. **Fatores de piora:** descrever se a dor piora com a respiração, mudança de posição, o esforço físico ou outra atividade.

8. **Sintomas associados ou manifestações concomitantes:** sudorese, náusea, vômito, palidez, dispneia, hemoptise, tosse, lipotimia e síncope.

9. **Periodicidade:** algumas dores aparecem com certa frequência, importante detalhar dia e hora do aparecimento da dor.

10. **Relação com Funções Orgânicas:** a relação da dor com funções orgânicas analisa o local da

dor e sua relação anatômica com os órgãos da região, localização da dor e órgãos localizados na mesma área. Relacionar a dor com inspiração, movimentos torácicos, palpitações, tosse.

Dispneia

A dispneia é definida como a sensação de desconforto do ato de respirar. O paciente pode se queixar de cansaço, canseira ou fadiga. A dispneia é o sintoma mais comum da insuficiência ventricular esquerda e sua fisiopatologia compreende a transmissão do aumento da pressão do ventrículo e átrio esquerdos para a circulação venocapilar pulmonar com consequente congestão da vasculatura pulmonar e transudação para o interstício e alvéolos pulmonares provocando o reflexo de Hering-Breuer. Neste reflexo, a inibição da inspiração ocorre secundária a distensão pulmonar, como um mecanismo de proteção para evitar a hiperinsuflação pulmonar.

A dispneia pode ser classificada como

- Dispneia aos grandes esforços
- Dispneia aos médios esforços
- Dispneia aos pequenos esforços
- Dispneia de decúbito (ortopneia, trepopneia)
- Dispneia paroxística (noturna)
- Dispneia periódica (Cheyne Stokes)
- Dispneia em repouso

A dispneia de origem cardíaca apresenta-se de forma aguda ou crônica de acordo com o processo patogênico envolvido. Na insuficiência ventricular esquerda crônica, a dispneia tem caráter progressivo, em geral, ao longo de semanas ou meses, iniciando-se como dispneia aos grandes esforços e progredindo para dispneia aos médios e pequenos esforços, até que o paciente passa a ter dispneia em repouso e dificuldade para deitar em posição ou decúbito horizontal (ortopneia). Nestes casos, é frequente o paciente referir usar vários travesseiros para elevar a cabeceira da cama e relatar alívio da dispneia ao sentar-se. A dispneia paroxística é um sintoma que comumente ocorre à noite, durante o sono, causando uma repentina sensação de dispneia quando o paciente está deitado, e o relato de alívio na posição ortostática, reduzindo assim, o retorno venoso para o coração. Pacientes com dispneia paroxística noturna relatam acordar cerca de duas a cinco horas após iniciar o sono, e muitas vezes o paciente coloca as pernas pendentes para fora da cama, buscando a inclinação do tronco para frente com o objetivo do uso da musculatura acessória da respiração.

A dispneia, embora represente um dado muito sensível para o diagnóstico de insuficiência cardíaca, tem sua especificidade diminuída porque outras condições clínicas, como obesidade, gravidez, sedentarismo, derrame pleural, miopatias e doenças pulmonares, podem exibir uma evolução lenta, semelhante à da insuficiência cardíaca.

A dispneia periódica ou de Cheyne-Stokes geralmente é relatada por familiar ou acompanhante e caracteriza-se por períodos de apneia seguido de movimentos respiratórios gradualmente mais amplos, que em seguida reduzem a sua amplitude gradualmente até a realização de novo período de apneia. Este período de apneia pode ser tão longo a ponto de produzir cianose, e reiniciar um novo ciclo.

Quando a evolução do quadro de dispneia é súbito e agudo, como por exemplo em situações de rápida evolução para edema agudo de pulmão, as hipóteses de infarto agudo do miocárdio e emergência hipertensiva devem ser aventadas, assim como devem investigadas as etiologias de origem não cardíaca como por exemplo, o pneumotórax espontâneo (neste caso dor pleurítica e o murmúrio vesicular estarão ausentes no hemitórax correspondente) e a embolia pulmonar. Pacientes com estenose de válvula mitral podem ter um quadro dispneia aguda, secundária a fibrilação atrial aguda, ruptura de cordoalha tendínea ou embolia pulmonar.[11] O desenvolvimento súbito de importante dispneia relacionada a uma posição específica, como o decúbito lateral (trepopnéia) sugere a possibilidade de mixoma atrial. A dispneia que que tem como fator de alívio a posição de cócoras sugere tetralogia de Fallot ou uma de suas variantes.[11]

Edema

O conceito de edema e sua fisiopatologia estão descritos detalhadamente no capítulo 21. Neste capítulo descreveremos o edema de origem cardíaca, que é caracteristicamente simétrico e bilateral. Geralmente, inicia-se nos pés e tornozelos e ascende, progressivamente, conforme a gravidade da doença, até a raiz das coxas, abdome (ascite), e pode generalizar-se atingindo membros superiores e face (anasarca) em fases avançadas da doença. Outra característica importante é ser menos intenso pela manhã, com aumento progressivo até o final do dia quando paciente volta ao repouso.[11]

O edema de origem cardíaca ocorre habitualmente associado a outras manifestações de insuficiência ventricular esquerda (IVE), como dispneia e palpitações aos esforços, terceira bulha e estertores pulmonares, facilitando o seu diagnóstico etiológico. A presença de varizes de membros inferiores sem manifestações de IVE associada sugere uma possível insuficiência venosa dos membros inferiores, enquanto diante do predomínio de ascite e cansaço sem dispneia devemos aventar as possibilidades de lesão de valva tricúspide, doença do pericárdio e miocardiopatias restritivas do ventrículo direito. Nestes casos, como na insuficiência ventricular direita, haverá outros sinais associados:

turgor jugular patológico, hepatomegalia, reflexo hepatojugular e sinal de Rivero-Carvalho no caso de insuficiência tricúspide.[11]

Palpitações

Palpitação é definida como a percepção incomoda dos batimentos cardíacos. Os pacientes a expressam com diversos termos: "palpitação", "taquicardia", "batidas no peito", "aceleração no coração", "batimentos", "borbulhar", e podem apontar com região de desconforto, a região do hemitórax esquerdo, região inframamária ou região supra esternal, podendo descrever detalhes da localização, frequência e ritmo dos batimentos cardíacos percebidos.[11]

A anamnese do sintoma palpitação deve caracterizar o modo de início, sua cronologia, localização, qualidade, duração, intensidade, manifestações associadas, fatores precipitantes, agravantes e de alívio. A palpitação pode ter início e término abruptos, como naquelas produzidas por taquicardias paroxísticas supraventriculares (TPSV), taquicardias ventriculares (TV) e fibrilação atrial paroxística; ou gradual, como nas taquicardias sinusais. Em relação à cronologia, podem ter início na infância (TPSV), adolescência (TPSV, TV da síndrome do QT longo congênito). É importante detalhar se a sua frequência é diária, semanal ou mensal. Em relação à qualidade da palpitação, o examinador pode solicitar ao paciente que indique com batidas do dedo sobre a mesa a sensação percebida, auxiliando na compreensão se o ritmo é regular acelerado (TPSV, TV), ritmo regular lento (ritmo idioventricular, bloqueio atrioventricular total, bradicardia sinusal), ritmo irregular acelerado (fibrilação atrial de alta resposta ventricular, flutter atrial, ou taquicardia atrial com bloqueio variável), ritmo irregular lento (fibrilação atrial com resposta ventricular lenta) ou batimentos ocasionais isolados (extra-sístoles). As manifestações associadas (dor precordial, dispneia, tontura, lipotimia, ou síncope) podem nos sugerir a presença de cardiopatia isquêmica, insuficiência cardíaca ou baixo debito durante o episódio ou uma arritmia potencialmente mais grave. Alguns pacientes descobrem por si a obtenção de alívio das palpitações ao utilizarem manobras vagais, típicas de TPSV (dupla via nodal A-V, Wolf Parkinson White).

A história detalhada das características das palpitações nos fornece subsídios para decidirmos que exames complementares devem ser solicitados durante a investigação etiológica.[11]

Cianose

A cianose é muito mais um sinal do que um sintoma. Refere-se à cor azulada da pele e mucosas devido ao aumento da hemoglobina reduzida (carboxiemoglobina) (Vide Capítulo 23: Cianose) ou de seus derivados acima do normal. É notada, principalmente, nos lábios, eminencias malares, orelhas, conjuntivas, extremidades dos dedos e leitos ungueais. Em geral, é detectada quando a saturação arterial oxigênio se reduz a 85%, o que corresponde a concentração de hemoglobina reduzida nos capilares superior a 5g/dl. Seu aparecimento é muito mais função da quantidade absoluta de hemoglobina reduzida do que relativa, pois em um paciente com anemia intensa, mesmo com quantidade de hemoglobina reduzida percentualmente elevada, pode não se manifestar, enquanto se manifesta com facilidade em portadores de policitemia.

A cianose central caracteriza-se por dessaturação do sangue arterial ou pela presença de anormalidades de estrutura ou quantidade de hemoglobina, é observada nas mucosas e melhora com administração de oxigênio. A cianose periférica caracteriza-se por saturação arterial de oxigênio normal, fluxo sanguíneo local diminuído (palidez e hipotermia), poupa as mucosas e pode melhorar com aquecimento do local afetado. As mistas apresentam mecanismos fisiopatológicos e características de ambas (central e periférica).

A observação do baqueteamento digital associado à história de cianose, deve nos direcionar para a hipótese etiológica de uma cardiopatia congênita ou pneumopatia de longa duração.

Síncope

Síncope é definida como perda súbita da consciência e do tônus postural com recuperação subsequente espontânea após alguns minutos. Ocorre por momentânea perfusão inadequada do tecido cerebral durante redução rápida do débito cardíaco ou da resistência periférica, e costuma ser referida pelo paciente ou acompanhante como desmaio. Lipotimia ou pré-síncope refere-se à sensação iminente de síncope, porém a perda completa da consciência e do tônus postural não ocorre. Há diversas causas cardíacas e extra cardíacas de síncope e a história clínica e o exame físico nos ajudam a direcionar para as possíveis causas e selecionar os exames complementares apropriados a cada caso.

A síncope de etiologia cardíaca, em geral, não é precedida de aura prodrômica, perda de controle esfincteriano ou de estado confusional ao recuperar a consciência, como ocorre com frequência na síncope neurológica. Quando o modo de início é mais gradual, geralmente precedido de estado premonitório de mal-estar com escurecimento visual, fraqueza nas pernas, diaforese deve-se aventar a síncope de origem vasovagal ou hipotensão ortostática. Já a síncope relacionada a esforço físico, sugere a presença de estenose aórtica, cardiomiopatia hipertrófica ou hipertensão pulmonar primária, ou mesmo arritmia induzida pela atividade física, e quando ocorre em determinadas posturas (inclinado para frente, encurvado, em decúbito lateral), pode sugerir mixoma atrial ou trombo em portador de prótese valvular na área mitral.

Quando a síncope ocorre associada à dor precordial, a etiologia isquêmica (infarto agudo do miocárdio ou angina instável) é aventada, entretanto, o paciente pode não lembrar-se da dor que precedeu o episódio de síncope, dificultando o diagnóstico que causou o evento. Idosos podem apresentar IAM sem dor e a síncope como forma de apresentação da doença.

É importante ressaltar ainda que tanto as sincopes cardíacas como as de origem neurológica podem ser acompanhadas de convulsões, mas a aura prodrômica, a perda do controle esfincteriano e o estado confusional após a síncope são características da síncope neurológica (epilepsia).

Alguns exemplos das circunstâncias, podem nos auxiliares na definição da etiologia mais provável da síncope. Aqui alguns exemplos:

- Síncope ao levantar-se: hipotensão ortostática.
- Síncope em pacientes com diabetes após períodos de jejum especialmente em uso de insulinoterapia ou sulfoniureias:hipoglicemia.
- Síncope que ocorre durante ou após micção ou defecação: vasovagal;
- Síncope após situações de estresse: vasovagal ou distúrbio neurovegetativo.
- Síncopes precedidas por aura: origem neurológica

Outros sintomas associados

Tosse

A tosse de origem cardíaca ocorre como consequência da congestão pulmonar e caracteristicamente é seca ou com escassa expectoração clara, branca ou rósea, espumosa, acompanha a dispneia e palpitação aos esforços e costuma ser pior à noite, ao deitar, acompanhando a ortopneia, e melhorando ao levantar. A tosse pode ser acompanhada de expectoração hemoptóica ou de hemoptise por ruptura de vasos da árvore brônquica em casos de congestão pulmonar mais intensa, como nos casos de estenose de válvula mitral, ou ainda embolia e infarto pulmonar. Quando o cardiopata é acometido por infecção pulmonar a expectoração pode evoluir para espessa ou purulenta e agravar o quadro de dispneia.

Atualmente, outra causa frequente de tosse seca em cardiopatas é o uso de inibidores de enzima conversora da angiotensina IECA), uma classe de anti-hipertensivos utilizada com muita frequência tanto para controle da pressão arterial quanto para tratamento da insuficiência cardíaca. Até 20% dos pacientes em uso de IECA podem apresentar tosse seca e, às vezes, acompanhada de pigarro, referida à base do pescoço pelo paciente. Esta tosse costuma desaparecer após dias ou semanas da substituição do medicamento por outra classe de anti-hipertensivo.

Febre, Calafrios e Petéquias

Essa combinação pode ser manifestação de endocardite infecciosa, especialmente em portadores de lesões valvulares reumáticas, próteses valvares e cardiopatias congênitas. Nesses casos podemos aplicar os critérios de Duke. Vide figura abaixo para critérios de Duke atualizados.

CRITÉRIOS MENORES DE DUKE-ISCVID (2023)	
PREDISPOSIÇÃO	História prévia de EI
	Válvula protética
	Reparo de válvula prévio
	Doença congênita cardíaca
	Regurgitação ou estenose de qualquer etiologia (moderada-grave)
	Dispositivos eletrônicos implantáveis endovasculares
	Cardiomiopatia obstrutiva hipertrófica
	Uso de drogas injetáveis
FEBRE	> 38°C
FENÔMENOS VASCULARES	Embolia arterial
	Infartos pulmonares sépticos
	Abscesso cerebral ou esplênico
	Aneurisma micótico
	Hemorragia intracraniana, hemorragias conjuntivais
	Lesões de Janeway
	Púrpura de Henoch-Schöniein
FENÔMENOS IMUNOLÓGICOS	Fator reumatóide positivo
	Nódulos de Osler
	Manchas de Roth
	Glomerulonefrite mediada por imunocomplexos
EVIDÊNCIA MICROBIOLÓGICA	Identificação do microrganismo causador, de forma que não se encaixa nos critérios maiores (hemocultura ou amplificação de nucleotídeos)
IMAGEM	Alteração metabólica em PET/CT < 3 meses de cirurgia cardíaca
EXAME FÍSICO	Nova ausculta de sopro regurgitante

Endocardite infecciosa

Rouquidão

Pode ser causada por compressão do nervo laríngeo recorrente por aneurisma torácico aórtico, grande dilatação da artéria pulmonar, ou grande dilatação do átrio esquerdo (síndrome de Ortner).

Antecedentes Pessoais

Neste tópico, os fatores de risco associados à doença cardiovascular devem ser pesquisados ativamente. É importante relatar os seguintes fatores de risco associados à doença cardiovascular: hipertensão arterial sistêmica (HAS), diabetes mellitus (DM), dislipidemia, apneia obstrutiva do sono, doença arterial periférica, acidente vascular cerebral ou infarto agudo do miocárdio prévios, insuficiência renal crônica, sedentarismo e obesidade. Uma vez que o paciente apresenta um dos fatores de risco, deve-se precisar há quanto tempo tem a doença e se faz algum tratamento medicamentoso.

A presença de DM tipo 1 e tipo 2 também acrescenta um maior risco de DAC, complicações pós infarto agudo do miocárdio e insuficiência cardíaca. A doença cardiovascular é a principal causa de óbito em pacientes com DM, podendo ser responsável pela mortalidade de 80% destes indivíduos. O risco de DAC é aumentado duas vezes em homens e três vezes em mulheres com diabetes em comparação com indivíduos da mesma idade sem diabetes, segundo o Framingham Heart Study. A dislipidemia é outro importante fator de risco para DAC, o aumento do LDL colesterol, assim como a redução do HDL colesterol estão diretamente relacionados à DAC. Além disso, os antecedentes devem ser detalhados, investigando antecedentes de procedimentos cardiovasculares, cirurgia de troca valvar, definindo o tipo de valva implantada, seja esta biológica ou metálica e o respectivo uso de anticoagulação conforme diretrizes.

Com relação a histórica cardiovascular, é importante conhecer se o paciente passou por procedimentos como revascularização miocárdica cirúrgica, investigando os tipos de enxertos que foram realizados ou revascularização percutânea, investigando o tipo de stent implantado. A correção de defeitos congênitos e implante de próteses cardíacas ou aórticas são pontos relevantes da anamnese.

Hábitos de vida

O uso de tabaco é um fator de risco para DAC e doença arterial periférica. O cigarro causa a ativação plaquetária aumentando o fibrinogênio circulante, cursando com aumento da frequência cardíaca assim como a pressão arterial. Se tabagista, definir a carga tabágica por maços-ano.

- Maços por dia = nº cigarros por dia / 20 (maço).
- Unidades maço-ano = nº maços por dia x anos que fumou

Deve-se pesquisar ainda o etilismo, hábitos alimentares e o tipo de dietas que o paciente consome. Descrever se há história do uso de drogas ilícitas, consumo de estimulantes, realização de atividade física regular, sedentarismo, e situações prolongadas de estresse são alguns dos hábitos que devem ser solicitados na entrevista com o paciente.

Histórico familiar

Relatar se pai, mãe e irmãos são vivos e se tem alguma doença, em especial fatores de risco já conhecidos para doença cardiovascular como hipertensão arterial, diabetes mellitus e dislipidemia. No caso de falecimento, descrever a causa e idade do óbito. A presença de familiares de 1º grau (pai, mãe, irmão, filho ou filha) com infarto agudo do miocárdio e/ou acidente vascular encefálico, quando homens, menores de 55 anos de idade, e mulheres, menores de 65 anos de idade, é considerada como história familiar positiva para doença cardiovascular prematura.

PARTE 2

EXAME FÍSICO DO SISTEMA CARDIOVASCULAR

Aparência Geral ao Exame Físico (Ectoscopia)

William Osler citou em 1903: "Não há arte mais difícil de se aprender do que a arte de observar". A inspeção inicial do paciente se inicia realmente com a chegada do paciente à consulta. Nesse momento o examinador procura evidências de algum distúrbio agudo ou crônico, analisa o estado emocional geral do doente pela observação mais do que pelo interrogatório. Ao mesmo tempo, deve ser observado o padrão respiratório assim como avaliar a idade pela sua aparência geral comparando com a idade cronológica.

Postura

A avaliação da postura do paciente é de grande valor, uma vez que os pacientes adotam a postura que lhes é mais confortável. Nos pacientes com dispneia e disfunção ventricular esquerda pode haver dispneia de decúbito que desaparece poucos minutos após a posição ereta do tronco e da cabeça ou com o uso de dois ou mais travesseiros. Uma forma especial de dispneia de decúbito e a trepopneia, que obriga ao enfermo a repousar em uma posição preferencial. Na pericardite com derrame pericárdico, o enfermo inclina-se para a frente e assume a posição genupeitoral (sinal da prece maometana - Figura 1) ou de Blechmann (sinal da almofada - Figura 2), em que o enfermo permanece com o tronco sobre a coxa e estas flexionadas sobre as pernas, apoiando a cabeça em almofada.

Nas cardiopatias congênitas cianóticas e na hipertensão pulmonar com CIV, os pacientes tentam se proteger da dispneia e da síncope com a postura de acocoramento (squatting). Com o passar dos anos, os enfermos adotam cada vez menos esta singular posição e simulam colher objetos do chão ou amarrar os sapatos com o objetivo de passarem despercebidos.

Na angina, assim como no IAM, o paciente frente a uma sensação de angustia extrema, pode permanecer imóvel com a mão na parte alta do esterno ou a mão na região precordial (sinal de Levine - Figura 4).

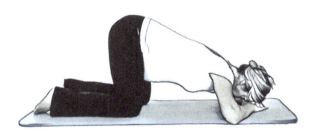

Figura 1. Posição genupeitoral

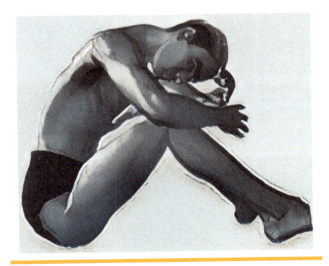

Figura 2. Posição de Blechmann

Na insuficiência cardíaca direita e valvulopatia tricúspide, não há dispneia de decúbito e é flagrante a turgência jugular com ou sem ascite e edema. (Figura 3)

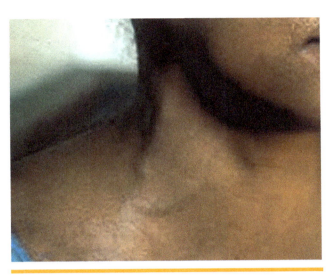

Figura 3. Turgência jugular na Insuficiência Cardíaca

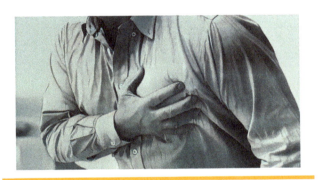

Figura 4. Sinal de Levine

Palidez e Cianose

Durante o exame físico geral, atenção especial deve ser dada a busca de sinais da presença de cianose e palidez facial. Quando a cianose tem origem central, a coloração azulada pode ser detectada nos lábios, mucosas, língua e leito ungueal. Quando tem origem periférica é mais bem observada nas bochechas, queixo e lobo da orelha.

Habitualmente, quando há cianose desde o nascimento, esta é geralmente devida à cardiopatia congênita como shunt direito-esquerdo. Quando surge na adolescência sugere inversão de um shunt esquerdo-direito prévio. Cianose de surgimento mais tardio, pode ser secundária à doença pulmonar obstrutiva crônica (DPOC) ou à hipertensão pulmonar.

Baqueteamento dos dedos (hipocratismo digital) das mãos e/ou dos pés pode ser um sinal característico de cianose central (doença cardíaca congênita ou doença pulmonar com hipoxia), ou endocardite infecciosa.

Pacientes com endocardite infecciosa podem apresentar petéquias e cianose labial assim como rash cutâneo e eritema polimorfo com nódulos subcutâneos. Lesões cutâneas podem também identificar porta de entrada infecciosa em usuários de drogas endovenosas, ou lesões mais graves da pele. Os nódulos de Osler são lesões pequenas da pele, dolorosas, eritematosas, ocorrendo mais frequentemente nas polpas digitais e nas palmas das mãos e planta dos pés, enquanto as lesões de Janeway são hemorrágicas, ligeiramente salientes, não dolorosas, nas palmas das mãos e plantas dos pés. Ambas as lesões, ocorrem na endocardite, assim como as hemorragias subungueais (splinter) e as petéquias.

A palidez facial associada a extremidades frias pode ser observada nas cardiopatias graves com débito cardíaco baixo. Quando presente, a palidez cutânea é frequentemente observada em pacientes com doenças sistêmicas mais graves, como cardite reumática, endocardite infecciosa e hipertensão maligna

A lentiginose (pequenas lesões maculares marrons em região de tronco e cervical), que geralmente inicia-se na infância, e não aumenta em número com a exposição solar, pode ser observada na estenose pulmonar e na estenose subaórtica idiopática hipertrófica.

Extremidades

O fenômeno de Reynaud, que pode ser observado em hipertensão pulmonar primária e esclerodermia, é caracterizado pela palidez e/ou cianose intermitente das extremidades, precipitadas pela exposição ao frio. Com o passar do tempo, a pele das extremidades dos dedos e unhas tornam-se atróficas.

Mãos frias, pálidas ou azuladas, acompanhadas por colapso das veias do antebraço, resultam de vasoconstrição periférica, o que pode ser uma resposta normal ao frio, ansiedade ou até um sinal de baixo débito cardíaco. Condições acompanhadas de débito cardíaco elevado produzem mãos rosadas e quentes, associadas com distensão das veias do antebraço.

Rubor sistólico do leito ungueal, com a visualização de pulsação devido à transmissão do pulso arterial nos pequenos vasos capilares .detectada pela transiluminação do leito ungueal com uma lanterna acesa (sinal de Quincke), é observada na regurgitação aórtica e outras condições caracterizadas por pressão de pulso grandemente aumentada.

Olhos

Atenção deve ser dirigida para a íris à procura do halo senil (particularmente, o halo que é incompleto). Este, quando presente, ´pode sugerir hipercolesterolemia, xantelasma associado e doença coronariana. Em negros, o halo senil não reflete hipercolesterolemia.

Iridodonese (tremor da íris) pode ocorrer na síndrome de Marfan, uma doença autossômica dominante que afeta o tecido. Esclera azulada pode ser vista em diferentes patologias como em pacientes com síndrome de Marfan, síndrome de Ehler-Danlos e osteogênese imperfeita, desordens que frequentemente estão associadas com dilatação aórtica, insuficiência e dissecção aórtica.

O exame do fundo de olho é de fundamental importância no estadiamento da hipertensão arterial, da aterosclerose e do diabetes. O papiledema está presente não somente na hipertensão maligna, mas também no cor pulmonale com grave hipóxia.

Hemorragias petequiais, em forma de chama, denominadas manchas de Roth são achados presentes em pacientes com endocardite infecciosa.

Orelhas

O sinal de Frank, definido como a presença de uma prega ou ruga lobular diagonal no lobo da orelha e bilateral, indica envelhecimento precoce e em alguns casos doença arterial coronariana (DAC) triarterial grave. (figura 5).

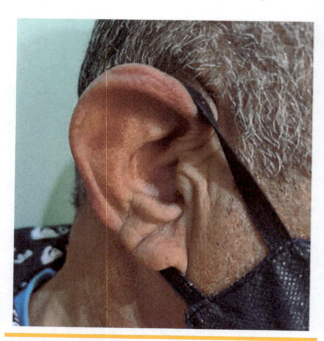

Figura 5. Sinal de Frank

Pescoço

O ingurgitamento venoso cervical bilateral é observado na insuficiência cardíaca direita e está comumente associado com hepatomegalia e edema. Refluxo hepatojugular consiste no aumento do volume e turgência/distensão das veias jugulares quando uma compressão é aplicada no abdome. O reflexo deve ser pesquisado com o paciente deitado, com o tórax elevado e uma firme pressão deve ser exercida sobre o hipocôndrio direito. Se tal manobra cursar com o aumento do ingurgitamento venoso, o teste é considerado indicativo de insuficiência cardíaca direita.

A "dança das artérias" é observada pela presença de batimentos visíveis pulsantes nas artérias cervicais. Este achado é comum em pacientes com insuficiência aórtica, entretanto não patognomônico desta patologia. Pode também estar presente na insuficiência aórtica. O sinal de Musset é caracterizado pelo balanço da cabeça em movimentos rítmicos e sincronizados aos batimentos cardíacos, secundário a projeção do sangue nas artérias e seu refluxo, com ocorrência na insuficiência aórtica.

Abdome

A presença de um volumoso abdome pode ser apenas o resultado de obesidade. Entretanto, se a pele é tensa e brilhante, há sinais de distensão ou o umbigo está invertido, a suspeita de ascite, de diversas etiologias deve ser aventada. (Descrita no Capítulo de Ascite – Capítulo 34. A ascite é um achado comum na insuficiência cardíaca direita grave, e pode estar presente na pericardite constritiva. Muitas vezes está associada a edema da parede abdominal, inclusive com cacifo.

Exame Físico Cardiovascular

Pulsos venosos e pulsos arteriais

A descrição do exame dos pulsos venosos e arteriais será abordada no capítulo de semiologia do sistema venoso e arterial (Capítulo da Semiologia do Sistema Venoso e Arterial – Capítulo 11).

Inspeção do Tórax

O exame do tórax deve ser minucioso, com observação detalhada dos dois lados torácicos que devem ser comparados. Há algumas linhas que servem de referência e já foram descritas no capítulo 9 (Semiologia do Aparelho Respiratório).

- linha medioclavicular, que no adulto normal está localizada 7 a 10 cm da linha mediana;
- linha axilar anterior;
- linha axilar posterior;
- linha axilar média.

A inspeção do tórax pode fornecer ao examinador importantes informações, como a visualização ou não do ictus cordis, a retração ou o abaulamento precordial e eventual batimento epigástrico.

A primeira análise na inspeção deve procurar ser o tórax apresenta algum tipo específico. O pectus excavatum, também conhecido como tórax em sapateiro ou tórax escavado, é uma deformidade caracterizada pela depressão do esterno e das cartilagens costais inferiores. Pode estar associado a diversas doenças congênitas como síndrome de Marfan, neurofibromatose, Síndrome de Poland. Sopro sistólico pode estar presente, assim como alguns pacientes podem não ter nenhuma patologia ou sintomas associados à deformidade. Pectus carinatum (tórax de pombo) é uma deformidade, de crescimento progressivo que pode ou não ser acompanhada de sintomas cardiorrespiratórios, sendo a maioria dos pacientes oligossintomáticos. O abaulamento do tórax à esquerda do esterno pode ser observado no aumento ventricular direito que tenha ocorrido em idade precoce. Pectus excavatum e pectus carinatum podem com frequência associar-se com prolapso de valva mitral.

Na inspeção estática do tórax o examinador deve observar se há a presença de ginecomastia ou abaulamentos e retrações. Abaulamentos e pulsações visíveis acima da terceira costela sugerem alteração originária dos grandes vasos, já abaixo da terceira costela, mais comumente se originam do ventrículo esquerdo ou direito.

A presença de circulação venosa colateral na região infraclavicular ocorre na trombose da veia cava superior ou mesmo em outras situações em que há congestão do sistema cava, como por exemplo por compressões extrínsecas.

Palpação Cardíaca

Ictus Cordis

Ictus Cordis (IC), também conhecido por impulso apical, corresponde a relação do ponto de contato da parede torácica com o ventrículo esquerdo. É a pulsação normal resultante do final da contração isovolumétrica do ventrículo esquerdo - porção septal e início da ejeção rápida. A visualização/palpação do ictus cordis relaciona-se com aspectos anatômicos do paciente, incluindo tipo físico e presença ou não de obesidade.

No adulto, o ictus é visível e palpável em 25% da população geral. Depende, principalmente, da espessura torácica e do diâmetro anteroposterior torácico. Na criança, é frequentemente visível e palpável (80%) e sua localização varia com a faixa etária da criança. Por isso, quando o ictus cordis não for visível ou palpável na criança, causas patológicas devem ser investigadas.

No decúbito dorsal, o ictus pode ser observado entre o 4º ou 5º espaço intercostal esquerdo na linha hemiclavicular esquerda (Figura 6). É percebido em 1-2 polpas digitais (<2,0 cm) precocemente na sístole ventricular e deve ser simultâneo ou preceder o pulso carotídeo. Eventualmente, no decúbito lateral esquerdo pode ser observado em maior amplitude com 3 polpas digitais (3,0 cm). Situações em que há o deslocamento do ictus para a esquerda frequentemente estão associados a hipertrofia ou sobrecarga do ventrículo esquerdo. Situações em que há o deslocamento do ictus para a direita são mais raras, como por exemplo, a destrocardia.

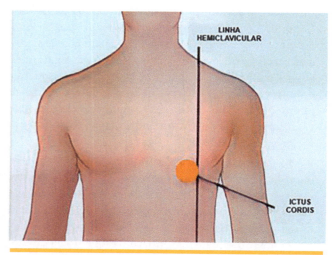

Figura 6. Ictus cordis

A avaliação da intensidade do ictus cordis deve ser descrita em cruzes: (+) leve; (++) moderada; (+++) acentuada; (++++) muito acentuada. A sua intensidade depende, logicamente, do inotropismo cardíaco e da aproximação do coração à face ântero-lateral esquerda do tórax, durante a contração isovolumétrica e início da ejeção máxima. Assim, uma dilatação do VE, mesmo com grau de inotropismo deprimido, pode ser responsável por um ictus cordis com intensidade de "+++", se no momento do ictus cordis ocorrer uma aproximação do VE à parede torácica maior do que acontece normalmente. Avaliando sua amplitude, é de grande relevância descrever o ictus propulsivo. Este ictus ocasiona um impulso embaixo dos dedos do examinador, capaz de levantá-los (impulso para cima). É muito sugestivo de hipertrofia ventricular esquerda.

Com relação a duração, o ictus cordis em situações normais é observado simultaneamente a palpação do pulso carotídeo e se retrai antes da metade da sístole. O ictus pode durar toda a sístole, especialmente em pacientes com comprometimento da ejeção ventricular, nas sobrecargas pressóricas e nas grandes dilatações do ventrículo esquerdo. Nestas situações, o ictus pode ser percebido muito após o desaparecimento do pulso carotídeo. Pacientes com um aumento da extensão e duração do ictus, geralmente associadas a deslocamento lateral do ictus tem sua etiologia ligada a sobrecarga ventricular. Nas sobrecargas do ventrículo esquerdo, um ictus cordis sustentado demonstra uma sobrecarga pressórica enquanto um ictus cordis deslocado, uma sobrecarga volumétrica.

Ausculta Cardíaca

Para realizar a ausculta cardíaca, o ideal é que o paciente esteja em repouso, em decúbito dorsal, com o tórax exposto. A ausculta deve ser realizada de preferência em um ambiente silencioso, uma vez que alguns pacientes têm suas bulhas hipofonéticas, o que pode dificultar o exame clínico. O decúbito lateral esquerdo, pode ser de grande auxílio uma vez que pode amplificar os sons de origem mitral. A posição sentada torna mais audíveis os sons provenientes das valvas semilunares.

Bom uso do Estetoscópio

O estetoscópio, instrumento utilizado para realizar a ausculta é composto por olivas, campânula e diafragma. (Figura 7). O estetoscópio capta e conduz até o aparelho auditivo as vibrações das estruturas cardíacas e valvulares na superfície torácica.

A parte auricular do estetoscópio deve estar ajustada para respeitar a conformação anatômica do ouvido humano, ou seja, estar orientada anteriormente.

A campânula é a parte menor, em forma de cone e os sons mais graves ou de baixa frequência (30 a 150 Hz) são melhores audíveis por esta parte do estetoscópio, como por exemplo:

Tabela 1: Passo a passo da Ausculta Cardíaca

Abordagem sistematizada da Ausculta Cardíaca
1. Definição do Ritmo Cardíaco: • Regular • Irregular
2. Frequência Cardíaca
3. Bulhas (1ª e 2ª) • Intensidade • Desdobramentos
4. Ruídos Adicionais • 3ª e 4ª bulhas • Clicks • Estalidos • Ruídos de próteses
5. Sopros cardíaco • Tipo de sopro • Localização – Foco • Duração • Intensidade • Irradiação • Timbre/tonalidade
6. Atritos

Tabela adaptada de PAZIN-FILHO A, SCHMIDT A, MACIEL BC, 2004.

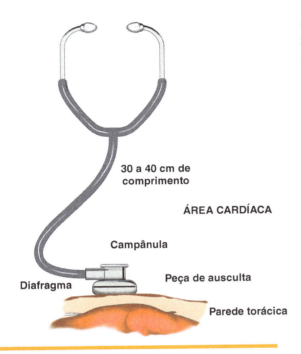

Figura 7. Partes do estetoscópio

- Terceira bulha (B3)
- Quarta bulha (B4)
- Ruflar diastólico presente na estenose mitral ou, mais raramente, na estenose tricúspide.

Para isto o estetoscópio deve possuir uma campânula relativamente grande e pouco profunda. Ao usar a campânula, deve-se exercer uma leve pressão sobre o estetoscópio, com o objetivo de vedar as bordas da peça contra a pele. Já os sons de alta frequência são mais audíveis utilizando-se o diafragma que ao ser pressionado sobre a superfície torácica propicia melhor ausculta dos sons pulmonares e abdominais. O diafragma pode amplificar determinados tipos de sopros. Para proceder com a ausculta, deve-se identificar cada um dos focos da área cardíaca e os pontos de ausculta.

Para melhor entendimento dos mecanismos que determinam os ruídos gerados na área cardíaca deve-se primeiro compreender a fisiopatologia hemodinâmica que ocorre durante o ciclo cardíaco.

Ciclo cardíaco

O ciclo cardíaco normal é caracterizado por uma sequência de eventos que ocorre desde o início do primeiro batimento e pode ser dividido em sistólico e diastólico. Tem seu início pela geração espontânea de um potencial de ação no nó sinusal, que se propaga pelos átrios, nó atrioventricular, feixe de His (ramos direito e esquerdo) e finalmente nas fibras de Purkinje. Estes são divididos em fases.

Período sistólico

- Contração isovolumétrica
- Ejeção

  - Pressão ventricular irá forçar a abertura das semilunares
  - Ejeção ventricular rápida (70% do sangue na primeira fase da ejeção).
  - Ejeção ventricular lenta (30% do sangue ejetado na fase lenta)

Período diastólico

- Relaxamento isovolumétrico
- Enchimento ventricular rápido (após abertura das valvas atrioventriculares) - 1/3 da diástole
- Enchimento lento – 1/3 médio da diástole
- Contração atrial – 20% do volume final da diástole

Bulhas Cardíacas

Entendendo a estrutura anatômica do coração, e o seu posicionamento no mediastino, é possível auscultar mais nitidamente determinados sons cardíacos em suas respectivas áreas.

Durante o fechamento das valvas atrioventriculares (mitral e tricúspide), ocorre um som grave, denominado de primeira bulha cardíaca (B1) e, durante o fechamento das valvas semilunares, ocorre a segunda bulha cardíaca (B2). Enquanto B1 marca o início da sístole, B2 marca o início da diástole. O tempo entre B1 e B2 (sístole) é mais curto do que o tempo entre B2 e a próxima B1 (diástole), devido ao fato da diástole ser mais longa do que a sístole.

No momento em que ocorre a B1, o ventrículo ainda não está ejetando sangue, pois ainda não há gradiente suficiente para promover a abertura das valvas

Bulhas normais

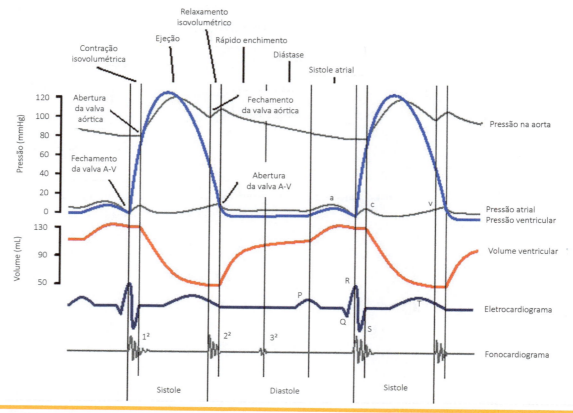

Figura 8. Ciclo cardíaco

semilunares. Neste momento, as valvas atrioventriculares já se fecharam, as valvas semilunares ainda permanecem fechadas, e os ventrículos iniciam a sua contração. Todos estes eventos encontram-se contidos na sístole ventricular e caracterizam contração isovolumétrica, apresentada anteriormente neste capítulo. Portanto, B1 marca o início da contração isovolumétrica.

Existe, uma bem estabelecida relação temporal e funcional entre os fenômenos elétricos e os fenômenos mecânicos no ciclo cardíaco, que é fundamental para a compreensão de uma série de fenômenos, tais como os sopros. Quando um indivíduo realiza uma inspiração mais lenta, ocorre facilitação do retorno venoso, negativando a pressão intra-torácica, com consequente enchimento do átrio direito e do ventrículo direito. Dessa forma, por um, dois ou três batimentos, o ciclo cardíaco direito pode ficar um pouco mais lento, sendo possível observar um desdobramento fisiológico (normal) da segunda bulha cardíaca. devido a

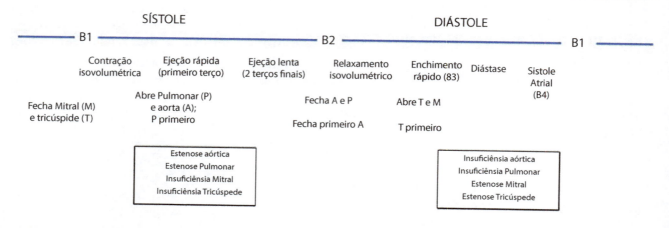

Figura 9. Bulhas e Disfunções valvares.

uma pressão mais elevada na artéria pulmonar. Assim, há uma separação dos sons do fechamento da valva aórtica, e da valva pulmonar, sendo essa última retardada. Após dois ou três ciclos, há o retorno do equilíbrio, os débitos se igualam e o desdobramento desaparece.

Caso seja o som da valva aórtica que sofra um atraso, durante a ausculta, isso pode significar um desdobramento patológico de B2, decorrente de uma comunicação interventricular (fazendo um maior retorno venoso para o ventrículo esquerdo), ou de um problema elétrico (por bloqueio de ramo esquerdo do feixe de Hiss, levando a uma contração atrasada do ventrículo esquerdo) e nesses casos não existe mudança com a inspiração, isto é, o desdobramento é fixo.

Eventualmente pode-se encontrar também a terceira (B3) e a quarta (B4) bulhas cardíacas, nem sempre audíveis. A B3 se caracteriza pelo impacto do sangue na parede ventricular, durante o enchimento passivo (diástole). Como os ventrículos possuem complacência são capazes de acomodar o sangue na diástole, normalmente não se ausculta essa bulha, exceto em situações onde observamos aumento importante do ventrículo esquerdo.

Já a quarta bulha cardíaca é provocada pelo impacto do sangue na parede ventricular, ocasionada pela sístole atrial, e que só pode ser percebida na ausculta em situações onde exista uma redução do volume da cavidade do ventrículo esquerdo, como ocorre na hipertrofia ventricular grave com consequente insuficiência cardíaca com fração de ejeção preservada.

A avaliação da intensidade das bulhas obedece a critérios com grau significativo de subjetividade mas é importante, no entanto, ao tentar caracterizá-las como apresentando uma intensidade normal (normofonética), reduzida (hipofonética) ou aumentada (hiperfonética), considerando que existe variação fisiológica da intensidade das bulhas nas diferentes regiões do precórdio, as características anatômicas (forma e espessura) do tórax. Do ponto de vista prático, é de fundamental importância a comparação da intensidade das bulhas entre focos semelhantes. Considerando-se a variação da normalidade, não é incomum considerarmos uma bulha que seria normal para um determinado indivíduo, como sendo hiper ou hipofonética.

Focos e áreas de ausculta cardíaca:

Inicialmente, é importante reforçar que os focos de ausculta não estão necessariamente relacionados com as localizações anatômicas de cada valva cardíaca. Abaixo serão descritos os principais focos de ausculta e seu significado clínico.

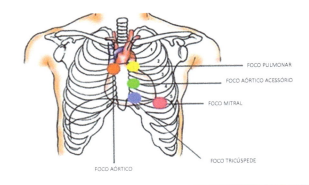

Figura 10 . Focos de Ausculta cardíaca

- **Foco ou área mitral:** Localiza-se no 5º (quinto) espaço intercostal esquerdo na linha hemiclavicular e na inspeção do tórax, representa o ictus cordis. Esta localização pode apresentar variações anatômicas, pois em pacientes longilíneos este foco pode estar localizado medialmente, próximo a área do foco tricúspide. Já no ponto de vista patológico, pacientes com cardiomegalia, o foco mitral desviado inferiormente e lateralmente, assim como o ictus cordis.

- **Foco ou área pulmonar:** Localizado no 2º (segundo) espaço intercostal esquerdo à esquerda da borda esternal

- **Foco ou área aórtica:** Localizado no 2º (segundo) espaço intercostal direito junto ao esterno

- **Foco aórtico acessório:** Fica entre o 3º (terceiro) e 4º (quarto) espaço intercostal esquerdo

- **Foco ou área tricúspide:** Localizado na base do apêndice xifóide ou seja, no quinto espaço intercostal ligeiramente à esquerda do esterno.

Estes focos são usados para definir a localização, local de maior intensidade de ausculta, e irradiação dos sopros e sons cardíacos.

O paciente não deve ser auscultado apenas nas áreas dos focos supracitados. É importante que o estetoscópio também seja posicionado em outras áreas do precórdio e suas adjacências: borda esternal esquerda, borda esternal direita, região axilar esquerda, a fim de buscar irradiações de eventual sopro para áreas além de seus focos de ausculta iniciais. Os sopros oriundos da valva mitral com frequência irradiam-se para a região axilar, enquanto os sons da valva aórtica são audíveis também em região cervical e borda esternal esquerda, achados estes que devem ser descritos nas anotações e prontuários.

Seguir uma sequência de procedimentos durante a ausculta cardíaca pode tornar mais fácil a detecção de sons ou sopros patológicos, além de facilitar o raciocínio clínico para possíveis diagnósticos sindrômicos e etiológicos (Tabela 1).

- **Primeira bulha (B1):** Corresponde ao fechamento das valvas atrioventriculares mitral e tricúspide, no início da sístole. O componente mitral antecede o fechamento da tricúspide e coincide com *ictus cordis* e pulso carotídeo. Sua duração é um pouco maior que a da segunda bulha. Este som tem timbre mais grave e para representá-la didaticamente usamos a expressão do som: TUM. Durante a ausculta da primeira bulha, deve-se observar sua intensidade e a presença do desdobramento, conforme citado anteriormente.

Tabela 2: Variações da Intensidade de B1

VARIAÇÕES DA INTENSIDADE DE B1	
HIPERFONESE	HIPOFONESE
Espessura do Tórax diminuída	Estenose mitral grave calcificada
Estados hiperdinâmicos	Insuficiência Aórtica grave
Estenose Mitral	P-R longo (>200ms)
Mixoma Atrial	Baixo Débito
P-R curto (<160 ms)	Tamponamento Cardíaco
Degeneração mixomatosa mitral e folhetos amplos	Obesidade/Enfisema

- **Segunda bulha (B2):** Corresponde ao fechamento das valvas aórtica e pulmonar e se apresenta como um som de timbre mais agudo. A intensidade do componente aórtico cotsuma torna-lo um som único em todo o tórax, em especial no foco aórtico mas o componente pulmonar pode ser audível somente no foco pulmonar. Para representá-la utilizamos o som: TA. Na inspiração, em virtude do prolongamento da sístole ventricular, pode haver um atraso do componente pulmonar, e os dois componentes podem ser perceptíveis, causando o desdobramento fisiológico da segunda bulha. Neste caso, para representar este ruído, descrevemos como: TLA. (Tabela 3: Variações da Intensidade de B2)

Tabela 3: Variações da Intensidade de B2

VARIAÇÕES DA INTENSIDADE DE B2	
HIPERFONESE	HIPOFONESE
Síndromes hiperdinâmicas	Hipotensão Arterial
Hipertensão Arterial Pulmonar	Estenose Aórtica/Pulmonar
Hipertensão Arterial Sistêmica	Insuficiência Aórtica Valvar
Dilatação de Aorta Ascendente ou Artéria Pulmonar	Derrame Pericárdico
	DPOC

- **Terceira bulha (B3):** É um ruído protodiastólico de baixa frequência que ocorre concomitantemente a fase de enchimento rápido ventricular do ciclo cardíaco, e corresponde a vibrações da parede ventricular que subitamente distende-se principalmente em decorrência ao enchimento ventricular diastólico. É um marcador de disfunção e dilatação do ventrículo esquerdo, deve ser auscultado com a campânula do estetoscópio e a ausculta pode ser facilitada por manobras como elevação dos MMII ou com decúbito lateral esquerdo. Este som pode ser representado didaticamente utilizando a expressão do som: TU.

Insuficiência Cardíaca com Fração de Ejeção Reduzida e B3: É um marcador de disfunção sistólica do ventrículo esquerdo. Pode ser o único achado em pacientes assintomáticos com disfunção sistólica. Se correlaciona com a elevação da pressão diastólica final do ventrículo esquerdo e com aumento do BNP - peptídeo natriurético do tipo B (cerebral).

- **Quarta bulha (B4):** Som habitualmente patológico, que tem características semelhantes a terceira bulha, e que ocorre ao final da diástole. É decorrente da desaceleração abrupta

Quarta bulha

do fluxo sanguíneo proveniente da contração atrial ao encontrar o volume sanguíneo existente no interior do ventrículo. Por ter uma relação direta com a contração atrial, pode ser considerado um som pré-sistólico. A ausculta da quarta bulha tem relação com a redução da complacência ventricular observada em pacientes hipertensos, pacientes com hipertensão pulmonar e miocardiopatias hipertróficas, como as observadas na Síndrome da Apneia Obstrutiva do Sono e Amiloidose cardíaca. Raramente também pode ser audível em crianças e adultos jovens saudáveis.

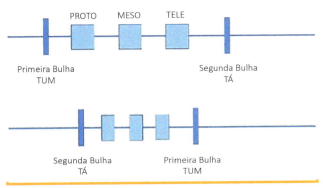

Figura 11. Bulhas e sopros cardíacos.

Tabela 4: Manobras de Amplificação da Sonoridade

Manobras de Amplificação da Sonoridade
• Expiração intensifica sons do lado esquerdo do coração
• Inspiração intensifica sons do lado direito do coração
• Posição sentada amplifica sons da valva aórtica
• Decúbito lateral esquerdo amplifica sons originados na valva mitral

Ritmo e frequência cardíaca

Quando durante a ausculta são observadas a presença de apenas duas bulhas, o ritmo é descrito como em dois tempos ou ritmo binário. Quando a terceira bulha é audível, define-se como ritmo em três tempos ou ritmo ternário.

- Ritmo binário ou em dois tempos : TUM-TA, TUM-TA, TUM-TA
- Ritmo ternário ou em três tempos: TUM-TA-TU, TUM-TA-TU

O ritmo de galope caracteriza-se pela presença de três tempos (uma terceira ou quarta bulha), com frequência cardíaca aumentada, entre 90 a 130 bpm, semelhante ao galopar de um cavalo.

A frequência cardíaca é determinada pela contagem do número de batimentos em um minuto e o ritmo cardíaco pode ser caracterizado como regular ou irregular. Quando não é possível encontrar nenhum padrão de regularidade na ausculta, e os batimentos acontecem em uma sequência aleatória descrevemos as bulhas como arrítmicas, ou arritmia arrítmica. Um ritmo regular, muitas vezes pode ser perturbado por um ou mais batimentos tardios ou precoces, que são secundários à presença de extrassístoles.

Desdobramentos

O desdobramento de B1 é audível quando seus componentes mitral (M) e tricúspede (T) estão separados em 20ms ou mais. A onomatopéia que utilizamos para B1 desdobrada é TRUM. Os desdobramentos de B1 (TRUM) ocorrem quando o componente M se antecipa ou o componente T se afasta e sua ausculta é mais evidente na área tricúspide.

1. **Desdobramento fisiológico** — a cronologia normal do fechamento das válvulas atrioventriculares (VAV) anteriormente descrita neste capítulo, descreve a válvula mitral (VM) fechando primeiro e a seguir, a tricúspide (VT). Esse desdobramento só é ouvido à inspiração, quando os componentes M e T encontram-se afastados por um tempo igual ou superior a 20ms. Durante a expiração B1 é ouvida como um ruído único pois os componentes M e T, ou ocorrem juntos ou estão separados por um intervalo de tempo inferior a 20ms, impossível de ser detectado pelo ouvido humano. Esse tipo de desdobramento é observado em muitas pessoas normais, principalmente jovens.

2. **Desdobramento patológico** — ssemiologicamente apresenta-se como um exagero do desdobramento fisiológico, e ao invés de desaparecer na expiração, permanece fixo durante todo o ciclo respiratório. A B1 já é ouvida desdobrada à expiração, com aumento do desdobramento à inspiração. Geralmente é produzido por causas que determinem retardo no fechamento da válvula tricúspide (VT) que podem ser de origem elétrica, mecânica ou mista.

Ruídos Cardíacos

Tabela 5. Ruídos Cardíacos

RUÍDOS CARDÍACOS	
SISTÓLICOS	DIASTÓLICOS
Clique protossistólico	Estalido de Abertura (Estenose Mitral)
Clique mesossistólico	Tumor "plop" do mixoma atrial
Atrito pericárdico	"Knock" pericárdico (Pericardite constritiva)

Ruídos Cardíacos Sistólicos

Clique Protossistólico

Trata-se de um som de alta frequência relacionado com a ejeção ventricular. Está presente em anormalidades estruturais das valvas semilunares ou quando temos vasos da base dilatados (Aorta e Artéria Pulmonar), pode ser acompanhado por um sopro proto-mesossistólico de caráter ejetivo. O clique protossistólico não é audível em indivíduos normais. A presença deste ruído indica uma valva não calcificada (móvel). Entre as causas do clique protossistólico podemos mencionar: Hipertensão Arterial Pulmonar, prótese metálica aórtica, dilatação de raiz de aorta ou de artéria pulmonar, estenose aórtica, estenose pulmonar e valva aórtica bicúspide.

Clique Mesotelessistólico

É um ruído de alta frequência e curta duração. Se produz devido ao aumento da tensão das cordoalhas e folhetos valvares redundantes na sístole. É característico do Prolapso da Valva Mitral (PVM).

Sopro Mesossistólico (Inocente)

Sopro de Still: É um sopro sistólico curto e suave, inocente, de característica vibratória. Apresenta-se entre a borda esternal esquerda inferior e o ápice. Este sopro pode estar presente em crianças, adolescentes e adultos.

Estalido mesossistólico

Atrito Pericárdico

É um ruído de alta frequência, audível em qualquer lugar do precórdio, especialmente quando o paciente está inclinado para a frente e em expiração. Traduzido nos livros clássicos de cardiologia como sons do tipo: esmigalhar, ranger ou estalar, arranhar, crepitar de rachadura.

O diagnóstico é simples quando num paciente com história clínica de dor pleurítica e tosse suspeita aparece um som superficial semelhante a um ruído áspero ou um rangido tosco de "couro novo". Quando o derrame pericárdio é volumoso, o atrito pode desaparecer e as bulhas tornarem-se hipofonéticas. Esses atritos são mais facilmente detectados no meio ou terço inferior da região para esternal esquerda, sendo mais bem evidenciados quando o estetoscópio é comprimido firmemente durante a fase expiratória da respiração do paciente inclinado para a frente, podendo eventualmente aumentar durante a inspiração.

Se a dúvida persiste, devemos examinar o paciente em posição genupeitoral, que ao aproximar o folheto pericárdico visceral do folheto parietal incrementa o atrito. Ao identificá-lo observamos que o seu componente sistólico deve predominar sobre os demais.

As causas mais comuns de atrito pericárdico são as pericardites de natureza infecciosa (virais, bacterianas ou específica), inflamatória, urêmica, neoplásica ou as idiopáticas, além dos estados pós-IAM (Síndrome de Dressler) ou pós-operatórios de cirurgias cardíacas.

Ruídos Cardíacos Diastólicos

Estalido de abertura (Estenose Mitral)

Este som é típico de valvas estenóticas. Ocorre tensão súbita nos folhetos da valva, com abertura incompleta durante a diástole. A condição clínica mais comum para o aparecimento deste som é a estenose mitral, ouvido com o diafragma do estetoscópio nos focos mitral e tricúspide.

"Knock pericardico"

Os dois componentes diastólicos do atrito pericárdico, por sua vez, ocorrem respectivamente na protodiástole, próximo ao momento de expansão ventricular em tempo semelhante à terceira bulha ("knock pericárdico") enquanto o outro pode ser identificado no tempo esperado de uma clássica quarta bulha (ausente nos pacientes com fibrilação atrial). O "Knock pericárdico" é característico da Pericardite Constritiva.

Sopros

A presença de sopros cardíacos, durante a ausculta, pode indicar diferentes tipos de lesão oro-valvar (na passagem da valva). Um indivíduo que apresente uma estenose aórtica, ou seja, um estreitamento arterial, vai experimentar, a cada ciclo cardíaco, um aumento na velocidade do fluxo sanguíneo, que faz com que o sangue sofra um turbilhonamento, produzindo, conseqüentemente um som audível, denominado sopro. O sopro da estenose aórtica ocorre na sístole ventricular, quando se esperaria que a abertura da valva aórtica ocorresse completamente, ou seja, entre B1 e B2.

Seguindo esse raciocínio, a estenose das valvas semilunares, o sopro será auscultado durante a sístole (B1-B2); no caso das valvas atrioventriculares, o sopro acontecerá na diástole (B2-B1). A insuficiência valvar caracteriza-se como um distúrbio no fechamento das valvas, permitindo uma regurgitação do sangue; esse refluxo é que caracteriza o sopro, na ausculta. De forma oposta à estenose, a insuficiência das valva aórtica e pulmonar pode ser detectada durante a diástole, enquanto que a das valvas mitral e tricúspide ocorre na sístole.

Ao auscultar um sopro, o examinador deve observar as seguintes características para melhor descrevê-lo

- Fase do ciclo cardíaco
- Duração
- Localização ou topografia do sopro e Irradiação
- Intensidade
- Timbre
- Configuração ou Forma

A localização do sopro no ciclo cardíaco, assim como a definição em qual foco o sopro está localizado são as principais características semiológicas do sopro.

Para isso deve-se reconhecer a primeira e segunda bulha e em qual delas a ausculta do sopro está presente. Para isso, observa-se que a primeira bulha coincide com o pulso carotídeo. Com relação à situação no ciclo cardíaco, os sopros podem ser classificados como sistólicos, diastólicos, sisto-diastólicos ou contínuos.

Os sopros sistólicos ocorrem entre a primeiro e a segundo bulha, durante a sístole, enquanto os sopros diastólicos ocorrem entre a segunda e a primeira bulha, como o próprio nome já diz, durante a diástole. O sopro contínuo não é interrompido pela segunda bulha, e ocorre de forma ininterrupta durante todo o ciclo cardíaco.

Estenose aórtica

Avaliação Fase do Ciclo Cardíaco - Sistólico ou Diastólico

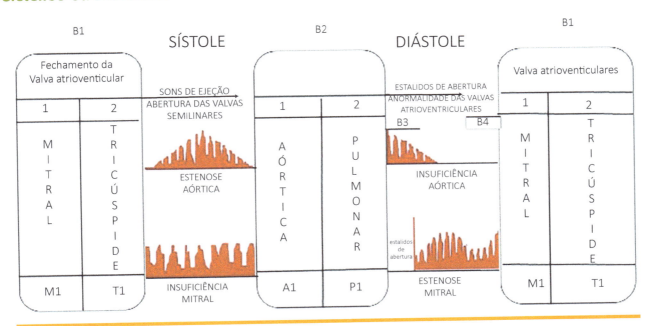

Figura 14. Disfunções Valvares e seus sons

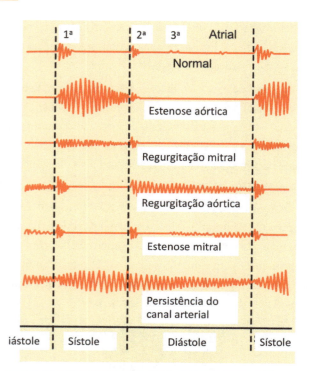

Figura 13. Fonocardiograma das Principais Disfunções Valvares

Regurgitação mitral

Duração

Com relação a sua duração os sopros podem ser caracterizados como proto, meso, tele ou holossistólico ou holodiastólico.

- **Proto** - sopro que ocorre no início da sístole ou diástole (protossistólico ou protodiastólico).
- **Meso** - sopro que ocorre no meio da sístole ou diástole (mesossistólico ou mesodiastólico)
- **Tele** - sopro que ocorre ao final da sístole ou diástole (telessistólico ou telediastólico).
- **Holo** - sopro holossistólico ocorre durante toda a sístole, enquanto o sopro holodiastólico ocorre durante toda a diástole.

Localização ou Topografia do Sopro e Irradiação

A topografia onde o sopro é audível com maior intensidade é útil na definição do seu ponto de origem. É importante lembrar que quanto maior a intensidade do sopro, maior a área em que este será audível e a ausculta de um sopro em determinado foco, como por exemplo o foco aórtico não é definitivo para que este seja originário obrigatoriamente neste foco. A irradiação do sopro é uma informação relevante nesta análise já que este costuma irradiar no sentido em que ocorre o turbilhonamento do sangue. Com o objetivo de encontrar o local para onde se irradiam os sopros, a ausculta cardíaca não deve se limitar aos focos de ausculta clássicos. As bordas esternais, região axilar, subclavicular, mesocárdio, fúrcula e base do pescoço não devem ser esquecidas.

Alguns sopros tem irradiação tão característica que constituem dado semiológico importantíssimo para o diagnóstico da lesão cardíaca subjacente.

- O sopro sistólico da Insuficiência Mitral, devido à lesão do folheto anterior da valva mitral, irradia-se para a axila e, algumas vezes,

Tabela 7 - Patologias sistólica e diastólica

Patologia	Sístole	Diástole
Estenose das Semilunares (aórtica e pulmonar)	X	
Insuficiência das atrioventriculares (tricúspide e mitral)	X	
Insuficiência das Semilunares (aórtica e pulmonar)		X
Estenose das atrioventriculares (tricúspide e mitral)		X

Estenose mitral

para o dorso, contornando todo o tórax (sopro sistólico circular de Miguel Couto).

- O sopro sistólico da Estenose valvar Aórtica irradia-se para os vasos do pescoço, principalmente à direita.
- O sopro diastólico da Insuficiência Aórtica irradia-se para a ponta do coração nas lesões reumáticas e para o apêndice xifoide e pela borda esternal direita nas outras etiologias (Síndrome de Marfan, aneurisma dissecante da aorta).

Avaliação da Intensidade

A intensidade dos sopros está vinculada à amplitude de suas vibrações. Alguns utilizam uma escala de quatro graus (cruzes). Em nosso meio tem sido mais usada a escala proposta por Levine de seis graus (cruzes). Os sopros de +|6 até +++|6 não se acompanham de frêmito e os de ++++|6 até ++++++|6, sempre são acompanhados de frêmito.

A seguir damos algumas maneiras práticas de se avaliar a intensidade dos sopros pela escala de Levine:

— **Sopros sem frêmitos.**

+|6: só ouvidos com muita atenção.

++|6: ouvidos logo que se inicia a ausculta, fracos.

+++|6: bem ouvidos, moderadamente intensos.

— **Sopros com frêmitos.**

++++|6: sopros muito bem ouvidos, intensos.

+++++|6: sopros mais bem ouvidos ainda que os anteriores, muito intensos.

++++++|6: sopros tão intensos que podem ser ouvidos apenas aproximando-se o estetoscópio do local a ser auscultado, sem contato com a pele.

Geralmente a intensidade do sopro guarda relação direta com a gravidade hemodinâmica da lesão. Entretanto, existem exceções à regra. A Comunicação Intraventricular (CIV) muscular, tipo Roger, quando produz discreta ou nenhuma alteração hemodinâmica, acompanha-se de sopro sistólico de grande intensidade. Já a tetralogia de Fallot, cardiopatia anatômica e hemodinamicamente grave, apresenta sopro discreto ou mesmo ausente.

A intensidade dos sopros originados nas câmaras cardíacas direitas sofre influência da respiração. Durante a inspiração, o aumento do retorno venoso para as câmaras direitas, que ocorre devido à diminuição da pressão intratorácica, ocasiona o aumento transitório da intensidade do sopro. Este fenômeno é conhecido como Sinal de Rivero-Carvalho e pode ser melhor explorado com o estetoscópio colocado no foco tricúspide, pedindo ao paciente que realize incursões inspiratórias lentas e prolongadas, consequentemente aumentando a intensidade do sopro.

Timbre

Timbre é a qualidade do som e se deve a vibrações harmônicas. Dessa maneira, sopros da mesma intensidade e frequência podem ter timbres diferentes. Com relação ao timbre, os sopros podem ser caracterizados como suaves, rudes, aspirativo ou em ruflar. Cada um deles é característico de determinados tipos de sopros.

O timbre de um sopro não pode ser detectado graficamente. É essencialmente uma impressão auscultatória, subjetiva, que necessita de muita prática, muito treinamento. Defini-lo é uma arte e depende da sensibilidade do examinador.

De acordo com o timbre os sopros podem ter as seguintes características:

- **suaves:** que podem ser aspirativos (sopro diastólico Insuficiência Aórtica)
- **rudes:** que podem ser rolantes (rolar ou ruflar diastólico da Estenose Mitral) ou raspante (sopro sistólico da Estenose Aórtica);
- **musicais:** geralmente de alta freqüência e com vibrações sinusoidais, podendo ser piantes, como o pio da gaivota (Estenose Aórtica calcificada), ou musicais propriamente ditos (Insuficiência Aórtica por eversão da valva aórtica).

Configuração ou forma

A forma do sopro é definida pela variação de sua intensidade e o modo como esta do sopro é distribuída durante o tempo. O som pode aumentar progressivamente (crescendo) ou reduzir progressivamente (decrescendo). O sopro pode manter sua intensidade inalterada e constante, chamado sopro em platô.

A análise dos parâmetros do exame físico do aparelho cardiovascular deve ser avaliada em conjunto com os demais sistemas e sempre associada com a presença de sintomas clínicos. Um paciente que tem na sua ausculta respiratória a presença de estertores finos, conjuntamente com a presença de uma terceira bulha na ausculta cardíaca e um histórico de dispneia aos esforços associada à ortopneia sugere fortemente insuficiência cardíaca congestiva.

Em relação à ausculta, é essencial que o foco de onde o sopro é originado seja definido pela topografia onde ele é mais intenso. A primeira bulha deve coincidir com o pulso carotídeo e isso facilita na definição de qual etapa do ciclo cardíaco o ruído se encontra. Para relacionarmos o tipo de sopro com a lesão valvar encontrada, considera-se que se existe um sopro em uma valva no momento em que ela estaria fechada, estamos diante de uma insuficiência valvar. Por exemplo, um sopro sistólico mitral (na sístole a mitral e a tricúspide estão fechadas), é compatível com insuficiência mitral. Se há um sopro no momento em que as valvas estão abertas, estamos diante de uma estenose. Por exemplo, um sopro sistólico na valva aórtica é compatível com estenose aórtica (na sístole, as valvas aórtica e pulmonar estão abertas).

E lembre-se, uma história clínica detalhada, e um exame físico realizado por um examinador bem treinado são as ferramentas necessárias para a definição da maioria dos diagnósticos.

BIBLIOGRAFIA

1. Germanakis I, Petridou ET, Varlamis G, et. al.: Skills of primary healthcare physicians in paediatric cardiac auscultation. Acta Paediatr 2013; 102: pp. e74-e78.
2. Wayne DB, Cohen ER, Singer BD, et. al.: Progress toward improving medical school graduates' skills via a "boot camp" curriculum. Simul Healthc 2014; 9: pp. 33-39.
3. Stokke TM, Ruddox V, Sarvari SI, et. al.: Brief group training of medical students in focused cardiac ultrasound may improve diagnostic accuracy of physical examination. J Am Soc Echocardiogr 2014; 27: pp. 1238-1246.
4. Shimada E, Zhu M, Kimura S, et. al.: Quantitative assessment of mitral inflow and aortic outflow stroke volumes by 3-dimensional real-time full-volume color flow Doppler transthoracic echocardiography: an in vivo study. J Ultrasound Med 2015; 34: pp. 95-103.
5. McKinney J, Cook DA, Wood D, Hatala R: Simulation-based training for cardiac auscultation skills: systematic review and meta-analysis. J Gen Intern Med 2013; 28: pp. 283-291.
6. Edelman ER, Weber BN: Tenuous tether. N Engl J Med 2015; 373: pp. 2199-2201.
7. Kelder JC, Cramer MJ, van Wijngaarden J, et. al.: The diagnostic value of physical examination and additional testing in primary care patients with suspected heart failure. Circulation 2011; 124: pp. 2865-2873.
8. CORDEIRO, R. et al. Associação da pressão arterial diastólica com o tempo acumulado de trabalho entre motoristas e cobradores. Revista de Saúde Pública, v. 27, n. 5, p. 363-372, 1993.
9. CORDEIRO, R. et al. Ocupação e hipertensão. Revista de Saúde Pública, v. 27, n. 5, p. 380-387, 1993.
10. CORDEIRO, R. Pressão arterial diastólica entre motoristas e cobradores de Campinas, usuários de um serviço de saúde ocupacional. 1991. Tese (Dissertação de Mestrado) – Faculdade de Ciências Médicas, Universidade de Campinas
11. Couto, et al. Semiologia Cardiovascular. Rio de Janeiro. Atheneu 2002.
12. PAZIN FILHO A; SCHMIDT A & MACIEL BC. Cardiac auscultation: Physiological and physiopathological mechanisms. Medicina, Ribeirão Preto, 37: 208-226. 2004.

11
Semiologia dos Sistemas Venoso e Arterial

Ricardo de Ávila Oliveira

INTRODUÇÃO

O sistema vascular periférico é constituído pelos sistemas arterial, venoso e linfático. Os sistemas venoso e arterial fazem a conexão entre uma bomba propulsora (coração) com o maior órgão do corpo (o sistema capilar). Esses sistemas trabalham de forma interligada e co-participativa com total interdependência. Qualquer falha em uma dessas partes implica em uma consequência danosa a outra.

Sistema Venoso

A função do sistema venoso é o transporte, armazenamento e controle de temperatura. Se a fisiologia está normal, há adequada troca no sistema capilar, permitindo a nutrição dos tecidos e a eliminação de seus produtos utilizados. Por isso, é tão comum termos doenças vasculares, criando tamanha importância semiológica. A doença vascular será o espelho do que está ocorrendo com o corpo humano. Esse sistema informa o que o "corpo fala".

A drenagem do sangue venoso dos membros superiores é feita prioritariamente pelo sistema venoso superficial. Já no membro inferior, o sistema venoso profundo drena a maior parte do sangue. Veias maiores no sistema venoso profundo podem produzir trombos maiores, o que é um risco caso ocorra uma embolia pulmonar. Espera-se que, se uma pessoa chegar aos 80 anos de idade, ela tenha cerca de 20% de chance de ter desenvolvido um evento tromboembólico. O território venoso é uma área de capacitância, tendo incrementos de 70 a 150 mL de sangue em cada perna quando a pessoa fica de pé. Fisiologicamente, tem a panturrilha funcionando como bomba venosa, bombeando 40 a 70 mL de retorno venoso, sempre que há uma flexo-extensão do tornozelo.

Doenças do sistema venoso acometem um terço da população mundial, sendo as varizes tronculares a doença venosa crônica mais comum. As varizes podem ser divididas em: reticulares, dérmicas e tronculares de acordo com o seu calibre. A evolução da doença varicosa é para úlcera de perna (que acomete 1 a 3% da população adulta brasileira).

Detalhes da anamnese do sistema venoso

Espera-se que, com uma boa anamnese vascular, o médico generalista possa identificar as principais os principais diagnósticos diferenciais das patologias mais prevalentes, tanto do sistema venoso quanto do sistema arterial

Para tanto, é fundamental ouvir o paciente com cuidado, sem o interromper. Deve-se buscar ao máximo chegar a uma caracterização de sinais e sintomas (características da dor com relação ao seu tipo queimação, pontadas, aperto), assim como os fatores de piora e melhora. Procure estabelecer relação causa-efeito para evitar confusões diagnósticas. Exemplos de confusão de relação causa-efeito ocorrem quando o paciente refere dores nas pernas e tem varizes. A dor pode ser de origem ortopédica (exemplo: tendinites, artroses) mas, frequentemente, a anamnese é tão direcionada para a parte arterial ou venosa que o investigador deixa de avaliar outras possibilidades. Para elucidar a etiologia da dor, muitas vezes, o médico recorre a exames complementares (eco-color Doppler, por exemplo). Entretanto, o exame complementar solicitado inadequadamente pode ser um fator de confusão, uma vez que pode evidenciar a doença venosa (varizes, por exemplo), sem que esta seja a causa da dor. O tratamento é direcionado para tal, mas o paciente continua com a sua dor uma vez que o sintoma tinha outra origem.

Varizes são definidas como veias dilatadas e tortuosas. Como a doença é visível, o paciente geralmente já as descreve durante a anamnese e muitas vezes associam fatores causais como ortostatismo prolongado, obesidade, sedentarismo, imobilidade. Muitos sintomas como cansaço, queimação, parestesias, câimbras noturnas são erroneamente atribuídos às varizes. Entretanto, o *Edinburgh vein study* concluiu que é muito improvável que a maioria dos sintomas possam ser atribuíveis a varizes[1]. As varizes podem ser sintomáticas quando associadas a varicotromboflebite. Nesse caso, o paciente pode descrever um cordão duro, hiperemiado e doloroso a palpação. A dor da tromboflebite é pior se estiver envolvendo alguma articulação, já que, o movimento de flexo-extensão pode desencadear dor. Em geral, em repouso a dor é descrita como latejante e que piora com a digito-pressão. Da mesma forma, a trombose venosa profunda (TVP) pode ter sintomas de dor latejante ou de pressão, principalmente se acometer as veias do plexo solear ou gastrocnêmio. As varizes ainda podem produzir varicorragia uma vez que a evolução natural das varizes leva formação de saculações escurecidas na pele (varizes vem do Grego: "cachos de uva"). A pele sofre alterações com atrofia, eczema de tal sorte que pequenos traumas, inclusive durante o banho, possam provocar sangramentos. São indolores, mas dramáticos para o paciente uma vez que há um jato contínuo de sangue. Esse jato é estancado quando o paciente se deita, comprime e eleva os membros. Esses sangramentos são descritos como de grande vulto pelos pacientes e deve-se avaliar os dados clínicos (frequência cardíaca, pulso paradoxal), uma vez que a chegada do paciente ao pronto socorro frequentemente ocorre em momento que não há mais sangramento. Como o orifício é muito pequeno, não podemos deixar de valorizar o sangramento.

Antecedentes Pessoais

Fatores de risco para doenças do sistema venoso e arterial devem ser ativamente investigados. Muitas vezes estes são também fatores de risco para as outras doenças não vasculares, o que pode dificultar o diagnóstico.

História prévia de trombose venosa profunda pode associada com insuficiência venosa crônica e riscos de novos eventos tromboembólicos. Hidratação adequada deve ser investigada porque é negligenciada com frequência e é comum a doença tromboembólica ocorrer no paciente desidratado.

Hábitos de vida, como exercícios físicos são fundamentais. O sedentarismo está associado a maior prevalência de varizes, bem como o ortostatismo prolongado. O tabagismo está associado a maior incidência de trombose venosa profunda, particularmente, se associado ao uso de anticoncepcionais. .

Sistema Arterial

A aterosclerose acomete pelo menos 10% da população acima de 60 anos de idade e é um marcador de mortalidade podendo levar a 30% de mortalidade em 5 anos caso não seja tomada nenhuma medida diagnóstica e de modificação de fatores de risco. Sendo assim, a avaliação criteriosa do sistema arterial pode ter um grande impacto na sobrevida e na qualidade de vida do paciente. Os aneurismas acometem 4% da população masculina acima de 50 anos e se desenvolvem de maneira insidiosa e assintomática. Dessa forma, o exame médico deve ser proativo no sistema arterial.

O sistema arterial periférico tem a função manter o fluxo e suprimento dos tecidos. As doenças arteriais obstrutivas levam a isquemia do membro acometido. O grau de isquemia é dependente de local de oclusão, presença de circulação colateral, tempo de oclusão e tecido acometido. Um dos mais frequentes sintomas, a claudicação intermitente (CI), geralmente manifesta-se como desconforto ou dor muscular, desencadeado pelo esforço à marcha, geralmente aliviado com o repouso. Tais sintomas, geralmente ocorrem no paciente que tem uma doença de desenvolvimento lento com desenvolvimento de circulação colateral. Diferentemente do paciente com acidente vascular encefálico decorrente de aterosclerose carotídea ou de isquemia aguda de membro inferior decorrente de embolia. Frequentemente, a circulação colateral é incapaz de compensar o grau de isquemia desenvolvido abruptamente.

Novamente, precisa-se pensar na relação causal. Muitas vezes, o paciente que tem claudicação vascular, também pode ter uma artrose, necessitando alto grau de suspeição do médico para o diagnóstico diferencial. O ortostatismo prolongado, a imobilidade, o sedentarismo, obesidade podem ser fatores de risco para doenças vasculares e não vasculares. Além disso, o tabagismo, a história familiar, as doenças do paciente (hipertensão arterial, diabetes mellitus, dislipidemia) são fatores de risco para doenças vasculares. Assim, o exame físico só deve ser feito quando tivermos uma hipótese diagnóstica bem definida.

Detalhes da anamnese do sistema arterial

A doença arterial periférica pode ser sintomática ou assintomática, sendo a assintomática, a forma mais comum de aterosclerose obliterante periférica. A queixa principal, frequentemente nos é apresentada como dores nas pernas. O grande fator de caracterização da claudicação vascular é a reprodutibilidade. A dor é na panturrilha, ou na nádega, pé ou coxa. Com maior frequência, há dor na panturrilha que é desencadeada por atividade física, chegando a um limite de impossibilidade de caminhar, caso o paciente insista. Quando o paciente fica de repouso, a dor melhora até não ter mais nenhum sintoma. Essa dor volta a ocorrer, com a mesma característica e intensidade e na mesma distância percorrida anteriormente, quando o paciente volta a se movimentar. A reprodutibilidade ocorre para desencadear a dor (fase de atividade) e no tempo de recuperação da dor (fase de inatividade). Outros dados devem ser investigados.. É comum história de incapacidade de ereção (algumas vezes associadas a isquemia aortoilíaca). Outros sítios de aterosclerose costumam ser identificados, já que a aterosclerose é focal. Dessa forma, o paciente pode ter angina pectoris, insuficiência renal dialítica ou não, história de acidente vascular encefálico. A claudicação vascular ocorre quando o limiar aeróbico é ultrapassado. Nesse ponto, há uma maior requisição de oxigênio para os tecidos, mas uma incapacidade de fornecer a demanda pelo sistema circulatório. É importante estar atento a outras doenças que limitam a atividade física. No paciente com insuficiência cardíaca pode haver limitação física cardíaca antes de qualquer queixa vascular periférica. Da mesma forma, há pacientes que usam veículos de transporte para percorrer curtas distâncias, portanto, podem não ter sintomas, mesmo com uma doença arterial importante. Outras vezes, a distância de caminhada não é suficiente para causar os sintomas de isquemia periférica. Portanto, é de suma importância avaliar a distância caminhada pelo paciente. Em geral admitimos uma quadra como 100 metros. Assim, se o paciente caminhar duas quadras sem dor, ele caminha 200 metros. O paciente aterosclerótico costuma se queixar de dor no membro contralateral também, uma vez que a doença é sistêmica. Na história, os pacientes referem uma atrofia a longo prazo da musculatura dos membros acometidos. Certifique o tempo de evolução da doença. Claudicação que iniciou recentemente (horas a dias) deve ser investigada imediatamente uma vez que podem ser decorrentes de trombose de placa aterosclerótica ou de embolia arterial. No caso de embolia arterial, é comum história de doença valvular ou arritmia cardíaca. Na trombose arterial, avalia a presença de claudicação prévia ipsilateral e contralateral. A história clínica vai orientar o clínico a encaminhar imediatamente ou ambulatorialmente o paciente. A dúvida não é uma boa opção uma vez que existe o risco de trombose propagante, podendo ocluir mais ramos de circulação colateral, piorando o grau de isquemia, com risco a viabilidade do membro. Portanto, no que tange a isquemia aguda, não tenha dúvidas. Encaminhe o paciente imediatamente para um serviço de urgência. O período mais apropriado para avaliação e tratamento desses pacientes ocorre nas primeiras seis a oito horas após o evento.

Antecedentes Pessoais e Familiares

Avalie os fatores de risco da doença aterosclerótica, sendo o tabagismo o fator modificável mais importante. A presença de hipertensão arterial, dislipidemia, sedentarismo, diabetes mellitus, história familiar e a idade do paciente são muito importantes para o desenvolvimento das doenças ateroscleróticas.

A história de traumas e cirurgias prévias podem direcionar o raciocínio diagnóstico. Um paciente revascularizado miocárdio por doença aterosclerótica, é provável que tenha outros sítios da mesma doença. Os traumas e cirurgias anteriores podem ser importantes uma vez que projetis de arma de fogo ou fragmentos ósseos podem perfurar artérias e veias, produzindo fístulas arteriovenosas, pseudoaneurismas ou tromboses arteriais ou venosas. Da mesma forma, uma internação com abordagens invasivas (cateteres venosos centrais, cateterismos) pode ter associação de iatrogenias. Eventualmente, um fio guia pode perfurar a parede arterial e venosa, desenvolvendo, inicialmente, um hematoma. Tardiamente, pode se transformar em uma fístula arteriovenosa. Tromboses venosas são comuns em pacientes dialíticos que necessitam de cateteres para hemodiálise.

Certifique-se da idade do paciente. A aterosclerose, geralmente, acomete idosos. História de isquemia distal em jovem (entre 30 e 50 anos), necrose de dedos dos pés em paciente tabagista ou usuário de drogas ilícitas pode ser decorrente de tromboangeíte obliterante. Nesse caso, os pulsos podem estar presentes, mas a oclusão das arteríolas distais leva a necrose do artelho. A doença progride de acordo com o uso da droga, tendo trombos cada vez mais proximais, com histórias prévias de amputação. Outras vasculites devem ser pensadas em jovens, dentre elas Takayassu (descrita por um oftalmologista japonês como a doença dos sem pulso).

Avalie a história familiar de aterosclerose e aneurismas. Até 30% dos filhos de pacientes com aneurismas de aorta do sexo biológico masculino podem desenvolver aneurismas de aorta. Os aneurismas costumam ter evolução insidiosa, mas a sua complicação pode ser fatal pois podem romper, apresentarem tromboses ou mesmo embolias. Além disso, é um marcador importante de mortalidade cardíaca, já que até 50% das pessoas que têm um aneurisma de artéria poplítea podem apresentar outro na poplítea contralateral e cerca de 30% cursam com aneurisma da aorta abdominal. Como a doença é insidiosa, a busca deve ser ativa.

O ambiente do paciente e os medicamentos utilizados podem ser a causa da doença vascular. Em UTI o uso de drogas vasoconstritoras pode causar necrose de dedos. Os derivados do Ergot podem causar tromboses arteriais em pacientes jovens que o usam para tratar cefaléia.

O hábito de vida é importante uma vez que as doenças degenerativas evoluem associadas a hábitos de vida inapropriados. Desde varizes de membros inferiores até aterosclerose podem ocorrem em pacientes sedentários.

A identificação de comorbidades pode orientar no diagnóstico e no prognóstico. No paciente diabético a aterosclerose frequentemente leva a oclusão de artérias tibiais anteriores e posteriores, preservando a artéria fibular. Portanto, o paciente pode parecer isquêmico ao exame físico pela ausência de pulsos, mas a história estará dizendo o contrário (não tem claudicação vascular).

Para uma avaliação adequada dos pacientes com essas enfermidades do sistema arterial é necessário necessita de conhecimento anatômico e das variações do normal. Pacientes obesos limitam a palpação de aorta abdominal. A palpação carotídea deve ser feita um lado de cada vez uma vez que os seios carotídeos têm os barorreceptores e a palpação bilateral pode provocar hipotensão arterial.

Semiotécnica

Dica técnica

1. Certifique-se das demais patologias clínicas do paciente para evitar fatores confusionais. Um exemplo dessa situação é desidratação. O enchimento capilar e o tempo de enchimento venoso podem estar lentificados. Mas a circulação é consequência e não a causa do problema.

2. Estabeleça prioridades. Em um ambiente de urgência ou emergência não se pode esquecer do mais importante. Eventualmente, o exame está correto, mas o paciente pode estar sangrando o que inverte a ordem de prioridade de história e exame físico.

3. Estabeleça relações anatômicas essenciais para as referências do que está examinando. Cuidados com história de dores e a preocupação de doença venosa. Sintomas neurológicos sensitivos (parestesias, por exemplo) são comumente confundidos pelos pacientes com doença vascular e, se o avaliador não tiver o cuidado, direcionam a história apresentando sinais (locais de doença venosa) o que pode, facilmente, confundir um examinador inexperiente.

4. Em um ambiente de avaliação eletiva, inicie o exame vascular pelo sistema venoso. Frequentemente, é importante fazer a compressão manual ou a medida de índices tornozelo-braço. Essa compressão pode, por si só, causar um evento embólico. Portanto, esteja certo de que não há sinais de trombose venosa profunda para continuar o exame físico.

5. É importante avaliar o paciente com doença venosa de membros inferiores em posição ortostática e em decúbito dorsal horizontal com o membro inferior discretamente fletido e rodado lateralmente.

6. Ao palpar uma massa pulsátil, certifique-se de que exista pulsatilidade lateral. Massas sobre trajetos arteriais (exemplo: linfonodos) podem ser confundidas com aneurismas. Nesse caso, a pulsatilidade lateral aumenta a probabilidade de que você esteja palpando um aneurisma.

7. Atenção especial a sopros em trajeto arterial ou fistular. Sopro sistólico lembra estenose ou compressão ou até pseudoaneurismas. Sopro sisto-diastólico lembra fístula arteriovenosa (certifique-se se é congênita, traumática/iatrogênica, ou produzida para fins terapêuticos (exemplo: para hemodiálise).

8. Sempre investigue patologias concomitantes quando o paciente se apresentar com uma isquemia aguda ou crônica. Pacientes com embolia de MMII podem ter doenças cardíacas como sua etiologia e tromboses arteriais estão associadas a doença aterosclerótica. Avaliar bem apenas um membro e esquecer o restante implica em séria ameaça à vida.

9. Isquemia aguda (exemplo: pé frio, pálido ou cianótico, perfusão enchimento venoso inexistente ou lentificados, associado a dor, geralmente intensa, enquanto membro contralateral tem temperatura, perfusão e tempo de enchimento venoso normais) e paciente queixando-se de sinais neurológicos (parestesias, perda de força) são sinais de risco iminente de perda do membro. Esse paciente tem que ser priorizado sobre todos os outros para atendimento e cirurgia imediata.

10. Lembre-se outra vez do item 9. Isso porque pacientes isquêmicos agudos desenvolvem rabdomiólise. A demora para intervenção pode selar o prognóstico de vida e do membro uma vez que liberado o fluxo sanguíneo pode haver síndrome de reperfusão (insuficiência renal, hiperpotassemia, arritmia cardíaca, acidose metabólica, dano pulmonar e morte). Portanto, vaga zero.

Exame venoso

O exame clínico do sistema venoso deve ser orientado pela sequência inspeção, palpação, percussão e a ausculta.

Inspeção: A inspeção estática se inicia pelo avaliação detalhada dos membros com relação a trofia muscular, presença de pelos, pigmentações de pele, atrofia de subcutâneo, úlceras de perna, presença de varizes e telangiectasias ou alterações da cor como palidez, cianose ou rubor. A pigmentação de etiologia venosa é conhecida como dermatite ocre. É distal, associada a doença venosa troncular. Deve ser diferenciada da púrpura pigmentosa crônica (petequial, acometendo toda a circunferência da perna).

À inspeção dinâmica avalia-se o tempo de enchimento venoso. O tempo de enchimento venoso normal é avaliado esvaziando-se o leito venoso com decúbito dorsal horizontal e elevando-se os membros a 45 graus. Observa-se por cerca de 1 minuto com o paciente deitado. Depois deixa-se o paciente sentado com os membros pendentes ou a seguir o paciente de pé. Geralmente, o tempo em que as veias superficiais se enchem com os membros pendentes é em torno de 20 segundos. Varizes ou fístulas arteriovenosas reduzem o tempo de enchimento venoso. Isquemia arterial troncular pode aumentar este tempo.

Dada a heterogeneidade da doença venosa, foi criada a classificação CEAP que inclui os sinais de comprometimento venoso e o espectro dos dados clínicos incluindo: aspectos clínicos (C), etiológicos (E), anatômicos (A) e fisiopatológicos (P)(2). Para uso prático, utilizamos a avaliação clínica variando de 0 a 6 onde um CEAP C0 é de paciente que não apresenta nenhuma variz, C1 refere-se a telangiectasias e varizes reticulares até 3 mm de diâmetro, C2 apresenta varizes maiores que 3 mm de diâmetro, C3 é o paciente que apresenta varizes de membros inferiores associada a edema venoso, C4 são membros com alterações de pele incluindo eczema, atrofia branca de Milian e dermatite ocre, C5 são membros com úlceras venosas cicatrizadas e C6 o paciente que apresenta uma úlcera venosa ativa (Tabela 1-A). A evolução natural da insuficiência venosa crônica é para perda de pelos, pigmentação, eczema, atrofia de pele e úlcera. A úlcera venosa costuma ser rasa e pouco ou indolor, apresentando dores somente se houver infecção. Portanto, cuidado com úlceras muito dolorosas pois podem ser úlceras vasculíticas ou arteriais. O edema vespertino é o primeiro sinal da insuficiência venosa crônica. Certifique-se de que tenha relação com a presença de varizes visíveis e de que não tenha outras causas de edema. O edema assimétrico pode ser associado a trombose venosa profunda, insuficiência venosa crônica, compressão venosa, traumas, linfangites e erisipelas, que limitam o retorno venoso ou criam inflamação. Se utilizarmos os critérios de probabilidade pré-teste de Wells(3) para diagnóstico de TVP (tabela 1-B), obtendo a soma de três ou mais pontos, há alta probabilidade de TVP (74.6%) e zero ou menos pontos, uma baixa probabilidade (3%). Portanto, somando a inspeção e a palpação é possível aumentar as chances de diagnóstico clínico de TVP. Assim, a inspeção já pode sinalizar os próximos passos.

Palpação: Palpar a temperatura com o dorso da mão e os trajetos venosos com as poupas digitais. A temperatura pode estar aumentada em locais com muitas varizes ou com varicotromboflebites, por ter quantidade de sangue estática naquela região ou por inflamação. Mobilize as polpas digitais proximal e distal e medial e lateral dos trajetos venosos. Nesses casos, é possível palpar cicatrizes e fibroses de doenças anteriores, calcificações, varizes, testes de oclusão de trajetos venosos (Figura 3), pulsos e frêmitos.

A varicotromboflebite é palpada como um "cordão, duro, vermelho e dolorido" em trajeto de varizes de membros inferiores. Quando a tromboflebite é migratória o paciente pode ter tumores e tromboangeíte obliterante (doença de Leo-Buerger). Portanto, é fundamental examinar mais de uma vez em outro momento para acompanhar a evolução da doença e ter senso diagnóstico de relação causal. Flebites também podem ocorrer por punções venosas e traumas.

Tabela 1. Classificação CEAP da insuficiência venosa crônica (A) e critérios clínicos de trombose venosa profunda (Critérios de Wells) (B)

C0	Ausência de varizes de membros inferiores
C1	Telangiectasias e varizes reticulares com diâmetro até 3 mm
C2	Varizes de membros inferiores com diâmetro maior que 3 mm
C3	Varizes de membros inferiores associadas a edema de membro inferior
C4	Alterações da pele incluindo pigmentação, eczema, atrofia de subcutâneo
C5	Úlcera venosa cicatrizada
C6	Úlcera venosa aberta

A) Adaptado de Eklof 2004(2)f

Características clínicas	pontos
Câncer ativo (em tratamento ou nos últimos 6 meses ou paliativo)	1
Paralisia, paresia ou imobilização da extremidade inferior	1
Limitado ao leito por mais de 3 dias ou cirurgia maior nas últimas 4 semanas	1
Dor localizada no trajeto de veias do sistema venoso profundo	1
Edema de todo o membro inferior	1
Edema de panturrilha 3 cm maior que o contralateral (medido 10 cm abaixo da tuberosidade da tíbia)	1
Edema depressivo assimétrico (maior no membro assintomático)	1
Veias superficiais colaterais não varicosas	1
Diagnóstico alternativo tão provável ou mais do que trombose venosa profunda	-2

B) Modelo clínico para probabilidade pré teste para predição de trombose venosa profunda. Adaptado de Wells, 1997(3)

O edema deve ser avaliado pela compressão firme e sustentada da polpa digital na pele, conhecida como a pesquisa do sinal de Godet. No capítulo sobre edema a avaliação deste importante sinal é descrita detalhadamente.

Percussão: Percutir trajetos venosos permite avaliar a pervidade de veias, particularmente importante para confecção de fístulas arteriovenosas, implante de cateteres centrais e avaliação venosa para revascularização de membros. Deve ser realizada usando um garrote proximal, permitindo o enchimento vencoso. Com a mão não dominante, faça uma palpação gentil proximal sobre a veia e faça a punho-percussão no trajeto venoso distal. A confirmação de uma onda de propagação de choque nos dá a certeza de perviedade luminal.

Ausculta: sopros no sistema venoso ocorrem nas fístulas arteriovenosos terapêuticas, traumáticas ou iatrogênicas. A presença de um sopro sisto-diatólico em "maquinaria" é patognomônico. Da mesma forma, o desaparecimento do sopro é sugestivo de oclusão de um segmento venoso da fístula terapêutica, podendo, nesse caso, ser um sinal de necessidade de intervenção. O sopro sistólico sobre trajeto venoso sugere uma patologia arterial na proximidade.

Exame arterial

Inspeção: É necessário que seja respeitada uma sequência lógica e metódica de inspeção para não esquecer partes do exame. Procure por massas com pulsos visíveis (podem ser aneurismas, pseudoaneurismas ou massas próximas ou relacionadas às artérias). Avalie simetria, trofismo muscular, função do membro ou órgão, coloração da pele e mucosas, úlceras, necroses, cicatrizes cirúrgicas ou traumáticas, mobilidade. O corpo é simétrico. As assimetrias podem ser sinais de malformações, tumores, lesão neural, desuso, tecido cicatricial ou isquemia crônica. As malformações fistulares podem levar ao crescimento assimétrico de um membro, secundária à congestão e alterações da circulação local, muitas vezes com malformações capilares visíveis (agrupamento de vasos capilares). Por outro lado, a isquemia, leva a hipotrofia muscular, reduzindo o diâmetro do membro avaliado. Na isquemia crônica, costuma haver queda de pelos. Na isquemia aguda e grave, a função muscular é perdida em minutos a horas. A pele fica pálida ou cianótica, piorando a palidez com a elevação do membro e tendo hiperemia reativa com o membro pendente mas pode ter simetria de trofismo muscular por não ter efeito de isquemia crônica muscular (Figura 1). A prova de Buerger, ou manobra da palidez de elevação, consiste na elevação dos membros durante 1 minuto com o paciente deitado. Se durante a elevação dos membros o examinador observar a palidez ou diferença de coloração das extremidades, sugere-se obstrução arterial.

Na inspeção, também é importante avaliar cicatrizes cirúrgicas nos trajetos dos vasos sanguíneos, pois elas contam histórias de traumas ou revascularizações, .

Palpação: Durante a palpação devemos nos preocupar com temperatura, gradiente térmico, presença de anomalias e massas, medidas das massas, pulsos e frêmitos e a perfusão periférica.

A sequência correta é palpar os pulsos dos proximais para os distais. Primeiro, o cardíaco, a partir daí, o subclávio, carotídeo, axilar, braquial, radial e ulnar, aorta abdominal, femorais, poplíteos, tibiais anterior e posterior. Ao palpar os pulsos carotídeos, faça um por vez para evitar hipotensão arterial (já que é local de barorreceptores).

Os pulsos devem ser palpados com a polpa digital de 2 ou 3 dedos, fazendo uma compressão suficiente para sentir a artéria e o pulso, sendo a compressão da polpa digital do dedo proximal maior que a da última polpa digital. Para aumentar a sensibilidade é melhor utilizar a outra mão do examinador para fazer a compressão dos dedos da mão examinadora sobre a artéria. Dessa forma, as polpas digitais que estarão sobre a artéria examinada terão somente a preocupação de sensibilidade. É importante deslizar as polpas digitais lateral e medial para que se possa ter uma ideia das dimensões da artéria examinada. No caso de palpação de uma massa pulsátil, faça a palpação lateral uma vez que estruturas não vasculares (exemplo: linfonodo, tumor) podem se parecer com massas vasculares pulsáteis ao exame. A pulsação lateral faz com que tenhamos mais confiança de que estejamos palpando um pulso de origem vascular (podendo ser um aneurisma ou um pseudoaneurisma). O frêmito pode ser decorrente de uma fístula arteriovenosa ou de uma estenose importante arterial.

A palpação dos pulsos é historicamente um dos pilares do exame físico pois, dentre outros dados importantes, as variações de pulso estão diretamente ligadas à pressão intravascular. Os pulsos carotídeo, temporal, braquial, radial, ulnar, aórtico abdominal, femoral, poplíteo, pedioso e tibial posterior devem ser examinados. Dentre esses, a palpação do pulso radial deve fazer parte de todo exame clínico de um paciente. A artéria radial situa-se entre a apófise estilóide do rádio e o tendão dos flexores. O pulso radial e o pulso ulnar devem ser examinados cuidadosamente, sendo o radial de mais fácil palpação por ser mais superficial que o pulso ulnar. A análise semiológica do pulso radial permite a observação de características como frequência, ritmo, simetria, amplitude e formato ou tipo de onda.

- **Frequência:** As alterações da frequência cardíaca são perceptíveis à palpação. O número de pulsações deve ser contado durante um minuto inteiro. A frequência normal em um adulto varia de 60 a 100 bpm. Taquisfigmia é o aumento do número de batimentos por minutos ao exame do pulso. Bradisfigmia significa que a frequência do pulso está abaixo do normal (no adulto abaixo de 60 bpm).

- **Ritmo:** o ritmo do pulso é avaliado pela sequência das pulsações. Se esta sequência ocorre em intervalos iguais, o pulso é definido como regular. Se esta sequência ocorre em intervalos variáveis, é definido como irregular. Alterações do ritmo cardíaco, como fibrilação atrial, podem ser percebidas por um pulso de ritmo irregular, sem nenhuma sequência. Extra-sístoles ventriculares são achados comuns ao exame clínico, e podem estar presentes em situações normais e patológicas. Podem ser patológicas ou fisiológicas e são percebidas como perturbações ou falhas na regularidade da sequência do pulso.

- **Simetria:** O exame dos pulsos é feito de forma comparativa. A amplitude e as características dos pulsos devem ser sempre comparadas com o mesmo pulso contralateral. Esta observação é de extrema importância para o diagnóstico das doenças vasculares obstrutivas periféricas.

- **Amplitude:** Com relação a amplitude, os pulsos podem ser definidos como amplitude normal, aumentada ou diminuída. A observação da amplitude está ligada ao grau de enchimento da artéria durante a sístole e seu esvaziamento durante a diástole. Alguns pulsos podem ter amplitude variável a cada batimento.

- **Forma ou tipo de onda:** A avaliação do tipo de onda exige maior experiência do examinador. O contorno da onda deve ser observado com atenção.

Tipos de Pulsos

- **Pulso Parvus** – diminuição da amplitude de pulso característicos dos estados que cursam com redução do volume minuto. Pulso fraco de pequena amplitude. Uma menor amplitude da onda pulsátil indica uma diminuição do volume de ejeção, como por exemplo na estenose mitral ou aórtica. Na estenose mitral, a onda de pulso apesar de estar diminuída quantitativamente pode manter sua forma normal. Na estenose aórtica, uma vez que a obstrução do fluxo ventricular pode cursar com um prolongamento da onda, alterando sua forma.

- **Pulso Parvus e Tardus** - também descrito por alguns autores como pulso anacrótico. É um pulso sustentado, com a velocidade de ascensão lenta. É característico da estenose aórtica moderada e grave. Na onda ascendente (anacrótico), um entalhe anacrótico pode ser palpado.

- **Pulso filiforme** - pulso muito pequeno, com onda quase impalpável. Indicam redução da força ou volume do pulso. Pulso fraco ou muito fino. É característico do choque hemodinâmico.

- **Pulso célere ou martelo d´água ou pulso de Corrigan:** sua principal característica é a ascensão rápida da onda sistólica e seguida pelo seu desaparecimento súbito. O nome martelo d´água vem do chamado impulso do golpe de aríete, que é enviado através dos encanamentos ou de um tudo de vidro preenchido em sua metade com água, e é secundário à acumulação súbita de pressão que ocorre quando a água muda rapidamente de impulso num sistema fechado. Ao inverter este tubo, a queda d´água ocorre como um golpe percebido pelo examinador. Este pulso é caracteristicamente encontrado na insuficiência aórtica.

- **Pulso bisferiens** - produzido quando ocorre a ejeção rápida de um volume sanguíneo aumentado, detectando-se uma onda com dois picos sistólicos. À palpação, percebe-se uma dupla sensação no ápice da onda de pulso. Pode ser observado na insuficiência aórtica e nas duplas lesões aórticas quando há predomínio da insuficiência.

- **Pulso dicrótico** – é um pulso duplo que pode ser encontrado em indivíduos saudáveis ou também em pacientes com insuficiência cardíaca. Diferencia-se do pulso bisferiens que é produzido na sístole, enquanto o pulso dicrótico é observado na diástole, imediatamente após o fechamento da valva aórtica

- **Pulso paradoxal** – também conhecido como Kussmaull. É a exacerbação de um fenômeno fisiológico produzido pelo aumento do retorno venoso à inspiração, levando assim ao abaulamento do septo interventricular, pelo aumento do preenchimento do volume do ventrículo direito. Com isto há uma redução volume do ventrículo esquerdo que pode distender-se relativamente menos, limitando o volume sistólico, reduzindo a pré-carga e produz uma queda do volume de ejeção com consequente redução da pressão arterial sistólica na inspiração. O pulso paradoxal define-se pela diminuição de mais de 10 mmHg da pressão arterial sistólica com a inspiração profunda. Pode acontecer também no tamponamento cardíaco, hipertensão pulmonar, tromboembolismo pulmonar. Sua característica é o seu desaparecimento ou a diminuição de sua intensidade ou amplitude durante a inspiração.

- **Pulso alternante** – variação da amplitude, alternando uma pulsação mais forte com uma pulsação mais fraca, ou seja, na alternância entre maior e menor intensidade na mesma frequência, cuja variação é dependente da pré-carga. É característica de cardiopatias mais graves em que o músculo cardíaco é incapaz de duas sístoles consecutivas com a mesma força de contração. Quanto mais grave o grau de disfunção ventricular, mais expressiva são as alterações da intensidade dos pulsos.

Na sequência, o pulso aórtico deve ser examinado na linha mediana abdominal, logo acima da cicatriz umbilical. O pulso femoral localiza-se imediatamente abaixo do ligamento inguinal, no ponto mediano entre a espinha ilíaca ântero-superior e a sínfise púbica. Os pulsos pedioso e tibial posterior são pontos relevantes no exame do pé, palpados a princípio na região dorsal, e a seguir na lateral do tendão extensor longo do hálux.

Úlceras arteriais isquêmicas ocorrem mais em dedos e em partes distais de extremidades, são profundas, pálidas ou de fundo necrótico, muito doloridas e tendem a estar em expansão de bordas. São chamadas de lesões tróficas. Pode ser purulenta no caso de infecções (particularmente no diabético). Pacientes com dor isquêmica de repouso ou lesão trófica costumam ficar em uma posição de melhora da dor (posição antálgica), frequentemente com pés pendentes para aumentar a pressão capilar. Em casos prolongados, há fibrose de cápsula e ligamentos articulares, limitando a amplitude de movimentação da articulação.

A existência de uma assimetria na temperatura ou um gradiente térmico ocorre na isquemia. Com o dorso da mão, inicia-se a palpação de distal para proximal, até atingirmos um local onde notamos a temperatura corporal normal. Esse é o ponto do gradiente térmico. Fazemos essa palpação bilateral para termos parâmetros de normalidade no membro sem queixas.

Quando não houver dados suficientes para descrever o pulso as dificuldades devem ser descritas de maneira objetiva. Há dificuldades em pacientes obesos, com abdome globoso, em linfedemas com fibrose, em áreas cicatrizadas de trauma e em áreas ulceradas. No caso de cicatrizes ou úlceras, procure avaliar a perfusão periférica. Um tempo de enchimento capilar em repouso em decúbito dorsal horizontal menor que 3 segundos em pacientes com boa perfusão capilar é improvável ser um membro isquêmico.

Lembrete importante: *os dois pulsos carotídeos não devem ser palpados ao mesmo tempo.*

Percussão: não é comum utilizar a percussão no sistema arterial já que as artérias são de anatomia mais profunda e a palpação do pulso dá uma ideia melhor de pervidade arterial.

Ausculta: Assim como na palpação, a ausculta do sistema cardiovascular deve seguir uma sequência lógica

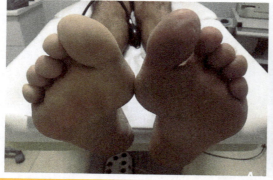
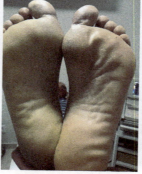
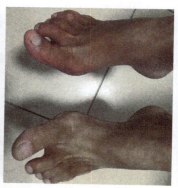

Figura 1. Figura A) Membros em repouso em decúbito dorsal horizontal por 5 minutos evidenciando palidez cutânea no pé esquerdo. B) Palidez cutânea piora com a elevação do membro inferior. No membro isquêmico, a elevação acima de 45 graus (tenha certeza de que o tornozelo está acima da altura do coração), pode levar a palidez cutânea. Observe o pé direito pálido comparado ao esquerdo. C) Hiperemia reativa com pé pendente.

e metódica de ausculta: focos cardíacos, subclávias, carótidas, aorta abdominal e ramos (no eixo axial), ilíacas (hipocôndrios), femoral, canal dos adutores (terço distal de coxa medial), poplíteas. Se houver história de traumas, cirurgias ou punções, outros sítios devem ser auscultados. Um hematoma pós-punção pode evoluir para uma fístula ou pseudoaneurisma, portanto, nos sítios de maior risco (hematomas, por exemplo), o exame deve ser novamente realizado em um segundo momento.

O sopro vascular representa uma perturbação do fluxo laminar e pode ser sistólico ou sistodiastólico. O sistólico ocorre em estenoses de 70 a 95% da luz, podendo ser ateroscleróticas, decorrentes de redundância arterial como "kinking" ou em pseudoaneurismas, onde o fluxo passa através de um orifício pequeno e turbilhona na região do saco do pseudoaneurisma. O pseudoaneurisma tem uma história de cirurgia, punção, trauma civil ou militar, enfim, de dano da parede arterial. Certifique-se de que não existam massas comprimindo as artérias, já que estas podem comprimi-las, reduzindo sua luz, causando os sopros. Fístulas arteriovenosas produzem sopros sistodiastólicos por ter baixa resistência ao fluxo sanguíneo. Em pseudoaneurismas anastomóticos de fístulas, o sopro sistodiastólico ocorre da mesma forma (figura 2).

Lembre-se de que um sopro carotídeo pode ser decorrente de um estado hiperdinâmico (hipertireoidismo) ou ser irradiado de sopro cardíaco (exemplo: estenose aórtica). Portanto, estabeleça correlação clínica para o diagnóstico.

Lembretes

1. O único local onde invertemos, fazendo a ausculta antes da palpação e percussão é o abdome. Nesse caso, ter um aumento de ruídos hidroaéreos após a palpação poderia dificultar a ausculta de sopros além de modificar a ausculta dos ruídos hidroaéreos em normalidade.

2. Estenoses críticas podem não produzir sopros. Temos que somar dados semiológicos (há pulsos? Existe assimetria de pulsos? Tem história de claudicação? História de acidente vascular encefálico?). Um alto grau de suspeição aumenta a possibilidade de diagnóstico.

Manobras e testes mais utilizados

Índice tornozelo-braquial: a forma mais confiável e simples de quantificar o grau de isquemia e a presença de circulação colateral é o índice tornozelo-braquial. Nesse caso, um manguito de pressão é colocado nos tornozelos e pressão arterial é medida nas artérias tibial anterior e posterior tomando-se nota do maior valor da pressão sistólica. Com o manguito nos braços, deve-se

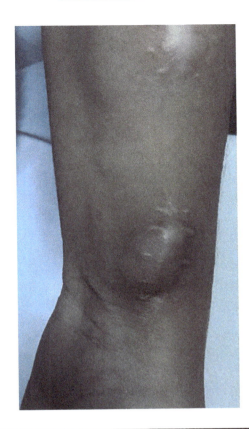

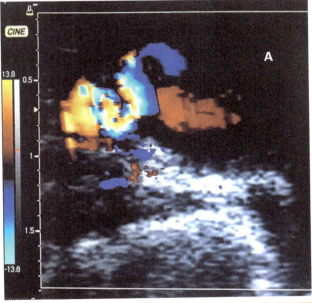

Figura 2. Pseusoaneurisma anastomótico de fístula arteriovenosa. A) Pseudoaneurisma B) imagem ao ecocolor-Doppler

medir a pressão arterial na artéria radial ou ulnar, anotando o maior valor da pressão sistólica. Divide-se a medida de pressão arterial sistólica do membro inferior pela do membro superior. Valores normais variam de 0.9 a 1.2. Acima de 1.3 há calcificação na parede arterial impedindo a sua oclusão na pressão sanguínea correspondente. É comum no diabético, na aterosclerose calcificante da média arterial (Monckberg). Isquemia leve tem índices entre 0.6 e 0.9. Entre 0.4 e 0.6 é considerado isquemia moderada. Abaixo de 0.4 é isquemia grave uma vez que a circulação colateral não está conseguindo suprir a demanda sanguínea decorrente de oclusão arterial. A medida da pressão sistólica pode ser realizada com estetoscópio, USG doppler ou esfigmomanômetro automático

Manobra de Allen: manobra que objetiva avaliar a adequação da circulação colateral da mão. É muito importante antes de punção de artéria radial (coleta de gasometria arterial, medida de pressão arterial invasiva, acesso para cateterismo arterial central, arteriografia). A manobra é realizada comprimindo-se as artérias radial e ulnar com os polegares das mãos direita e esquerda. Quando possível (paciente acordado) solicita-se que abra e feche a mão algumas vezes, o que faz com que desenvolva uma mão pálida, isquêmica devido ao bloqueio do fluxo arterial. Ao avaliar a mão pálida, retira-se a compressão da artéria ulnar. Caso a isquemia desapareça nesse momento, existe uma circulação colateral apropriada pelo arco palmar. Dessa forma, a punção na artéria radial terá menos riscos uma vez que, mesmo na pior hipótese em que exista uma oclusão arterial por trombose ainda há circulação colateral adequada para manter a mão viável.

Teste de compressão de fístula arteriovenosa: redução da frequência cardíaca quando se oclui uma fístula arteriovenosa é chamado de sinal de Nicoladoni-Branham. Essa fístula apresenta alto fluxo e sobrecarrega o coração. O aumento da pressão arterial sistêmica durante oclusão de fístula é conhecido como sinal de Gundermann.

Prova do garrote adaptada no sistema venoso: elevando-se o membro inferior, as varizes se esvaziam. Comprime-se manualmente o trajeto da veia a ser avaliada (exemplo: safena magna) e muda-se a posição do paciente para ortostatismo (Figura 3 A). Após a liberação da digito compressão verifica-se o enchimento varicoso rápido confirmando aquelas varizes como responsáveis pelo enchimento varicoso (Figura 3 B). Caso o enchimento ocorra antes da liberação da veia estudada, sabe-se que outras varizes são importantes na doença (exemplo: varizes perfurantes).

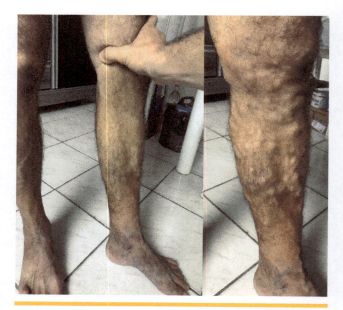

Figura 3. prova do garrote adaptada. Paciente ficou inicialmente em repouso com membros inferiores elevados por 30 segundos. A seguir ficou de pé tendo uma compressão digital no trajeto da veia safena magna esquerda. A liberação da compressão digital levou a enchimento das varizes em 10 segundos, demonstrando o papel da veia safena magna direita no enchimento sanguíneo varicoso.

Principais diagnósticos sindrômicos

Síndrome de insuficiência venosa crônica: é a doença mais comum do sistema vascular, decorrente de uma situação em que o sistema venoso normal não consegue compensar o dano fisiológico causado pela doença venosa limitando o adequado retorno do sangue ao átrio direito. O primeiro sinal de insuficiência venosa crônica é o edema peri-maleolar de etiologia venosa. É muito importante descartar outras causas de edema uma vez que, definindo a doença como insuficiência venosa crônica, a história natural é de evolução para pigmentação maleolar interna que ocorre associada a dematite (dermatite ocre) culminando com úlcera de perna. Portanto, tão importante o diagnóstico para direcionar o tratamento apropriado. Na classificação CEAP, o paciente que apresenta edema maleolar é CEAP C3. O que tem pigmentação é CEAP C4 e o que tem úlcera de perna é CEAP C6. O CEAP C5 é o paciente que já teve uma úlcera aberta e que já cicatrizou. Caso ainda não tenha tratado a doença venosa causadora do problema, a probabilidade de nova úlcera é muito elevada nos próximos cinco anos. Portanto, a insuficiência venosa crônica refere-se a CEAP C3, 4, 5 e 6. Pode ser decorrente de doença primária ou secundária.

Síndrome do martelo hipotenar: também conhecida como isquemia digital pós-traumática, é rara e ocorre por traumas repetidos na região hipotenar da mão. Nesse caso, há trombose da artéria ulnar distal, com eventuais embolias para ramos arteriais digitais.

Síndrome de Klipplel-Trenaunay: tríade de malformação venosa, manchas "vinho do porto" e hipertrofia óssea ou tecidual.

Síndrome de Parkes Weber: malformação capilar e venosa semelhante ao Klippler-Tanaunay, com a presença de malformações arteriovenosas (fístulas).

Sturge-Weber: síndrome da infância, caracterizada por hemangioma (tumor) em face associada a comprometimento de estruturas encefálicas.

Síndrome de Stewart-Treves: síndrome rara de linfangiossarcoma consequente a linfedema crônico.

Síndome de Cockett ou May-Turner: compressão de veia ilíaca comum esquerda contra o corpo da quinta vértebra lombar. Pode haver assimetria de quantidade de varizes a esquerda, com recidivas pós-operatórias. Pode ocorrer trombose venosa profunda proximal. É particularmente importante na gravidez. É de suma importância diagnóstico precoce uma vez que o cirurgião vascular pode tratar com fibrinolítico (no caso de trombose) e angioplastia. Postergar o diagnóstico dificulta o tratamento.

Síndrome do aprisionamento da artéria poplítea: Por volta da décima segunda semana de gestação há migração dos côndilos femorais e, depois, a formação da artéria poplítea. Quando a artéria se forma antes das estruturas musculoesqueléticas há aprisionamento da mesma e há desenvolvimento de isquemia durante exercícios físicos em pacientes jovens.

Síndrome do desfiladeiro cervicotoracobraquial: compressão arterial, venosa ou neural podendo ser de um ou todas as estruturas, provocada entre musculatura cervical, primeira costela e clavícula, ou em outros pontos de compressão osteomuscular até a artéria axilar.

SINOPSE

1. Avalie a história: é compatível com doença vascular ou pode ter outra etiologia? Existe claudicação vascular? Tem história de varizes ou tromboses? Tem história familiar de doença vascular? Tem fatores de risco para tal?

2. Inspecione todo o corpo, depois o local da queixa: há sinais compatíveis com doença venosa? Dentre esses, edema, pigmentação de pele, atrofia de subcutâneo, úlcera de perna, varizes de membros inferiores. Há sinais de doença arterial: atrofia muscular

3. Palpe os membros para avaliar temperatura (existe gradiente térmico?). Palpe os pulsos para verificar presença (tem ou não tem pulso?). Tem frêmito? Palpe os trajetos venosos (são duros ou moles?). Inverta essa ordem no abdome. Ausculte primeiro. Não palpe os dois pulsos carotídeos ao mesmo tempo a não ser que você saiba o que está fazendo.

4. Percuta trajetos venosos, caso necessário, para avaliar perviedade luminal.

5. Ausculte os trajetos arteriais e venosos. Procure sopros e frêmitos. Sopro sistólico lembra estenose, pseudoaneurisma ou compressão de massa sobre um vaso arterial. Sopro sistodiastólico lembra fístula arterionvenosa

6. Utilize tabelas de modelo clínico para avaliação de probabilidade pré-teste (tabela 1-B).

7. Defina a urgência ou emergência do caso para definir encaminhamento ambulatorial ou urgência/emergência.

8. Tome uma conduta. Se não tem certeza do que está acontecendo encaminhe para alguém que possa resolver a dúvida.

REFERÊNCIAS:

1. Bradbury A, Evans C, Allan P, Lee A, Ruckley CV, Fowkes FGR. What are the symptoms of varicose veins? Edinburgh vein study cross sectional population survey. Br Med J. 1999 Feb 6;318(7180):353–6.
2. Eklöf B, Rutherford RB, Bergan JJ, Carpentier PH, Gloviczki P, Kistner RL, et al. Revision of the CEAP classification for chronic venous disorders: Consensus statement. In: Journal of Vascular Surgery. 2004. p. 1248–52.
3. Wells PS, Anderson DR, Bormanis J, Guy F, Mitchell M, Gray L, et al. Value of assessment of pretest probability of deep-vein thrombosis in clinical management. Vol. 350.

12 Semiologia do Abdome

Vinicius Cordeiro da Fonseca
Rafael Izar Domingues da Costa

INTRODUÇÃO

O exame físico do abdome e sistema digestivo faz parte da investigação das mais diversas síndromes, e não deve ser substituído por exames de imagem (radiografia, ultrassonografia, tomografia computadorizada e ressonância magnética), ou endoscópicos (endoscopia digestiva alta e colonoscopia). Como descrito nos capítulos iniciais deste livro, após uma anamnese minuciosa, segue-se o exame físico propriamente dito, utilizando métodos propedêuticos clássicos, ressaltando que ao examinar o abdome, a ausculta deve preceder a percussão e palpação.

Inicie a avaliação clínica geral do paciente desde a sua entrada na sala de atendimento. Fáscies, estado geral, higiene pessoal, postura, marcha, odores e hálito são dados que podem ser observados já nesse momento. Durante a anamnese é possível, ainda, avaliar a fala, sua orientação no tempo e no espaço.

Além de observar tais aspectos, investigue outros sinais e sintomas por meio do interrogatório dirigido, o levantamento da história patológica pregressa, história social, familiar, e dos hábitos de vida. Durante a anamnese e exame físico, busque por sinais e sintomas indicativos de disfunções do sistema digestivo, entre eles: alterações em boca, abdome ou ânus; sintomas relacionados à deglutição, digestão dos alimentos; disfagia; pirose; eructação; presença de vômitos; diarreia; dor abdominal; hábito intestinal e consumo de bebida alcoólica; hematêmese; presença de sangue nas fezes. Questione ativamente sobre a relação dos sintomas com a alimentação ou hábito intestinal, e se existem sintomas relacionados ao sistema urinário ou queixa ginecológica. Vale lembrar que algumas alterações abdominais e do trato digestivo podem ser detectadas à distância, em outras regiões do corpo.

A coleta dos dados referentes aos sinais vitais é essencial. As medidas antropométricas, particularmente o peso e a circunferência abdominal (ver Cap. 5 Sinais Vitais e Dados Antropométricos), fornecem dados objetivos, que podem ser utilizados como um parâmetro inicial para acompanhamento e comparação, em consultas subsequentes.

Aborde a pessoa de maneira gentil e firme, para transmitir-lhe segurança; conduza-a até a mesa de exame, sem pressa e com auxílio sempre que necessário. Explique claramente o procedimento ao paciente e acompanhante, se for o caso, e estimule a verbalização de qualquer desconforto, durante a execução do exame. Antes de iniciar o exame físico higienize as mãos e providencie o material necessário, evitando interrupções durante o procedimento: estetoscópio, fita métrica, luvas de procedimento, foco de luz e lubrificante. Aqueça as mãos e o estetoscópio. Cuide para manter a privacidade da pessoa e recomende que ela esvazie a bexiga. Sempre que possível, o paciente deve se despir e fazer uso de um avental, durante o exame deve-se expor desde a linha abaixo do mamilo até a sínfise púbica, ficando a região inguinal exposta mas a genitália coberta. Mantenha o paciente confortável, em decúbito dorsal, com um travesseiro sob a cabeça. Solicite ao paciente que mantenha os braços ao longo do corpo e as pernas esticadas paralelamente, dessa forma a parede abdominal fica menos tensa, facilitando o exame.

O abdome é uma área do tronco delimitada acima, pelo diafragma; abaixo, pelos músculos que compõem o assoalho pélvico; anteriormente, pelos músculos reto abdominais; posteriormente, pelos músculos quadrado lombar e psoas; lateralmente, pelos músculos oblíquos e transversos.

Didaticamente, pode-se proceder a divisão topográfica do abdome por meio de linhas imaginárias que passam pela cicatriz umbilical em sentido vertical e horizontal (Figura 1), dividindo-o em quatro quadrantes: superior direito (QSD), superior esquerdo (QSE), inferior direito (QID) e inferior esquerdo (QIE); ou em nove regiões (Figura 2), por meio de duas linhas verticais, do ponto médio da clavícula ao ponto médio do ligamento inguinal; uma linha horizontal, no plano subcostal, tangenciando o ponto mais inferior da borda costal; e uma linha mais inferior, no plano transtubercular, que tangencia os tubérculos das cristas ilíacas.

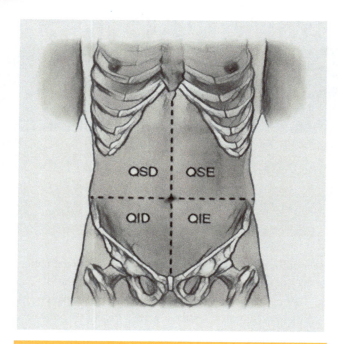

Figura 1. Quadrantes do abdome.

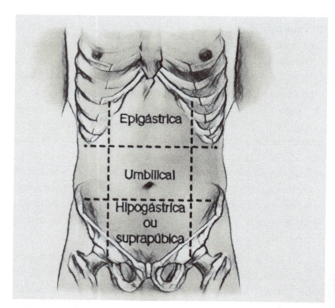

Figura 2. Regiões do abdome. Hipocôndiro, Hipocôndrio direito, Hipocôndrio esquerdo, Flanco, Flanco direito, Flanco esquerdo, Fossa ilíaca, Fossa ilíaca direita e Fossa ilíaca esquerda.

INSPEÇÃO

Permaneça à direita do paciente ou da maca. Exponha todo o abdome, dos mamilos até a raiz da coxa; mantenha as regiões não examinadas cobertas com um lençol.

A inspeção do abdome pode ser estática, ou dinâmica, quando o paciente é solicitado a realizar algum movimento, como inspirar forçosamente, realizar força contra a resistência aumentando a pressão intra-abdominal, por exemplo, assoprando contra a mão – Manobra de Valsalva – ou a movimentar os membros inferiores.

Manobra de Valsalva

Inspecione a região (vista lateral, tangencial, superior), em busca de lesões na pele, abaulamentos, distensão. Lesões descamativas ou pustulosas podem sugerir diagnósticos sistêmicos, como pênfigo e herpes-zóster.

A presença de cicatrizes, por procedimentos cirúrgicos anteriores, pode ser um indício de alterações a eles relacionados, como hérnias incisionais ou obstrução intestinal por aderências. As cicatrizes de cirurgias abdominais podem ser medianas (laparotomia), supra e infraumbilicais, xifo-pubianas, transumbilicais, paramedianas, transversas e subcostais. Uma cicatriz pode, também, sugerir exclusão de afecções. Por exemplo, a incisão de Kocher, para colecistectomia, ajuda a descartar doença da vesícula biliar; a incisão de McBurney, para apendicectomia, casos de apendicite aguda.

Casos graves de pancreatite aguda ou hemorragias espontâneas de retroperitônio podem cursar com o sinal de Cullen (equimoses periumbilicais) e o sinal de Grey-Turner (manchas equimóticas em flancos), demonstrados na (Figura 3)

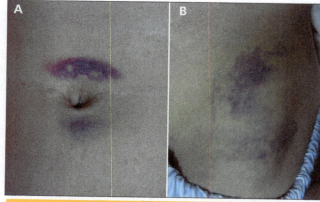

Figura 3. A. Sinal de Cullen; **B.** Sinal de Grey-Turner

Avalie e descreva o formato do abdome (Figura 4):

• Plano;

• Escavado: Quando o abdome apresenta uma depressão; pode ser um sinal de desnutrição;

• Globoso: Predomínio do diâmetro anteroposterior; aumentado em volume, globalmente, de maneira simétrica;

• Em avental: Comum em obesos, quando o panículo adiposo projeta-se sobre a região inguinal ou raiz das coxas;

• Ventre de "batráquio": Frequente nos casos de ascite, com abaulamento dos flancos e predomínio do diâmetro lateral, em relação ao anteroposterior;

• Pendular ou ptótico: Aumento do volume da porção inferior, visualizado com a pessoa em posição ortostática.

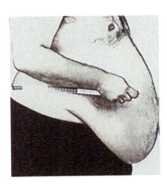
ABDOME EM AVENTAL

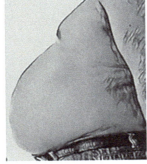
ABDOME GLOBOSO

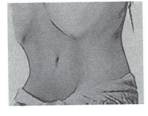
ABDOME ESCAVADO

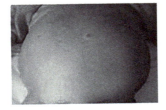
ABDOME EM BATRÁQUIO

Figura 4. Tipos de formato de abdome

Observe a presença de posição antálgica, caracterizada como uma maneira em que o paciente permanece, seja em pé, em decúbito ou durante a marcha, utilizando-se por vezes do auxílio das mãos para comprimir a área dolorosa, no intuito de amenizar a intensidade da dor. No caso da apendicite aguda, por exemplo, a pessoa tende a fletir o abdome inclinando-se levemente à direita e apoiando as mãos sobre a fossa ilíaca direita, aumentando, inconscientemente, o diâmetro da cavidade abdominal e diminuindo o contato da víscera inflamada com o peritônio. Pacientes com peritonite difusa, como em perfurações intestinais, tendem a ficar imóveis para amenizar a dor e apresentar contração involuntária de toda a musculatura da parede anterior do abdome.

Em casos de obstrução intestinal, o abdome apresenta alteração em sua forma, tornando-se globoso, podendo a cicatriz umbilical ficar protusa ou aplainada. Pode apresentar-se, também, escavado, em casos de neoplasias gastrointestinais avançadas, com emagrecimento. É importante avaliar presença de cicatrizes abdominais (indicando cirurgias prévias) e protrusões sugestivas de hérnias abdominais, que podem sugerir o motivo da obstrução intestinal.

Os movimentos peristálticos (elevações e retrações móveis) são eventualmente observados em pacientes magros, idosos, com flacidez abdominal, ou em decorrência de obstrução orgânica que leva ao hiperperistaltismo do estômago e dos intestinos delgado e grosso.

AUSCULTA

A ausculta do abdome é realizada com o diafragma do estetoscópio, em busca de ruídos hidroaéreos (RHAs) e de sopros de origem vascular (ver Cap. 11 Semiologia do Sistema Venoso e Arterial). Os RHAs são sons produzidos pela relação entre líquido e ar, em decorrência do peristaltismo (movimentação) intestinal. Aparecem em diferentes pontos do abdome e em momentos imprevisíveis; por isso, é necessário auscultar cada um dos quatro quadrantes e a região umbilical, até se ouvir um movimento ou durante 1 minuto, no mínimo. É importante que a ausculta do abdome deve ser realizada antes da percussão e palpação, pois estas podem estimular o peristaltismo, aumentando a frequência dos RHAs. A percussão, discutida mais adiante, complementa os achados da ausculta abdominal. (Figura 5)

Os RHAs normais são os estalidos e os gorgolejos (som de "água" se movimentando) que se apresentam numa quantidade variável de um som a cada 5 a 10 segundos, sendo considerados normais até 34 sons por minuto. Seu aumento está relacionado a quadros de diarreia, peritonite (irritação da alça intestinal), ou à fase inicial da obstrução intestinal, sendo denominados, nesse caso, ruídos de luta ou metálicos, ao passo que a sua diminuição sugere íleo adinâmico (ou paralítico), peritonite ou obstrução intestinal em fase tardia.

Devem ser pesquisados sopros sobre a aorta (região epigástrica), ilíacas (regiões paraumbilicais) e femorais (regiões inguinais). Sopros epigástricos restritos à sístole são normais.

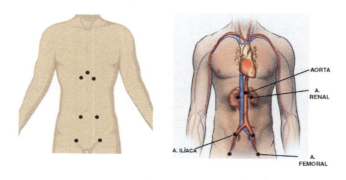

Figura 5. Ausculta à procura de sopros

PERCUSSÃO

Em geral, o som de todo abdome é timpânico, em decorrência da presença de gases em vísceras ocas, exceto em hipocôndrio direito, pela presença do fígado.

Quando ocorre um aumento da quantidade de gás, tanto dentro das alças intestinais, por meteorismo ou obstrução intestinal, quanto fora delas, pela presença de pneumoperitônio, devido à perfuração de uma víscera oca, o som percutido é denominado hipertimpânico.

Se o hipertimpanismo for percebido na região do hipocôndrio direito, indicará a presença de pneumoperitônio volumoso caracterizando o sinal de Joubert, ou a interposição de uma alça intestinal entre o fígado e a parede abdominal.

Durante a percussão é possível escutar, ainda, sons como a submacicez, originados pela interposição de uma víscera maciça às alças intestinais, e a macicez, na presença de tumoração ou ainda pelo acúmulo de líquido no interior das alças intestinais.

PALPAÇÃO

Inicie a palpação com a pessoa em decúbito dorsal, colocando-se à sua direita, com as mãos limpas e aquecidas. Antes de começar a palpação solicite que o paciente indique as regiões com dor, de modo a serem examinadas por último. Distraia o paciente, se necessário, com alguma conversa ou perguntas, diminuindo a influência voluntária do mesmo durante o exame. Teste a sensibilidade dolorosa, tocando o abdome suavemente. A manobra pode ser unimanual (ou monomanual), quando a superfície palmar dos dedos de uma das mãos é apoiada levemente fletida, formando ângulo pouco agudo com a parede abdominal; ou bimanual, quando realizada com a mãos dispostas obliquamente, formando um ângulo agudo entre si, com abertura voltada para o examinador, ou com as mãos sobrepostas. A palpação pode ser, ainda, mono ou bidigital.

A palpação é iniciada pelo quadrante inferior direito, seguindo para os outros quadrantes, em sentido horário, terminando na região umbilical.

A palpação do abdome é dividida em duas etapas:

Palpação superficial: Possibilita o acesso a até 2 cm de profundidade da parede abdominal, no intuito de avaliar o seu grau de resistência ou tensão (tenso, flácido) e sensibilidade. Com uma das mãos espalmadas, explore a superfície comprimindo os quatro quadrantes com os dedos justapostos. Na palpação normal, os músculos apresentam-se relaxados, ou em leve contração, de forma voluntária. Quadros inflamatórios, como a peritonite, desencadeiam o reflexo visceromotor, que faz a musculatura contrair-se ao exame, gerando rigidez involuntária, o que caracteriza a defesa de parede abdominal, no intuito inato de amenizar a dor e proteger estruturas já acometidas pelo quadro de base. Essa rigidez pode se apresentar de forma localizada ou generalizada, quando então é denominado abdome em tábua.

Palpação superficial

Palpação profunda: É obtida ao se deprimir a parede abdominal, em até 10 cm, dando acesso às vísceras, onde se observa a presença de massas e alterações da sensibilidade.

Palpação profunda

A palpação profunda e deslizante tem por objetivo avaliar órgãos abdominais normalmente palpáveis e localizar possíveis alterações, como aumento do volume e consistência dos órgãos, presença de massas abdominais e sinais de neoplasia avançada. Registre a localização, forma, tamanho, consistência, pulsação, dor e a mobilidade com a respiração ou com a mão examinadora. Evite utilizar força exagerada para não provocar dor, o que levaria à contração da musculatura abdominal, interferindo na avaliação. Em caso de dor intensa, abandone o procedimento.

Inicie a palpação com o enrugamento ou pregueamento da pele para cima, seguida de penetração e deslizamento das mãos contra o plano profundo, estirando-se a pele. A palpação deslizante é mais bem realizada durante a expiração, pois reduz a tensão muscular. Nos locais onde não há plano profundo rígido, como nos flancos, utilize uma das mãos como aparato posterior, realizando a palpação com a outra mão.

As estruturas mais facilmente palpáveis são: ceco (elástico, móvel e piriforme, com base voltada para baixo); cólon transverso (cordão cilíndrico); sigmóide (corda firme). Os cólons ascendente e descendente (cordão cilíndrico) e a grande curvatura do estômago (sensação de degrau) são eventualmente identificados (Figura 6). Os segmentos do intestino delgado não são individualizados, exceto em caso de neoplasia.

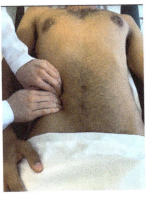 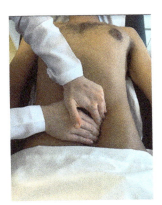

Palpação do cólon direito   Palpação do cólon esquerdo

Figura 6. Palpação dos cólons

Durante a palpação abdominal profunda é possível sentir a movimentação de líquidos e gases dentro das vísceras ocas e escutar ruídos provenientes das vísceras estimuladas, entre eles: borborigmo, sons de alta tonalidade, decorrentes da movimentação de líquido e gases, predominantemente pelo intestino; gargarejo, o mais característico dos ruídos abdominais, que se apresentam como grossas bolhas, episódicas e isoladas. A palpação gástrica, também, pode reproduzir outros sons indicativos de estase, como o vascolejo, em resposta a movimentos bruscos, de vaivém das mãos, nos flancos, e a patinhação, som de líquido "sacolejando" frente a movimentos compressivos da palma da mão sobre o epigástrio.

Na avaliação da dor à palpação do abdome é importante verificar a existência de sinais sugestivos de inflamação do peritônio parietal (peritonite), pois este é um sinal de abdome agudo. Os principais sinais e peritonite incluem a defesa, rigidez, descompressão dolorosa e dor à percussão. A defesa abdominal consiste em contração voluntária da parede abdominal, na região dolorosa. A rigidez é a contração reflexa involuntária da parede abdominal que persiste em vários dos exames. Para avaliação da descompressão dolorosa deve-se perguntar ao paciente se dói mais à compressão ou à descompressão. Pressione de forma firme e lenta e, depois, retire a mão rapidamente. A manobra é considerada positiva se a retirada da sua mão provocar dor. Já a percussão, deve ser realizada delicadamente, e a dor representa aumento da sensibilidade.

A palpação do fígado e do baço está descrita adiante.

PALPAÇÃO DO FÍGADO E BAÇO

A maior parte do fígado é inacessível pela palpação direta por estar protegido pelo rebordo costal. Portanto, comece pela percussão, delimitando os seus respectivos perímetros.

O fígado encontra-se na região do hipocôndrio direito, e pesa em torno de 1.500 g. Para localizá-lo, posicione a pessoa em decúbito dorsal e peça para que respire calmamente. Percuta os espaços intercostais, na linha hemiclavicular direita (a partir do segundo espaço intercostal direito), até perceber uma modificação do som, em geral, à altura do 5° espaço intercostal. Acima deste ponto o som é do tipo claro pulmonar, e, abaixo, passa a ser maciço, que corresponde à cúpula hepática, recoberta pelo músculo diafragma. Marque esse ponto, considerando-o como o limite superior do fígado. Para a delimitação do ponto inferior, percuta o abdome do quadrante inferior para o superior, também na projeção da linha hemiclavicular direita, até determinar a transição do som timpânico para maciço, este será o limite inferior.

Determinados os seus limites, meça o intervalo entre os dois pontos com uma fita métrica. Em geral, a hepatimetria varia entre 8 e 12 cm (lobo direito), no adulto. Valores acima desses podem caracterizar a hepatomegalia. O gás existente no cólon pode provocar timpanismo ao percutir o QSD do abdome, mascarando a macicez hepática e reduzindo falsamente a estimativa da hepatimetria.

As técnicas de palpação do fígado utilizadas na prática clínica são:

• **Técnica de Lemos Torres:** Em decúbito dorsal, coloque sua mão esquerda, espalmada, sob a região lombar direita do paciente, e sua mão direita, espalmada, sobre a parede anterior do abdome, de forma paralela e lateral ao reto abdominal direito. A mão esquerda eleva o fígado, empurrando-o anteriormente, enquanto a mão direita tenta palpar a sua borda inferior. Utilize as falanges distais do segundo e terceiro dedos, durante a inspiração profunda, Realize a palpação em etapas, em direção à margem costal;(Figura 7)

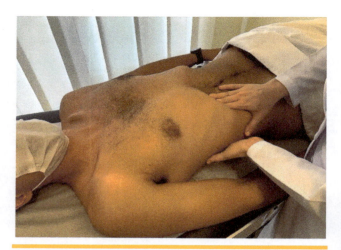

Figura 7. Palpação bimanual do fígado – técnica de Lemos Torres

- **Manobra do "rechaço":** Variação da técnica de Lemos Torres para detecção da borda hepática em pacientes com abdome distendido, particularmente por ascite. Utilizando o mesmo posicionamento da manobra de Lemos Torres, com sua mão direita, dê pequenos golpes na parede anterior do abdome; com isso, o fígado será impulsionado contra a parede posterior e voltará à posição original, momento em que percebe a borda hepática, como um contragolpe;

- **Técnica de Mathieu com as mãos "em garra":** Com a pessoa em decúbito dorsal, posicione-se à altura de seu ombro direito, voltado para os pés. Com as mãos colocadas paralelamente sobre o hipocôndrio direito, tendo os dedos fletidos na posição de "garra", palpe a borda inferior do fígado durante a inspiração forçada. (Figura 8)

Descreva os achados, em detalhes: a localização da borda inferior do fígado, em relação à distância do rebordo costal direito e do apêndice xifoide, em centímetros; a consistência do órgão (macia ou elástica, amolecida, endurecida); as características da sua superfície (lisa ou nodular), borda (lisa ou romba); e a sensibilidade (dor referida às manobras realizadas). Esses dados são de suma importância para o diagnóstico.

Quando palpável, o fígado normal apresenta consistência macia a elástica, superfície regular, borda lisa e é indolor. A palpação da borda hepática não é um parâmetro confiável de hepatomegalia. A vesícula biliar quando obstruída e distendida, pode confundir-se com o fígado, sendo palpável como uma massa oval abaixo da borda hepática, com macicez à percussão. Fígado de consistência firme e endurecida, com borda romba ou arredondada e superfície irregular pode sugerir doença hepática, enquanto a dor à palpação sugere inflamação, encontrada na hepatite ou na congestão da insuficiência cardíaca.

A avaliação do baço também é iniciada pela percussão. Normalmente, a submacicez do baço não está presente, em função da sua relação anatômica com o cólon esquerdo, o estômago e o pulmão esquerdo. O baço mede 13 x 7 cm e pesa 200g, aproximadamente.

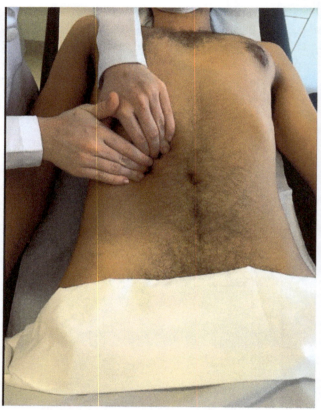

Figura 8. Palpação do fígado - Técnica de Mathieu

Quando o baço está aumentado — esplenomegalia – as estruturas ocas são rechaçadas, de forma que a submacicez estará evidente na percussão do espaço de Traube, que se projeta na parede torácica anterior, em formato semilunar delimitado, superiormente, pelo 6° espaço intercostal esquerdo, lateralmente, pela linha axilar anterior, e, inferiormente, pelo gradeado costal esquerdo. Quando há submacicez à percussão, a palpação detecta corretamente esplenomegalia em 80% dos casos. Entretanto, líquidos ou sólidos no estômago ou cólon também podem causar macicez no espaço de Traube.

A palpação do baço é realizada com a pessoa em decúbito dorsal e o examinador ao seu lado direito, com a mão esquerda posicionada sob o gradeado costal esquerdo, na sua porção posterolateral, próximo ao flanco, de forma a realizar uma discreta elevação posteroanterior, e a mão direita espalmada no abdome, com os dedos na região periumbilical, voltados para o rebordo costal esquerdo. Palpe o abdome, em sentido diagonal, em direção ascendente, até o hipocôndrio esquerdo, à procura do baço no momento em que o paciente inspira. (Figura 9)

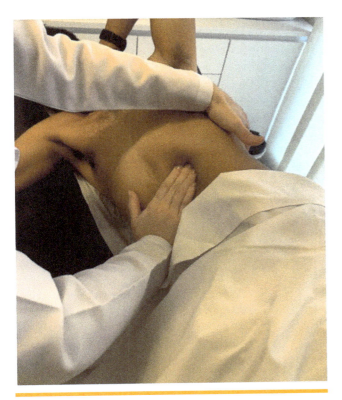

Figura 9. Palpação do baço

Para potencializar o método palpatório do baço, solicite que o paciente adote a posição de Shuster, forma intermediária entre o decúbito lateral direito e o decúbito dorsal, com a perna direita estendida e a perna esquerda flexionada; o braço esquerdo permanece flexionado sob a nuca (Figura 9). Nessa posição a gravidade desloca o baço para frente e para a direita, em local mais fácil de ser palpado. A palpação esplênica pode ser realizada, ainda, com os dedos "em garra", como na palpação hepática; para isso, coloque-se à esquerda. Atenção para não confundir o baço com o último arco costal.

O baço normal não é palpável e a presença da esplenomegalia deve ser sempre valorizada. Nos aumentos agudos, como o que ocorre nas infecções, o baço tende a ser doloroso à palpação. Descreva se a consistência é amolecida ou endurecida, e se a superfície é regular ou irregular.

Sinais e sintomas de alteração do sistema digestivo

A descrição do exame abdominal, sem alterações, pode ser assim exemplificada: abdome plano; sem lesões, cicatrizes, circulação colateral ou herniações. Peristalse e pulsações não visíveis à inspeção; ruídos hidroaéreos presentes nos quatro quadrantes; sem sopros arteriais; timpânico; hepatimetria = 9 cm na linha hemiclavicular direita; espaço de Traube livre; sem visceromegalias ou massas palpáveis; indolor à palpação superficial e profunda.

Entre as alterações encontradas no exame físico destacam-se, por sua prevalência: dor; massas; descontinuidade da parede abdominal; icterícia e aumento no volume abdominal, abordados a seguir.

A dor na região abdominal é um sintoma frequente nos atendimentos de caráter ambulatorial ou de urgência, e pode traduzir afecções tanto em vísceras abdominais, quanto em estruturas extra-abdominais. A investigação e caracterização da dor será descrita nos Capítulos de Anamnese e Capítulo de Dor. Diante de uma pessoa com dor, observe a atitude e o decúbito adotados, como a posição antálgica, dado valioso na localização do foco doloroso. É importante reconhecer a irradiação da dor e a sua origem.

Para uma melhor compreensão e condução, a dor abdominal é classificada em três tipos:

- **Dor visceral:** Presente no acometimento de uma víscera abdominal que, por sua inervação multissegmentar, traduz-se por dor em aperto, queimação, e cólica, mas, em geral, é mal caracterizada pela pessoa, geralmente localizada em mesogástrio, porém, com caráter difuso e impreciso. Sinais como sudorese, palidez e vômitos podem ser identificados na dor intensa;
- **Dor parietal:** Surge quando a agressão afeta o peritônio parietal, sendo intensa, bem localizada, com piora à movimentação ou manipulação do local;
- **Dor referida:** Aparece frente a um estímulo doloroso distante de sua projeção, na pele ou em outros tecidos, em virtude do compartilhamento central de vias nervosas aferentes.

O quadro clínico abdominal caracterizado por dor de início súbito ou evolução progressiva, de origem não traumática, é denominado abdome agudo (AA) ou dor abdominal aguda, e pode ser dos tipos inflamatório, obstrutivo, perfurativo, vascular e hemorrágico.

Independentemente da especialidade, médicos e estudantes de medicina devem conhecer as causas mais frequentes de AA na população adulta, assim como seus sinais e sintomas, uma vez que essa condição demanda uma criteriosa avaliação e o estabelecimento de hipóteses diagnósticas, em virtude da necessidade iminente de internação, procedimentos invasivos e cirúrgicos.

O abdome agudo inflamatório é o mais comum, tendo diversos possíveis diagnósticos etiológicos, assim como distintas fases de apresentação. Processos inflamatórios em fase inicial podem apresentar-se com ausculta inalterada dos ruídos hidroaéreos; porém, o aumento em sua intensidade e timbre é uma alteração frequente nesses casos, representando inflamação peritoneal. Com a progressão do quadro inflamatório e/ou infeccioso e o surgimento de complicações, a tendência é de diminuição da peristalse, redução na ausculta dos RHAs e aumento da distensão abdominal.

A percussão do abdome tem extrema importância em quadros dolorosos agudos, e deve ser executada de maneira bimanual. Inicie as manobras de percussão pela área menos dolorosa, até o ponto álgico referido. Compare o som produzido à percussão, e a reação do paciente, entre os diversos setores da região abdominal.

Percussão abdome

A palpação é o método ideal para a detecção de massas e tumorações abdominais. Para diferenciar se a massa é intra-abdominal ou em parede abdominal, solicite que a pessoa flexione o tronco sobre o abdome, sem apoio, ou levante a cabeça e os ombros do leito. Com isso, a parede abdominal torna-se tensionada, prejudicando a identificação de estruturas e massas intra e retroperitoneais, mas facilitando a palpação de tumorações de parede abdominal e evidenciando herniações ou fraqueza da parede abdominal (manobra de Smith-Bates).

Se a massa for detectada, descreva as suas características, de acordo com:

- Localização: Seguindo a divisão topográfica do abdome;
- Forma, tamanho/volume: Comparar com estruturas conhecidas; medida aproximada do tamanho, em centímetros;
- Superfície: Lisa ou nodular;
- Limites;
- Sensibilidade: Dolorosa ou indolor;
- Consistência: Cística, amolecida ou elástica, pastosa, dura ou pétrea;
- Mobilidade: Mobilidade respiratória, palpatória, fixa;
- Pulsatilidade;
- Ruídos ou sopros.

Na palpação profunda pode-se identificar uma massa pulsátil, especialmente em pessoas magras ou com flacidez da parede abdominal, o que pode confundir os examinadores menos experientes em relação à presença de aneurisma de aorta, pois massas próximas ao trajeto da porção abdominal daquela artéria podem transmitir sensação pulsátil, geralmente menos intensa, nas bordas.

A presença de um fecaloma pode confundir-se com uma massa abdominal. Para diferenciá-los, comprima a massa de maneira profunda por alguns segundos, reduza a pressão da mão e note se a parede intestinal desprega-se subitamente, do bolo fecal, produzindo a sensação de crepitação resultante da interposição de ar entre a parede intestinal e o bolo fecal, chamado de sinal de Gersuny.

O exame físico pode indicar, ainda, sinais de processo neoplásico avançado, mesmo em regiões extra-abdominais. Fique atento à presença dessas alterações:

- **Gânglio de Virchow:** Linfonodomegalia palpável em cadeia supraclavicular esquerda, sugestivo de câncer de estômago avançado; (Figura 8)

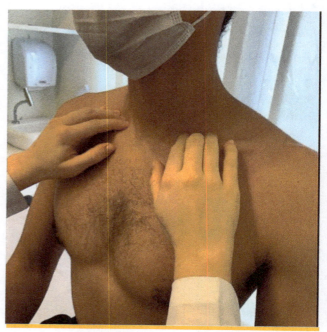

Figura 10. Palpação dos linfonodos das cadeias supra-claviculares

- **Nódulo da Irmã Maria José** (*Sister Mary Joseph nodule*): Nódulo endurecido na região umbilical, geralmente decorrente de câncer do trato gastrointestinal ou geniturinário;
- **Prateleira de Blumer:** Nodulações que podem ser percebidas pelo toque retal, decorrentes de metástases no fundo de saco pélvico e em órgãos genitais, que comprimem a ampola retal; são oriundas de cânceres de andar superior do abdome, notadamente do cólon e do estômago;
- **Fígado em "saco de batata":** Sensação de nodularidades durante a palpação da superfície hepática. Corresponde a implantes neoplásicos, primários ou secundários, no fígado;

Além desses sinais observe, durante a inspeção, se o paciente apresenta caquexia, aspecto emagrecido devido a intenso consumo generalizado dos tecidos corporais, muscular e adiposo; e palidez mucocutânea, caracterizada pelo descoramento da mucosa palpebral das conjuntivas, mucosa oral, pele da face, leito ungueal e palmas das mãos (Descrito no Capítulo de Exame Físico Geral).

Na inspeção passiva, em decúbito dorsal, busque por abaulamentos da parede. Na inspeção ativa, solicite para a pessoa contrair a parede abdominal (p. ex., elevando as pernas, em extensão, a cerca de 45°, ou levantando a cabeça [manobra de Smith-Bates]). Se houver protrusão na parede, esta pode corresponder a falha ou fraqueza da parede muscular ou massa da parede abdominal.

Palpe toda a parede abdominal e observe a sua continuidade; ao detectar uma área com menor resistência, tente introduzir uma ou mais polpas digitais através desta área, confirmando se há descontinuidade em sua superfície. Entre os defeitos de parede, destacam-se as hérnias e a diástase do músculo reto abdominal.

As hérnias abdominais são decorrentes de uma solução de continuidade na parede abdominal — o anel herniário, por onde penetram estruturas abdominais, geralmente o grande omento ou uma alça intestinal, invadindo um espaço indevido — o saco herniário, sendo observadas como uma tumefação ou abaulamento local, palpados na área da falha, que podem aumentar de tamanho ao realizar esforço que leve ao aumento da pressão intra-abdominal.

Hérnias abdominais são uma possível etiologia de quadros de obstrução intestinal e devem ser investigadas. As principais hérnias encontradas são: inguinal, descrita adiante; femoral ou crural, localizada abaixo do ligamento inguinal, mais lateral e inferior que a hérnia inguinal, junto à veia femoral; incisional, em topografia de incisão abdominal prévia; umbilical, decorrente a falha do fechamento da cicatriz umbilical; epigástrica, localizada na linha média, superior à cicatriz umbilical; e de Spiegel, através da fáscia de Spiegel, camada aponeurótica entre o músculo reto, medialmente, e a linha semilunar, lateralmente, na linha arqueada ou abaixo dela. Na região lombar podem ocorrer: hérnia de Grynfelt, no triângulo lombar superior, e hérnia de Petit, no triângulo lombar inferior.

Um abaulamento ou saliência da região inguinal leva à suspeita de hérnia inguinal, que pode estar associada a desconforto ou dor abdominal, mais intensos em caso de encarceramento. São de dois tipos principais:

- **Hérnia inguinal direta:** Localizada medialmente aos vasos epigástricos inferiores, através de uma área de fraqueza da região inguinal — o triângulo de Hesselbach;
- **Hérnia inguinal indireta:** Localizada lateralmente aos vasos epigástricos inferiores, protrói-se através do anel inguinal profundo e segue em direção ao escroto, juntamente ao cordão espermático. Quando a hérnia protrui até o escroto, é chamada de hérnia inguinoescrotal. Inicie a avaliação das hérnias inguinais pela inspeção e palpação, avaliando assimetria, abaulamento ou massa.

Em homens, o exame é realizado com a introdução do dedo indicador ou mínimo direito, suavemente, no anel inguinal superficial, através do escroto, ao mesmo tempo que se solicita ao paciente para que realize uma força contra a resistência, por exemplo, assoprando contra a mão — manobra de Valsalva. O exame pode ser realizado com o paciente deitado ou, preferencialmente, em pé, posição que facilita a avaliação.

Nesse momento, em caso de herniação, o médico sentirá a protrusão contra a ponta do dedo através do anel inguinal (hérnia indireta), ou nas laterais do dedo, através da região medial do canal inguinal (hérnia direta).

Em mulheres, a anatomia impede essas manobras, e a suspeita de hérnia inguinal é realizada com a palpação externa.

Após a confirmação diagnóstica, é importante diferenciar a hérnia redutível, quando o conteúdo pode ser reconduzido à cavidade abdominal, da hérnia irredutível ou encarcerada.

São possíveis diagnósticos diferenciais: hidrocele, adenite inguinal, varicolece, lipoma, hematoma, e tumores testiculares, entre outros.

A diástase de reto abdominal consiste no afastamento dos músculos, formando uma área de fraqueza, na linha média do abdome, que leva a um abaulamento na região sem, contudo, haver solução de continuaidade da parede abdominal ou a formação de saco herniário.

O aumento do volume abdominal causado por ascite, e a icterícia serão melhores descritos nos Capítulos de Ascite e Síndrome Ictérica.

MANOBRAS ESPECIAIS

Algumas manobras específicas são imprescindíveis para a avaliação do abdome, uma vez que resultam em sinais que traduzem alterações típicas do sistema digestivo, especialmente quadros inflamatórios. Além da manobra de Giordano, já descrita, teste a presença desses outros sinais:

- **Sinal de Murphy:** Para avaliar colecistite aguda. Coloque-se à direita do paciente; apoie sua mão esquerda na região posterior do flanco e o polegar no rebordo costal direito, no exato ponto de interseção entre o gradio costal direito e a borda lateral do músculo reto abdominal — ponto cístico. Solicite que a pessoa inspire, profundamente, enquanto aprofunda a palpação com os dedos; observe sua respiração e o grau de sensibilidade. Caso haja uma interrupção abrupta da inspiração, causada pelo aumento da dor resultante da compressão sobre a vesícula inflamada e distendida, o sinal de Murphy é positivo, apesar de não ser patognomônico. A palpação desse ponto pode ser realizada com a mão direita (Fig. 11), ou polegar direito, no mesmo ponto;

Sinal de Murphy

- **Sinal de Courvoisier-Terrier:** Presente na pessoa com icterícia, vesícula palpável e indolor. Ocorre no caso de obstrução progressiva, não aguda, da via biliar distal. A vesícula apresenta-se distendida, ovalada, geralmente por efeito de neoplasia periampular (principalmente o câncer de cabeça do pâncreas) e não à colelitíase ou coledocolitíase.

- **Sinal de Blumberg:** Sugere apendicite aguda. O teste consiste na descompressão brusca do ponto de McBurney. Para localizá-lo, trace uma linha imaginária entre a cicatriz umbilical e a crista ilíaca direita, dividindo-a em três porções. Comprima o ponto entre a transição dos terços médio e lateral, com os dedos das mãos sobrepostos. A descompressão brusca dolorosa, neste ponto, caracteriza o sinal de Blumberg positivo;

- **Sinal de Rovsing:** Processos inflamatórios do apêndice e até mesmo do ceco podem cursar com este sinal, caracterizado pela presença de dor na fossa ilíaca direita ao se palpar a fossa ilíaca esquerda, causada pela movimentação retrógrada dos gases cólicos e consequente distensão da área acometida;

Sinal de Blumberg

- **Sinal de Rovsing:** Processos inflamatórios do apêndice e até mesmo do ceco podem cursar com este sinal, caracterizado pela presença de dor na fossa ilíaca direita ao se palpar a fossa ilíaca esquerda, causada pela movimentação retrógrada dos gases cólicos e consequente distensão da área acometida;

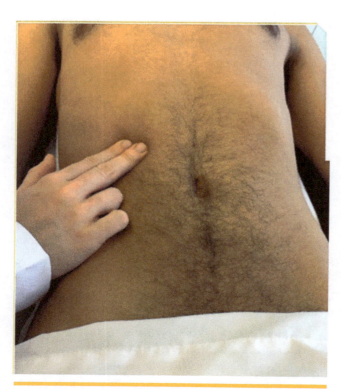

Figura 11. Palpação do ponto cístico

- **Sinal do obturador:** Presente nos casos de inflamação do assoalho pélvico, como na apendicite aguda. O teste consiste em fletir a coxa direita sobre o quadril, até o máximo tolerado; mantenha o joelho flexionado e faça uma rotação interna do quadril; esse movimento provocará dor em região hipogástrica. Essa manobra possibilita a compressão do apêndice inflamado em contato com o músculo obturador;

- **Sinal do psoas:** Localizado no retroperitônio, o músculo psoas pode apresentar quadros próprios de inflamação (psoítes), assim como reacionais a processos como apendicite, diverticulite aguda etc. A positividade desse sinal é caracterizada pelo estiramento das fibras deste músculo, que, se estiverem inflamadas, provocarão dor na região do hipogastro. Para obter o estiramento, solicite ao paciente para elevar a perna contra uma resistência exercida pelas suas mãos, segurando o joelho ou a coxa, por exemplo.

EXAME PROCTOLÓGICO

Para avaliação de queixas anais (dores, desconfortos, sangramentos etc.) e de casos de obstrução intestinal, deve-se realizar o exame proctológico. Este é sempre desagradável para o paciente, pelo pudor e pela manipulação em si. Portanto, explique antecipadamente o procedimento para a pessoa, de forma clara e respeitosa, e aguarde o seu consentimento. No caso do examinador e paciente serem de sexos diferentes, é interessante que seja auxiliado por enfermeira(o) ou auxiliar.

Solicite para que desnude a região do quadril até os joelhos, adapte a melhor posição para o paciente, de acordo com as necessidades, e posicione a fonte luminosa. As posições utilizadas são: a posição de Sims (decúbito lateral esquerdo, com joelhos e quadril fletidos), a genupeitoral, e a "de canivete" ou *Jackknife* (ver Cap. Exame Genitourinário masculino).

Os métodos propedêuticos para o exame proctológico — inspeção estática e dinâmica, palpação através do toque retal, e anuscopia — são apresentados a seguir.

A inspeção estática é realizada com o paciente em estado de repouso. Afaste as nádegas e procure visualizar alterações da pele perianal: simetria ou assimetria anal; cicatrizes; abscessos; hemorroidas externas; fissuras anais; fístulas anais; plicomas; tumores; condiloma; alterações congênitas; parasitas; lesões dermatológicas, como dermatite (assadura), psoríase, vitiligo, micose, e escarificação pruriginosa, entre outras. Descreva o tamanho, localização e extensão das alterações encontradas.

ALERTA

O exame proctológico constitui um grande tabu para muitos pacientes e examinadores. Entretanto, sua não realização, quando indicada, pode levar à realização de exames complementares desnecessários, retardando o diagnóstico de uma possível neoplasia anorretal, e assim, modificando o prognóstico de uma doença potencialmente curável.

Aproveite para inspecionar a região sacrococcígea, em busca de sinais de cisto ou fístula pilonidal, doença muito comum formada por acúmulo de pelos, fragmentos de pele, e pelas glândulas sebáceas e sudoríparas, que pode evoluir para inflamação e abscessos.

Para realizar a inspeção dinâmica, solicite ao paciente que simule o esforço evacuatório e avalie se há prolapso de estruturas através do canal anal: hemorroidas internas, papilas hipertróficas, tumor, reto. As hemorroidas podem ser externas ou internas. Quando externas, assemelham-se às varizes e são visíveis na borda do ânus. Quando internas, localizam-se acima do esfíncter anal e causam sintomas mais agudos.

A palpação externa é realizada com intuito de se identificar endurecimento, flutuação ou área dolorosa. A palpação interna é realizada através do toque retal, também, com o uso de luvas. Lubrifique o dedo indicador direito com vaselina ou geléia e introduza-o, lentamente, no ânus, canal anal, e reto até, aproximadamente, 8 cm da borda anal; gire o dedo, em sentidos horário e anti-horário, para palpar toda a mucosa. Após a avaliação em repouso, solicita-se que o paciente realize a contração voluntária do esfíncter anal.

O toque retal possibilita a avaliação sobre doenças locais e de outros segmentos do sistema digestivo:

- Tônus do esfíncter anal interno e externo: Avaliado em duas etapas — estática e dinâmica. Perceba o grau de tensão dos esfíncteres, em repouso, e sob contração voluntária, solicite ao paciente que realize a retenção da região anal. A contração do esfíncter anal interno é involuntária em condições normais, e do esfíncter externo, voluntária. Os achados mais frequentes são: hipotonia esfincteriana associada, muitas vezes, à incontinência, e hipertonia esfincteriana associada à dor e à fissura anal crônica;

- Nodulações, tumorações e irregularidades em canal anal e reto baixo: Podem representar desde uma simples papila hipertrófica até um câncer de reto e ânus ou sinal de neoplasia avançada do trato gastrointestinal – prateleira de Blumer (citada anteriormente em massas abdominais). É possível detectar, também, um abaulamento regular e doloroso, secundário a abscesso anorretal;

- Sensibilidade dolorosa: Variável de acordo com as diversas doenças anorretais;
- Aspecto da mucosa: Lisa, rugosa, granulosa (sugestiva de retocolite ulcerativa);
- Presença de fezes e suas características, incluindo fecaloma;
- Estreitamento anal decorrente de estenose ou redução da elasticidade, frequente em pós-operatório e doença de Crohn, entre outros;
- Retocele;
- Secreções e exsudatos: Observados *in loco* ou na luva utilizada — sangue vivo, melena, pus, muco;
- Avaliação prostática: Aumento, nodulação, alteração de consistência e dor. A avaliação prostática é mais bem abordada no Capítulo..
- Em pacientes do sexo feminino, é possível notar estruturas endurecidas em sua parede anterior que podem representar o colo uterino, nódulos de endometriose profunda ou o útero retrofletido.

O toque retal detecta 50% dos tumores; logo, essa técnica semiológica não deve ser ignorada ou substituída por exames complementares, principalmente naqueles com suspeita de obstrução intestinal ou com sangramento intestinal.

A anuscopia é a visualização direta do canal anal e da porção distal do reto, realizada em algumas situações específicas. Para o exame, introduz-se o anuscópio adequadamente lubrificado através do ânus do paciente. Examina-se o ânus e o reto distal sob alguns ângulos. Ao retirar o equipamento, cuidadosamente avalia-se a presença de alterações como hemorroidas internas e externas, fissura anal, fístulas anais, condilomas, abscessos, lesão suspeita de câncer anal, inflamação em mucosa retal, entre outras, utilizando, para isso, uma fonte luminosa.

Durante o exame é possível realizar biópsias, colher material para cultura e procedimentos terapêuticos como ligadura elástica, esclerose de mamilos hemorroidários, exérese de papilas hipertróficas, cauterização de condilomas, etc.

ALERTA

Lembre-se: o exame complementar não substitui a sua investigação clínica.

Revise, agora, os pontos abordados neste capítulo, sintetizados no quadro de resumo.

Exame físico geral
- Boca; mucosas; dentes; reflexo da deglutição;
- Divisão topográfica em quatro quadrantes e nove setores.

Inspeção
- Posição antálgica;
- Lesões; abaulamentos; cicatrizes;
- Formato: plano; escavado; globoso; em aventar; ventre de "batráquio; pendular ou ptótico

Asculta
- Sopros vasculares; ruídos hidroaéreos.

Palpação
- Superficial e profunda;
- Fígado: hepatimetria; técnicas de Lemos Torres; do rechaço; de Mathieu em garra;
- Baço.

Percussão
- Timpanismo; hipertimpanismo; submacicez; macicez;
- Fígado: hepatimetria;
- Baço: espaço de Traube

Sinais e sintomas de alteração no sistema digestório
- Dor abdominal: parietal, visceral, referida; irradiação; sinais de abdome agudo;
- Massas: nodular; localização; tamanho; consistência: cística, borrachuda ou elástica, pastosa, dura ou pétrea; mobilidade; fecaloma —sinal de Gersuny; presença do gânglio de Virchow (supraclavicular esquerda); nódulo da Irmã Maria José; prateleira de Blumer; caquexia e palidez; massa pulsátil; • Descontinuidade de parede: sinal de Smith-Bates; hérnias; manobra de Valsalva.
- Icterícia: esclera; frênulo da língua;
- Aumento do volume abdominal: ascite; manobra do pipatote; semicírculo de Skoda; teste da macicez móvel.

Sinais clínicos de
- Icterícia; hálito hepático; aranhas vasculares; eritema palmar; rarefação de insuficiência pelos; ginecomastia; atrofia testicular; asterixe.
hepática

Manobras especiais
- Sinais: Murphy; Courvoisier-Terrier; Descompressão brusca (DB) dolorosa; Blumberg; McBurney; Rovsing; do obturador; do psoas.
Exame proctológico
- Posicionamento: Sims; genupeitoral; do canivete ou *Jackknife*;
- Inspeção estática; dinâmica;
- Toque retal: tônus dos esfíncteres interno e externo; sensibilidade; nódulos; secreções; retocele; fezes; secreções; anuscopia.

REFERÊNCIAS

1. Bensenor IM, Atta JA, Martins MA: *Semiologia Clínica*, São Paulo, 2002, Sarvier.
2. Bickley, LS. Bates, Propedêutica médica / Lynn S. Bickley; Peter G. Szilagyi; tradução Maria de Fátima Azevedo. 11. ed. Rio de Janeiro: Guanabara Koogan, 2015, p. 559-73.
3. Chung, KM, Chuang, SS. Cullen and Grey Turner signs in idiopathic perirenal hemorrhage. Canadian Med Assoc J, 183: 1221, 2011.
4. Lopes AC, Reibscheid S, Szeinfeld J: *Abdome agudo - Clínica e Imagem*, São Paulo, 2006, Atheneu.
5. López M, Medeiros JL: *Semiologia Médica*, São Paulo, 2009, Atheneu.
6. Meneghelli UG & Martinelli ALC. Princípios de semiotécnica e interpretação do exame físico do abdome. Medicina [serial online]. July/December 2004;37:267-285. Disponível em: www.revistas.usp.br/rmrp/article/view/508/508. Acesso em 28 de setembro de 2020.
7. Porto CC: *Porto & Porto Semiologia Médica*, 7. ed, Rio de Janeiro, 2014, Guanabara Koogan, 730-74.
8. Reuben A. Examination of the abdomen. Clin Liver Dis [serial online]. June 2016;7(6):143- 150. Disponível em: https://aasldpubs.onlinelibrary.wiley.com/doi/epdf/10.1002/cld.556. Acesso em 28 de setembro de 2020.
9. Toneto MG, Lopes MHI: Evolução histórica do tratamento cirúrgico do câncer de pâncreas, *Sci Med* 24(2):193-201, 2014.
10. Townsend CD, Beuchamp RD, Evers BM, Mattox KL Sabiston. Tratado de cirurgia, a base da prática cirúrgica moderna. Rio de Janeiro: Elsevier; 2010.
11. Utiyama EM, Otoch JP, Rasslan S, Birolini D. Propedêutica Cirúrgica. São Paulo: Manole, 2007
12. Williams JW, Simel DL: Does this patient have ascitis? In Simel DL, Rennie D, editors: *The Rational Clinical Examination. Evidence-based Clinical Diagnosis*, New York, 2009, McGraw-Hill, pp 65-69.
13. Wijdicks EFM: Hepatic encephalopathy, *N Engl J Med* 375:1660-1670, 2016.

13
Semiologia Sistema Endocrino

Márcia Silva Queiroz

INTRODUÇÃO:

A maioria das consultas de endocrinologia são eletivas e não emergenciais, raramente estão associados à risco de vida, exceto na vigência de hipoglicemia, hipocalcemia grave ou insuficiência suprarrenal aguda; no entanto, mudanças no padrão fisiológico de secreção hormonal com frequência são correlacionadas à piora da qualidade de vida. Muitas vezes, os sinais e sintomas de doenças endócrinas se confundem com características fenotípicas normais como: biotipo, configuração facial, distribuição do peso corporal, coloração de pele, aspecto e disposição corpórea de pelos, cabelos e fâneros, força e capacidade muscular, alteração de humor, obesidade e peculiaridades próprias do envelhecimento. Assim, como na avaliação clínica geral, na endocrinologia a anamnese-médica deve ser mais arte do que ciência, com abordagem individualizada e direcionada à pessoa por detrás da doença. Os pontos fundamentais para uma boa anamnese são: tempo e prática, nunca pular etapas e seguir uma sequência lógica, pois com união das peças, monta-se o quebra-cabeça.

Este capítulo irá abordar, de forma sucinta e direta, os principais sinais, sintomas e alterações do exame físico, com o propósito de auxiliar estudantes de medicina a estabelecer hipóteses para o diagnóstico das doenças endocrinológicas mais prevalentes.

Doenças do Eixo Hipotálamo-Hipófise-Glândula periférica

Cada eixo endócrino é composto por 3 níveis celulares: neurônios hipotalâmicos, células da hipófise e glândulas endócrinas periféricas. Os neurônios hipotalâmicos, secretam *hormônios de liberação hipotalâmicos específicos*, que estimulam a secreção de *hormônios tróficos hipofisários específicos*, os quais agem na glândula-alvo periférica, levando a liberação de *hormônios periféricos* com ação nos órgãos e tecidos. Esses hormônios periféricos são responsáveis pelo mecanismo de retroalimentação negativa sobre a hipófise e o hipotálamo, inibindo a produção e a secreção de hormônios tróficos e hormônios de liberação, respectivamente.

No contexto acadêmico, as síndromes hipotálamo-hipofisárias são separadas em 2 grupos: *hiperfuncionantes*, quando 1 ou mais tipo de célula hipofisária produz hormônio em excesso, ou *hipofuncionantes*, caracterizadas por prejuízo da secreção hormonal de determinado tipo de célula hipofisária. Em sua grande maioria, as síndromes *hiperfuncionantes* são decorrentes de tumores hipofisários, que acomete um setor hormonal, levando a produção hormonal excessiva, enquanto as síndromes *hipofuncionantes* ocorrem por perda de estimulação hipotalâmica ou da função hipofisária.

Tumores hipofisários

Os tumores ou adenomas da hipófise são classificados de acordo com:

Tamanho

- Microadenoma: menos de 10mm de diâmetro
- Macroadenoma: maior que 10 mm de diâmetro
- Macroadenoma com extensão extrasselar: adenomas maiores que 10 mm que invadem estruturas vizinhas

Produção hormonal

- funcionantes: adenomas com secreção de 1 ou mais hormônio
- não funcionantes: ou tumores de célula nula, não produzem hormônios, mas provocam efeito de massa

As manifestações clínicas estão relacionadas à hipersecreção hormonal, e serão discutidas em conjunto com a doença. Os tumores maiores causam efeito de massa por expansão do diafragma selar, invasão do seio cavernoso ou do assoalho ósseo, desencadeando alterações clínicas como cefaleia, alterações visuais e oftalmoplegia. A cefaleia intensa, de início súbito com náuseas, vômitos ou alteração de consciência, é decorrente de infarto hemorrágico ou aumento repentino do tumor. Os macroadenomas com extensão suprasselar são potencialmente capazes de comprimir o nervo óptico e afetar os campos visuais, enquanto aqueles com invasão de seio cavernoso, ou que circundam o nervo óptico, levam a perda de acuidade visual ou a compressão de nervos faciais, com sinais típicos do nervo acometido.

A ressonância magnética com gadolínio é o exame de escolha para avaliar tamanho, direção e extensão extrasselar de tumores hipofisários. Os procedimentos relacionados à investigação e ao seguimento dos tumores hipofisários estão resumidos na figura 1.

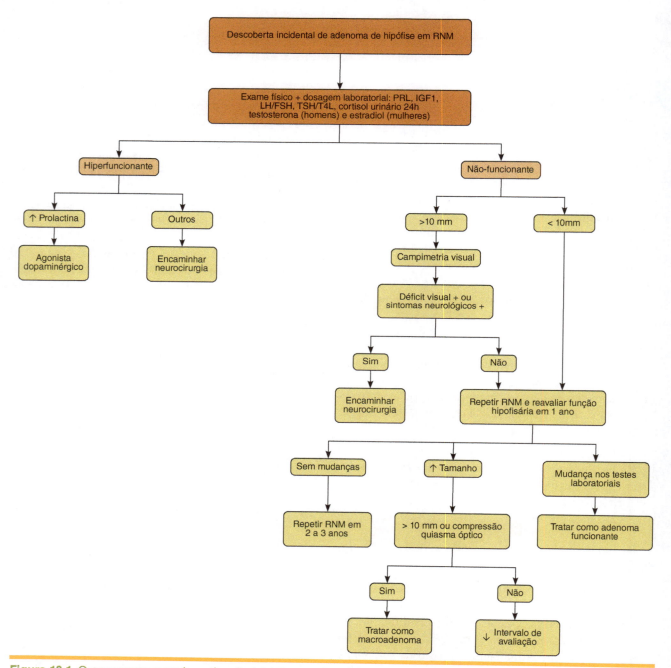

Figura 13.1. Organograma para investigação inicial e seguimento de adenomas de hipófise descobertos incidentalmente por ressonância magnética de crânio ou hipófise.

Legenda: PRL: prolactina, IGF1: fator de crescimento semelhante à insulina tipo 1, LH: hormônio luteinizante, FSH: hormônio foliculoestimulante, TSH: hormônio tireoestimulante, T4L: tiroxina livre.

Tabela 1. Classificação dos adenomas hipofisários, segundo a célula acometida e doença relacionada, em ordem de prevalência

Adenomas funcionantes		
Célula acometida	Hormônio produzido	Doença
Lactotrofo	PRL	Galactorreia / hipogonadismo
Somatotrofo	GH	Acromegalia (adultos), Gigantismo (crianças)
Corticotrofo	ACTH	Hipercortisolismo
Gonadotrofo	LH e FSH	Efeito expansivo, Hipogonadismo
Tireotrofo	TSH	Hipertireoidismo
Adenomas não funcionantes		
Célula nula	Nenhum	Efeito expansivo, Hipogonadismo

Legenda: PRL: prolactina, GH: hormônio de crescimento, ACTH: hormônio adenocorticotrófico, LH: hormônio luteinizante, FSH: hormônio foliculoestimulante, TSH: hormônio tireoestimulante

Hiperprolactinemia:

A secreção de prolactina (PRL) é controlada pela inibição tônica da dopamina, via receptores de tipo D2 nos lactotrofos. O estrogênio estimula a proliferação de lactotrofos, por isso seu número é aumentado nas mulheres e durante a gestação representa cerca de 70% das células hipofisárias, sua principal função é induzir e manter a lactação.

Várias situações podem levar a hiperprolactinemia como: 1) interação farmacológica nas vias que controlam a secreção de PRL; 2) efeitos fisiológicos ou metabólicos na produção e depuração de PRL; 3) adenomas hipofisários produtores de PRL, também conhecidos como prolactinomas, correspondem a 25 a 40% dos tumores de hipófise.

Achados da História Pregressa da Moléstia Atual (HPMA) e Interrogatório dos Sinais e Sintomas dos Diversos Aparelhos (ISDA):

Durante a menacme, as principais manifestações clínicas da hiperprolactinemia são galactorreia, oligomenorreia ou amenorreia. A PRL pode suprimir a secreção do hormônio liberador de gonadotrofina (GnRH, do

O GHRH secretado pelas células hipotalâmicas, estimula produção e secreção de GH. A ação do GH no fígado induz a liberação de IGF1, que se liga a receptores amplamente distribuídos em diversos tecidos, estruturalmente relacionados aos receptores de insulina. O IGF-1 promove o crescimento, efeitos anabólicos e estimula a mitogênese. A bioatividade do IGF1 é modulada por proteínas de ligação (IFGPBs), principalmente a IGFBP3, que é regulada pelo GH e tem concentrações plasmáticas estão semelhantes à de IGF-1. Além do GHRH, esteroides sexuais, estresse e exercício físico são fatores estimuladores da secreção de GH, e somatostatina desempenha papel inibitório no eixo somatotrófico.

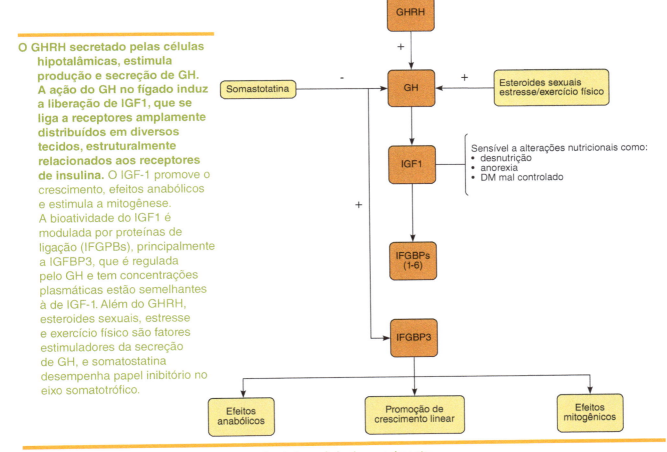

Figura 13.2. Modulação fisiológica da secreção do hormônio de crescimento.
Legenda: GHRH: hormônio liberador de GH, GH: hormônio de crescimento, IGF1: fator de crescimento semelhante à insulina tipo 1, IFGBPs: proteínas ligadoras da IGF; DM: diabetes mellitus; +: ação estimulatória; -: ação inibitória.

inglês Gonadotropin-Releasing Hormone) levando a deficiência de estrogênio, e consequentemente diminuição da libido, secura vaginal e dispareunia. Esta supressão do GnRH é a principal causa de amenorreia e infertilidade. Na pós-menopausa, o efeito de massa desencadeado pelo prolactinoma são frequentes e as alterações hormonais menos evidentes. Em homens, o aumento da prolactina está associado à disfunção sexual e redução das concentrações séricas de testosterona, raramente desencadeia ginecomastia ou galactorreia.

A investigação diagnóstica segue as indicações propostas na figura 1, após afastar as causas fisiológicas e o uso de medicações, a RNM está indicada mesmo nos casos leve de hiperprolactinemia, pois há uma boa resposta ao tratamento com agonistas dopaminérgicos, com redução da massa tumoral.

Acromegalia

Define-se a acromegalia como a produção excessiva de GH no período pós-puberal, quando o crescimento linear foi finalizado e as epífises ósseas fechadas. O excesso de GH leva ao crescimento esquelético, cutâneo e de órgãos internos. A incidência estimada de acromegalia é de 3 casos por 1 milhão de habitantes/ano, atingindo de forma semelhante homens e mulheres e o diagnóstico é mais frequente na entre a 3ª e 4ª décadas de vida. Os tumores hipofisários são as principais causas de excesso de GH, o adenoma somatotrófico puro corresponde a 60% dos casos.

Fisiologicamente, a somatotrofina (GHRH, do inglês growth hormone releasing hormone) e somatostatina atuam estimulando ou inibindo, respectivamente, a secreção de GH. As repercussões do GH no crescimento e metabolismo são indiretas, via fator de crescimento semelhante à insulina tipo 1 (IGF 1, do inglês: *insulin-like growth factor-1*), sintetizado por estímulo do GH no fígado e é considerado marcador da ação do GH por ter meia-vida mais longa e integrar os efeitos pulsáveis do GH (Figura 2).

Achados da HPMA e ISDA

As manifestações clínicas da acromegalia tornam-se evidentes após longo período de exposição ao GH (> 10 anos), com crescimento excessivo do esqueleto e

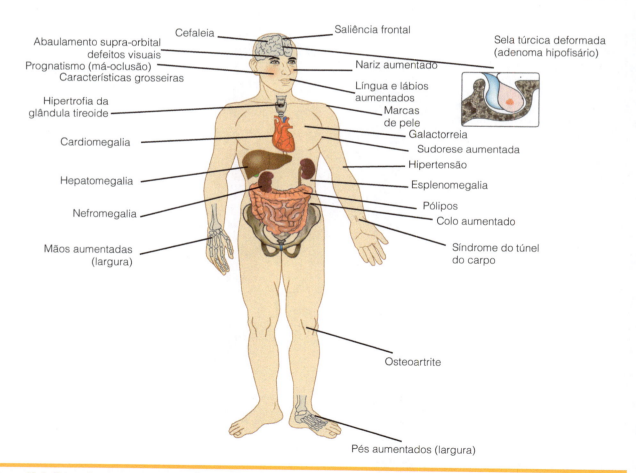

Figura 13.3. Desenho esquemático relacionando os principais sinais e sintomas da acromegalia

aumento de tecidos e parte moles, geralmente percebidas por amigos ou familiares. Às vezes, a busca por atendimento médico está relacionada a queixas decorrentes de deficiências hormonais por compressão do restante da hipófise pela massa tumoral. Na anamnese a busca por informações relativas ao aumento no tamanho do chapéu/boné, anel ou sapatos, mudanças no timbre da voz, transpiração, surgimento de parestesia, artralgia, mialgia e de distúrbios visuais, ajudam a identificar o acometimento de diversos tecidos e órgãos e sua temporalidade. Os pacientes com acromegalia podem queixar-se ainda de sono interrompido, roncos excessivos e sonolência diurna, uma vez que a apneia do sono é um achado frequente. Podem haver ainda relatos do aparecimento da hipertensão arterial sistêmica ou piora do controle pressórico. A figura 3 representa esquematicamente as principais alterações desencadeadas pelo excesso de GH.

Exame Físico:

As alterações do exame clínico dos pacientes acromegálicos são evidentes já no exame da fácies. A fácies acromegálica (Figura 4) é caracterizada pela saliência das arcadas supra orbitárias, protrusão frontal, maior desenvolvimento e alargamento do maxilar inferior (prognatismo), sulcos nasolabiais proeminentes e proeminência das maçãs do rosto. É possível observar o aumento e alargamento do nariz, aumento dos lábios e orelhas, com olhos pequenos. A cavidade oral deve ser cuidadosamente examinada, avaliando a presença de macroglossia, além de alterações dentárias como o espaço interdentário, crescimento excessivo da mandíbula e má oclusão mandibular. No exame clínico geral, fica evidente o crescimento das extremidades com aumento expressivo do tamanho das mãos, com dedos em "salsicha" (Figuras 5 e 6), e aumento do tamanho dos pés. No sistema osteoarticular é possível observar limitações de movimentos e crepitações (disfunção da articulação temporomandibular). Organomegalia pode estar presente: bócio, hepatomegalia, esplenomegalia podem ser encontrados no exame físico dos pacientes com longa exposição ao excesso do GH. Nos pacientes jovens, crianças e adolescentes, em que a doença se manifesta antes do fechamento das epífises pode haver aumento da estatura final, com a presença de pequenas deformidades ósseas.

Diante da suspeita de acromegalia, a abordagem laboratorial inicial inclui as dosagens séricas de GH e IGF1. O exame de imagem por ressonância nuclear magnética (RNM) identifica o tumor hipofisário e contribui na avaliação de tamanho e compressão ou invasão de estruturas vizinhas.

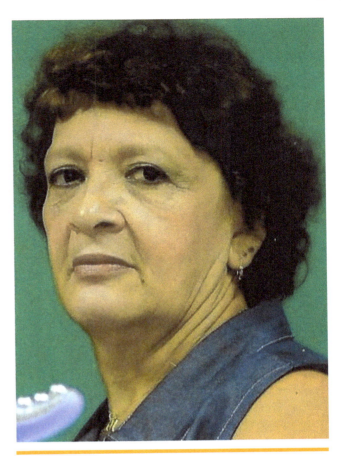

Figura 13.4. Fácies acromegálica

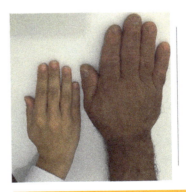 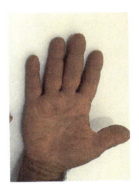

Figura 13.5. mãos de paciente acromegálico comparada a mão de paciente sem acromegalia. **Figura 6:** mão de paciente acromegálico, dedos em salsicha.

Hipogonadismo

As gonadotrofinas estão envolvidas na diferenciação sexual, produção de esteroides sexuais e gametogênese, com papéis fisiológicos bastante diferentes em homens e mulheres. Nos homens, os receptores do hormônio folículo estimulante (FSH, do inglês *Follicle Stimulating Hormone*) estão nas células de Sertoli e túbulos seminíferos e são responsáveis pela maturação dos espermatozóides, enquanto os receptores para o hormônio luteinizante (LH, do inglês *Luteinizing Hormone*) presentes células de Leydig no testículo, estimulam a produção de andrógenos. A ação conjunta do FSH e LH promove a espermatogênese. Em mulheres, a ligação do FSH aos receptores ovarianos, nas células da granulosa, ativa enzimas envolvidas na biossíntese de estrogênio, e o LH, via receptores em células tecais induz a produção de andrógenos ovarianos e precursores de esteróides, que sofrem aromatização, nas células da grânulos, e são convertidos a estrógenos.

Nos gonadotrofos a sensibilidade ao GnRH é modulada por esteróides sexuais e peptídeos hipotalâmicos, como o neuropeptídeo Y. A exposição contínua ao GnRH, ou seja, a perda da pulsatilidade leva a dessensibilização gonadotrófica e consequente supressão de liberação de LH e FSH. A perda da secreção de GnRH normal em adultos está relacionada a danos estruturais do hipotálamo e a alterações funcionais ou a hiperprolactinemia.

Achados da HPMA e ISDA

O quadro clínico no sexo feminino tem sinais e sintomas relacionados à deficiência de estrogênio, como atrofia mamária, secura vaginal e perda de libido. Na menacme, as ondas de calor são incomuns e a presença ciclos menstruais normais indicam que o eixo hipotálamo-hipófise-gônada está intacto. A diminuição da libido e função sexual são os sintomas mais proeminentes em homens e, laboratorialmente, a queda da concentração sérica de testosterona sem elevação de LH e FSH expressa uma reserva hipotálamo-hipofisária comprometida.

Diabetes insípido central

Alterações na osmolalidade plasmática são identificadas por osmorreceptores hipotalâmicos, responsáveis pela modulação da secreção de hormônio anti-diurético (ADH, do inglês *antidiuretic hormone*), ou vasopressina. Assim, diante do aumento osmolalidade sérica (~2%) ocorre sinalização hipotalâmica para a hipófise posterior secretar ADH, que atua nos rins, tornando os túbulos distais e ductos coletores mais permeáveis, promovendo grande reabsorção de água para corrente sanguínea e consequente correção da osmolalidade. Quando há redução da osmolalidade, a secreção de ADH é inibida e o rim reduz a reabsorção de água, contribuindo para a concentração sérica e reajuste da osmolalidade. O ADH também é secretado em resposta à hipovolemia, por estímulo de barorreceptores.

O diabetes insípido (DI) caracteriza-se por um desbalanço hídrico causado pela excreção renal não osmótica de água, com perda de grande volume de urina diluída (ou insípida). A diurese frequentemente excede 4 litros/dia, correspondendo a 30 a 50 mL/Kg/dia em adultos ou mais de 100 mL/Kg/dia em crianças. Trata-se de uma doença de baixa prevalência, com manifestação inicial na idade adulta, a maior incidência dos casos de DI acontece após cirurgia transesfenoidal para ressecção de tumor hipofisário e são transitórios, menos de 2% dos pacientes desenvolvem DI permanente.

Achados da HPMA e ISDA

A principal queixa é a poliúria, excedendo muitas vezes 4 litros por dia, associada à sede por líquido gelado. Tanto a poliúria, com a polidipsia, persistem no período noturno, com prejuízo do sono e qualidade de vida. Outros sinais e sintomas passam a ser perceptíveis na vigência de hipernatreamia como fraqueza, alteração de consciência, coma e convulsão.

Achados de Exame Físico

No exame físico observa-se hipotensão postural e redução do turgor cutâneo desencadeado pela depleção de volume e desidratação.

Os exames laboratoriais não têm mudanças significativas, a dosagem sérica de sódio está no limite superior da normalidade, a hipernatremia ocorre quando a ingestão hídrica não consegue compensar o débito urinário. No exame de urina I a identificação de osmolalidade urinária inapropriadamente baixa (< 300 mOsm/Kg), na vigência de poliúria contribui para o diagnóstico.

Doenças Tireoidianas

A secreção do hormônio tireoidiano envolve a participação do eixo hipotálamo-hipófise-glândula tireoide. Assim, o hipotálamo secreta o hormônio liberador de tireotrofina (TRH), que agindo na hipófise estimula a liberação do hormônio estimulante da tireoide (TSH), o qual tem ação no tecido tireoidiano promovendo a secreção de tiroxina (T4). Ao sofrer ação das enzimas deiodenases, presentes em diversos tecidos, o T4 é convertido em triiodotironina (T3) e estas duas formas (T4 e T3) presentes na corrente sanguínea se ligam a proteínas plasmáticas, globulina ligadora de tiroxina (TBG), pré-albumina ligadora de tiroxina (TBPA) e a albumina; no entanto, apenas a fração livre de T3 (T3 livre ou T3L) e T4 (T4 livre ou T4L) são responsáveis pelos efeitos biológicos celulares.

Hipertireoidismo

A tireotoxicose é a síndrome clínica decorrente de níveis inapropriadamente altos de hormônios tireoidianos circulantes que pode ser decorrente da hiperfunção tireoidiana (hipertireoidismo verdadeiro) ou em situações em que não há hiperfunção como: ingestão excessiva de hormônios tireoidianos, inflamação tireoidiana com subsequente destruição folicular e liberação na circulação de hormônios tireoidianos, ou ainda secundária a ingestão medicamentosa como por exemplo, amiodarona e iodo.

Achados da HPMA e ISDA

Pacientes em tireotoxicose têm sua manifestação clínica relacionada ao aumento da taxa metabólica e a hiperatividade do sistema nervoso simpático provocadas pelo excesso de hormônio circulante, podendo afetar diferentes sistemas e estão descritas na Tabela 2. O hipertireoidismo também pode precipitar ou exacerbar insuficiência cardíaca congestiva e doença arterial coronariana, principalmente em idosos.

Tabela 2. Sintomas e sinais clínicos característicos do hipertireoidismo

Sintomas
Ansiedade
Irritabilidade
Palpitações
Intolerância ao calor
Sudorese excessiva
Perda de peso (apetite preservado ou aumentado)
Dispneia
Fadiga / fraqueza
Labilidade emocional
Falta de concentração
Insônia

Exame Físico

Pacientes com tireotoxicose por hipertireoidismo secundário a Doença de Graves (descrita abaixo) podem ter a fácies de espanto ou fácies basedowiana em que é possível observar a presença de exoftalmia (protrusão ocular para fora da órbita), rosto emagrecido, muitas vezes expressando ansiedade.

O exame físico específico compreende a palpação de tireoide, buscando determinar tamanho, consistência, presença de bócio difuso ou nodular, sensibilidade e frêmito, enquanto a ausculta da glândula evidência sopro, principalmente no hipertireoidismo grave. Algumas características são frequentes na avaliação dos olhos, como atraso palpebral e proptose, e neurológicas, como reflexos tendinosos rápidos e tremor fino, além da pele quente e úmida (Figura7 e Tabela 3). Laboratorialmente, o valor de TSH está reduzido, ou não dosável, enquanto a concentração plasmática de T4L aumentada, confirma o diagnóstico e estima a gravidade do hipertireoidismo.

Tabela 3. Sinais do exame físico do paciente com tireotoxicose

Alterações no Exame Físico
Pele quente e úmida
Tremor fino de extremidades
Reflexos Rápidos
Queda de Cabelo
Taquicardia sinusal
Fibrilação atrial
Eritema Palmar/ onicólise
Perda de Massa Muscular
Olhar fixo e arregalado

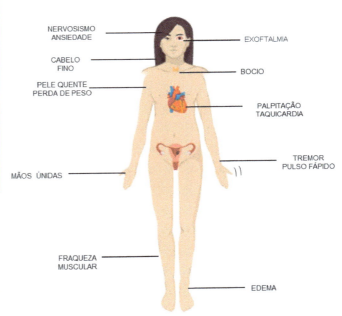

Figura 13.7. Características clínicas do hipertireoidismo

Doença de Graves

A doença de Graves tem origem autoimune, identificada pela presença de anticorpos contra várias proteínas da tireoide, principalmente contra o receptor de TSH. Os achados clínicos que integram a tríade clássica são: 1) hipertireoidismo com aumento difuso da glândula, 2) oftalmopatia infiltrativa com exoftalmia, decorrente do aumento de volume do tecido conjuntivo retro-orbital e músculos extra-oculares, 3) dermopatia infiltrativa, ou mixedema pré-tibial, descrito como espessamento escamoso e endurecido na região pré-tibial.

A sintomatologia é semelhante à do hipertireoidismo, muitas vezes exacerbada pela gravidade do excesso de hormônio tireoidiano e pelo acometimento ocular. A oftalmopatia da Doença de Graves (Figura 8) reflete o acometimento autoimune do tecido retro-orbital e os sinais oculares mais comuns são proptose, edema periorbital, hiperemia e edema conjuntival, fraqueza de convergência e paralisia de um ou mais músculos extra-orbitais. Os sintomas mais frequentes são lacrimejamento, sensação de corpo estranho e diplopia. A proptose do globo ocular pode ser assimétrica, mascarada pelo edema periorbital, com progressão rápida e extensa, levando a dificuldade em fechar a pálpebra, formando o lago oftálmico, com consequente ulceração da córnea. O aumento da dosagem sérica de T4L e redução, ou supressão, do TSH comprovam o diagnóstico laboratorial.

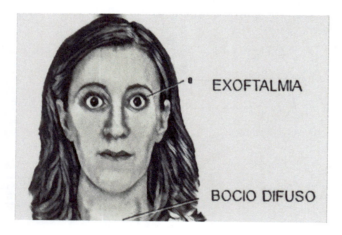

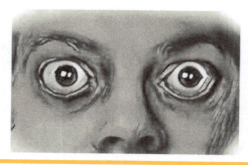

Figura 13.8. Paciente com doença de Graves com exoftalmia e bócio difuso.

Hipotireoidismo

O hipotireoidismo primário é determinado pela deficiência de síntese e secreção de T3 e T4, decorrente de alterações estruturais ou funcionais da glândula tireoide. A carência de iodo é uma causa de hipotireoidismo primário, em regiões deficientes, onde não há a suplementação dietética desse micronutriente; no entanto, a etiologia mais prevalente é a tireoidite autoimune, ou tireoidite de Hashimoto, por destruição inflamatória do tecido tireoidiano, com formação de infiltrado linfocítico, fibrose e consequente prejuízo de função. A lesão imunológica da glândula é mediada por células T e os anticorpos anti-peroxidase e anti-tireoglobulina são marcadores da doença tireoidiana. Outras causas de hipotireoidismo incluem a ressecção cirúrgica, tratamento ablativo do hipertireoidismo com iodo radioativo, medicações como amiodarona e expectorantes que bloqueiam a produção de T3 e T4, assim como desinfetantes tópicos a base de iodo e corantes de contrastes radioativos, e o lítio que inibe a secreção de T3 e T4.

A Tabela 4 descreve os principais sintomas e alterações de exame físico encontrados no hipotireoidismo. A instalação insidiosa e características inespecíficas da maioria dos sintomas podem dificultar a suspeita clínica de hipotireoidismo.

Achados da HPMA e ISDA

Pacientes com hipotireoidismo podem ser assintomáticos ou terem sintomas leves da doença, até quadros graves como a manifestação clínica do coma mixedematoso. As manifestações clínicas variam de acordo com a idade, e o grau de deficiência do hipotireoidismo. Crianças com hipotireoidismo podem ter atraso de crescimento e desenvolvimento psicomotor. O hipotireoidismo congênito quando não tratado nas primeiras semanas de vida pode cursar com déficit cognitivo permanente. Na fase adulta muitos pacientes são assintomáticos. As queixas clínicas podem estar relacionadas a diferentes sistemas que incluem desde fadiga e sonolência, até alterações de pele e fâneros como queda de cabelos e unhas quebradiças. Pacientes do sexo feminino ter hipermenorreia. Relatos de intolerância ao frio e obstipação intestinal são frequentes. Em sua forma mais acentuada de deficiência dos hormônios tireoidianos, pacientes podem evoluir como o que chamamos de mixedema. O mixedema é o quadro clínico do hipotireoidismo grave. No mixedema há deposição de substância mucopolissacáride (glicoproteínas) no espaço intersticial e, secundariamente, certa retenção de água. É um edema pouco depressível, não muito intenso, inelástico. Na fáscies mixedematosa característica do mixedema, pacientes têm pele seca, espessada, com aumento dos sulcos, madarose e edema periorbital. Os cabelos são secos, opacos e sem brilho. (Figura 9)

Tabela 4: Sintomas e sinais clínicos característicos do hipotireoidismo

Sintomas
fadiga / letargia / fraqueza
ganho de peso mesmo com redução do apetite
intolerância ao frio
voz rouca
mialgia / artralgia
parestesias
pele seca / cabelos fracos e quebradiços
humor deprimido
déficits cognitivos: lapsos de memória a demência
convulsão / coma
Alterações exame físico
bradicardia / hipertensão diastólica
hipotermia moderada
pele áspera, seca, amarelada e fria ao toque
cabelo fino / diminuição lateral das sobrancelhas / unhas quebradiças.
edema não depressível difuso em extremidades (por depósito de glicosaminoglicano)
exame neurológico: hiporreflexia

Bócio

O bócio corresponde ao crescimento da tireoide por diversos mecanismos: resposta ao TSH ou a auto anticorpos estimulando o aumento de tireócitos, infiltração da glândula por células inflamatórias ou malignas, alterações neoplásicas benignas ou malignas próprias da tireoide. A classificação envolve o tipo de comprometimento da glândula, se difuso ou nodular, a produção de hormônios, tóxico ou atóxico, e características neoplásicas, benigna ou maligna. Clinicamente a avaliação do bócio tireoidiano deve considerar compressão local, estética, função e potencial malignidade.

O bócio difuso atóxico está associado a deficiência de iodo ou a ingestão de substâncias bociogênicas, que diminuem a síntese de hormônios tireoidianos e ao aumento compensatório do TSH, que age estimulando a hipertrofia e hiperplasia de células foliculares e o bócio. No bócio multinodular, estímulos periódicos e irregulares de hiperplasia geram novos folículos, com consequente acúmulo de colóide, que levam a ruptura dos folículos e vasos, causando hemorragia, cicatrização e calcificação nodulares, com aumento irregular da glândula. (Figura 10) Além do efeito estético, os bócios maiores podem cursar com obstrução das vias aéreas, disfagia e compressão dos grandes vasos do pescoço e tórax superior (síndrome da veia cava superior). Laboratorialmente, as concentrações séricas de hormônios tireoidianos estão dentro da normalidade e o TSH tende a ser elevado, próximo ao limite superior, em uma minoria casos, um desses nódulos pode se tornar autônomo, desencadeando hipertireoidismo ou bócio multinodular tóxico. A taxa de malignidade no bócio multinodular é baixa (menor que 5%), mas não desprezível, indicando o acompanhamento seriado para observar mudanças no padrão de crescimento e de sintomas clínicos.

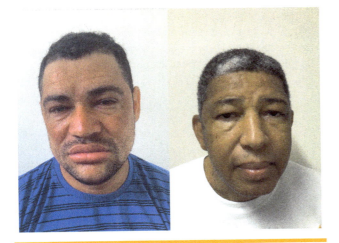

Figura 13.9. facies de mixedematosa

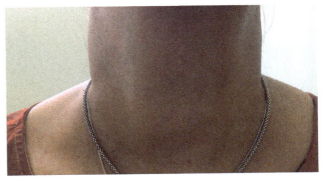

Figura 13.10. Paciente com bócio nodular a direita.

O hipotireoidismo é confirmado pelo aumento da concentração sérica de TSH e redução de T4 L. O tratamento com levotiroxina visa repor a produção hormonal tireoidiana, a dose habitual é de 1,8 mcg/Kg/ dia em adultos e 1,0 mcg/Kg/dia em idosos, devido à redução no metabolismo.

Paratireoides

As glândulas paratireoides estão localizadas nos lobos superiores e inferiores da tireoide, no total 4 glândulas, que são responsáveis pela homeostase sérica de cálcio (Ca), pela secreção do hormônio paratireoideo (PTH).

Discretas reduções do cálcio ionizado (Ca^{+2}) sérico, abaixo dos valores de referência, são percebidas pelos receptores sensíveis ao cálcio (RSCa) estimulam a secreção de PTH, e valores discretamente aumentados inibem sua secreção; portanto, a principal função do PTH é manter cálcio sérico entre 8,9 e 10,1 mg/dL. Os rins também têm RSCa, que ajustam a reabsorção tubular de cálcio, independente do PTH.

Hiperparatireoidismo primário

O hiperparatireoidismo primário é causado por alterações de uma ou mais paratireoides e, em ordem de prevalência, o adenoma único é o mais frequente (89%), seguido pela hiperplasia paratiroidiana multiglandular (6%), adenomas múltiplos (4%) e carcinoma (1%). A secreção autônoma e excessiva de PTH estimula a atividade osteoclástica nos ossos, liberando cálcio e fosfato, e promove a reabsorção de cálcio no intestino e túbulos renais, enquanto inibe a reabsorção renal de fosfato inorgânico. Os efeitos sistêmicos decorrentes do aumento do PTH são: hipercalcemia, hipofosfatemia, aumento da excreção de cálcio (pois ultrapassa a capacidade de reabsorção renal) e fosfato na urina; com consequente aumento de calculose renal por cálculos de fosfato de cálcio e de oxalato de cálcio, o excesso de cálcio pode se precipitar nas partes moles do rim, levando a nefrocalcinose.

Em cerca de 80% dos casos, o hiperparatireoidismo primário é assintomático e a hipercalcemia é detectada por exames de rotina, menos comumente o diagnóstico feito por hipercalcemia sintomática, litíase renal, osteoporose e osteíte fibrosa cística. O Ca^{+2} regula várias funções celulares e extracelulares, atua como estabilizador de membrana e da atividade neuromuscular, que são alteradas na vigência de hipercalcemia, desencadeando sinais e sintomas como fraqueza muscular, arreflexia, anorexia, obstipação intestinal, vômitos, sonolência, depressão, confusão e coma.

Hipoparatireoidismo primário

As principais causas de hipoparatireoidismo primário estão relacionadas a cirurgias do pescoço, por exemplo, tireoidectomia total, ressecção de paratireoide, cirurgia por câncer cervical, ou à destruição autoimune da paratireoide. A deficiência secretória de PTH cursa com menor estimulação PTH-dependente sobre a atividade osteoclástica, consequentemente menor reabsorção óssea de cálcio e, também, reduz a conversão renal da 25-hidroxivitamina D em 1,25-dihidroxivitamina D (composto mais potente), diminuindo a reabsorção de cálcio no trato gastrintestinal, resultando em hipocalcemia e hipocalciúria. Em contrapartida, a concentração sérica de fósforo se eleva, devida a reabsorção excessiva de fosfato pelos túbulos renais, por perda de bloqueio pelo PTH. A hiperfosfatemia mantém o cálcio no trato gastrintestinal e inibe a ação da vitamina D, aumentando o déficit de cálcio circulante.

As manifestações da hipocalcemia estão relacionadas à gravidade e a rapidez na instalação do quadro. Os sintomas incluem ansiedade, espasmos musculares e cólicas, hiperreflexia, fotofobia, diplopia, parestesias perioral e das extremidades, podendo progredir para tetania, espasmo carpopedal, laringoespasmo, estridor e convulsões, devido a gravidade e eminente risco de vida, a hipocalcemia grave sintomática é considera uma emergência endocrinológica e, portanto, exige tratamento imediato.

Laboratorialmente, o hipoparatireoidismo cursa com diminuição da dosagem sérica de PTH e cálcio e aumento de fosfato. Na urina, a excreção de cálcio e fosforo são bastante reduzidas.

Glândulas suprarrenais

As glândulas suprarrenais (ou adrenais) estão localizadas no polo superior dos rins e são compostas pelo córtex e medula, envolvidos por cápsula única. O córtex é subdivido em 3 porções com secreção hormonal específica: 1) zona glomerular: produtora de mineralocorticoide; 2) zona fasciculada: responsável pela produção de glicocorticoide e 3) zona reticular: secreta os andrógenos adrenais. A medula, por sua vez, sintetiza e secreta catecolaminas.

Hipercortisolismo

A secreção exacerbada de cortisol (hipercortisolismo) é decorrente de causas endógenas: 1) tumor de hipófise produtor de hormônio adrecorticotrofico (ACTH), 2) tumor de suprarrenais (adenomas ou carcinomas) que secretam cortisol, 3) produção ectópica de ACTH ou corticotrofina (CRH) ou causas exógenas de administração de glicocorticoides. As causas endógenas são subdivias em dependentes de ACTH e não-dependentes de ACTH.

Hipercortisolismo ACTH-dependente

Os tumores hipofisários, que acometem corticotrofos e secretam ACTH, foram descritos por Harvey Cushing, por isso, são conhecidos por *Doença de Cushing*. Os microadenomas hipofisários acometem mulheres e homens, na razão de 4:1, em faixa etária adulto jovem. A produção autônoma de ACTH estimula o córtex adrenal, gerando hiperplasia e hipersecreção de cortisol.

Hipercortisolismo ACTH-independente

Em algumas situações, a suprarrenal secreta cortisol de forma autônoma, ou seja, independente de ACTH, este quadro de hipercortisolismo ACTH-independente também é descrito como síndrome de Cushing. As neoplasias benignas (adenomas) ou malignas (carcinomas) envolvendo o córtex da suprarrenal cursam com o excesso de cortisol e são capazes de suprimir a secreção de ACTH, em geral, para valores menores que 10 pg/mL. Achados Clínicos da História Pregressa da Moléstia Atual e ISDA

As manifestações clínicas são desencadeadas pela exposição dos tecidos ao excesso de cortisol, independente da causa (ACTH-dependente ou ACTH-independente), enquanto a gravidade dos sinais e sintomas reflete a duração e a magnitude do hipercortisolismo. Nos estágios iniciais, hipertensão arterial e ganho de peso são mais prevalentes, progredindo com a deposição de tecido adiposo em face e região submentoniana (fácies lua-cheia - Figura 11), região cervical posterior (giba), tronco e dorso, perda de massa magra com fraqueza de musculatura proximal, aumento do catabolismo, levando à perda de colágeno, por isso a pele é fina, frágil, com surgimento de equimoses e ferimentos de difícil cicatrização, além de estrias cutâneas largas (>1 cm) de coloração avermelhada, principalmente em abdômen e raiz de coxa. As principais características do hipercortisolismo estão representadas na Figura 12.

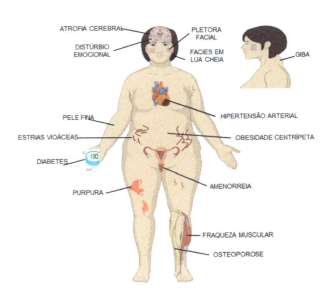

Figura 13.12. Principais sinais e sintomas clínicos relacionados ao hipercortisolismo.

Quadro laboratorial

Deve-se excluir a administração exógena de cortisol e pelo menos 2 testes de triagem devem estar alterados para se estabelecer o diagnóstico de hipercortisolismo. A avaliação inicial inclui a dosagem de cortisol livre em urina de 24 h, testes de supressão noturna com dexametasona e dosagem de cortisol salivar noturno. Diante da confirmação do hipercortisolismo, a dosagem de ACTH auxilia no diagnóstico diferencial, como mostrado na figura 13.

Insuficiência Suprarrenal

Na insuficiência suprarrenal primária há destruição de todo córtex suprarrenal, levando a perda da atividade glicocorticoide e mineralocorticoide. As causas mais frequentes são hemorragia, metástase e infecção aguda. Por outro lado, a insuficiência suprarrenal secundária reflete a deficiência do eixo hipotálamo-hipófise em liberar CRH ou ACTH, reduzindo o suporte trófico para glândula suprarrenal; desta forma, apenas a produção de cortisol está diminuída, sem alteração significativa da

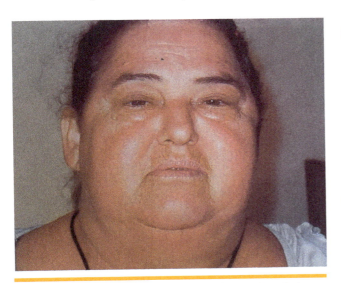

Figura 13.11. Fácies cushingoide ou fácies em lua cheia.

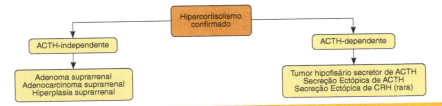

Figura 13.13. Diagnóstico diferencial das causas de hipercotisolismo.
Legenda: ACTH: hormônio adrecorticotrofico; CRH: corticotrofina.

secreção de mineralocorticoides. O uso de glicocorticoide exógeno está entre as causas mais frequentes de insuficiência suprarrenal secundária, por bloqueio do eixo hipotálamo-hipófise-suprarrenal.

Manifestação Clínica:

A insuficiência suprarrenal primária aguda cursa com hipotensão ortostática, agitação, confusão, colapso circulatório, dor abdominal e febre. Trata-se de uma urgência endocrinológica e pode levar à morte se não for reconhecida e tratada prontamente.

A insuficiência suprarrenal primária crônica caracteriza-se por história longa de mal-estar, fadiga, anorexia, perda de peso, dor articular, escurecimento da pele, principalmente nas pregas das mãos, superfícies extensoras, cicatrizes recentes, gengiva, mucosa bucal e vaginal e mamilos; além de desejo de ingerir sal. Clinicamente, a insuficiência suprarrenal secundária crônica não evolui com hiperpigmentação e, em mulheres há redução de secreção de andrógenos, que se manifesta com redução da libido, queda de pelos axilares e pubianos. A Figura 14 traz as principais características clínicas da insuficiência suprarrenal.

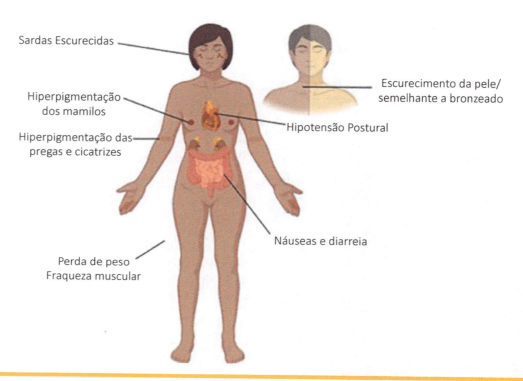

Figura 13.14. Principais sinais e sintomas clínicos relacionados ao hipocortisolismo.

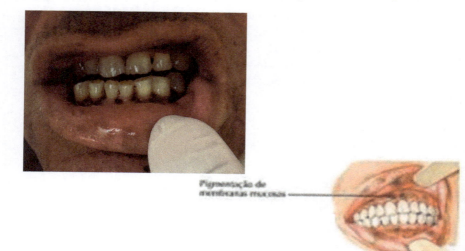

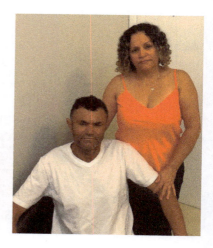

REFERÊNCIAS

1. Bilezikian JP. Primary Hyperparathyroidism. J Clin Endocrinol Metab [Internet]. 2018 Nov 1;103(11):3993–4004.
2. Daly AF, Beckers A. The Epidemiology of Pituitary Adenomas. Endocrinol Metab Clin North Am [Internet]. 2020 Sep;49(3):347–55
3. Davies TF, Andersen S, Latif R, Nagayama Y, Barbesino G, Brito M, et al. Graves' disease. Nat Rev Dis Prim [Internet]. 2020;6(1):52
4. Dineen R, Stewart PM, Sherlock M. Acromegaly – Diagnosis and Clinical Management. QJM [Internet]. 2016 Feb 12;hcw004.
5. Findling JW, Raff H. DIAGNOSIS OF ENDOCRINE DISEASE: Differentiation of pathologic/neoplastic hypercortisolism (Cushing's syndrome) from physiologic/non-neoplastic hypercortisolism (formerly known as pseudo-Cushing's syndrome). Eur J Endocrinol [Internet]. 2017 May;176(5):R205–16.
6. Fong J, Khan A. Hypocalcemia: updates in diagnosis and management for primary care. Can Fam Physician [Internet]. 2012 Feb;58(2):158–62.
7. Glezer A, Bronstein MD. Prolactinomas. Endocrinol Metab Clin North Am [Internet]. 2015 Mar;44(1):71–8.
8. Hannan FM, Kallay E, Chang W, Brandi ML, Thakker R V. The calcium-sensing receptor in physiology and in calcitropic and noncalcitropic diseases. Nat Rev Endocrinol [Internet]. 2019 Jan 15;15(1):33–51.
9. Lacroix A, Feelders RA, Stratakis CA, Nieman LK. Cushing's syndrome. Lancet [Internet]. 2015 Aug;386(9996):913–27.
10. Lopes MBS. World Health Ozganization 2017 Classification of Pituitary Tumors. Endocrinol Metab Clin North Am [Internet]. 2020 Sep;49(3):375–86.
11. Martin-Grace J, Dineen R, Sherlock M, Thompson CJ. Adrenal insufficiency: Physiology, clinical presentation and diagnostic challenges. Clin Chim Acta [Internet]. 2020 Jun;505:78–91.
12. Richard-Eaglin A. Male and Female Hypogonadism. Nurs Clin North Am [Internet]. 2018 Sep;53(3):395–405.
13. Sadiq NM, Tadi P. Physiology, Pituitary Hormones [Internet]. StatPearls. 2020.
14. Shagam JY. Thyroid disease: an overview. Radiol Technol [Internet]. 73(1):25–40; quiz 42–4, 66.

14 Semiologia Exame Neurológico

Haniel Moraes Serpa Nascimento
Carlos Alberto Santos Filho
Gabriel Pereira Braga
Marco Antonio Zanini

INTRODUÇÃO

O exame neurológico fornece informações precisas sobre o diagnóstico topográfico em caso de doença, sendo ainda hoje importante ferramenta de avaliação clínica a despeito dos avanços recentes em exames de imagem e laboratoriais. Além de doenças primariamente neurológicas, o Sistema Nervoso é acometido no contexto de uma infinidade de doenças sistêmicas, e, portanto, o conhecimento do exame físico neurológico é fundamental na formação do médico.

No presente capítulo serão apresentados os aspectos básicos do exame neurológico, sendo os exames da motricidade, sensibilidade, nervos cranianos, funções corticais superiores e pesquisa de sinais meníngeos suficientes para um direcionamento diagnóstico inicial na maioria das situações em que o paciente se apresentar ao examinador com queixa neurológica.

EXAME DA MOTRICIDADE

O Sistema Motor funciona através da contração da musculatura estriada que se encontra sob controle do Sistema Nervoso Central e tem como objetivo o deslocamento do corpo no espaço. De forma simplificada, a via motora se inicia no córtex motor primário (giro pré-central), onde se localiza o primeiro neurônio motor, descendo através do trato córtico-espinhal que cruza para o lado contralateral ao nível do bulbo, seguida de sinapse no corno anterior da medula espinhal onde se encontra o segundo neurônio motor. Do corno anterior da medula saem as raízes que formarão os nervos que irão levar o estímulo até as placas motoras localizadas nos respectivos grupamentos musculares.

Assim, lesões que comprometem o primeiro neurônio motor, desde o córtex até ao nível da medula espinhal ou núcleos de nervos cranianos são consideradas lesões motoras centrais – apenas didaticamente, ao conjunto do primeiro neurônio motor dá-se o nome de *sistema piramidal*. As lesões que acometem o segundo neurônio motor, desde o corno anterior da medula até o músculo, são consideradas lesões periféricas.

Além do sistema piramidal, existem vias acessórias que auxiliam na motricidade, tais como: córtex pré-motor, localizado nos lobos frontais, responsáveis pelo processo de iniciativa da atividade motora; sistema extra-piramidal, responsável pela modulação do sistema piramidal através do funcionamento dos núcleos da base; e sistema cerebelar, desempenhando papel importante no equilíbrio, controle postural, manutenção do bipedalismo e ajuste de movimentos finos.

Estes sistemas, apesar de segmentados anatomicamente, não funcionam de forma independente, e o acometimento de cada nível resulta em alterações semiológicas distintas.

Os aspectos mais importantes a serem avaliados no exame do sistema motor são força muscular, tônus, reflexos, equilíbrio, coordenação e marcha.

1. **Força Muscular:** O primeiro desafio frente a um paciente referindo fraqueza é interpretar corretamente sua queixa. Neste momento, deve-se ter em mente se o paciente quer se referir a fadiga ou perda de potência muscular propriamente dita. No primeiro caso, o paciente com fadiga ou astenia, embora se utilize da palavra fraqueza para expressar suas queixas, sente na realidade uma falta de energia ou resistência para realizar suas atividades. Apesar disso, consegue tranquilamente se manter em pé, deambular, e realizar atividades motoras específicas. As causas possíveis para astenia são múltiplas e ultrapassam apenas as etiologias neurológicas como condições clinicas gerais, psiquiátricas ou falta de condicionamento físico, por exemplo. Porém, se a fraqueza se refere a perda de potência muscular, o paciente não conseguirá realizar tarefas especificas como por exemplo, pentear o cabelo, elevar os braços ou realizar um simples

aperto de mão. Nesta última situação, a perda de potência muscular deve ser avaliada objetivamente através da movimentação ativa e passiva do paciente. É importante que se quantifique o grau de comprometimento pelo uso de critério objetivo, através de escalas. A mais utilizada é a Escala de Força Muscular do Medical Research Council (tabela 1).

Para que o uso da linguagem se torne mais eficaz ao descrevermos um caso, podemos utilizar prefixos e sufixos como descritores da topografia e intensidade da perda de potência muscular. Assim, se o padrão de déficit acomete a metade do corpo de um indivíduo, respeitando a linha média no sentido vertical, usamos o prefixo "hemi"; se o padrão de déficit é o no sentido horizontal, os prefixos aplicados devem ser "tetra-" ou "para-", a depender se a perda de foça acomete todos os membros como no primeiro caso, ou apenas os membros inferiores, como no segundo caso. E, finalmente, se a perda de potência muscular é restrita a apenas um segmento corporal, como um membro superior ou inferior, por exemplo, utilizamos o prefixo "mono-". Quanto aos sufixos eles descrevem a intensidade do déficit. Quando há total incapacidade de movimentação de um membro ou segmento corporal utiliza-se o termo *plegia*; nos casos onde o comprometimento é parcial, denomina-se *paresia*.

Tabela 1. Escala de força muscular do Medical Research Council.

Escala de força muscular	
0	Ausência de contração
1	Esboço de contração muscular ou tremor
2	Movimento ativo com eliminação da gravidade
3	Movimento ativo contra a gravidade
4-	Movimento contra resistência leve
4	Movimento contra resistência moderada
4+	Movimento contra resistência forte
5	Força normal

Adaptado de CAMPBELL, WW. Existem diversas técnicas para se testar a força de músculos isolados, entretanto, na grande maioria das vezes o exame de grupos musculares é o suficiente para que seja detectado déficit objetivo, sendo o suficiente para um exame direcionado.

Membros Superiores:

Com o paciente sentado, o examinador solicita que este realize movimentos dos grupos musculares principais, inicialmente sem resistência, e logo após aplicando resistência.

- **Deltoide:** Realiza a abdução do braço até atingir o plano horizontal, sendo suprido pelo nervo axilar (C5-6). O examinador apoia uma de suas mãos no ombro do paciente, usando a outra para oferecer resistência ao movimento de abdução do braço (figura 1)

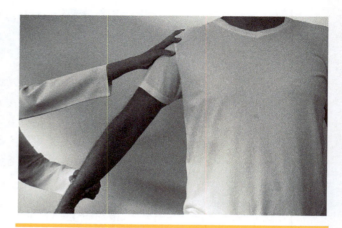

Figura 1. Exame do deltóide.

- **Bíceps Braquial:** Flexão do antebraço, suprido pelo nervo musculocutâneo (C5-6). O examinador utiliza uma de suas mãos para oferecer resistência ao movimento de flexão do antebraço (figura 2).

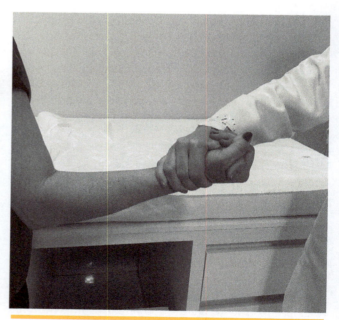

Figura 2. Exame do bíceps braquial.

- **Tríceps:** Extensão do antebraço, inervado pelo nervo radial (C6-8). Solicita-se ao paciente que mantenha o antebraço semi-fletido, com o examinador usando sua mão para conferir resistência ao movimento de extensão do antebraço (figura 3).

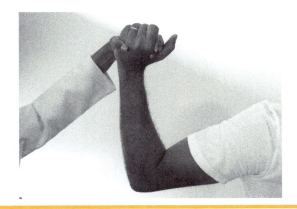

Figura 3. Exame do tríceps.

- **Extensores do punho:** Grupo muscular inervado pelo nervo radial (C6-8). Solicita-se ao paciente que exerça a extensão do punho contra a resistência do examinador (figura 4).

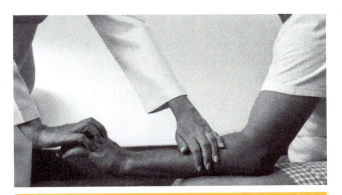

Figura 4. Exame dos extensores do punho.

- **Extensores dos dedos:** Inervados pelo ramo interósseo posterior do nervo radial (C7-8). O examinador realiza tentativa de flexão dos dedos, solicitando ao paciente que ofereça resistência ao movimento (figura 5).

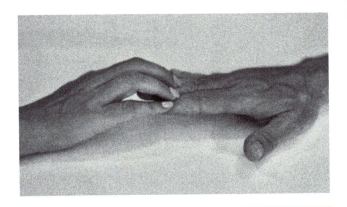

Figura 5:.Exame dos extensores dos dedos.

- **Flexores do punho:** Grupo muscular que possui inervação pelos nervos mediano (C6-7) e ulnar (C7-T1). O examinador solicita ao paciente que realize movimento de flexão do punho, oferecendo resistência com uma das mãos (figura 6).

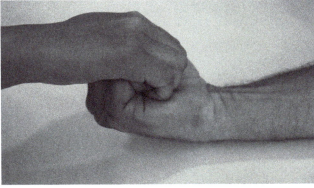

Figura 6. Exame dos flexores do punho.

- **Flexores dos dedos:** Inervados por ramos do nervo mediano (C8-T1), podem ser testados com o examinador aplicando resistência ao movimento de flexão dos dedos realizado pelo paciente (figura 7).

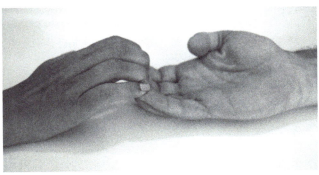

Figura 7. Exame dos flexores dos dedos

Em casos de déficits pouco evidentes e de menor intensidade, o exame da musculatura distal fornece maior sensibilidade para detecção de anormalidade. Nestes casos, a avaliação da abdução dos dedos é ferramenta útil - o paciente é solicitado a afastar os dedos contra a resistência do examinador.

A manobra deficitária dos braços estendidos também pode ser aplicada, auxiliando na detecção de déficits proximais ou distais, sejam eles localizados ou difusos. O paciente é solicitado a manter os membros superiores estendidos no plano horizontal, com os dedos afastados, enquanto o examinador observa se este consegue manter ou não esta posição por pelo menos dois minutos.

Membros Inferiores

O exame pode ser realizado com o paciente em posição sentada ou em decúbito dorsal, seguindo os mesmos princípios aplicados à avaliação dos membros superiores. Os principais grupos musculares a serem examinados são:

- **Flexores da coxa:** Com o joelho fletido, o paciente é solicitado a realizar a flexão da coxa contra a resistência. Os flexores da coxa são inervados pelo nervo iliopsoas (L1-4) (figura 8).

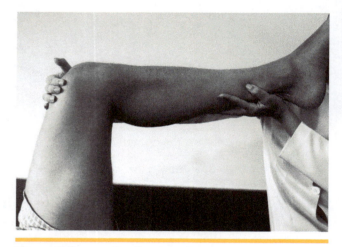

Figura 8. Exame dos flexores da coxa.

- **Quadríceps femoral:** Responsável pela extensão da perna e joelho, suprido pelo nervo femoral (L2-4). O paciente é solicitado a realizar a extensão da perna contra a resistência do examinador (figura 9).

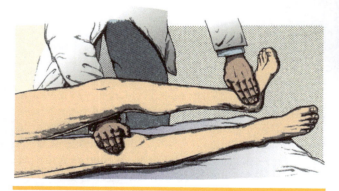

Figura 9. Exame do quadríceps femoral

- **Flexores da perna:** Grupo composto pelos músculos posteriores da coxa, inervados pelo nervo ciático (L4-S2). O paciente é orientado a realizar a flexão da perna contra a resistência do examinador (figura 10).

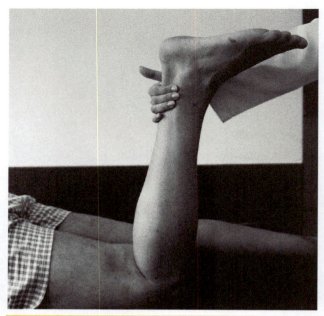

Figura 10. Exame dos flexores da perna

- **Dorsiflexão do pé:** O paciente realiza a extensão do pé contra a resistência do examinador. Esta ação é dependente da contração do músculo tibial anterior, suprido pelo nervo fibular comum (L5) (figura 11).

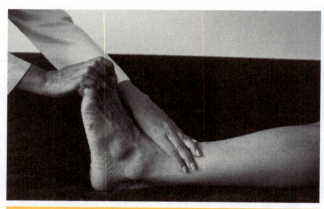

Figura 11. Exame da dorsiflexão (extensão) do pé

- **Flexão plantar do pé:** Teste para os músculos da panturrilha, supridos pelo nervo tibial (S1). O paciente realiza a flexão do pé sobre o tornozelo contra a resistência imposta pelo examinador (figura 12).

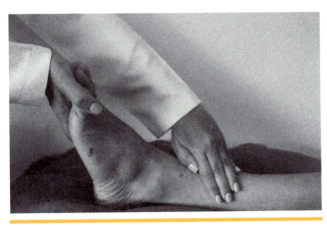
Figura 12. Exame da flexão plantar

A utilização de manobras deficitárias para a avaliação da força muscular dos membros inferiores também é útil para detecção de anormalidades, e de fácil aplicação à beira leito. A manobra de Mingazzini é realizada com o paciente em decúbito dorsal, mantendo as coxas em ângulo reto com o tronco, pernas estendidas e os pés na vertical. Através da observação é possível avaliar a presença de déficits proximais, distais ou difusos. Em condições normais o paciente consegue sustentar esta posição por dois minutos ou mais.

Os músculos do tronco e pescoço podem ser avaliados por movimentos de flexão, extensão e rotação, porém com menor valor localizatório em relação ao exame dos membros.

- **Tônus e trofismo muscular:** A avaliação do tônus pode ser realizada pela inspeção, e movimentação passiva.

A inspeção pode relevar a presença de movimentos involuntários, posturas e atitudes anormais, bem como a presença de hipo ou hipertrofia musculares, sendo de grande valia principalmente em condições em que a anormalidade do tônus é assimétrica.

Utilizando-se da movimentação passiva, o examinador é capaz de avaliar a resistência oferecida ao movimento pela articulação, auxiliando na detecção de hipotonia (quando são observados movimentos de grande amplitude) ou hipertonia (movimentos de curta amplitude associados a sensação de rigidez articular).

Os sinais clínicos mais relevantes encontrados pela avaliação do tônus muscular são:

- **Sinal da roda denteada:** também conhecida por hipertonia plástica. É observado durante a movimentação passiva dos membros superiores, caracterizado por alternância rápida entre contração e relaxamento do músculo, constante durante todo o movimento.

É o tipo de hipertonia clássica de pacientes parkinsonianos.

- **Sinal do canivete:** pesquisado também através da movimentação passiva, onde o estiramento inicial do músculo encontra grande resistência ao movimento, cessando bruscamente durante a continuidade da manobra, sendo alteração tipicamente observada em pacientes com lesão do primeiro neurônio motor.

A avaliação do trofismo muscular é feita inicialmente pela inspeção, que pode relevar hipertrofia ou hipo/atrofia muscular, esta última sendo um componente importante de lesões do segundo neurônio motor. Além disso, pela palpação pode-se perceber diminuição ou aumento da consistência de grupamentos musculares, sempre realizando-se a comparação com o lado contralateral.

Reflexos: trata-se de resposta involuntária secundária a um estímulo sensitivo, culminando em resposta de órgão efetor. O exame dos reflexos é um recurso valioso do exame neurológico, uma vez que é um fenômeno involuntário, não dependendo da cooperação ou atenção do paciente. Podem ser divididos em reflexos profundos e superficiais:

Reflexos profundos:

Um estímulo é aplicado com auxílio do martelo neurológico, através de um golpe rápido e direto sobre o tendão do músculo. O estiramento do fuso muscular, através de fibras aferentes, envia o impulso à medula espinhal, estimulando neurônios motores responsáveis pela inervação do músculo, causando a contração reflexa deste.

- **Hiperreflexia** ocorre quando há exaltação dos reflexos, alteração de exame físico característica de lesões do primeiro neurônio motor; hiporreflexia e arreflexia descrevem a diminuição de intensidade e ausência de reflexos, respectivamente, ocorrendo em caso de doença do segundo neurônio motor.

Há que se considerar que existe grande variabilidade individual na intensidade dos reflexos, e neste caso, o encontro de assimetria entre as respostas é de maior valor na avaliação. A seguir, segue-se a descrição dos principais reflexos profundos pesquisados em exame neurológico básico.

- **Reflexo bicipital:** dependente do nervo musculocutâneo (C5-6), é pesquisado através da percussão do tendão do bíceps, com o paciente mantendo o antebraço fletido, e com a interposição do polegar do examinador entre o tendão e o martelo (figura 13).

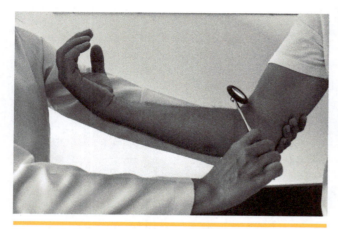

Figura 13. Pesquisa do reflexo bicipital

- **Reflexo tricipital:** aferência pelo nervo radial e integrado nos segmentos medulares C7-8. O examinador segura e sustenta o antebraço do paciente em posição semi-fletida, realizando a percussão do tendão do tríceps, provocando o movimento de extensão do antebraço (figura 14).

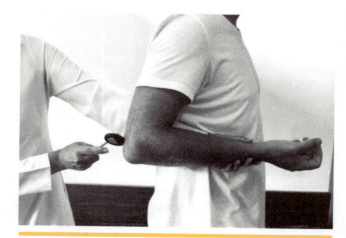

Figura 14. Pesquisa do reflexo tricipital

- **Reflexo estilorradial:** aferência pelo nervo radial, integrado nos segmentos medulares C5-6. Realiza-se a percussão acima do processo etilóide do rádio mantendo o antebraço em semipronação e semiflexão (figura 15).

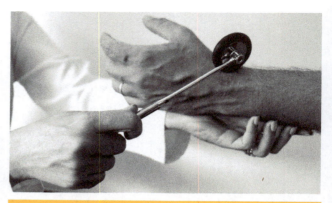

Figura 15. Pesquisa do reflexo estilorradial

- **Reflexo dos flexores dos dedos:** dependente dos nervos mediano e ulnar, integrado nos segmentos medulares C7-T1. O paciente é orientado a manter a mão em supinação e os dedos fletidos. O examinador coloca os próprios dedos contra os do paciente realizando a percussão (figura 16).

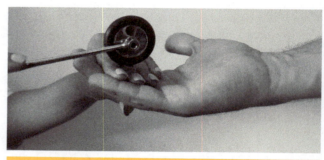

Figura 16. Pesquisa do reflexo dos flexores dos dedos

- **Reflexo Aquiliano:** aferência pelo nervo tibial e integração medular nos níveis L5-S2. Com o paciente em decúbito dorsal ou sentado o examinador realiza discreta flexão do pé com uma mão, percutindo o tendão de Aquiles (figura 17).

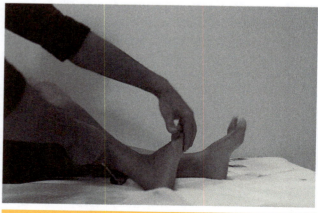

Figura 17. Pesquisa do reflexo aquiliano

- **Reflexo patelar:** dependente do nervo femoral e integrado nos segmentos L2-4 da medula. Realiza-se a percussão do tendão patelar entre a patela e a epífise da tíbia. Caso o paciente se encontre sentado, este deve manter as pernas pendentes. Em caso de paciente em decúbito dorsal, o examinador mantém o joelho a ser testado apoiado em semiflexão (figura 18).

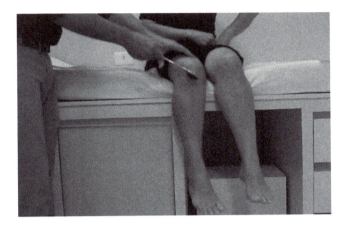

Figura 18. Pesquisa do reflexo patelar

Reflexos superficiais

São reflexos mais complexos, polineuronais e com participação também do córtex cerebral. São produzidos por estímulo superficial, seja ele cutâneo ou em mucosas, provocando, como resposta, a contração de certo grupo muscular na área circunscrita ao estímulo. Possuem tempo de latência mais prolongado, e podem ser esgotáveis em caso de estímulo repetitivo.

- **Reflexo cutaneoplantar:** Com o paciente em decúbito dorsal é aplicado estímulo na face lateral da planta do pé, em sentido póstero-anterior, com o auxílio de instrumento com ponta romba. Em casos normais a resposta é a flexão do hálux e dos artelhos. Há anormalidade quando ocorre a extensão do hálux. Nesse caso, está caracterizado o sinal de Babinski – indicando lesão do sistema piramidal.

- **Reflexo cutâneo-abdominal:** O estímulo da parede abdominal em sentido latero-medial com instrumento de ponta romba produz a contração da musculatura do abdome ipsilateral, o que causa o desvio da cicatriz umbilical em direção ao lado estimulado. Geralmente encontra-se diminuído ou abolido em lesões do sistema piramidal.

A depender da altura onde é aplicado os estímulos podem ser classificados em superior (epigastro), médio (cicatriz umbilical) e inferior (hipogastro).

Equilíbrio, coordenação e marcha

Esta avaliação começa nos primeiros momentos da consulta, quando o paciente entra no consultório médico, através da observação. Para manutenção de equilíbrio, coordenação e marcha adequados, o sistema motor, as vias cerebelares e de sensibilidade cinético-postural devem estar íntegros.

Inicialmente avalia-se a postura estática com o paciente de pé, com os pés juntos e de olhos abertos. O examinador deve buscar por sinais de instabilidade ou oscilação de movimentos. Para sensibilizar a manobra, o paciente pode ser orientado a ficar apoiado sobre uma perna, ou sobre as pontas dos pés, calcanhares, ou em *tandem* – calcanhar de um pé na frente dos dedos de outro.

Em seguida, deve-se avaliar o paciente em pé e com os olhos fechados. A manobra de Romberg é realizada após a avaliação do paciente com os olhos abertos. Este é orientado a manter a postura ortostática após fechar os olhos. Quando há desequilíbrio ou instabilidade postural, está caracterizado o teste positivo. Quando o estímulo visual é eliminado, o Sistema Nervoso Central depende basicamente da sensibilidade proprioceptiva para manutenção da postura. Portanto, este teste avalia a propriocepção, dependente principalmente do cordão posterior da medula espinhal.

A coordenação dos movimentos é regulada pelo cerebelo. Os testes clínicos visam detectar a dissinergia (desorganização e descompasso dos movimentos entre os grupos musculares) e dismetria (dificuldade para avaliar a distância, potência e direção do movimento). O teste *índex-nariz* pode ser realizado com o paciente sentado ou deitado. Solicita-se que este estenda totalmente um dos braços, e em seguida coloque a ponta do dedo indicador na ponta de seu nariz, realizando, inicialmente, movimentos lentos, com os olhos abertos, progredindo para movimentos mais rápidos, e após, realizar de olhos fechados (avaliando-se também a propriocepção).

O examinador deve observar se o paciente é capaz de tocar a ponta do nariz sem dificuldade, a uniformidade do movimento, bem como a presença de abalos, tremores, oscilações, decomposição do movimento ou demais movimentos anormais durante a execução da manobra.

Há o equivalente desta manobra nos membros inferiores. Trata-se do teste *calcanhar-joelho*. Com o paciente em decúbito dorsal, o examinador solicita que este coloque o seu calcanhar sobre o joelho contra-lateral, realizando o movimento de deslizar o calcanhar em linha reta até o hálux e retornar ao joelho.

A pesquisa de movimentos alternados também deve ser feita na avaliação da coordenação. O teste mais empregado é feito solicitando-se ao paciente que realize movimentos de pronação e supinação com as mãos, de forma alternada entre os membros. A *disdiadococinesia* é a incapacidade de coordenar os movimentos de maneira que se consiga fazer o movimento diametralmente oposto ao já realizado.

Na avaliação da marcha devem ser observados a postura, a regularidade e amplitude dos passos, se há alargamento ou encurtamento da base, o balanço dos membros superiores e a presença de desvios durante a caminhada. Quando há dificuldade de equilíbrio ou coordenação está caracterizada a ataxia de marcha – podendo ter origem cerebelar (marcha ebriosa), cinético-postural ou vestibular.

Existem padrões de marcha específicos observados em situações de doença, dentre os mais importantes:

- **Marcha ceifante** (hemiplégica): característica de pacientes com lesão do primeiro neurônio motor, havendo espasticidade importante do dimídio acometido, com flexão do membro superior e extensão do membro inferior. O paciente realiza a marcha através da movimentação do quadril, com o membro inferior estendido, realizando um movimento de semicírculo semelhante ao de uma foice.

- **Marcha em tesoura**: caracterizada por espasticidade em ambos os membros inferiores, fazendo com que estes se cruzem durante a marcha, realizando um movimento semelhante ao de uma tesoura.

- **Marcha escarvante** (parética): o paciente apresenta fraqueza para dorsiflexão do pé fazendo com que este se arraste ao solo durante a caminhada. Sendo assim, o paciente tenta compensar o déficit através da elevação excessiva dos joelhos.

- **Marcha anserina**: observada em pacientes com fraqueza da musculatura da cintura pélvica. O indivíduo caminha através de rotação exagerada da pelve, que se movimenta de um lado para outro durante a marcha, lembrando o movimento de caminhada de um pato.

- **Marcha tabética** (talonante): típica de pacientes com lesão do cordão posterior da medula e perda da sensibilidade proprioceptiva. O indivíduo mantém a base alargada, com o olhar fixo ao solo, batendo o pé com força no chão.

- **Marcha em pequenos passos**: o paciente mantém uma postura rígida associada a flexão do tronco, realizando a marcha de forma lenta e arrastada, associada a diminuição do balanço passivo dos membros superiores.

Exame da Sensibilidade

As vias que conduzem a sensibilidade têm origem em diversos receptores periféricos (pele, músculos, vísceras, vasos sanguíneos, etc.), alcançando o córtex sensitivo por inúmeras vias.

De maneira geral são caracterizadas três modalidades sensitivas: exteroceptiva (superficial), proprioceptiva (profunda) e interoceptiva (visceral). As duas primeiras são acessíveis diretamente ao exame físico.

A sensibilidade superficial é levada através dos tratos espinotalâmico anterior e lateral através da medula espinhal, cruzando no mesmo nível de sua entrada, chegando ao córtex sensitivo no lobo parietal após passar pelo tálamo, sendo responsável por levar as informações das sensibilidades dolorosa, térmica e tátil superficial (tato protopático).

A sensibilidade profunda, por sua vez, sobe pela medula espinhal através do funículo posterior, transmitindo, ao córtex sensitivo (após modulação pelo tálamo) as sensibilidades vibratória, proprioceptiva e tátil profunda (tato epicrítico).

A diminuição de sensibilidade em um segmento corporal é denominada *hipoestesia*, e a ausência desta é chamada *anestesia*; nas situações em que há aumento da percepção do estímulo sensitivo, tem-se *hiperestesia*. Quando o paciente se queixa de sensações subjetivas, como formigamento, calor, frio ou adormecimento, sem que tenha havido estimulação no território, estamos diante de um quadro de *parestesia*. Por fim, denominamos *alodínea* a situação encontrada quando o paciente percebe como doloroso um estímulo que em condições normais não causaria dor.

- **Sensibilidade dolorosa**: Pesquisada através de instrumentos com ponta, descartáveis, aplicando-se o estímulo doloroso em sentido distal-proximal, comparando-se ambos os lados.

- **Sensibilidade térmica**: Com auxílio de recipientes contendo água gelada e morna, aplica-se o estímulo na pele do paciente, solicitando que este reconheça a temperatura do objeto.

- **Sensibilidade tátil** (tato protopático): Através do uso de gaze ou algodão, aplica-se estímulo tátil sobre a pele do paciente, e este deve ser capaz de apontar o local e reconhecer a intensidade do estímulo.

- **Sensibilidade proprioceptiva**: Propriocepção é o termo que designa a capacidade do indivíduo de reconhecer a posição espacial e orientação de diversas partes do corpo em relação às demais. Pesquisada através do deslocamento passivo de segmentos articulares pelo examinador. Segurando-se as margens laterais do hálux do paciente, o examinador movimenta a falange distal em sentido superior e inferior. O paciente deve ser capaz de discriminar a posição da falange distal sem observar o movimento realizado.

- **Sensibilidade vibratória**: Utilizando um diapasão o examinador aplica o estímulo sobre proeminências ósseas, verificando se o paciente é capaz de identificar a natureza vibratória do estímulo, avaliando também a intensidade e a duração em que este o reconhece através da comparação entre os dois hemicorpos. O termo *hipopalestesia* se refere à diminuição da percepção do estímulo vibratório, e *apalestesia* denota sua ausência.

- **Sensibilidade tátil** (tato epicrítico): A capacidade do reconhecimento de objetos, pontos e estímulos táteis mais elaborados sem o auxílio da visão é dependente da sensibilidade profunda. Pode ser testada pedindo-se ao paciente que reconheça objetos familiares somente através do tato (lápis, chave, etc), que aponte o local exato de um estímulo puntiforme ou mesmo que reconheça o estímulo aplicado em dois pontos diferentes separados por uma pequena distância entre si. Além disso, o examinador pode testar a sensibilidade tátil profunda através da *grafestesia* – capacidade de reconhecer letras ou números desenhados na pele (geralmente na palma da mão) com uma caneta ou instrumento análogo.

Exame dos Nervos Cranianos

Os Nervos Cranianos (NC) saem diretamente do encéfalo, em número de 12, e com exceção dos nervos Olfatório (NC I) e Óptico (NC II), apresentam sua origem no tronco encefálico (figura 19), sendo, em sua maioria, facilmente acessíveis ao exame físico.

1. **Nervo Olfatório** (NC I): A suspeita de comprometimento da função olfativa começa na anamnese, através de queixa objetiva relatada pelo paciente. Com o paciente de olho fechado, e após a exclusão de lesões obstrutivas da cavidade nasal (principal causa de diminuição do olfato), o examinador se utiliza de substâncias voláteis e não irritantes como café, canela, soluções com odor de hortelã ou limão, para avaliar a capacidade de reconhecer e distinguir odores. O estímulo deve ser aplicado em cada narina separadamente com oclusão da narina contralateral.

A capacidade de perceber o odor é mais importante do que o reconhecimento específico do cheiro, indicando a preservação das vias olfatórias.

Os distúrbios mais comuns da função olfativa são: *hiposmia* – diminuição do olfato; *anosmia* – ausência de olfato; *hiperosmia* – exacerbação do olfato; *cacosmia* – percepção de odores desagradáveis de forma espontânea (queixa importante em casos de epilepsia com origem no uncus).

2. **Nervo Óptico** (NC II): Os nervos ópticos são responsáveis por conduzir o estímulo visual da retina até os lobos occipitais. São avaliados através dos exames de acuidade visual, campos visuais e fundo de olho.

A acuidade visual pode ser avaliada de forma grosseira pedindo-se ao paciente que conte os dedos do examinador, inicialmente com este se colocando a uma distância de dois a três metros, aproximando-se progressivamente do paciente conforme necessário. Além disso, para acuidade visual de perto, pode ser solicitado ao paciente que leia algum texto a 30cm de distância do globo ocular. É realizado o teste em um olho de cada vez, pedindo-se ao paciente que oclua o olho não testado. De forma mais objetiva, podem ser usados métodos como a tabela de Snellen, utilizada a cerca de 20 pés (6 metros) do paciente, testando-se um olho por vez e sem a utilização de óculos.

O campo visual corresponde ao limite da visão periférica com o olho mantido em uma posição fixa, sendo avaliado em quatro quadrantes – nasais superior e inferior, temporais superior e inferior. Como exemplo, o estímulo luminoso que se encontra à esquerda do paciente incide na porção nasal da retina do olho esquerdo e na porção temporal da retina do olho direito, sendo esta a base da organização do exame dos campos visuais.

Assim como a acuidade, o campo visual deve ser avaliado sistematicamente durante o exame neurológico. Pode ser testado através do método de confrontação, com o examinador posicionando-se à frente do paciente, cerca de 60 cm de distância. É realizada oclusão de um dos olhos e o paciente é solicitado a olhar diretamente para o nariz do examinador. Este, por sua vez, com o braço estendido a meia distância do paciente, mantém os dedos fora do campo de visão, em seguida aproximando o dedo indicador lentamente até que o paciente seja capaz de perceber o movimento. O teste é repetido nos quatro quadrantes do campo visual.

O comprometimento da metade do campo visual é denominado *hemianopsia*. Quando há comprometimento da visão em metades correspondentes de cada olho (p. ex., metade direita) tem-se *hemianopsia homônima*. Em situações de prejuízo da visão em metades opostas em cada

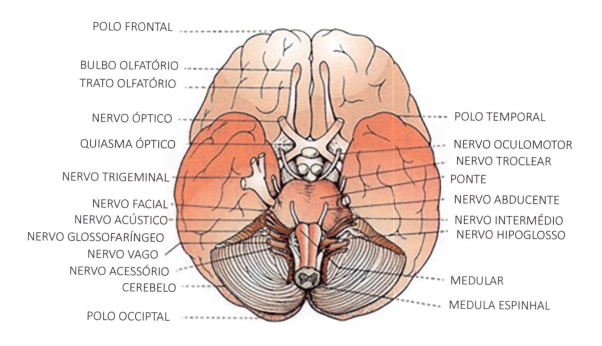

Figura 19. Nervos Cranianos

olho ocorre *hemianopsia heterônima* (p. ex. metade direita em um olho e metade esquerda em outro). O comprometimento de um dos quadrantes isoladamente é denominado *quadrantopsia* (figura 20).

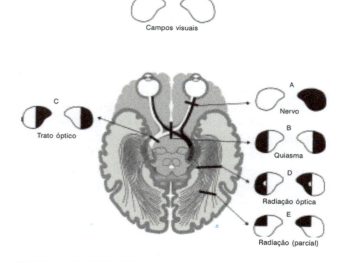

Figura 20. campos visuais

O fundo de olho é realizado utilizando-se oftalmoscópio, com ou sem o auxílio de colírios dilatadores da pupila, sendo possível avaliar o polo posterior da retina e o disco óptico. As lesões mais comumente encontradas e de maior interesse ao exame neurológico são o edema de papila *(o termo papiledema é reservado aos casos onde o edema de papila é causado por aumento da pressão intracraniana)*, atrofia óptica e lesões retinianas (hemorragias, exsudações, etc.).

3. **Nervos Oculomotor** (NC III), Troclear (NC IV) e Abducente (NC VI): Serão abordados em conjunto pois tem como principal função a motilidade ocular extrínseca (figura 21).

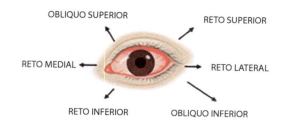

Figura 21. Movimentação ocular extrínseca

O NC III é responsável pela inervação dos músculos reto medial, reto inferior, reto superior, oblíquo inferior e elevador da pálpebra superior. Além disso, também é responsável pela inervação de músculos da motilidade ocular intrínseca, sendo eles o músculo ciliar e esfíncter da pupila (através de seu componente parassimpático). Quando há lesão completa observa-se desvio do globo ocular em sentido lateral (estrabismo divergente), ptose palpebral e aumento do diâmetro pupilar (midríase).

O NC IV supre o músculo troclear, e sua lesão de forma isolada é rara. Quando ocorre, o paciente queixa-se de visão dupla (diplopia) associada a dificuldade parcial de movimentar o globo ocular em sentido inferior.

O NC VI inerva o músculo reto lateral. Em caso de comprometimento, observa-se desvio do globo ocular em sentido medial (estrabismo convergente).

Para realizar o exame físico da motilidade ocular extrínseca o examinador se coloca em frente ao paciente, orientando-o que siga os movimentos de seu dedo indicador com o olhar, sem realizar movimentos com a cabeça. Devem ser avaliados os movimentos em sentidos lateral, medial, superior, inferior e obliquamente. A movimentação ocular deve ser uniforme e conjugada em ambos os lados, e o examinador deve estar atento a paresia/plegia de um ou mais músculos, bem como a presença de movimentos sacádicos compensatórios e nistagmo. Ao final, o movimento realizado pelo examinador deve compreender aproximadamente a letra "H".

O exame das pupilas é realizado inicialmente observando-se o diâmetro e a simetria das pupilas. Em seguida é feita pesquisa do reflexo fotomotor através do uso de uma lanterna, devendo haver constrição da pupila ao se aplicar o estímulo luminoso. Concomitantemente deve ser observada a resposta da pupila contralateral, que também deve se contrair, caracterizando o reflexo consensual. Por fim, os reflexos de convergência e acomodação são testados orientando ao paciente que acompanhe o movimento de um objeto localizado, inicialmente, à distância dos olhos, realizando-se aproximação gradual. O esperado é que haja a convergência espontânea do olhar em direção ao objeto, acompanhado de contração das pupilas bilateralmente conforme este se aproxime do paciente.

4. **Nervo Trigêmeo** (NC V): Responsável pela inervação sensitiva da face, córnea, e pela motricidade dos músculos da mastigação, sendo constituído de três divisões principais: oftálmica (V1), maxilar (V2) e mandibular (V3) (figura 22).

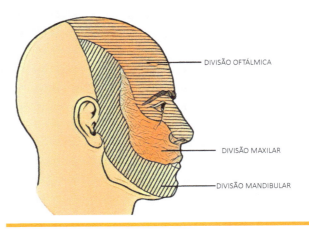

Figura 22. Nervo Trigêmeo

A sensibilidade tátil pode ser testada com o auxílio de instrumento de ponta romba, algodão ou gaze, comparando-se os dois lados. A sensibilidade térmica é pesquisada com a utilização de tubos contendo água gelada e morna.

O reflexo córneo-palpebral tem sua aferência dependente do funcionamento do NC V, e é testado utilizando-se um pequeno pedaço de algodão. Ao se realizar a estimulação na superfície da córnea a resposta esperada é o fechamento súbito de ambas as pálpebras. Quando há comprometimento de um dos nervos, o reflexo córneo-palpebral encontra-se abolido. Entretanto, ao se estimular a córnea não acometida ocorre a oclusão de ambas as pálpebras.

O componente motor do NC V é avaliado solicitando que o paciente abra e feche a boca repetidamente enquanto o examinador realiza a palpação dos músculos masseter e temporal. Devem ser pesquisadas assimetrias musculares, desvio da mandíbula (geralmente desviada para o lado lesado) e déficit de força muscular.

5. **Nervo Facial** (NC VII): Responsável pela motricidade da face, é testado através da observação da simetria facial, e orientando ao paciente que realize movimentos de abrir e fechar os olhos (com e sem resistência do examinador), abrir a boca através de um sorriso mostrando os dentes, franzir a testa e pela contração do platisma.

Nos casos onde se tem a paralisia de toda uma hemiface, tem-se quadro de Paralisia Facial Periférica (PFP) (figura 23) e neste caso a lesão encontra-se ponte ao nível do núcleo do nervo facial, ou após sua emergência do tronco cerebral. A Paralisia Facial Central (PFC) (figura 23) ocorre quando há déficit dos músculos da mímica facial somente na metade inferior da face, com preservação dos movimentos palpebrais. Isso se dá uma vez que o controle cortical dos movimentos da metade superior da face é feito pelos dois hemisférios cerebrais.

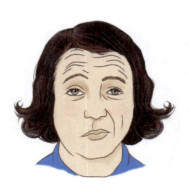
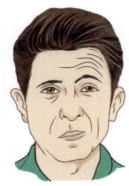

Paralisia facial central   Paralisia facial periférica

Figura 23. Paralisias facial central e periférica

O NC VII também é responsável pela sensibilidade gustativa dos dois terços anteriores da língua, bem como pelo controle parassimpático das glândulas lacrimal e salivares (exceto a parótida), através de nervo intermédio. Sobretudo em casos de PFP, deve-se testar a gustação através da aplicações de soluções com sabor doce, amargo, ácido e salgado, solicitando ao paciente que identifique qual o tipo de estímulo empregado.

6. **Nervo Vestibulococlear** (NC VIII): A avaliação da função auditiva começa durante a anamnese, através de queixa de baixa acuidade auditiva, tinitus ou demais sintomas relatados pelo paciente. As manobras semiológicas são baseadas nas conduções aérea (CA) e óssea (CO).

O Teste de Rinne é realizado colocando-se o cabo do diapasão ativado inicialmente sobre a superfície do processo mastóide. Quando o paciente não estiver mais ouvindo, o examinador deve transferi-lo para a área ao lado do ouvido testado. Em condições normais a CA persiste por mais tempo em relação a CO, e o paciente deve ser capaz de ouvir o som do diapasão após ser retirado do processo mastoide e realocado para a entrada do meato acústico externo.

O Teste de Weber é feito com o diapasão ativado aplicado sobre o vértice do crânio do paciente, exatamente na linha média. O estímulo sonoro deve ser identificado em ambos os lados, sem lateralização.

O componente vestibular do nervo é testado através de manobras de equilíbrio. Com o paciente em pé e com os pés juntos, inicialmente o examinador deve observar de forma passiva sua postura, bem como movimentos espontâneos de músculos e tendões. Em seguida, aplicando pequenos empurrões em sentido anterior, posterior e lateral, o examinador pode detectar instabilidade postural pela incapacidade de manter o equilíbrio.

Por fim, durante o exame da motilidade ocular extrínseca, em casos de distúrbios do componente vestibular, podem ser observados movimentos oscilatórios, espontâneos ou de característica posicional, rítmicos, com uma fase lenta seguida de fase rápida, que caracterizam o *nistagmo*. Deve-se solicitar ao paciente que olhe em sentido latero-lateral e crânio caudal, identificando a direção do movimento – horizontal, vertical ou rotatório.

7. **Nervos Glossofaríngeo** (NC IX) e Vago (X): Ambos possuem importante função no controle autonômico de vários sistemas. Do ponto de vista prático, são responsáveis pela inervação motora e sensitiva da faringe, sendo estas as partes acessíveis ao exame físico, motivo pelo qual são avaliados simultaneamente.

O paciente é instruído a abrir a boca. O examinador deve observar se há assimetria do palato e a centralização da úvula. Quando o paciente é solicitado a dizer a letra "a", pode-se observar a elevação da rafe mediana da faringe.

Quando há comprometimento de um ou ambos os nervos unilateralmente, não há elevação do palato ipsilateral, e a úvula desvia-se para o lado contralateral (sinal da cortina).

O NC IX pode ser avaliado especificamente através da pesquisa de sensibilidade gustativa do terço posterior da língua, e em casos de comprometimento do NC X o paciente pode apresentar-se com alterações da fonação pela paralisia de cordas vocais, além de disfagia de condução pelo comprometimento do estímulo levado à musculatura esofágica.

O reflexo nauseoso é pesquisado pelo estímulo delicado da parede posterior da orofaringe com o auxílio de uma espátula. A resposta esperada é a retração da língua associada à constrição e elevação da musculatura da faringe levando o paciente a relatar sensação de náusea. Em situações em que há prejuízo da função destes nervos, este reflexo pode estar diminuído ou abolido.

8. **Nervo Acessório** (NC XI): Responsável pela inervação dos músculos esternocleidomastoideo e trapézio. Para examinar o primeiro o paciente é solicitado a virar a cabeça, inicialmente de forma livre, e logo em seguida contra resistência; a avaliação do trapézio é feita orientando ao paciente que realize a elevação dos ombros. Deve ser feita a comparação da força e tônus muscular bilateralmente, além da avaliação da simetria dos ombros.

9. **Nervo Hipoglosso** (NC XII): Inerva a musculatura intrínseca e extrínseca da língua. Inicialmente o examinador deve observar a língua dentro da cavidade bucal, na busca de atrofia, assimetrias ou demais alterações

perceptíveis. Além disso, deve-se observa a posição da língua inicialmente dentro da boca. Nos casos de lesão unilateral do nervo há desvio da língua para o lado não afetado, além da presença de fasciculações.

Uma vez que o músculo genioglosso realiza o movimento da língua para e frente e para o lado oposto, quando há lesão de um dos nervos, ao protrair a língua para fora da boca há desvio desta para o lado afetado, ao contrário do que é observado com a língua não protraída.

Além da observação da movimentação e simetria da língua, o examinador deve pedir para que o paciente que "empurre" a língua de encontro à bochecha, contra a resistência aplicada com a mão na parte externa da face. Em condições normais o examinador não consegue fazer o deslocamento da língua do paciente.

Exame das funções corticais superiores

1. **Exame Neuropsicológico:** é avaliado o nível e conteúdo de consciência, atenção, memória para fatos antigos e recentes, bem como a coerência do discurso, organização de pensamento e capacidade de julgamento e crítica.

Quando existe queixa direcionada ao campo cognitivo é necessário o uso de testes específicos, sendo o mais comumente utilizado o Miniexame do Estado Mental (figura 24), onde são avaliadas capacidades como orientação, memória imediata, atenção, cálculo, evocação, linguagem e a capacidade de se copiar um desenho. A pontuação máxima é 30, e resultados iguais ou inferiores a 24 denotam prejuízo da capacidade mental – devendo-se adequar esta pontuação de acordo com o nível de escolaridade do paciente.

Também são avaliadas a presença de *apraxias* – dificuldade para realização de um ato motor na ausência de déficit – e *agnosias* – diminuição da capacidade de reconhecer um estímulo sensorial.

2. **Fala e Linguagem:** Iniciado pela avaliação da fala espontânea. Deve-se observar se o paciente é capaz de articular bem as palavras, ou se existe dificuldade de pronúncia, com substituição ou supressão de sílabas ou fonemas ou dificuldade para encontrar palavras.

Em seguida deve ser avaliada a compreensão oral através de solicitações e comandos verbais simples ("feche os olhos", "abra a boca"), podendo-se elevar o grau de complexidade destes comandos progressivamente.

O paciente também deve ser solicitado a nomear objetos presentes durante a consulta (caneta, relógio, etc) e a repetir frases simples ditas pelo examinador.

Para o exame de leitura o examinador deve escrever comandos em um papel, solicitando ao paciente que os execute após lê-los, e por fim, pode-se avaliar a escrita pedindo ao paciente que escreva frases espontaneamente ou após ditado pelo examinador. Deve-se adequar os testes de leitura e escrita de acordo com o nível de escolaridade do paciente.

A *afasia* é um distúrbio de linguagem, onde o indivíduo tem dificuldade para produzir, compreender ou repetir a fala espontaneamente, podendo se estender para dificuldades de leitura e escrita. Na maioria dos indivíduos o hemisfério responsável pela linguagem é o esquerdo, e este distúrbio geralmente se deve a lesões nessa topografia, mais comumente vindo acompanhado de outros déficits, como hemiplegia/paresia a direita.

Existem diversos tipos de afasia, sendo os mais comuns:

- **Afasia motora** (de Broca): caracterizada por dificuldade na expressão verbal, com a compreensão oral preservada. Causada por lesões na área motora da fala, no giro frontal inferior esquerdo (área de Broca);

- **Afasia sensitiva** (de Wernicke): o paciente é incapaz de compreender o que lhe é falado ou o que lê, expressando-se de forma verbal com palavras desconexas e incompatíveis com o discurso esperado. Há comprometimento da área de Wernicke, localizada no lobo parietal esquerdo;

- **Afasia mista** (global, total, completa): mais comum, apresentando características dos dois tipos de afasia supracitadas;

- **Afasia de condução**: há preservação da linguagem e da compreensão, porém o paciente é incapaz de repetir palavras ou frases faladas pelo examinador. Traduz comprometimento da condução dos impulsos entre as áreas de Broca e Wernicke;

- **Afasia nominal** (amnéstica): o paciente tem dificuldade para nomear objetos, e a fala apresenta-se com inúmeras pausas uma vez que a evocação das palavras adequadas se torna dificultosa.

A *disartria* ocorre quando o paciente tem dificuldade para articular e pronunciar as palavras distintamente, sendo possíveis diversas causas, desde lesões centrais até doença que prejudiquem o funcionamento adequado dos músculos relacionados à fonação. *Disfonia* se refere a distúrbios que podem alterar o volume, qualidade ou altura da voz, e geralmente estão associados a causas que comprometem diretamente a laringe.

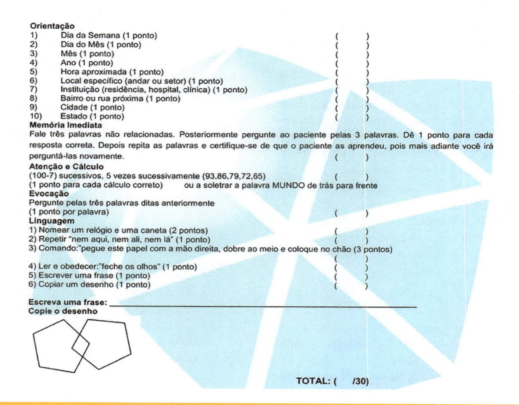

Figura 24. Mini Exame do Estado Mental

Exame dos sinais meníngeos

Manobras empregadas quando há suspeita de irritação meníngea, como nos casos de meningite/meningoencefalite ou hemorragia subaracnóidea:

- **Sinal de Brudzinski:** Com o paciente em decúbito dorsal realiza-se a flexão do pescoço com uma mão, mantendo o tórax imóvel com a outra mão. Em caso de irritação meníngea há flexão dos quadris e dor em resposta à flexão cervical.

- **Sinal de Kernig:** Com o paciente em decúbito dorsal e com os quadris e joelhos flexionados em ângulo reto, realiza-se a extensão passiva do joelho. A incapacidade de estender o joelho associada a dor nas regiões lombar ou cervical caracteriza a presença de irritação meníngea.

CONCLUSÃO

Em um primeiro momento o exame neurológico parece ser extenso, minucioso e detalhista. Entretanto, na maioria das vezes deve ser realizado de forma direcionada, e este direcionamento é feito durante a anamnese. Partes do exame compostas por avaliação cognitiva ou de demais funções corticais superiores são feitas quando há queixa relacionada ou quando existe forte suspeita de comprometimento destes componentes.

Durante os primeiros momentos da consulta observe a maneira como o paciente adentra ao consultório. Nesta etapa da avaliação já é possível detectar problemas com a marcha, equilíbrio, força muscular quando há déficit assimétrico, além de avaliação da fala, coerência do discurso, orientação e atenção durante a anamnese.

Enquanto o paciente encontra-se sentado, concomitantemente à avaliação de outros sistemas como o cardíaco e respiratório, é possível a avaliação simultânea de todos os nervos cranianos, motricidade e sensibilidade dos membros superiores e realização da maior parte das provas cerebelares.

Na próxima etapa, com o paciente deitado realiza-se a avaliação da motricidade e sensibilidade dos membros inferiores, a pesquisa dos reflexos superficiais, podendo-se proceder juntamente com o exame abdominal, otimizando o tempo durante o exame físico.

Com a prática clínica cada médico é capaz de criar uma rotina sistematizada de exame, realizando a avaliação neurológica pertinente a cada caso em poucos minutos, agregando informações valiosas para a elaboração de hipóteses diagnósticas e seguimento propedêutico do paciente.

REFERÊNCIAS

1. CAMPBELL, WW. Dejong O Exame Neurológico. 7 ed. *Guanabara Koogan*, 2013.
2. NITRINI R, BACHESCHI LA. A neurologia que todo médico deve saber. 2 ed. São Paulo: *Atheneu;* 2003.
3. LOPEZ, M. Semiologia Médica – As Bases do Diagnóstico Clínico. 5 ed. Rio de Janeiro: *Revinter*; 2004.
4. MACHADO, A. Neuroanatomia Funcional. 2 ed. São Paulo: *Atheneu*, 2006.
5. PORTO, CC. Semiologia Médica. 7 ed. *Guanabara Koogan*, 2013.

15 A Anamnese Psíquica ou Entrevista Psiquiátrica

Cláudio Renato Genaro Malavolta

Este capítulo não pretende esgotar os temas da anamnese ou entrevista psiquiátrica, mas favorecer ou facilitar um pouco a compreensão da maioria dos clínicos gerais. Neste século a saúde mental tomou uma proporção maior que antes, certamente devido aos vínculos das associações médicas, bem como os maiores e mais robustos estudos científicos sobre o tema. Tem-se o avanço das medicações, com efeitos colaterais menores que nas décadas prévias, e também dos grandes estudos com neuroimagem e das avaliações neuropsicológicas. Ainda ratifico que os próprios profissionais da saúde estão valorizando mais o assunto por não conseguirem "resolver" os problemas de seus pacientes atuando "apenas" no assunto orgânico e biológico. E assim, a busca do intangível reorganiza-se para área médica da psiquiatria, pois, esta, estuda os comportamentos e as alterações da funcionalidade da mente, que se manifestam através dos órgãos do sentido e das emoções, sentimentos e pensamentos.

Nas bases educacionais dos planos do Ministério da Educação, exige uma relevante importância à questão mental, pela maior carga de horas para o ensino do acadêmico, até se formar como médico, tanto teórico, quanto prática. Englobando desde os estudos da neuroanatomia, neurofisiologia, farmacologia, psicologia médica, psiquiatria, psicopatologia. Noutros casos também abrem as portas à história da medicina e a sociologia como fortes bandeiras no ensino médico sobre saúde mental, com bases humanísticas.

O interesse deste capítulo é auxiliar o acadêmico de medicina, ou o residente de diversas especialidades clínicas, a realizar uma avaliação do estado mental, breve e focada na prática. Avaliando as informações coletadas numa sequência lógica e sucinta.

ROTEIRO DA ENTREVISTA PSIQUIÁTRICA

Identificação
Motivo da consulta (queixa principal)
História da moléstia atual (H.M.A.)
Revisão de sistemas
História patológica pregressa e psiquiátrica (H.P.P.P.)
História pessoal
História familiar
Exame físico
    Geral / sinais vitais
Específico
Exame psíquico
    Geral
        Aparência
        Atitude e comportamento
        Consciência
        Orientação
            Autopsíquica
            Alopsíquica
        Psicomotricidade
        Fala e linguagem
            Quantidade
            Velocidade ou fluxo
            Qualidade
    Específico
        Humor
            Hipertímico
            Eutímico
            Hipotímico
            Ansioso

Afeto
    Congruência
    Modulação
    Ressonância
Atenção
    Voluntária
    Involuntária
Pensamento
    Curso
    Forma
    Conteúdo
Sensopercepção
    Ilusões
    Alucinações
Memória
    Remota
    Atual
    Imediata
Inteligência
Pragmatismo
Juízo da realidade
Insight
Hipótese diagnóstica
Plano terapêutico ou conduta

Identificação

Toda consulta médica inicia com a apresentação do profissional ao paciente (e seus demais familiares), posteriormente faz-se a identificação completa do indivíduo, seja por ele manifestado ou auxiliado por acompanhantes, que trazem as informações sintomatológicas. Também, se torna muito importante coletar a história com uma fonte confiável, preferencialmente um familiar de primeiro grau ou cuidador, especialmente em pacientes psicóticos e crianças e idosos, que podem ser consultados antes ou durante ou depois da entrevista clínica: o nome completo ou nome social e apelidos (se o indivíduo preferir), data de nascimento, idade atual, sexo biológico, estado civil, religião, cor e raça, profissão, naturalidade, local de nascimento, endereço completo, etc.

A partir da coleta dos itens acima relacionados, inicia-se a avaliação de algumas das funções cognitivas, como da atenção e da memória e do raciocínio, observando o tom e a modulação da voz e da postura do paciente, bem como seu comportamento e psicomotricidade.

Motivo da consulta

Para os clínicos, geralmente define-se como queixa principal ou queixa e duração, que se trata do motivo básico da pessoa ser levada ao atendimento, por exemplo:

- 'Meu pai está mais triste há 3 meses'.
- 'Minha avó está se perdendo na rua de sua casa há uns de 2 anos'
- 'Meu filho quebra todos os seus brinquedos e não consegue manter nada organizado'
- 'Estou me sentindo estranha há várias semanas' com formigamentos nos braços e nas pernas e na nuca e no umbigo e um medo de coisas ruins.

Deve-se anotar quando a procura do paciente é espontânea, quando é um encaminhamento de outro colega, ou ainda quando foi chamado para uma interconsulta.

H.M.A. ou História da Moléstia Atual

Neste momento o profissional aborda os demais itens importantes da história inicial da consulta. Destrinchando com habilidade, demais sintomas que o paciente ou o familiar não informam objetivamente, ou não perceberam, bem como o período de tempo.

A cronologia adequada e a sua correlação com itens da vida da pessoa são itens relevantes, como por exemplo: o falecimento de um parente, separações conjugais, perdas de empregos, nascimentos de filhos ou netos, mudanças de rotina de vida, se houverem. Observe na prática como exposto abaixo:

- 'Há três meses minha mãe faleceu e meu pai ficou muito mais triste do que ele costumava ser, bem como parou de comer e emagreceu mais de 6 kg. Não está com energia para continuar o trabalho de funcionário público, não consegue mais sair da cama'.
- 'Desde que minha avó se mudou de bairro, para morar com minha tia há 2 anos e meio, ela está com muitos esquecimentos e quando sai de casa sozinha não consegue mais retornar, bem como começou a dar dinheiro errado na feira e na padaria. Já teve duas vezes neste mês, que ela foi na cozinha e fez xixi no banquinho, pensando que era o vaso sanitário. Também troca o nome dos netos e fica falando apenas das coisas do que passou na sua infância'.
- 'A professora diz que o meu filho não para quieto na aula, desde o ano passado o outro professor também falou. Ainda não senta direito na

carteira, se levanta muito e fica brincando com todo mundo, parece "avoado". Ele até consegue tirar boas notas as vezes, mas não consegue se concentrar e estudar. No início deste ano ele foi chamado na diretoria pois brigou algumas vezes sem motivos. E eu (mãe) já percebi que a sua gaveta e guarda-roupas e a sua mochila são um desleixo grande, por mais que eu e me esposo tentemos ajudar, dura apenas um dia a organização'.

- 'Estou me sentindo estranha há várias semanas, com formigamentos nos braços e nas pernas e na nuca e no umbigo, tudo ao mesmo tempo e ainda uns pensamentos estranhos e um medo de coisas ruins. Também percebo que a falta de ar me incomoda há mais de 10 meses e sempre o meu coração está disparando. Já procurei dois clínicos e um cardiologista que me disseram que não tenho nada doutor'.

Revisão de sistemas

Nessa fase o clínico indaga os demais sinais e sintomas que o paciente possa sentir que se relacionam (ou não) com os dados descritos na HMA, do mesmo modo que na anamnese padrão dos capítulos iniciais, focalizando mais nos itens neurológicos e psiquiátricos. Por exemplo: tontura, desmaios, paralisia ou parestesia, taquicardia, dispneia, insônia, palpitações, vertigens, cefaleias, fadiga, convulsões, amnésias, mialgias, etc ...

HISTÓRIA PATOLÓGICA PREGRESSA E PSIQUIÁTRICA

Da mesma maneira que na clínica médica, a história é fundamental, pois consegue - se avaliar os fatos relevantes da vida, bem como aproximar-se do paciente, com empatia na entrevista, identificando quais as medicações seu paciente que está fazendo uso, devido às comorbidades clínicas, e ainda possíveis vitaminas ou suplementos (vendidos na TV ou nas farmácias gerais). Para sua avaliação quanto a interações medicamentosas ou sinergismo.

É relevante a informação sobre os tratamentos medicamentosos mentais prévios, e os respectivos efeitos colaterais ou adversos, sua tolerância, tempo de tratamento, alergias, seus efeitos benéficos.

Importante indagar também sobre as internações psiquiátricas, sua duração e terapêuticas usadas, com os dados mais objetivos possíveis, seja por relatórios ou a informação de fonte confiável, caracterizado os episódios em recorrentes ou refratários adequadamente.

História pessoal

Deve-se avaliar desde o histórico de sua gestação, o parto, o nascimento e suas possíveis implicações com a atual queixa; especialmente se estiver atendendo uma criança ou adolescente.

Os dados do desenvolvimento neuropsicomotor (DNPM) da infância e adolescência são fundamentais, especialmente com as datas de rolar, sentar, andar, falar, posteriormente a alfabetização e escolarização, socialização (seu prejuízo indica os transtornos globais do neurodesenvolvimento). Descrevendo no seu prontuário as patologias, ou internações, ou medicações, ou traumatismos, ou demais tratamentos relevantes de cada época.

Indagar ainda sobre o desenvolvimento psicomotor durante o período escolar, rendimento e história de relacionamento com colegas e professores, dificuldades de aprendizado ou repetências escolares;

História socioeconômica: ofícios que aprendeu e desenvolveu, ocupações e profissões iniciadas e abandonadas, vestuário, lazer, formas de rendimentos.

História conjugal e interfamiliar: caracterizar o relacionamento deste tipo mais importante da vida do paciente.

Entre outros itens necessários, estão o uso ou consumo de álcool, tabaco e/ou drogas ilícitas. Anotar a idade de início do uso da substância e o seu padrão de uso atual, volume ou quantidade ingerida, duração do ritual para o preparo e para o uso.

Também deve-se abordar, neste item da sua entrevista, o ritmo e higiene do sono, sua rotina alimentar ou nutricional, bem como a atividade física regular, tentando explicar horários e quantificações, hábitos urinário e intestinal, as suas vivências e preferências sexuais.

História familiar

Como todas as doenças médicas têm um componente genético, a história de sua família é fundamental para a psiquiatria. Os acontecimentos desconfortáveis de sua vida (estressores psíquicos), e não apenas as comorbidades clínicas de hipertensão e diabetes, artrites e artroses, dislipidemia e tumores benignos ou malignos. Aqui envolve-se os itens da saúde mental como prioritários, especialmente ansiedade, depressão, transtorno bipolar, demências, esquizofrenia, internações familiares por transtorno de uso de substancias (como álcool ou drogas) e suicídio. Embora várias outras patologias psíquicas possam ser descritas neste espaço, como deficiências intelectuais e genéticas.

Exame físico

Faz-se necessário, parte de toda consulta médica, uma avaliação básica do estado geral do paciente. Use as mesmas regras da semiologia.

Geral

Estado geral, fácies, nutrição, coloração de mucosas, hidratação, edema, obesidade, aspectos consumptivos, deformidades físicas, cicatrizes ou tatuagens. Uso de muletas ou bengalas ou demais dispositivos para audição ou visão.

Específico

Como parte do ato médico, devemos verificar os sinais vitais como Pressão Arterial, Pulso, Respiração, Temperatura, ausculta cardíaca e pulmonar, exame abdominal, exame da marcha, da postura e forma de sentar. Lembre-se ainda de realizar um exame neurológico básico, evidenciando os déficits ou plegias ou paresias, distonias entre outros.

EXAME PSÍQUICO

Tentar compreender como a psiquiatria examina os pacientes. Faremos a mesma divisão da clínica, em exame geral e específico, didaticamente, sem querer reinventar a roda.

Geral

Aparência ("Fotografia")

É uma única imagem mental, da sua visão do paciente e descreva.

Deve-se observar o modo do paciente, sua postura, roupas, adornos e maquiagem utilizados, sua higiene pessoal, cabelos alinhados ou em desalinho (desorganizados), sinais ou deformidades físicas importantes (cicatriz, tatuagens, máculas ou nodulações), idade aparente, as expressões faciais e o contato visual. O ideal é que seja feita uma descrição precisa, de maneira que o leitor possa visualizar a aparência física do paciente no momento do exame.

Perceba alguns exemplos como postura cabisbaixa ou encurvada pode sugerir humor e afeto triste, assim como desleixo no modo de vestir-se. Já o uso de roupas extravagantes e o excesso de adornos fazem pensar em mania ou características histéricas de personalidade. Uma pessoa com grande sofrimento (por exemplo: depressão), pode aparentar uma idade maior do que a real, enquanto que pacientes hipomaníacos ou histriônicos podem parecer mais jovens. Pouco contato de olhar pode indicar vergonha, ansiedade social ou dificuldade de relacionamento.

Atitude e Comportamento ("Filme")

É a descrição de todos os atos e ações do paciente evidenciadas na sua entrevista.

A atitude do paciente pode ser amigável ou hostil. Outros pacientes podem ser desconfiados ou reticentes ou envergonhados, também se tem os sedutores e os bajuladores, ainda pacientes irônicos, negativos, ambivalentes, defensivos. Tente perceber e deixar descrito isso no seu prontuário, favorecendo a sua percepção deste momento.

Quanto ao padrão de comportamento, alguns são mais agitados, outros mais serenos têm-se pacientes que são inquietos ou levantam frequentemente (sem explicações), outros que tentam organizar o seu consultório "do seu jeito", outros que adotam posturas inflexíveis, outros muito apáticos. Pacientes muito deprimidos, normalmente apresentam retardo ou lentificação psicomotora, com fala monossilábica e pouca gesticulação. Em alguns casos psicóticos observa-se movimentos estereotipados e maneirismos, percebam que isso não é rotular o paciente, é apenas descrever o comportamento durante o ato da consulta médica.

Consciência (nível de consciência)

O estado de lucidez ou alerta de um indivíduo é o conceito de consciência, podendo variar do conhecimento total da realidade externa (ambiente) e/ou interna (de si mesmo), à completa ausência deste contato. De modo muito simples e intuitivo avalia-se funções corticais superiores e o sistema reticular ascendente ativador. Observe abaixo a proximidade com a famosa escala de coma de Glasgow. Pode-se usar também o teste do relógio e o miniexame do estado mental para avaliar a consciência.

- **Hiper-alerta:** nota-se sobrecarga adrenérgica e ansiedade aos estímulos naturais, evidenciado em paciente sob influência de drogas estimulantes, abstinência de benzodiazepínicos.

- **Alerta ou lúcido:** teoricamente somos nós no dia-a-dia, acordados e despertos e ativos.

- **Hipo-alerta ou obnubilado ou sonolento:** capacidade de pensar e perceber o ambiente (responder ou recordar fatos) claramente reduzida, tendência ao sono, responde aos comandos verbais propostos pelo clínico, e volta ao estado prévio.

- **Confuso:** é o embotamento sensorial ou atordoamento, associado a incompreensão dos assuntos tratados e desorientação difusa e pobreza de ideias. É mais grave e mais profundo que a obnubilação, com fascies apatia ou enigmática.

- **Estupor ou torpor:** relaciona-se à profunda diminuição dos movimentos e contato com o mundo exterior, aqui o paciente normalmente responde a estímulos dolorosos ou vigorosos.
- **Coma:** é o estado de abolição completa da consciência, não reativo aos estímulos externos e aos internos (fome, frio, etc).

Orientação

É a capacidade do indivíduo em se situar no tempo e espaço, bem como se reconhecer como pessoa. Sendo didaticamente subdividido em:

Autopsíquica (sobre si mesmo):

Indaga-se sobre o seu nome, idade ou data de nascimento, profissão e o que o paciente faz no serviço, conferindo sempre com acompanhante ou documento oficial.

Alopsíquica (sobre o ambiente externo)

- Tempo: hora aproximada, data completa com dia, semana, mês, ano
- Espaço: local onde se encontra – ambulatório, hospital, consultório, o endereço
- Pessoas (interpessoal): identificar os familiares (ou acompanhantes e atendentes ou o profissional a sua frente.

A desorientação, portanto, pode ser auto ou alopsíquica. Normalmente nos quadros orgânicos de delirium, a primeira função a se perder é a do tempo, posteriormente o espaço e e muito raramente autopsíquica. Nos quadros psicóticos clássicos a desorientação também pode ser evidente, a exemplo TAB e esquizofrenia. Também raramente ocorre desorientação autopsíquica com transtornos dissociativos.

Psicomotricidade

Avaliamos o comportamento motor, as atitudes e gestos, do paciente através dos movimentos em geral, tiques, contrações ou contraturas, cacoetes, impulsos, gestos, etc. Movimentos lentos ou rápidos, já direcionando a percepção para agressividade, rituais de repetição padrão (limpeza, compras), e até mesmo sexualidade. Exemplificamos:

- **Agitação psicomotora:** inquietação ou hiperatividade psicomotora com tendência agressividade, e alguma distorção da orientação.
- **Retardo psicomotor:** hipoatividade e diminuição dos interesses.
- **Catatonia:** ficar parado durante horas, mesmo com evidente desconforto.
- **Autística:** concentrado em si sem conexão com o ambiente exterior.
- **Negativismo:** fazer o contrário do que lhe é solicitado.
- **Craving ou fissura:** comum nos dependentes químicos em abstinência.
- **Compulsões:** urgência irresistível em realizar um ato sem significado.

Fala e linguagem:

É a maneira de se comunicar, verbal ou não verbalmente, com seus gestos, olhares, posturas e até mesmo a escrita. Quanto a fala avaliamos, dinamicamente, todos os itens abaixo.

- **Quantidade:** loquaz, prolixo, taciturno, forçado, normal
- **Fluxo ou velocidade:** mutismo, taquilalia (fala muito rápida), bradilalia (fala muito lenta), hesitação, monótona, afasia ou disfasia (não conseguir falar), logorréia (não para de falar), coprolalia (fala obscenidades ou vulgaridades)
- **Qualidade:** gagueira (tartamudez) ou ecolalia (repete a última palavra do interlocutor), tom (ou volume) da conversa, vocabulário ou escolha das palavras para confecção do pensamento, salada de palavras (desagregamento de ideias); neologismos (palavras com significados particulares).

Como exemplos lembro que na mania o indivíduo apresenta taquilalia e/ou logorréia, as disartrias são observadas em intoxicações por álcool e benzodiazepínicos, esquizofrenia. A síndrome de Tourette evidencia coprolalia ou logorreia, bem como as fases de mania podem apresentar estas alterações.

Específico

Humor

A experiência subjetiva das emoções sentidas pelo indivíduo, suas lembranças dos fatos e situações ou pessoas. É o tom ou tônus, predominante e constante da pessoa.

A história de algumas denominações da psiquiatria remonta à teoria humoral dos temperamentos de Galeno, portanto quando se fala em humor normal, acreditava-se que o paciente estava com as produções da glândula timo saudáveis, portanto eutímico.

Pode ser subdividido em:

- **Eufórico ou HIPERTÍMICO:** comum aos pacientes em fase de mania ou hipomania (alegria exagerada), mais agitados e extrovertidos e expansivos que seu padrão normal.
- **Normal ou EUTÍMICO:** teoricamente o mesmo que vocês leitores neste momento.
- **Depressivo ou HIPOTÍMICO:** certamente evidenciado nos estados de tristeza ou melancolia e lutos familiares.
- **Ansioso**, com preocupações e medos exagerados, transmitindo percepções de angústias subjetivas e objetivas.

Afeto

É o pano de fundo ou tonalidade do humor como resposta aos eventos internos ou externos. É a experiência subjetiva e flutuante (e imediata) da emoção, que pode ter observada ou manifestada com alegria, tristeza, culpado, desesperançado, embotada, lábil (com rápidas alterações a ambientes opostos), indiferente, plano, achatado, grandioso, exagerado, expansivo, etc. Também posso descrever como "aquilo que o entrevistador consegue sentir do que o paciente transmite" ou o que "desperta nele".

Congruente: quando existe correlação entre o afeto e o pensamento.

Modulado: as variações do tom da voz ou das expressões faciais ou gesticulações, proporcional ou não ao tempo e espaço. Compare um "lorde inglês" com um " vendedor italiano".

Ressonante: quando as informações internas e externas podem ser exploradas com o ambiente onde se encontra. Como ao despertar alguém suavemente ou jogando água fria, qual seria a resposta do indivíduo.

Atenção

É de grande importância a avaliação da atenção no paciente psiquiátrico e também no clínico, por ela ser a responsável pelo direcionamento da atividade mental consciente, seja para o ambiente interno (pensamento, memórias, preocupações) ou externo (cores do dia, cheiros da cozinha, música de fundo, calor do seu quarto, texto do livro).

Pode ser subdividida em :

- Atenção voluntária (que requer o esforço ativo do indivíduo ou ativa)
- Atenção involuntária (também conhecida como passiva ou espontânea).

A diminuição global da atenção é chamada de hipoprosexia, sendo a mais comum das alterações atencionais, encontrada nas depressões graves ou demências. Nos casos de TDHA a alteração mais fácil de ser evidenciada é a redução da atenção voluntária (o paciente não consegue se concentrar em uma única tarefa, portanto se distrai facilmente com tudo à sua volta).

Pensamento

Conceito bem complexo sobre as funções integrativas da mente humana, donde as ideias se associam aos estímulos pessoais ou externos sendo analisados, julgados e sintetizados.

Curso (velocidade): relacionado a quantidade de ideias (abundante ou escassas); bem como a sua velocidade das ideias (taqui ou bradipsiquismo).

Forma (associação sequencial lógica entre as ideias). Lembre-se que uma ideia lógica é fácil de se seguir e compreender, com coerência ou concreta. Exemplos de alterações na forma do pensamento (portanto sem sequência lógica):

- **Fuga de ideias**: associações inapropriadas, por significados.
- **Perdas de associações**: se perde no meio do discurso/assunto.
- **Tangencialidade**: não aprofunda nos assuntos em si, foca nos detalhes superficiais.
- **Circunstancialidade**: dá voltas desnecessárias nos detalhes.
- **Perseveração**: sempre mantém o mesmo assunto, mesmo que tente mudar o tema, o indivíduo retorna.
- **Bloqueio**, pobreza de ideias, prolixo, obsessivo, mágico ou de poderes místicos, dissociado, descarrilhado, arborizado, desagregado, influência.
- **Conteúdo**: tema prevalente ou as idéias propriamente ditas.
- **Ideias delirantes ou delírios**: crenças irreais com conteúdo impossível de ser verificado por terceiros, associados a certeza extraordinária e impossibilidade de ser removido por argumentação.
- **Ideias supervalorizadas:** crenças exageradas como desconfianças ou implicâncias gratuitas, persecutoriedade, de grandeza ou ruína, infidelidade, niilista
- **Ideias de referência**: sensação de que os outros estão falando de si, paranoia (estão me seguindo ou observando, ou procurando, ou traindo)

- **Obsessões:** ideias ou imagens ou impulsos que invadem a mente e não consigo dissociar-me.

Senso-percepção

São as alterações psíquicas sobre os órgãos do sentido, mais facilmente observado na audição e na visão, porém todos os cinco sentidos podem ser estimulados.

- **Ilusões:** deformação do real, quando observa uma caneta e acredita ser uma arma, ou quando o "acesso venoso se transforma em um dispositivo de veneno, no paciente internado por doença na enfermaria de clínica médica"
- **Alucinações:** falsa interpretação do real inexistente, ou quando percebe-se coisas que os demais não identificam. Exemplo clássico de alucinações auditivas são as vozes de comando, no paciente esquizofrênico, que estão falando "apenas" com ele.

Memória

Capacidade de registrar, fixar, evocar e reconhecer ou recordar objetos ou pessoas ou experiências já vividas (ou estímulos sensoriais).

Remota (de longo prazo), são as informações de sua história de meses ou anos atrás; sendo a amnésia retrógrada o maior exemplo, como nas demências graves.

Atual: indagar sobre os itens do seu cotidiano, nas últimas semanas ou dias, de suas refeições mais recentes

Imediata (de curto prazo): Avaliação do teste das 3 palavras, para se avaliar os itens agudamente.

Inteligência

- Reconhecer objetos e descrever para que servem
- Completar as frases de caminhão ou cantigas populares
- Podemos descrever livremente a interpretação

Pragmatismo

Capacidade de planejar o futuro, de uma forma organizada e construtiva, sem invenções ou prejuízo nas etapas. Algumas patologias psicóticas, como a esquizofrenia ou TAB em mania, "pulam" as etapas desta.

Roteiro de Anamnese Psiquiátrica

Anamnese

Identificação
Queixa Principal ou Motivo da Consulta
História da Moléstia Atual (HMA)
Revisão dos Sistemas
História Patológica Pregressa e Psiquiátrica (HPPP)
História Pessoal
História Familiar

Exame Físico

Geral/ Sinais Vitais
Específico

Exame Psíquico Geral

Aparência
Atitude e comportamento
Consciência
Orientação
    Autopsíquica
    Alopsíquica
Psicomotricidade
Fala e Linguagem
    Quantidade
    Velocidade ou fluxo
    Qualidade

Exame Psíquico Específico

Humor:
- Hipertímico
- Eutímico
- Hipotímico
- Ansioso

Afeto:
- Congruência
- Modulação
- Ressonância

Atenção:
- Voluntária
- Involuntária

Pensamento:
- Curso
- Forma
- Conteúdo

Sensopercepção:
- Ilusões
- Alucinações

Memória:
- Remota
- Atual
- Imediata

Inteligência
Pragmatismo
Juízo da Realidade
Insight

Hipótese Diagnóstica + Plano Terapêutico Individualizado

Juízo de realidade ou julgamento

É a capacidade de perceber e avaliar a realidade externa, e diferenciá-los dos aspectos internos; ou seja, saber separar os sentimentos e fantasias pessoais dos alheios. Auto avaliar-se.

Insight

É a forma mais complexa do juízo. Grau de compreensão sobre sim mesmo, sobre sua saúde mental e física, e as consequências na sua vida geral. Muito relevante para abordagens psicanalíticas. Normalmente pacientes com transtorno de personalidade, tem alterações no insight, bem como casos psicóticos e demenciados.

Claro que os acadêmicos e residentes exercitam o exame mental em todos seus pacientes, especialmente os que estão passando pelos estágios do internato em psiquiatria ou saúde da família ou neurologia, pela grande demanda de sintomas e sinais que encontraram, tirando as suas dúvidas com seus professores ou preceptores.

Somente após conhecer um pouco mais do exame mental que o médico consegue formular as hipóteses diagnósticas adequadas, baseadas nas atuais classificações da CID 11 e do DSM 5, bem como formular a proposta (ou plano) terapêutica individualizada, para assim prescrever o tratamento assertivo ao seu paciente. Além de encaminhá-lo aos profissionais da equipe multidisciplinar com eficiência e consciência, ainda agendar os retornos para novas avaliações pontualmente.

REFERÊNCIAS

1. KAPLAN, Harold I., SADOCK, Benjamin J. Trad. Dayse Batista. Manual de Psiquiatria. 2.ed. Porto Alegre: Artmed, 1998. 444p.
2. MIGUEL, Euripedes Constantino; GENTIL, Valentim; GATTAZ, Wagner Farid. Clínica Psiquiátrica. [S.l: s.n.], 2011.
3. SCHESTATSKY, Gustavo. A entrevista psiquiátrica na prática clínica. Rev. psiquiatr. Rio Gd. Sul, Porto Alegre, v.29, n.3, p.337-338, Dec. 2007. Available from <http://www.scielo.br/scielo.php?script=sci_arttext&pid=S0101-81082007000300017&lng=en&nrm=iso>. access on 31 Oct. 2020. https://doi.org/10.1590/S0101-81082007000300017.
4. CHENIAUX JUNIOR, Elie. Manual de psicopatologia. 5. ed. Rio de Janeiro: Guanabara Koogan, 2015.
5. LIMA, Mauro Aranha de. Psicopatologia e semiologia dos transtornos mentais. Rev. Bras. Psiquiatr., São Paulo, v. 22, n. 1, p. 37-38, Mar. 2000. Available from <http://www.scielo.br/scielo.php?script=sci_arttext&pid=S1516-44462000000100012&lng=en&nrm=iso>. access on 31 Oct. 2020. http://dx.doi.org/10.1590/S1516-44462000000100012.
6. BOMBARDELLI, Luciana Dallazen et al. FORMAÇÃO EM SAÚDE MENTAL DE ACADÊMICOS DO CURSO DE MEDICINA. Inova Saúde, v. 10, n. 2, p. 87-106, 2020.
7. Cordós, Taki Athanássios; Bassit, Débora Pastore; Marchet, Renato Luiz; Sant, Renato Del. Anamnese psiquiátrica ao longo da vida. In: Forlenza, Orestes Vicente; Miguel, Euripedes Constantino; Bottino, Cássio Machado de Campos; Elkis, Hélio; Tavares, Hermano; Fráguas Jr., Renério; Scivoletto, Sandra; Cordás, Táki Athanássios (eds). Clínica psiquiátrica de bolso [2.ed.]. BARUERI: Manole, 2018. p.2-14.
8. ZUARDI, A. W.; LOUREIRO, S. R. Semiologia psiquiátrica. Medicina (Ribeirao Preto), [S. l.], v. 29, n. 1, p. 44-53, 1996. DOI: 10.11606/issn.2176-7262.v29i1p44-53. Disponível em: http://www.periodicos.usp.br/rmrp/article/view/711. Acesso em: 31 out. 2020.
9. REZENDE, JM. À sombra do plátano: crônicas de história da medicina [online]. São Paulo: Editora Unifesp, 2009. Dos quatro humores às quatro bases. pp. 49-53. ISBN 978-85-61673-63-5. Available from SciELO Books .

16 Exame dos Ossos e Articulações

Gilberto Toshimitsu Yoshikawa
Roberta Vilela Lopes Koyama

Neste capítulo, revisaremos os principais testes e as manobras utilizadas na prática médica diária para uma boa avaliação clínica, permitindo informações necessárias para o diagnóstico correto. Com essa finalidade, são fundamentais uma anamnese detalhada e um exame físico geral e específico minucioso, com atenção especial ao sistema musculoesquelético. O objetivo é fornecer uma exploração sistemática, propor uma sequência lógica para cada articulação, tendo como intuito detectar as alterações do comprometimento musculoesqueléticos, aplicável durante as consultas pela sua simplicidade e brevidade.

EXAME OSTEOARTICULAR:

Da mesma forma que a semiologia dos outros aparelhos, o exame osteoarticular abarca todos os passos técnicos comuns à semiologia: inspeção, palpação, percussão e ausculta, entretanto, menos comumente os dois últimos, adicionando a avaliação das articulações, da força muscular e de algumas manobras e testes específicos. Essa sequência permite a identificação de sinais direto nas doenças musculoesqueléticas.

O paciente, preferencialmente, deverá estar com o mínimo possível de roupa e em posição anatômica e na impossibilidade desta, posicionar-se sentado ou deitado, dependendo das suas condições clínicas. O observador durante o exame poderá se deslocar para observar o paciente pela frente, por detrás e pelos lados ou solicitar que o paciente se movimente para a melhor avaliação.

Na inspeção é importante o examinador realizar a comparação homóloga das articulações com objetivo de observar aumento do volume, contorno, desalinhamento e deformidades articulares, atrofias, rubor, amputações, nódulos, tumorações, postura, marcha, atitude do paciente, posição antálgica e simetria do corpo.

No plano dorsal os ombros são simétricos e na mesma altura com a cabeça centralizada na cintura escapular. Na inspeção podemos observar desvio da coluna vertebral, assimetria dos membros inferiores, assimetria dos ombros, das escápulas, das cristas ilíacas, trocânteres e pregas poplíteas e infraglútea.

No plano sagital o paciente é posicionado de lado com os membros superiores estendidos observa-se a lordose cervical e lombar e a cifose torácica, o alinhamento dos membros inferiores. Pode-se notar posturas viciosas como a hiperlordose lombar e o aumento da cifose torácica. Quando o paciente apresenta diferença no comprimento dos membros inferiores, observa-se atitudes compensatórias como a semiflexão do joelho do membro mais longo ou o paciente adota o pé em equino no membro encurtado (encurtamento e alongamento funcional, respectivamente), geno recurvato que é a hiperextensão dos joelhos e o geno flexo, que é a incapacidade de estender completamente os joelhos.

No plano frontal as mesmas referências são analisadas, acrescentando a avaliação da forma do tórax, da região peitoral, posicionamento da cicatriz umbilical, nivelamento das cristas ilíacas ântero-superiores e joelhos que deverão ser simétricos e equidistantes. Nesses, podemos identificar desvios dos membros inferiores: geno varo: joelhos afastados com os tornozelos em contato (pernas arqueadas), geno valgo: os joelhos aproximam-se da linha média e as pernas ficam divergentes, com um exagerado afastamento dos tornozelos (pernas em tesoura).

Após a inspeção nos planos dorsal, sagital e frontal realiza-se a inspeção dinâmica, solicitamos que o paciente caminhe descalço, nas pontas dos pés e calcanhares para avaliação da marcha. Observa-se a simetria, balanço das pernas e braços e o apoio do pé. A marcha pode estar alterada nos processos inflamatórios musculares e articulares dos membros inferiores, da coluna e deformidades articulares. As disbasias mais identificadas são as marchas claudicante, anserina, talonante, espástica e escarvante.

Palpação

Após a inspeção realizamos a palpação osteoarticular com a finalidade de confirmar as alterações observadas durante a inspeção. Ela pode ser executada com paciente em pé, sentado ou deitado. Deve-se pesquisar a presença de: inchaço articular, aumento de temperatura que é identificada pelo dorso dos dedos das mãos, calcificações, nódulos, tumorações, tofos, derrames intra-articulares, crepitações e identificações de pontos dolorosos.

Percussão e ausculta

No exame osteoarticular essas duas técnicas são pouco utilizadas. A percussão pode ser realizada durante o exame da coluna vertebral, percussão do nervo mediano na síndrome do túnel do carpo (teste de Tinel) e do nervo ulnar na síndrome de Guyon e a ausculta das crepitações articulares observadas nas osteoartrites e crepitações tendíneas.

EXAME DA MOBILIDADE ARTICULAR:

A mobilidade articular deve ser examinada em todas as articulações com objetivo de avaliar a amplitude dos movimentos articulares (ADM) que é explorada de forma ativa, ativa assistida, passiva e contra resistência:

- **Movimentação ativa:** o próprio paciente realiza os movimentos sob orientação do examinador.
- **Movimentação ativa assistida:** quando o paciente executa os movimentos com auxílio do examinador
- **Movimentação passiva:** os movimentos são realizados pelo examinador, sem participação voluntária do paciente.
- **Movimentação contra resistência:** o paciente realiza os movimentos ativamente contra resistência imposta pelo examinador.

A exploração da mobilidade articular deve ser executada com delicadeza, observando as reações do paciente em relação às dores provocadas pelo exame.

A ADM deve ser verificada em todas as articulações quanto ao grau de mobilidade por meio da medida do ângulo formado pelo eixo das extremidades entre si. Para tal finalidade, utiliza-se o goniômetro, que é um aparelho que mede um ângulo. Deve-se comparar com a articulação homóloga contralateral e registrar a ADM em graus do ângulo observado, partindo do de uma posição neutra que seria o ponto zero. Não sendo possível, anota-se como limitação total (anquilosado) ou parcial que pode ser leve, moderada ou intensa.

No exame da mobilidade articular podemos identificar alterações na ADM que podem estar aumentadas ou diminuídas. Aumentada na síndrome de Ehlers-Danlos, que é caracterizada por hipermobilidade articular ou diminuídas nas osteoartrites avançadas, doenças inflamatórias articulares e periarticulares.

Durante a execução do exame físico osteoarticular o encontro de alguma anormalidade, como dor, limitação articular, derrame articular, deformidades, entre outras, direciona para a realização de testes e/ou manobras especiais.

Semiologia das articulações

Mãos e punhos

- **Inspeção:** Observar se existem inchaços dos dedos, assim como alterações ungueais, tumorações, cistos, dactilite, úlceras em polpas digitais, sinal ou pápulas de Gottron, fenômeno de Raynaud, atrofia da região tenar e hipotênar e da musculatura interóssea (figura atrofia + desvio ulnar). As deformidades e os desvios ulnar e radial dos dedos das mãos podem revelar alterações típicas da artrite reumatóide e artrite idiopática juvenil, enquanto os nódulos de Heberden e Bouchard, denotam osteoartrite nodal. Contratura em flexão dos dedos e presença de nódulos na região palmar são características da doença de Dupuytren.

- **Palpação:** As metacarpofalangeanas e os punhos são palpados na face dorsal por ambos os polegares do examinador, enquanto as interfalageanas proximais e distais são palpadas pelo método bimanual, com os indicadores e polegares nas faces dorsal, palmar, lateral e medial de cada articulação.

- **Movimentação:** os movimentos das mãos são flexão e extensão das metacarpofalangeanas e interfalangeanas, abdução e adução (os dedos se afastam e se aproximam, respectivamente). Além desses movimentos, o polegar realiza o movimento de oponências, que é o movimento em pinça, ou seja, tocando as polpas digitais dos outros dedos.

- **Os punhos:** flexão dorsal e palmar, abdução (ou desvio radial) e adução (ou desvio ulnar).

Exame dos Ossos e Articulações 191

Testes especiais

- **Teste de Phalen:** indicado para síndrome do túnel do carpo. Consiste na reprodução da dor com a flexão forçada dos punhos por 1 minuto. O examinador sustenta o antebraço distalmente, com a mão contralateral. Com a outra, ele segura a mão do paciente para flexão máxima do punho e a mantém por aproximadamente 1 minuto.

- **Teste de Phalen invertido ou reverso:** é o mesmo teste, porém realizado com os punhos em extensão máxima com as palmas das mãos juntas.

- **Teste de Tinel.** Indicado para síndrome do túnel do carpo e túnel de Guyon. Consiste na reprodução da dor com uma leve percussão sobre o túnel carpiano e o túnel de Guyon.

- **Teste de Finkelstein:** indicado para tenossinovite de De Quervain. Consiste em manter o polegar estável enquanto é realizado desvio ulnar abrupto do carpo. Positividade do teste se manifesta por dor junto ao processo estiloide do rádio durante o desvio ulnar do carpo.

- **Teste de Eichoff:** indicado para tenossinovite de De Quervain. Consiste em realizar preensão do polegar em flexão enquanto é realizado desvio ulnar do carpo. Positividade idêntica ao teste anterior.

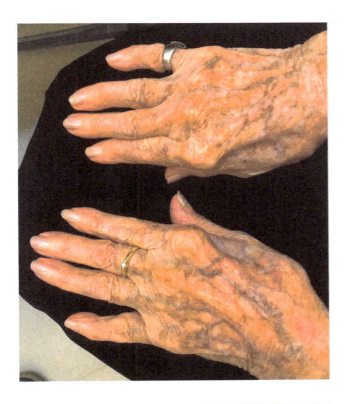

Figura 16.1. Atrofia interóssea e desvio ulnar

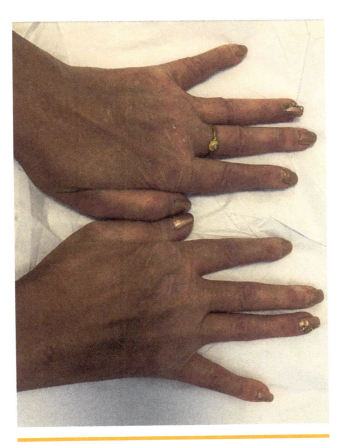

Figura 16.2. Esclerodactilia + atrofia interóssea

Cotovelos

- **Inspeção:** na inspeção podemos observar a presença de tofos, nódulos reumatóides, bursite olecraniana, sinais flogísticos, atitude antálgica, cicatrizes, atrofia da musculatura local e deformidades.

- **Palpação:** realiza-se a palpação com os cotovelos fletido a 70° com o polegar entre o olecrano e o epicôndilo lateral do paciente e com o indicador na fossa antecubital. As proeminências ósseas devem ser palpadas como os epicôndilos lateral e medial. Caso o paciente apresente dor, sugere epicondilite. O nervo ulnar que se encontra no sulco entre o epicôndilo medial e o processo olecraniano, deve ser palpado e se espessado sugere neurite. Crepitações podem ser palpadas na movimentação.

- **Movimentação:** o arco de movimento nos dois eixos flexão e extensão são realizadas para identificar restrição da amplitude do movimento (bloqueio ósseo ou contratura de partes moles) e o arco de pronação e supinação que são aproximadamente de 90°.

Testes especiais:

- **Teste de Cozen:** indicado para epicondilite lateral, também conhecida como cotovelo do tenista. O teste é realizado com o paciente com a mão fechada, o punho em dorsiflexão e o cotovelo em extensão. O examinador, então, forçará o punho em flexão e o paciente é orientado a resistir ao movimento. O teste será positivo quando o paciente referir dor no epicôndilo lateral, origem da musculatura extensora do punho e dedos.

- **Teste de Mill:** é um teste alternativo ao anterior. É realizado com o cotovelo em 90° de flexão e com o antebraço em pronação. Pede-se ao paciente que realize a extensão ativa do punho contra a resistência que será imposta pelo examinador. Em caso positivo, o paciente sentirá dor no epicôndilo lateral.

- **Teste para epicondilite medial:** paciente sentado, estende o cotovelo e supina a mão; paciente vai flexionar o punho contra resistência do examinador. O teste será positivo se o paciente referir dor no epicôndilo medial.

Ombros

- **Inspeção:** com o paciente na posição ortostática a inspeção é comparativa com os ombros descobertos da cintura para cima para visualizar todo ombro e as estruturas adjacentes. Deve-se inspecionar as superfícies anterior, lateral e posterior, observando os pontos de referências ósseos como: clavícula, acrômio, articulação esterno-clavicular e acrômio-clavicular, coluna torácica e a posição da escápula, os contornos musculares, cicatrizes, tumorações, presença de edema, calor e atitudes antálgicas.

- **Palpação:** deve-se palpar todos os componentes da cintura escapular, articulações esterno e acromioclaviculares observando se existe dor, edema ou elevação da clavícula, articulação escapulotorácica, úmero e suas tuberosidades, processo coracoide, ligamento coracoacromial, tendão do bíceps, além da musculatura da cintura escapular que se palpa avaliando o tônus muscular. A palpação de pontos dolorosos pela digitopressão, alteração de temperatura e crepitação são importantes fontes de dados semiológicos.

- **Movimentação:** inicialmente solicita-se que o paciente realize os movimentos do ombro (movimentação ativa) e após procede-se os movimentos passivos executados pelo examinador. Os seguintes movimentos são avaliados:

- **Abdução:** paciente na posição ortostática com os braços ao longo do corpo realiza o movimento no plano frontal de 0° a 90°

- **Elevação:** idêntica à anterior com movimento de 0° a 180°

- **Adução:** Movimento oposto a abdução que é realizada com o braço em flexão de 30°. O ângulo varia de 0° a 75°

- **Flexão:** Paciente na posição ortostática com os braços ao longo do corpo realiza o movimento no plano sagital. A amplitude articular: 0° a 180°.

- **Extensão:** idêntica à anterior no plano sagital, posteriormente ao plano coronal. Amplitude articular: 0° a 60°.

- **Rotação externa:** Pode-se avaliar em duas posições: anatômica e com ombro em 90° de abdução. No primeiro caso, é realizado com o braço ao longo do corpo com o cotovelo em flexão de 90°. A amplitude articular 0° a 75°. No segundo caso, o ombro deve estar em 90° de abdução e o cotovelo em 90° de flexão com as palmas das mãos para baixo e solicita-se ao paciente rode o antebraço para cima. Amplitude articular: 0° a 90°.

- **Rotação interna:** assim como a anterior, é realizada em duas posições: medida pelo local onde o paciente alcança o polegar, levando a mão pelas costas, podendo atingir grande trocânter homolateral, região glútea, até processos espinhosos das vertebras toracolombar (L5 a T7). Já com o ombro em abdução em 90°, o paciente roda o antebraço na direção do solo. Amplitude articular: 0° a 90°.

Em todos os movimentos deve-se comparar com o lado oposto, já que a flexibilidade capsulo-ligamentar varia individualmente.

Testes especiais

- **Teste do arco doloroso de Simmonds.** Avalia os processos inflamatórios do tendão do músculo supraespinhal e as bolsas sinoviais do ombro. A manobra consiste na elevação ativa do ombro no plano da escápula (frontal) com o membro em rotação medial. É positivo quando apresenta dor entre 70º e 120º. O atrito do tendão supraespinhal sob o arco coracoacromial é o mecanismo que produz a dor. Se a dor ocorre entre 140º e 180º, provavelmente a origem é na articulação acromioclavicular.

- **Teste do músculo supraespinhal de Jobe:** Esse teste é realizado com o paciente em pé ou sentado, com o ombro em abdução de 90º, anteflexão de 30º e rodado medialmente no plano da escápula (rotação interna). O examinador exerce uma força para baixo dos membros superiores do paciente tentando aduzir. O teste positivo é o aparecimento da dor na face ântero-lateral do ombro acompanhada ou não de diminuição da força ou incapacidade de realizar o movimento. Significado: tendinite ou ruptura do supraespinhal.

- **Teste de Neer:** Avalia a compressão das estruturas do ombro entre o tubérculo maior do úmero e o acrômio. A manobra é realizada com o paciente em pé ou sentado e o examinador posicionado por trás do paciente que executa a elevação passiva do membro superior em rotação medial com uma das mãos e com a outra estabiliza a escápula. A resposta é positiva quando há aparecimento de dor no ombro ou no braço. O teste é inespecífico, podendo ser positivo na tendinite do supraespinhal, na bursite, na capsulite adesiva e nas lesões da articulação acromioclavicular.

- **Teste do impacto de Yocum:** essa manobra é realizada com o paciente em pé apoiando a mão no ombro contralateral, enquanto passivamente elevamos o membro pelo cotovelo, provocando atrito entre a inserção do supraespinhal e o arco coracoacromial. O teste é positivo quando o paciente referir dor.

- **Teste de Hawkins:** o paciente deverá ficar de pé de costas para o examinador. Este deverá apoiar a sua mão no ombro do paciente e com a outra mão conduzir o cotovelo em flexão de 90º e fazer uma manobra rápida de rotação externa para interna, provocando atrito do tendão supraespinhal contra a borda anteroinferior do acrômio e ligamento coracoacromial. A presença de dor ou diminuição da força caracteriza o exame positivo sugerindo bursite e/ou tendinite do supraespinhal.

- **Teste do músculo infraespinhal de Patte.** Esse teste é executado com o paciente de pé ou sentado. A manobra consiste na realização ativa da rotação externa contra resistência com o ombro abduzido a 90º e o cotovelo fletido a 90º. A presença de dor ou diminuição da força, caracteriza o exame positivo sugerindo lesão do tendão do músculo infraespinhal.

- **Teste de Speed ou palm-up test:** avalia o tendão da cabeça longa do bíceps. Realizado através da flexão do ombro contra resistência, estando o antebraço estendido e supinado. O teste será positivo se provocar dor na cabeça longa do músculo bíceps braquial (sulco intertubercular e o braço).

- **Teste de Yergason:** tem a mesma finalidade que o teste anterior. É realizada com o cotovelo fletido à 90º e o antebraço pronado. Após, solicita-se que o paciente faça uma supinação contra resistência exercida pelo examinador. Se houver dor, quando se exerce pressão sobre a fossa bicipital na face anterior do úmero, é indicativo de tendinite bicipital. Em caso de ruptura da cabeça longa do bíceps pode ser vista uma massa muscular em forma de "bola" anteriormente no braço conhecido como sinal de Hueter.

- **Teste de Geber ou teste de retirada:** É específico para a pesquisa de rotura do tendão subescapular. A manobra é executada com o paciente em pé com o dorso da mão localizada na região lombar e solicita-se que afaste a mão do dorso. A incapacidade da manutenção da mão afastada do dorso ou a impossibilidade de fazê-lo, sugere lesão do músculo subescapular.

Quadril

- **Inspeção:** observar as alterações posturais, a simetria da pelve e das pregas cutâneas, cicatrizes, hipotrofias musculares e presença de contraturas. É importante observar a marcha, pois algumas patologias se manifestam mais claramente durante a deambulação.

- **Palpação:** deve-se palpar os pontos de referência: espinha ilíaca ântero-superior, crista ilíaca, espinha ilíaca póstero-superior, trocânter maior e a tuberosidade isquiática, esses dois últimos são sedes frequentes de bursites. Identificar pontos dolorosos, pontos gatilhos, aumento de calor e tumorações são os propósitos deste método.

- **Movimentação:** o paciente deve estar em decúbito dorsal, mantendo-se a pelve e o tronco na posição simétrica. Os movimentos pesquisados são: flexão, abdução, adução, rotação interna e rotação externa para determinar a existência de limitação do movimento articular. A mobilidade deve ser testada de forma ativa e passiva. A amplitude média dos movimentos do quadril é: flexão: 120º; hiperextensão 30º; abdução 45º; adução 30º; rotação interna 40º e externa 45º.

Testes especiais:

- **Teste de Trendelenburg:** este teste é executado para verificar se há insuficiência do músculo glúteo médio. Este músculo estabiliza a pelve, impedindo o infra desnivelamento da pelve no lado oposto a contração muscular durante a fase de oscilação da marcha. Essa manobra é realizada solicitando ao paciente em pé que flexione o quadril e o joelho de um lado, enquanto se observa o nível das cristas ilíacas. O teste é positivo quando ocorre a queda da pelve para o lado não apoiado, denotando insuficiência do glúteo médio do lado oposto. Durante a marcha a queda da pelve também pode ser observada. Na tentativa de compensar essa queda, o paciente inclina o tronco para o lado oposto, permitindo a elevação do membro (sinal de Trendelenburg).

- **Teste de Thomas:** Este teste objetiva determinar a presença e o grau da contratura em flexão do quadril. A manobra é realizada solicitando-se ao paciente em decúbito dorsal que abrace junto ao tronco os membros inferiores fletidos (flexão máxima dos quadris). Em seguida, estendemos aquele que desejamos testar: quando há contratura em flexão, o quadril não estende completamente e o ângulo formado entre a face posterior da coxa e a mesa de exame corresponde à contratura em flexão existente (teste de Thomas positivo).

- **Teste de Patrick ou Fabere:** esta manobra avalia as articulações tanto do quadril como as das sacroilíacas. Este teste é realizado com o paciente em decúbito dorsal, colocamos o calcanhar sobre o joelho do lado oposto. Nessa posição o examinador aplica então uma força sobre o joelho fletido e outra sobre a espinha ilíaca ântero-superior oposta. Este teste é chamado de FABERE em inglês FABER, pelo fato da posição que o membro assume durante sua realização (Flexion, ABduction, External Rotation).

Joelhos

- **Inspeção:** observar a presença de edema, atrofias musculares, equimoses, deformidades articulares, tumefação na região poplítea, anormalidades patelares (patela alta, baixa e lateralizadas), o alinhamento articular: desvio em varo, valgo e recurvado. É importante realizar a inspeção dinâmica, pois o alinhamento é melhor durante a marcha, assim, as deformidades em varo, valgo e as assimetrias dentre os membros inferiores são mais evidentes.

- **Palpação:** a palpação tem como finalidade identificar ponto dolorosos como a patela (síndrome rotuliana dolorosa), inserção da pata de ganso (tendinite anserina), tendão patelar (tendinite patelar), interlinha articular tibiofemoral (osteoartrite, artrites ou meniscopatias), tumefação dolorosa na região poplítea (cisto de Baker). Observar as crepitações, o que pode ser normal ou secundária a osteoartrite nos joelhos, presença de aumento de temperatura e derrames articulares.

- **Movimentação:** os principais movimentos dos joelhos são a flexão e extensão que são testados de forma ativa e passiva. Amplitude média dos joelhos: flexão: 130º e extensão: 0º a 10º.

Testes especiais

Testes para verificar a presença de derrame intra-articular

Sinal da tecla rotuliana ou sinal "choque patelar" ou sinal da "pedra de gelo": Esse teste consiste em empurrar a patela contra o sulco troclear com o paciente relaxado em decúbito dorsal com o joelho em extensão. Coloca-se o polegar e o indicador da mão direita de cada lado da patela e com a mão esquerda comprimir a bursa suprapatelar contra o fêmur com o polegar e o indicador. Na presença de grande derrame o examinador sente como se a patela estivesse flutuando em "rechaço".

Derrames de menor volume podem ser demonstrados colocando-se uma mão sobre a bolsa suprapatelar e a outra distalmente ao polo inferior da patela; apertando-se uma das mãos provocamos o deslocamento de uma corrente líquida que será sentida pela outra mão.

Testes para verificar as Instabilidades articulares

As instabilidades medial e lateral são avaliadas com o paciente em decúbito dorsal, primeiramente com os joelhos em extensão completa e, depois, em 30° de flexão. Com uma das mãos o examinador segura o pé e com a outra envolve a articulação do joelho por sua face medial ou lateral fazendo assim as manobras de stress em valgo e em varo, nas quais se avaliam respectivamente os complexos ligamentares medial e lateral. Quando há ruptura do ligamento, observa-se abertura anormal do joelho que é tão maior quanto mais grave for a lesão ligamentar. Sempre se compara o lado lesado com o normal.

O teste da gaveta anterior é realizado com o paciente em decúbito dorsal e com os joelhos em torno de 90° de flexão. O examinador estabiliza o pé sentando-se sobre ele, e com ambas as mãos envolve a tíbia deslocando-a anteriormente. O teste da gaveta posterior avalia a integridade do ligamento cruzado posterior. É realizada de maneira semelhante à gaveta anterior, aplicando na tíbia uma força no sentido posterior. Quando há lesão do ligamento cruzado anterior, a tíbia desliza, anormalmente, para a frente (sinal da gaveta anterior positivo). Quando há lesão do cruzado posterior, a tíbia desliza para trás (sinal da gaveta posterior positivo).

Manobras meniscais

- **Manobra de McMurray:** possibilita diagnosticar as lesões do corno posterior dos meniscos. É realizada com o paciente em decúbito dorsal, com quadril em flexão de 90° e o joelho em flexão maior que 90°. O examinador segura o pé na região do calcanhar e com a outra mão sobre a articulação do joelho nas interlinhas medial e lateral. O pé é levado da posição de abdução e rotação externa para adução e rotação interna. Dor com ou sem estalido na interlinha medial no final da rotação lateral pode sugerir lesão do menisco medial. Dor com ou sem estalido na interlinha lateral ao final da rotação medial sugere lesão do menisco lateral.

- **Manobra de Apley:** é realizada com o paciente em decúbito ventral. O quadril é mantido em extensão e o joelho é fletido a 90°. Uma pressão para baixo é aplicada no pé ao mesmo tempo em que se realiza a rotação interna e externamente da perna, mudando-se o ângulo de flexão do joelho. A manobra é também realizada tracionando-se a articulação do joelho ao invés de comprimi-la. Lesões meniscais são evidenciadas pela presença de dor ou estalido ao realizar-se a manobra com a compressão da articulação.

- **Manobra de Steinmann:** é realizada com o paciente na posição sentada e com os joelhos pendentes à mesa de exame. Segurando-se o pé, roda-se rapidamente a tíbia interna e externamente, evidenciando-se uma lesão meniscal pela presença de dor numa ou noutra interlinha.

Tornozelo e pé

O exame físico do pé e do tornozelo inicia no momento que o paciente entra para exame pela observação da marcha e a forma como ele fica de pé. Eles são examinados com o paciente descalços na posição ortostática, com os pés no chão ligeiramente separados e após com o paciente em decúbito dorsal e ventral, com os pés caídos na borda da mesa da maca, permitindo o exame da região dos calcâneos e dos tendões dos calcâneos.

Na inspeção observar a presença de tumefação, tofos, rubor, úlceras, distrofias ungueais, deformidades, calosidades, abaulamentos, desvio em varo e valgo, dedos em garra ou em martelo. Uma particularidade do exame físico do pé é que ele deve ser feito em duas etapas: com carga e sem carga.

As deformidades mais comumente observadas no pé são:

- **Pé eqüino** - o apoio é feito na ponta do pé e não em toda a superfície plantar.
- **Pé calcâneo** - o apoio é feito com o calcanhar e não com o restante da superfície plantar.
- **Pé valgo** - há inclinação medial excessiva do tornozelo.
- **Pé varo** - há inversão da inclinação medial do tornozelo e apoio na borda lateral.
- **Pé cavo** - acentuação do arco plantar.
- **Pé plano** - ausência do arco plantar.
- **Hálux valgo:** é um desvio lateral acentuado do primeiro pododáctilo ou dedão do pé.
- **Dedo em martelo:** a primeira falange está em extensão e a segunda em flexão sobre a primeira.
- **Palpação:** é realizada com objetivo de identificar pontos dolorosos: fasciíte plantar, bursite retrocalcânea, entesites e tendinite, nódulos, edema, calor. Pode-se palpar o pulso da artéria tibial posterior e da artéria pediosa.
- **Movimentação:** a amplitude dos movimentos do tornozelo deve ser observada: o tornozelo normal realiza 25° graus de flexão em direção ao dorso (dorsiflexão ou flexão dorsal) e 45° graus na flexão oposta (plantiflexão ou flexão plantar), inversão de 30° e eversão de 20°.

Coluna Vertebral

O exame físico da coluna vertebral inicia na inspeção geral do paciente na posição ortostática, correlacionando a cabeça, coluna, bacia e os membros inferiores, pois a correlação funcional com essas estruturas modifica a estática e dinâmica da coluna vertebral.

O paciente deve ser examinado descalço e sob diferentes ângulos: no plano frontal, de lado e de costas, procurando detectar as seguintes alterações do alinhamento e das curvaturas da coluna vertebral. Na coluna cervical: observar se há retificação ou aumento da lordose fisiológica, alterações na posição da cabeça: inclinações laterais ou projeção para frente. Na coluna torácica observar aumento ou retificação da cifose e presença de escoliose. Na coluna lombar hiperlordose, retificação e escoliose.

Na inspeção dinâmica procura-se avaliar a amplitude dos movimentos da coluna e pesquisar a presença de dor à movimentação de cada segmento, o que permite verificar suas limitações funcionais. O paciente continua na posição de pé e realiza os movimentos, separadamente, por região da coluna.

- **Palpação:** a palpação é realizada com paciente de pé, sentado ou deitado e o examinador por trás executa a compressão da coluna vertebral pela digitopressão com a polpa do polegar direito sobre os processos espinhosos. Avalia-se a sensibilidade dolorosa, presença ou não de hipertonia muscular e tumorações ósseas.

- **Percussão:** a percussão dos processos espinhosos se mostra útil no estudo da coluna torácica e lombar, já que pode representar palpação indireta do corpo vertebral e elucidar dor nos casos patológicos, inclusive naqueles de hérnia discal ou fratura vertebral. A manobra de Giordano, deve ser realizada rotineiramente nos casos de lombalgia.

- **Movimentação:** os movimentos da coluna vertebral são no plano sagital: flexão e extensão; plano coronal: lateralização direita e esquerda e no plano longitudinal: rotação e circundação.

Testes especiais

- **Teste de compressão:** com o paciente em posição sentada, realiza-se a compressão progressiva da cabeça. Tal manobra causa o aumento na dor cervical, em razão do estreitamento foraminal secundário, aumento da pressão na raiz acometida, sobrecarga nas facetas articulares e maior sensibilização muscular. Evita-se o teste na suspeita de instabilidade cervical.

- **Manobra de Spürlling:** Consiste na extensão e rotação conjuntas da cabeça para o lado acometido, resultando na reprodução ou aumento da dor radicular. Teste específico, mas pouco sensível para compressão ou irritação radicular.

- **Manobra de Valsalva:** este teste proporciona o aumento da pressão intratecal e o paciente desenvolverá dor secundária ao aumento da pressão. Consiste na oclusão das narinas pelo próprio paciente com tentativa de exalar o ar pelo nariz, com consequente pressão interna.

- **Manobra de Adson:** palpação do pulso radial durante a abdução, extensão e rotação externa do braço, com rotação homolateral do pescoço. A diminuição do pulso caracteriza um teste positivo, sugestivo de síndrome do desfiladeiro torácico.

- **Manobra de Lasegué:** paciente em decúbito dorsal, pernas estendidas, musculatura relaxada. A mão esquerda do examinador deve imobilizar o ilíaco e a mão direita elevar o membro inferior segurando-o na altura do tornozelo. A positividade da manobra (sinal de Lasegué) se traduz por dor na face posterior da coxa em um ângulo de 30° a 70°. Abaixo de 30° deve-se suspeitar de somatização e acima de 70° a dor é comum e sem significado clínico.

- **Sinal do arco da corda ou manobra de Bragard:** variante da Lasegué. Exclui falsa-positividade. Realiza-se Lasegué até a produção de dor, retrocede-se um pouco até o desaparecimento da dor e se efetua enérgica flexão dorsal do pé: em presença de radiculite, a dor reaparece.

- **Teste de Schober:** avalia a flexibilidade do segmento lombar. Com o paciente em pé, faz-se uma marca na região lombar, no meio de uma linha imaginária unindo as duas espinhas ilíacas póstero-superiores. Faz-se uma nova marca 10 cm acima da primeira. Pede-se para o paciente fletir o tronco ao máximo, mantendo os joelhos estendidos. Mede-se a distância entre as duas marcas. A distância normal deve ultrapassar 15 cm.

REFERÊNCIAS

1. VIEIRA W.P., SANTOS W.S. Exame físico. In: VASCONCELOS J. T. S. (editor) Livro da Sociedade Brasileira de Reumatologia. 1. ed. Barueri - São Paulo: Manole. p.18-24. 2019.ALAPONT E.A. Exploración del aparato locomotor en Reumatología Pediátrica. Protocolos diagnósticos y terepéuticos em Reumatología pediátrica. n. 2, p. 1-16. 2020.
2. ORTIZ J. Semiologia da coluna vertebral. Revista Brasileira de Ortopedia. V. 27, n. 3, p. 93-100. Março 1992.
3. COHEN, M., MOTTA FILHO, G. R. Epicondilite lateral do cotovelo. Revista Brasileira de Ortopedia. vol.47, n.4, p.414-420. 2012.
4. FULLER R. Propedêutica reumatológica básica. In: Ricardo Fuller (org.). Manual de Reumatologia. V. 1, p. 15-22. 2007.
5. BRASIL FILHO R., FILARDI FILHO C.S. Investigação do ombro. Revista Brasileira de Ortopedia. vol.28, n.8, p. 635-639. 1993.
6. VOLPON J.B. Semiologia ortopédica. Medicina Ribeirão Preto. v. 21, p. 67-79. 1996.
7. YOSHIKAWA G., CASTRO R.C. Semiologia osteoarticular. In: Manual de Semiologia Médica, a prática do exame físico. v.1, p. 150-171. 2018.
8. PORTO C. C. Semiologia médica. 6ª ed. São Paulo (SP): Guanabara Koogan; 2009.
9. OMBREGT L., BISSCHOP P. Atlas de exame ortopédico das articulações periféricas. 1ª ed. São Paulo (SP): Manole; 2001.

17 Semiologia Oftalmológica para o Clínico

André Luiz de Freitas

ANAMNESE E EXAME FÍSICO

A anamnese representa o primeiro ato médico, a base essencial e insubstituível para o diagnóstico; corresponde ao conjunto de informações que fornece o conhecimento global do paciente e estabelece um elo de confiança entre o doente e o médico; e dá orientação segura e racional na indicação de exames complementares.

O exame oftalmológico faz parte da avaliação clínica e pode fornecer informações relevantes para o diagnóstico e acompanhamento do paciente.

Noções de anatomia

O globo ocular ou bulbo ocular é o órgão responsável pela captação dos estímulos luminosos pelo sistema visual, sendo transformados em estímulos elétricos na retina, os quais serão conduzidos pela via óptica até o córtex visual, no lobo occipital. A via óptica compreende o nervo óptico (II par craniano), quiasma óptico, tratos ópticos, corpo geniculado lateral e radiações ópticas.

Didaticamente, o olho pode ser dividido em 2 segmentos:

1. **Segmento anterior:** engloba todas as estruturas à frente do cristalino, inclusive. Este segmento é preenchido pelo humor aquoso.
   Por usa vez, o segmento anterior é subdividido:

   - **Câmara anterior:** espaço entre a córnea e a íris.
   - **Câmara posterior:** espaço entre a íris, o cristalino, a zônula e o corpo ciliar.

2. **Segmento posterior:** estruturas posteriores ao cristalino.

   - **Câmara vítrea**, que é preenchida pelo humor vítreo.

Além disso, o globo ocular apresenta 3 camadas (ou túnicas):

- **Túnica fibrosa ou externa:** córnea, esclera e lâmina cribriforme
- **Túnica vascular ou média:** íris, corpo ciliar e coroide
- **Túnica nervosa ou interna:** epitélio pigmentar da retina e retina neurossensorial.

Cada olho está alojado na órbita, que é uma cavidade óssea de forma piramidal, com a base aberta apontando anteriormente e seu ápice posterior e medialmente. No ápice, há fissuras e forames por onde passam importantes estruturas, como vasos (artéria e veia oftálmica, por exemplo) e nervos (divisão V1 do Trigêmeo, II, III, IV e VI nervos cranianos).

Fazem parte também do conteúdo orbitário: músculos extraoculares, tecido adiposo e glândula lacrimal.

As pálpebras são anexos oculares, revestidos externamente por pele e internamente pela conjuntiva. Há ainda o músculo orbicular e o tarso, que é uma pseudocartilagem que dá sustentação à pálpebra. As pálpebras exercem importante papel na proteção e manutenção da integridade funcional do olho. O fechamento palpebral é proporcionado pela ação do músculo orbicular, inervado pelo nervo facial. A abertura palpebral é determinada pelo músculo elevador da pálpebra, que é inervado pelo III nervo craniano. Com o piscar, ocorre o espalhamento do filme lacrimal sobre a superfície ocular, o que proporciona regularidade da superfície da córnea, melhorando sua transparência e favorecendo sua nutrição.

A córnea é a lente mais anterior do olho, cuja transparência, uniformidade, regularidade, curvatura regular são fundamentais para a adequada refração dos raios luminosos. O epitélio que recobre a superfície da córnea é do tipo estratificado escamoso não-queratinizado.

O cristalino é a outra lente, com poder refrativo variável com a acomodação, o que permite que a imagem dos objetos seja formada na superfície da retina.

Tanto a córnea, como o cristalino são estruturas avasculares.

AVALIAÇÃO OFTALMOLÓGICA

Anamnese

Caracterização detalhada da queixa principal. Importante saber se a condição teve surgimento abrupto ou progressivo; há quanto tempo começou; se é transitória ou não; se há sensação de corpo estranho; se há fotofobia; se há dor, qual é a característica; se há outros sintomas associados, como náuseas. Os antecedentes pessoais também devem ser considerados, como a presença de hipertensão arterial sistêmica, diabetes, doenças reumatológicas e uso de medicação sistêmica. Além disso, informar sobre doenças oculares prévias e uso de medicação tópica ocular.

Avaliação das estruturas do globo ocular e anexos

Pálpebras

Além da proteção mecânica, as pálpebras ajudam na lubrificação da superfície ocular. Uma das finalidades do piscar é a renovação do filme lacrimal.

Hordéolo é um quadro caracterizado por infecção das glândulas sebáceas das pálpebras, podendo ser (1) externo, quando acomete as glândulas de Zeiss, juntos aos cílios ou (2) interno, quando acomete as glândulas de Meibomius (Figura 1). O agente mais comum é o *Staphylococcus sp.* Nesta última, o quadro clínico é mais sintomático, com edema, dor local e hiperemia. Alguns casos de hordéolo interno podem evoluir para um processo inflamatório granulomatoso crônico, chamado calázio, que normalmente é indolor e pode requerer tratamento cirúrgico, embora a maioria evolua com resolução espontânea em alguns meses. O calázio pode ser recorrente, e particularmente se for em idosos, deve-se pensar no diagnóstico diferencial de adenocarcinoma de glândulas sebáceas.

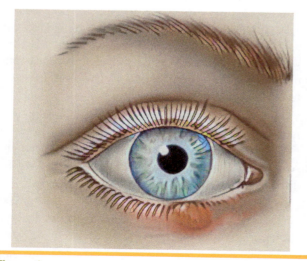

Figura 1.

As pálpebras também podem ser acometidas de quadro inflamatório crônico, chamado meibomite, devido ao acometimento das glândulas de Meibomius. O quadro clínico é de olho vermelho e ardência, pior ao acordar. Pode haver associação com infecção por *Staphylococcus aureus*, com alterações da córnea e conjuntivite papilar. O quadro de meibomite pode predispor ao aparecimento de hordéolo e calázio.

Outro quadro inflamatório crônico que pode ocorrer nas margens palpebrais é a blefarite, que pode ser de 2 tipos: (1) estafilocócica, com crostas secas na base dos cílios, com pequenas úlceras na pele e hiperemia e (2) seborreica, com secreção gordurosa, sem ulcerações e pouca hiperemia. O quadro clínico é semelhante ao da meibomite, com irritação ocular, ardor, prurido na borda palpebral.

Há ainda as anomalias no posicionamento das margens palpebrais:

- **Ectrópio:** a margem palpebral está evertida (voltada pra fora); desta forma há exposição do globo ocular (córnea e conjuntiva) levando a conjuntivite crônica, edema das pálpebras, alterações na córnea, ardência e lacrimejamento. Em casos mais avançados pode haver queratinização da conjuntiva tarsal.

- **Entrópio:** a margem palpebral está invertida e assim os cílios tocam o globo ocular, causando olho vermelho, sensação de corpo estranho, lacrimejamento, embaçamento visual.

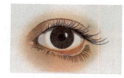

Figura 2.

A triquíase é uma condição em que os cílios crescem mal direcionados e tocam o globo ocular. O quadro clínico é de sensação de corpo estranho, olho vermelho e lacrimejamento.

A posição normal da pálpebra superior é 2 mm abaixo do limbo, ou seja, da transição córneo-escleral, quando o olho está na posição primária (olhando para o infinito).

Na blefaroptose ou ptose palpebral (Figura 3), a pálpebra superior encontra-se mais baixa, deixando a fenda palpebral mais estreita. Ocorre por disfunção do músculo levantador da pálpebra (inervado pelo III par craniano). Há comprometimento estético e pode haver comprometimento funcional, quando mais acentuada, devido a cobertura do eixo visual. Como medida compensatória, o paciente contrai os músculos frontais e inclina a cabeça para trás, elevando o mento. A ptose pode congênita ou adquirida (miogênica, neurogênica, traumática, mecânica).

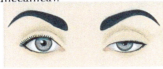

Figura 3.

Na retração palpebral, a pálpebra superior está mais elevada, deixando a fenda palpebral mais alargada. Pode ocorrer também na pálpebra inferior. A causa mais comum é a oftalmopatia de Graves

Órbita

Esta cavidade óssea de forma piramidal apresenta em seu vértice (ou ápice) duas aberturas que servem de comunicação com a base do crânio: (1) fenda esfenoidal: por onde passam os nervos III, IV e VI, ramos sensitivos e veia oftálmica e (2) forame óptico: por onde passam o nervo óptico e a artéria oftálmica.

A órbita apresenta relação de contiguidade com as seguintes estruturas vizinhas: seios paranasais, meninges e encéfalo.

A celulite orbitária (Figura 4) caracteriza-se por processo infeccioso da gordura da órbita. A origem mais comum é dos seios paranasais (sinusite). Os agentes etiológicos mais comuns são: *Streptococcus pneumoniae, Haemophilus influenzae, Streptococcus* beta-hemolíticos e *Staphilococcus aureus*.

Existe uma membrana fibrosa, chamada septo orbitário, que se origina do periósteo do rebordo orbitário e se insere na borda superior do tarso na pálpebra superior e na borda inferior do tarso na pálpebra inferior. Esse septo funciona como barreira mecânica contra infecções e também ajuda a conter a gordura intra-orbitária.

Na celulite pré-septal, apenas o tecido celular subcutâneo palpebral está comprometido. No quadro clínico, não há proptose, não há comprometimento da motilidade ocular e não há hiperemia ou edema da conjuntiva. Observa-se edema palpebral.

A celulite pós-septal é um quadro mais grave, com acometimento de todo o conteúdo orbitário. Quadro clínico: dor, edema palpebral, proptose, edema da conjuntiva e oftalmoplegia (restrição importante da motilidade ocular extrínseca); sistemicamente: febre, prostração. A origem da infecção mais comumente é a partir de sinusite etmoidal. Nesses casos, o paciente deve ser internado para tratamento, devido aos riscos de complicações graves, como trombose do seio cavernoso, meningite e abscesso cerebral.

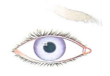 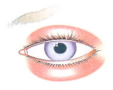

Figura 4.

Vias Lacrimais

A lágrima é produzida pelas glândulas lacrimais principais e acessórias, sendo então espalhada na superfície do globo ocular através do ato de piscar e são drenadas através das vias lacrimais, que se iniciam nos pontos lacrimais (superior e inferior), canalículos (superior e inferior), canalículo comum, saco lacrimal e ducto nasolacrimal, que desemboca no meato nasal inferior.

Imperfuração congênita do ducto nasolacrimal

Ocorre a persistência de uma membrana mucosa na abertura do ducto no meato nasal inferior, causando represamento de lágrima no saco lacrimal, o que facilita o desenvolvimento de quadro infeccioso, denominado dacriocistite. Pode estar associada a anomalias sistêmicas, como tetralogia de Fallot, atresia anal, síndrome de Down, entre outras. Quadro clínico: secreção ocular mucopurulenta desde o nascimento. O diagnóstico clínico é confirmado pela compressão do saco lacrimal que provoca refluxo de secreção mucopurulenta. Exame contrastado da via lacrimal (dacriocistografia) e endoscopia nasal são exames complementares úteis.

Dacriocistite adquirida

Obstrução do ducto nasolacrimal de causa desconhecida, que leva a inflamação crônica do saco lacrimal. Ocorre mais em mulheres acima dos 40 anos. Sintomas: lacrimejamento e secreção ocular mucopurulenta. Os agentes mais comumente associados são: *Staphylococcus epidermidis e aureus*. A irrigação da via lacrimal e o exame contrastado da via lacrimal auxiliam no diagnóstico.

Motilidade ocular

O estado de posicionamento ideal dos olhos, ou seja, na ausência de forias e tropias, é chamado de ortoforia. É caracterizado pelo paralelismo à distância e convergência adequada para perto.

Quando há desvio ocular manifesto isso é chamado de estrabismo manifesto ou heterotropia, que pode ser horizontal (esotropia e exotropia), vertical (hipertropia) ou torcional (exciclotropia ou inciclotropia). (Figura 5)

O estrabismo é causado por falha nos mecanismos de fusão, que são responsáveis por manter o alinhamento ocular, de modo que as imagens de ambos os olhos sejam projetadas em áreas retinianas correspondentes. O olho desviado (não-dominante) sofrerá supressão das imagens, inicialmente, e se não for tratada irá evoluir para ambliopia que, por sua vez, pode se tornar definitiva se não for adequadamente tratada a tempo. Ambliopia é a redução da acuidade visual central, na ausência de lesão orgânica visível e compatível com o grau de perda visual.

Os desvios convergentes (esotropias) são as formas mais comuns de estrabismo.

Os desvios verticais geralmente estão associados aos desvios horizontais.

Anamnese dirigida: história familiar de estrabismo ou de altos erros de refração; antecedentes pré-natais e neonatais, como patologias maternas na gestação, prematuridade, condições adversas do parto; idade do aparecimento e direção do desvio; se o desvio ocular (estrabismo) é constante ou intermitente; doenças sistêmicas associadas (neurológica, metabólica, vascular, infecciosa, trauma).

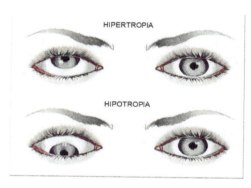

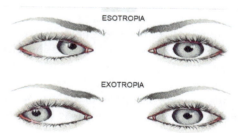

Figura 5.

Testes diagnósticos:

Hirschberg: teste dos reflexos corneanos

Consiste na observação dos reflexos de um foco luminoso (lanterna, por exemplo) sobre a córnea dos dois olhos. Na ausência de desvio, os reflexos estarão centralizados nos dois olhos.

Cover test

Utilizado para detectar a presença de estrabismo, com informação sobre direção, extensão e natureza do desvio.

Conjuntiva

Membrana mucosa que recobre a esclera até o limbo e a face interna das pálpebras.

Conjuntivite (Figura 6) é um quadro inflamatório da conjuntiva, cuja etiologia pode ser inflamatória, alérgica, infecciosa (viral, bacteriana, fúngica, protozoário), traumática ou degenerativa. Segundo a duração do quadro, podem também ser classificadas em: (1) aguda, (2) subaguda e (3) crônica. Quanto ao tipo de secreção: (1) serosa, (2) mucosa, (3) purulenta, (4) pseudomembranosa. Quadro clínico: desconforto ocular, ardência, sensação de corpo estranho, fotofobia, embaçamento visual; sinais: lacrimejamento, secreção, hiperemia, edema. A conjuntivite viral é muito comum e é muito contagiosa.

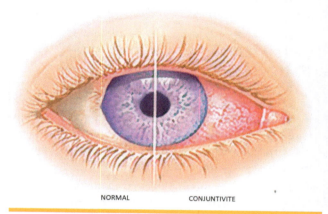

Figura 6.

Degenerações da conjuntiva

Pterígio (Figura 7) é um tecido fibrovascular, de forma triangular, que cresce a partir da conjuntiva em direção à córnea. É mais frequente em locais de clima quente. A maior incidência ocorre dos 20 aos 49 anos.

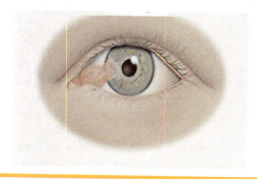

Figura 7.

Córnea

Tecido transparente, avascular, densamente inervada (maior densidade de terminações nervosas do organismo). As principais funções são: manter a integridade do conteúdo ocular e a refração da luz. A córnea representa entre 74 e 80% do poder dióptrico do olho.

Quando ocorre edema corneano, por acúmulo de líquido no epitélio e/ou estroma da córnea, acarreta diminuição da acuidade visual. Vários quadros patológicos podem cursar com edema corneano, tais como: uveíte anterior, hipertensão ocular, trauma, cirurgia intraocular.

A córnea apresenta como defesa as pálpebras, o filme lacrimal e o epitélio íntegro. A maioria das infecções da córnea ocorre após trauma ou há condições locais que favorecem a instalação da infecção, tais como olho seco, defeito epitelial pelo uso de lente de contato, entre outras. As infecções bacterianas são as mais comuns. Quadro clínico: secreção purulenta, edema palpebral, dor, diminuição da visão, fotofobia, lacrimejamento, hiperemia. Dentre as infecções virais, o herpes simples tipo I é o mais importante.

Esclera

É um tecido denso, opaco, que compõe cerca de 90% da superfície do globo ocular.

A inflamação da esclera, ou esclerite, apresenta-se com dor ocular intensa e hiperemia violácea da esclera. Cerca de 50% dos casos apresenta doença sistêmica associada, como: artrite reumatoide, doenças do colágeno e vasculites, além de doenças infeciosas (tuberculose, sífilis, etc.).

Tumores do olho e anexos

Palpebrais

Benignos

- Molusco contagioso: causado por uma infecção viral. Lesão nodular umbilicada, de cor amarelo pálida.
- Papiloma: tumor benigno mais frequente das pálpebras.
- Hemangioma: frequente na infância.

Malignos

Carcinoma basocelular

Tumor primário maligno mais frequente da pálpebra. Pico de incidência em torno dos 70 anos. Crescimento lento, com invasão local e sem metástase. Formas: (1) nódulo ulcerativo, com margens bem definidas e telangiectasias e (2) esclerosante, com margens mal definidas e telangiectasias.

Carcinoma espinocelular

5-10% dos tumores malignos da pálpebra. Formas de apresentação: nódulo, lesão ulcerada ou semelhante a um papiloma. Crescimento mais rápido que o basocelular e pode dar metástase para linfonodos regionais.

Carcinoma da glândula de Meibomius

Pouco frequente. Pode ser confundido com calázio.

Tumores orbitários

Causam projeção do globo ocular para a frente (proptose), desvio ocular e ptose palpebral.

Cisto dermóide

Ocorre na infância. Decorrente de resíduos embrionários da epiderme localizados no tecido subcutâneo. Cisto amarelado contendo glândulas sebáceas e folículos pilosos. Localização na região temporal superior ou nasal superior. Geralmente não provoca proptose.

Rabdomiossarcoma

Tumor maligno primário da órbita mais comum na infância. Ocorre em torno dos 7 anos de idade. Proptose progressiva devido ao crescimento rápido. Localização no quadrante nasal superior.

Outros tumores

Tumor da glândula lacrimal

Provoca ptose temporal, desvio medial do globo ocular e para baixo, com proptose pequena.

Doenças linfoproliferativas

Paciente idosos e geralmente unilateral. Todos devem se submeter a avaliação sistêmica (raio X de tórax, eletroforese de proteínas, biópsia de medula óssea).

Tumores neurais

Glioma

- Idade entre 4 e 8 anos.
- Proptose unilateral e comprometimento da acuidade visual.
- Associação com neurofibromatose em 55% dos casos.

- Tomografia computadorizada e ultrassonografia mostram alargamento fusiforme ou irregular do nervo óptico.

Meningioma

Mulher na meia-idade. Quadro clínico depende da localização; ao nível do quiasma, a compressão pode levar a diminuição da acuidade visual ou alteração do campo visual; na órbita, pode levar a proptose.

Metástases

Neuroblastoma

- 40% das crianças com metástase orbitária.
- Adultos: tumor de pulmão, mama, próstata, rim e trato gastrintestinal.

Tumores intraoculares

Retinoblastoma

Tumor primário maligno mais comum da infância e o segundo em todas as faixas etárias (o melanoma uveal é o mais comum) (Figura 8). Mutação e transmissão genética. Principais achados: leucocoria (pupila branca), estrabismo, glaucoma e proptose. A avaliação do reflexo vermelho pelo pediatra pode detectar o retinoblastoma. Média de idade no diagnóstico é de 18 meses. Diagnóstico através de oftalmoscopia indireta, radiografia, ultrassonografia e tomografia computadorizada (presença de calcificação). O diagnóstico precoce é fator determinante no prognóstico.

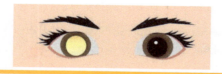

Figura 8.

Melanoma

Tumor maligno intraocular primário mais comum em adultos. Incidência maior acima dos 50 anos de idade. A incidência é maior em pacientes com cerca de 50 anos de idade e aumenta até os 70. Tumor unilateral.

Tumores conjuntivais

Tumores congênitos

- **Dermóides limbares:** tumores branco-amarelados, sólidos, localização temporal inferior no limbo.

- **Dermolipomas:** tumores amarelados, moles, localização no fundo de saco conjuntival temporal superior.

Tumores epiteliais

- **Papiloma:** crianças e adultos jovens. Lesão múltipla ou bilateral; crescimento exofítico, pedunculada ou séssil.
- **Neoplasia conjuntival intra-epitelial:** placa esbranquiçada que pode acometer conjuntiva e córnea. Origem na região do limbo.
- **Carcinoma de células escamosas (espinocelular):** localização mais típica é interpalpebral próximo do limbo. Massa rósea vascularizada, aspecto gelatinoso, sem limites definidos ou ainda forma papilomatosa pedunculada. Exposição à luz ultravioleta é fator predisponente. Faixa etária mais acometida após os 50 anos, sexo masculino e raça branca. Geralmente é pouco agressivo.

Tumores melanocíticos

- **Nevus:** tumores congênitos. Lesões planas, bem definidas, móveis com a conjuntiva; localização próxima do limbo, prega semilunar ou carúncula.
- **Melanose primária adquirida:** pigmentação unilateral da conjuntiva, plana, difusa, sem cistos. Localização no limbo. Indivíduos brancos de meia-idade. Biópsia está indicada nas lesões que aparecem em indivíduos maiores de 20 anos, raça branca, unilaterais e idiopáticas.
- **Melanoma maligno (com potencial para metástase):** neoplasia rara. A partir da 4ª década de vida. Lesão elevada, vascularizada, pigmentação variável; localização limbar ou perilimbar. A maioria tem sua origem na melanose primária adquirida.

Tumores linfoides

Lesões unilaterais, mais frequente em idosos; crescimento lento; localização mais frequente no fundo de saco inferior. Coloração típica rósea-salmão. Maioria não está associada a doença sistêmica. Biopsia é necessária para diferenciar entre lesão benigna e maligna.

Exame ocular na infância

Avaliação da criança pré-escolar tem a finalidade de triagem na fase do desenvolvimento do sistema visual, para possibilitar o diagnóstico precoce e tratamento quando necessário, a fim de evitar casos de ambliopia, cegueira ou outras doenças oculares. Durante a obtenção da história clínica, algumas questões ajudam a levantar suspeita de alteração visual:

- A criança enxerga bem?
- A criança assiste TV do sofá ou precisa chegar perto da tela pra enxergar?
- Baixo rendimento escolar?
- Dificuldade de enxergar a lousa da sala de aula
- Dor ocular após período de atividade escolar

Durante o exame ocular externo, devem ser avaliados desde as pálpebras, cílios e vias lacrimais bem como a superfície ocular (conjuntiva, esclera, córnea, pupila) em busca de sinais de anormalidade, como os sinais inflamatórios, lacrimejamento, secreção, assimetrias. Diminuição da transparência da córnea pode ser um indício de doença ocular, como por exemplo, o glaucoma congênito.

As pupilas devem ser avaliadas com relação ao tamanho, forma, simetria e posicionamento. Além disso, deve também ser avaliada a resposta à luz (reflexo fotomotor). A assimetria do tamanho das pupilas é denominado anisocoria. E quando a cor da pupila é branca, ao invés da cor negra normal, é chamada de leucocoria.

A avaliação da acuidade visual vai depender da faixa etária da criança, sendo que aquelas acima dos 2,5 a 3 anos podem reconhecer figuras (tabelas com elementos conhecidos do cotidiano da criança – Tabela de Allen) ou ainda as tabelas com a letra E (Tabela de Snellen) ou C (Tabela de Landolf) nas diversas orientações. A acuidade dever ser aferida para cada olho separadamente. Dos 5 a 6 anos em diante, as tabelas com letras do alfabeto podem ser utilizadas. Nesta faixa etária, a criança já apresenta a acuidade visual normal do adulto, ou seja, 20/20.

A avaliação da motilidade ocular extrínseca pode ser feita através do teste do reflexo luminoso na córnea (teste de Hirschberg), que é útil em crianças pequenas ou pouco colaborativas. Consiste em se observar o reflexo de uma fonte de luz na superfície da córnea de ambos os olhos. Esse reflexo deve estar centralizado e simétrico em relação aos dois olhos. Outra forma de avaliação é através do teste de cobertura (Cover test), em que se observa o movimento de um dos olhos, enquanto o outro olho é coberto por um oclusor. Em seguida, o oclusor é transferido para o outro olho e observa-se novamente o comportamento do olho descoberto. A seguir, executa-se este movimento de cobertura alternadamente entre os olhos, com a criança fixando objeto tanto a curta distância (cerca de 35 cm), como para longe (acima de 6 m).

A avaliação da visão de cores é melhor caracterizada com testes específicos, mas pode ser realizada uma triagem através da apresentação de objetos com cores específicas, solicitando que a criança defina de qual cor é o objeto. Novamente, cada olho deve ser testado separadamente.

Para a avaliação interna dos olhos, pode ser utilizado o oftalmoscópio direto. Este instrumento pode ser utilizado pelo pediatra logo após o nascimento para avaliar a presença do reflexo vermelho (normal). Caso haja reflexo esbranquiçado ou amarelo, se houver assimetria ou ausência de reflexo, a criança precisa ser avaliada pelo especialista para afastar doenças como tumores, processos inflamatórios ou infecciosos, entre outras causas.

Principais doenças oculares relacionadas aos diagnósticos diferenciais

Toxoplasmose congênita: a lesão característica é uma retinite necrosante focal; única ou em pequenos agrupamentos; localização no pólo posterior, podendo estar próximo do nervo óptico. Diagnóstico é clínico e na evidência laboratorial.

Sífilis congênita: não apresenta estágio primário.

Forma precoce: sintomas surgem nos primeiros 2 anos de idade. Quadro clínico: hepatoesplenomegalia, anemia ou hiperbilirrubinemia. Manifestações inflamatórias: erupções dérmicas (vesiculosas ou pustulosas), comprometimento de mucosas (produção de coriza purulenta, conjuntivite), periostite (pseudoparalisia dos membros) e linfadenopatia generalizada. A coriorretinite apresenta-se como exsudatos focais branco-amarelados, disseminados caracterizando o aspecto "sal e pimenta" e tendem a ser bilaterais.

Forma tardia: semelhança com as formas latentes da sífilis adquirida. Neurossífilis: atrofia óptica, anormalidades pupilares, surdez pelo comprometimento do VIII par craniano.

Rubéola congênita: cerca de 50% das mães com evidência clínica de rubéola no primeiro trimestre da gestação poderão ter filhos com malformação ao nascimento. Catarata nuclear é uma das complicações oculares e apresenta progressão gradual; microftalmia, glaucoma congênito.

Citomegalovirose: a maioria dos neonatos com CMV congênito é assintomática. Atraso no crescimento intra-uterino e microcefalia podem ser evidentes.

Herpes simples: a criança pode apresentar conjuntivite ou ceratite. A forma disseminada tem início com 1 semana de idade: icterícia, febre, hepatoesplenomegalia, encefalite e coagulopatia intravascular disseminada.

Gonorreia. Caso suspeito: toda conjuntivite purulenta com início nos primeiros dias de vida. Urgência oftalmológica. Diagnóstico: raspado conjuntival e coloração pelo Gram. Necessidade de hospitalização.

Conjuntivite de inclusão: começa entre o 5º e 12º dias após o nascimento. Diagnóstico: raspado conjuntival e coloração pelo Giemsa.

Toxicidade sistêmica nas estruturas oculares

A retinopatia da prematuridade é provocada pela ação tóxica de altos níveis de oxigênio no globo ocular do recém-nascido. Há interrupção do crescimento normal dos vasos sanguíneos e surge uma margem de tecido mesenquimoso que progride formando uma plataforma; além desta, surgem derivações arteriovenosas e microaneurismas; nos casos graves, há também proliferação vascular para a superfície da retina e vítreo. Nesses casos graves, a fibrose pode provocar retração e descolamento da retina.

Todo neonato que recebeu 40% ou mais de oxigênio no ar inspirado durante 8 horas ou mais, que tenha estado sob ventilação mecânica ou nascido com idade gestacional de 35 semanas ou menos, deve ser avaliado pelo especialista.

Avaliação ocular no idoso

As três doenças oculares mais comuns no idoso são: catarata, glaucoma e degeneração macular relacionada à idade. Com o aumento da expectativa de vida, haverá um aumento do número de casos das doenças supracitadas.

A pinguécula é uma alteração degenerativa da conjuntiva. Sintomas: irritação ocular, inflamação conjuntival.

O halo senil é uma alteração degenerativa da córnea em que ocorre uma opacidade esbranquiçada na periferia da córnea, por depósito de material lipídico no estroma corneano. Mais comum após os 60 anos de idade.

Alterações involucionais das pálpebras decorrem de diminuição trófica dos músculos, tendões e septo orbitário. Ocorre ainda diminuição da quantidade de tecido elástico e colágeno. O quadro de pálpebras flácidas e redundantes é chamado de dermatocálase. Pode haver sintoma de cansaço visual pelo esforço de abertura palpebral. As alterações involucionais de posicionamento da margem palpebral podem levar a eversão (ectrópio) ou a inversão (entrópio) da borda das pálpebras inferiores.

Catarata (Figura 9)

Sua origem é multifatorial. O aparecimento precoce pode ser precipitado por alguns fatores, como o uso de corticosteroide sistêmico, diabetes mellitus, trauma. Geralmente ocorre perda lenta e gradual da acuidade visual.

A avaliação com o oftalmologista confirma o diagnóstico.

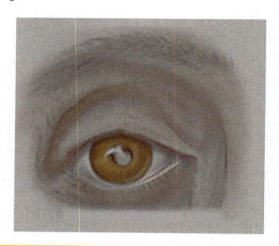

Figura 9.

Degeneração macular relacionada à idade (DMRI)

A DMRI é uma das principais causas de cegueira na população idosa. A exposição excessiva à luz solar é um fator de risco.

É necessária a avaliação com o especialista para o diagnóstico correto, através de exames subsidiários.

Manifestações Oculares nas Doenças Sistêmicas

Doenças Vasculares

O acompanhamento clínico e ocular dessas doenças permite avaliar o tempo de doença, a gravidade, a prevenção de alterações sistêmicas, da cegueira e de complicações.

Através do exame do fundo de olho é possível avaliar os vasos sanguíneos por técnicas não-invasivas e então inferir sobre o que ocorre no restante do corpo.

Alterações hereditárias da hemoglobina: doenças falciformes e talassemias.

Podem produzir além da anemia, obstrução da circulação nos pequenos vasos sanguíneos por alteração na forma das hemácias. Na retina, essa obstrução da circulação leva a áreas isquêmicas, que produzem fatores para a proliferação de neovasos, os quais são frágeis e podem levar a hemorragia vítrea. Esses neovasos também podem ser organizar em feixes fibrosos, levando a tração e descolamento da retina. Esses pacientes devem ser avaliados anualmente pelo oftalmologista para o diagnóstico precoce dessas alterações.

Diabetes mellitus

O olho pode ser acometido de diversas formas: mudança no erro refracional, paralisia de músculo extraocular, neuropatia óptica, catarata, ceratopatia neurotrófica, retinopatia diabética. Esta última é uma das três principais causas de cegueira no mundo. Os fatores de risco para seu desenvolvimento são: tempo de doença, hipertensão arterial, hiperlipidemia, nefropatia diabética, gestação, doença cardiovascular e hiperglicemia crônica. Achados oculares no fundo de olho: manchas algodonosas (infarto da camada de fibras nervosas da retina), exsudatos duros, hemorragias, microaneurismas, neovascularização, proliferação fibrosa. O controle rigoroso da glicemia reduz a incidência de retinopatia diabética e desacelera sua evolução. A avaliação inicial pelo oftalmologista deve ocorrer na ocasião do diagnóstico. A periodicidade do acompanhamento depende da gravidade da retinopatia.

Hipertensão arterial

A hipertensão arterial produz alterações progressivas na microvasculatura retiniana visualizadas através do exame de fundo de olho. Os achados podem ser úteis para avaliar o prognóstico sistêmico. A prevenção de complicações é baseada no controle clínico da pressão arterial.

Estadiamento:

- **Estágio I:** estreitamento arteriolar com diminuição do brilho (fio de cobre).
- **Estágio II:** estreitamento arteriolar mais acentuado associado a constrição e tortuosidade venosa, com cruzamentos arteriovenosos e deflexão venosa (sinal de Salus).
- **Estágio III:** manchas algodonosas; hemorragias de retina; exsudatos duros; afilamento venoso no cruzamento com artérias (sinal de Gunn); vasos em fio de cobre e fio de prata. Neste estágio, os achados são compatíveis com a falta de controle da pressão arterial.
- **Estágio IV:** achados anteriores associados a edema de papila. Prognóstico bastante reservado e alterações do sistema nervoso central, rins e coração.

Outras complicações: perda súbita da visão por obstrução venosa da retina, acidente vascular isquêmico cerebral, podendo atingir desde o nervo óptico, vias ópticas até o córtex occipital.

Doenças do sistema imunológico

As manifestações oculares mais comuns das doenças auto-imunes são: olho seco, ceratite marginal, esclerite, episclerite, uveíte e vasculite retiniana.

Síndrome de Reiter

Tríade: uretrite, conjuntivite (mucopurulenta), artrite. Acomete mais homens; terceira década; cerca de 75% dos pacientes são HLA-B27 positivos.

Síndrome de Sjögren

Tríade: olho seco, boca seca e artrite. Acomete 10 vezes mais mulheres. Pode ser primária ou secundária (artrite reumatoide, lúpus eritematoso sistêmico e esclerodermia). Esses pacientes devem ser tratados a fim de manter a hidratação da superfície ocular para evitar desconforto, erosões do epitélio da córnea, infecções secundárias e consequente prejuízo da visão.

Doença de Behçet

Uveíte recorrente em adulto jovem. Mais comum em homens; segunda a quarta décadas de vida. Sinais clássicos: hipópio (pus na câmara anterior), inflamação do segmento posterior do olho; aftas orais e úlceras genitais. As crises são periódicas, bilaterais, mas nem sempre simultâneas.

Alergias Oculares

Pálpebras e conjuntiva podem ser acometidos. Prurido é frequente. Antecedente pessoal ou familiar de doenças alérgicas. Quadro clínico: lacrimejamento, hiperemia, edema das pálpebras.

Doenças Dermatológicas

Acne Rosácea

Afeta pele e olhos. Acomete indivíduos de todas as raças. Quadro clínico: eritema da face, telangiectasias, pápulas, pústulas, hipertrofia de glândulas sebáceas. Acomete homens e mulheres; entre a terceira e sexta décadas de vida. Etiologia desconhecida. Achados exacerbados pela exposição ao sol, ingestão de alimentos condimentados e álcool. Alterações oculares mais frequentes: blefarite, meibomite, calázio, conjuntivite papilar, ceratite ponteada e episclerite. Devido à possibilidade de acometer a córnea, com potencial de perda progressiva da visão, deve-se manter o acompanhamento periódico com o oftalmologista.

Dermatite seborreica

Mais comum em homens; segunda a quinta décadas de vida. Comportamento cíclico, associado a ansiedade e outras doenças. Frequentemente acomete as pálpebras, levando a inflamação crônica das margens palpebrais com crostas ao redor dos cílios (blefarite seborreica). Sintomas associados: irritação ocular, hiperemia.

Doenças endócrinas e metabólicas

Doença de Basedow-Graves

O hipertiroidismo é a causa mais comum de exoftalmia. No entanto, a exoftalmia pode preceder as manifestações clínicas do hipertiroidismo e permanecer dissociada desse no que se refere à gravidade da doença. Mais comum em mulheres. Quadro clínico: retração palpebral, proptose, estrabismo, inflamação dos tecidos perioculares, ceratite ponteada, olho seco e neuropatia óptica.

Deficiência de Vitamina A

Deficiência nutricional relacionada a problemas socioeconômicos, prevalente em diversas regiões do mundo. Sintomas oculares: cegueira noturna, olho seco, manchas de Bitot, ceratite ponteada, úlcera de córnea e cicatrizes corneanas.

DOENÇAS INFECCIOSAS

Inúmeros agentes

AIDS

As manifestações oculares passam a ocorrer quando a contagem de CD4 cai para menos de 200 células e podem surgir desde infecções oportunistas por vírus (herpes simples, zoster, citomegalovírus), molusco contagioso, fungo, protozoários ou neoplasias.

As lesões podem ocorrer nas pálpebras e conjuntiva, retina ou nervo óptico.

Manifestações oculares atípicas em paciente supostamente hígido devem alertar para a possibilidade de estarem relacionadas à infecção pelo HIV.

Síndrome da Rubéola congênita

A incidência é maior quando a mãe é infectada no primeiro trimestre da gestação e a transmissão ao feto ocorre via transplacentária.

A síndrome é caracterizada por déficit auditivo variável (uni ou bilateral); malformações geniturinárias, dentárias, ortopédicas, neurológicas (microcefalia, retardo psicomotor, retardo mental) e distúrbios endócrinos (diabete melito, tireoidopatia de Graves e Hashimoto). Além disso, podem ocorrer baixo peso ao nascer, púrpura trombocitopênica e cronificação do processo inflamatório no sistema nervoso central.

Os achados oculares são: retinopatia (uni ou bilateral), com alterações pigmentares, descritas como "sal e pimenta"; catarata (uni ou bilateral); glaucoma e microftalmia.

Para controlar a incidência dessa síndrome é necessário atingir altos níveis de imunização da população, principalmente mulheres em idade fértil.

Toxoplasmose

É a causa mais comum de uveíte posterior. A retinocoroidite ativa ocorre mais frequentemente entre a segunda e terceira décadas de vida. Comumente se apresenta como uma lesão exsudativa, branca, próxima a uma cicatriz pigmentada (lesão satélite), de tamanho e contorno variáveis; pode estar associada a uveíte anterior.

Em nosso meio, estima-se que até 90% dos adultos sejam soropositivos e que 1 em cada 300 nascidos vivos seja portador de toxoplasmose.

O risco de transmissão materno-fetal é progressivamente maior com o avanço da idade gestacional, mas a gravidade das lesões reduz proporcionalmente com a idade gestacional.

Do ponto de vista ocular, a retinocoroidite cicatrizada uni ou bilateral é a manifestação mais comum, podendo ser descoberta em exame de rotina na vida adulta ou se manifestar através do comprometimento da visão, quando localizada na região da fóvea. Outras manifestações: microftalmia, microcórnea, estrabismo, nistagmo, catarata, descolamento de retina e atrofia do nervo óptico.

Doenças genéticas

Albinismo

Há duas formas mais comuns:

- **Herança autossômica recessiva:** forma oculocutânea. Diminuição da pigmentação da pele, cabelos e outros anexos, hipoplasia da mácula, acompanhada de nistagmo e erro refrativo elevado, geralmente miopia.

- **Recessiva ligada ao cromossomo X:** albinismo ocular. Os homens afetados têm a coloração da pele normal, mas diminuição na pigmentação ocular, hipoplasia da mácula e diminuição da acuidade visual. As mães portadoras podem ter hipopigmentação iriana, mas a visão é normal.

Síndrome de Marfan

Herança autossômica dominante. A alteração ocular mais comum é a subluxação do cristalino. Outras alterações: glaucoma, miopia e alterações da retina.

Aniridia

A ausência da íris se associa a diversas alterações oculares como aplasia da mácula, nistagmo, glaucoma e opacidade do cristalino.

A herança pode ser autossômica dominante ou resultado de mutação espontânea. Nesse último caso, pode ocorrer associado a tumor de Wilms (neoplasia renal).

Doenças neurológicas

Paralisia facial

Acometimento do VII par craniano. Causas externas, como frio extremo, traumas cranianos, infecção viral ou por causas internas, como nos acidentes vasculares cerebrais. Como há decussação de parte das fibras do VII nervo, a preservação ou acometimento da região frontal da face permite inferir se a topografia da lesão é periférica (acometimento de toda a hemiface) ou central (acometimento dos dois terços inferiores da face).

Pode haver consequente ectrópio, ceratite por exposição, má oclusão palpebral e epífora.

Doenças do Trigêmeo

O V par craniano é responsável pela inervação sensitiva da córnea, conjuntiva e outros tecidos oculares.

O trigêmeo pode ser afetado nas neuropatias periféricas relacionadas a doenças como diabetes mellitus, hanseníase ou processos inflamatórios agudos do ramo oftálmico do trigêmeo, como no herpes-zoster. Nesse último, pode haver comprometimento associado da córnea. Na lesão crônica do ramo oftálmico, há perda de sensibilidade da superfície ocular que pode levar a redução da secreção lacrimal, tornando a córnea suscetível a úlceras que podem por em risco a integridade ocular e a visão.

Neuropatias ópticas

Apresentam-se com diminuição súbita da visão, acompanhada de defeito de campo visual, diminuição do reflexo pupilar, da visão de cores e da sensibilidade ao brilho da luz.

Elas podem ter origem sistêmica causada por obstrução da microvasculatura relacionada a fatores sistêmicos ou a doença autoimune, como arterite temporal ou arterite de células gigantes. Pode ter ainda origem em doenças desmielinizantes, como a esclerose múltipla, podendo a lesão do nervo óptico preceder ou acompanhar episódio de desmielinização em outro locais.

As neuropatias tóxicas estão relacionadas principalmente ao abuso crônico de álcool, levando a deficiência de vitamina B e proteínas. A manifestação é bilateral e progride lentamente. Casos avançados podem ser irreversíveis.

Avaliação da pupila

A pupila é a abertura central da íris e funciona como diafragma que regula a quantidade de luz que entra no olho. O formato normal é arredondado, com contorno regular e aproximadamente o mesmo tamanho em ambos os olhos. O tamanho da pupila é variável e é determinado pela ação de dois músculos intrínsecos do olho: esfíncter da pupila e dilatador da pupila.

O músculo esfíncter da pupila é inervado pelo parassimpático, através das fibras pré-ganglionares do núcleo acessório do nervo oculomotor (núcleo de Edinger-Westphal) que se incorporam ao nervo oculomotor e, na órbita, ocorre a sinapse no gânglio ciliar com as fibras pós-ganglionares, que terminam no músculo esfíncter da pupila e músculo ciliar.

Já o músculo dilatador da pupila é inervado pelo simpático, sendo que as fibras pré-ganglionares originam-se de neurônios situados na coluna intermédio-lateral da medula (T1, T2 e T3); ganham os nervos espinhais correspondentes e sobem pelo tronco simpático e fazem sinapse com o neurônio pós-ganglionar no gânglio cervical superior, de onde partem as fibras pós-ganglionares que acompanham a artéria carótida interna até atingir a órbita e o olho.

Reflexo fotomotor

A via aferente começa na retina, segue pelo nervo óptico, quiasma e tratos ópticos; as fibras aferentes pupilares se separam do trato óptico antes de atingir o corpo geniculado lateral e se dirigem para a área pré-tectal do mesencéfalo, ondem fazem sinapses ipsi e contralaterais com o núcleo acessório do nervo oculomotor. Dessa forma, a estimulação de uma retina pela luz ativa simultaneamente a via motora parassimpática dos dois olhos.

O exame das pupilas deve ser realizado em ambiente com pouca luz, mas suficiente para permitir a observação das pupilas. Observar se há alteração na forma (discoria), na posição (corectopia), no tamanho (miose, midríase, anisocoria) e na cor (leucocoria). Utiliza-se uma fonte de luz, como uma lanterna, para a avaliação dos reflexos pupilares.(Figura 10)

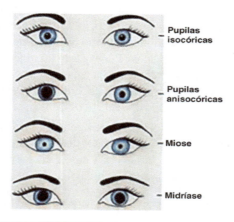

Figura 10.

Oftalmoscopia direta

O oftalmoscópio direto é um simples equipamento para examinar o fundo de olho, sendo comumente usado por estudantes de medicina e médicos não-oftalmologistas. A fonte de luz ilumina o fundo de olho do paciente através da pupila e a imagem da retina é produzida com aproximadamente 15 vezes de magnificação e é direta (ou seja, não é invertida). Limitações: pequeno campo visual, interferência dos meios transparentes e altas ametropias.

Perda transitória da visão

Episódios transitórios de borramento (parcial) ou perda da visão (total), uni ou bilateral. As causas são várias e têm prognósticos diferentes.

Monocular

Principais causas: tromboembolismo, alteração hemodinâmica, vasculite e vasoespasmo.

Perda visual monocular transitória é um importante sintoma de doença da carótida ipsilateral, cujo diagnóstico precoce e tratamento podem prevenir complicações mais graves.

Outra causa importante de perda visual transitória é a arterite de células gigantes.

Binocular

Borramento simultâneo nos 2 olhos. Duração menor que 1 minuto.

Principal causa: papiledema, que é o edema do nervo óptico secundário ao aumento da pressão intracraniana.

Perda súbita da visão

Neurite óptica

É uma das causas mais frequentes. Causas: inflamação, infecção, desmielinização ou processos degenerativos. Neurite retrobulbar refere-se a neurite localizada atrás da lâmina crivosa, portanto, o fundo de olho é normal. Caso haja edema associado do disco óptico, é denominado papilite. E se houver envolvimento da retina, denomina-se neurorretinite. A perda visual é rápida (horas ou dias), com pico em 1 semana. Faixa etária dos 18 aos 45 anos. Diminuição da acuidade visual pode ser de leve a ausência de percepção luminosa. Usualmente unilateral. Há dor orbitária que piora com a movimentação ocular, perda da visão de cores, redução da percepção da intensidade da luz. O defeito pupilar aferente é um sinal importante e característico. A função visual começa a melhorar espontaneamente na segunda ou terceira semana após o início dos sintomas.

Neuropatia óptica isquêmica anterior

Causa comum de edema de papila em pacientes acima dos 55 anos e representa infarto do segmento anterior do nervo óptico. Classificada em 2 grandes grupos:

- **Neuropatia óptica isquêmica anterior arterítica (NOIA-A):** causada pela arterite de células gigantes. Quadro clínico: perda visual súbita, indolor, não-progressiva. Inicialmente unilateral, mas torna-se bilateral rapidamente. Defeito pupilar aferente, perda visual grave e edema pálido do disco óptico com hemorragias em chama de vela. Faixa etária acima dos 50 anos. Sinais e sintomas prévios: cefaleia, claudicação da mandíbula, dor na região da artéria temporal, polimialgia reumática, anorexia, perda de peso ou febre. Exames laboratoriais: VHS e proteína C reativa alterados. Emergência oftalmológica. O tratamento visa a prevenir a perda visual no olho contralateral.

- **Neuropatia óptica isquêmica anterior não-arterítica (NOIA-NA):** etiologia indeterminada. Faixa etária: 40 aos 60 anos. Fatores predisponentes: hipertensão arterial sistêmica e diabetes melito. Quadro clínico: perda visual unilateral, súbita e indolor, geralmente ao acordar. Perda de campo visual inferior. Ocorre defeito pupilar aferente, edema do disco óptico com palidez, hemorragias em chama de vela. Melhora visual espontânea ocorre em 20 a 30% dos casos.

Neuropatia óptica traumática

Perda visual parcial ou completa; podendo ser permanente ou temporária. A lesão do nervo pode ser direta (ferimento penetrante por arma de fogo, por exemplo) ou indireta. A presença de acuidade visual diminuída e de defeito pupilar aferente na ausência de dano ocular sugere lesão do nervo óptico.

Diplopia

Monocular

Causada por alterações oculares, como ceratocone, catarata, luxação do cristalino, astigmatismo.

Binocular

Visão dupla de um objeto, estando ambos os olhos abertos.

Avaliação da motilidade ocular pode evidenciar paralisia da musculatura ocular. Além disso, o teste do reflexo corneano (Hirschberg) é importante ser analisado.

A causa nem sempre é a paralisia de nervo, podendo também ser causada por miopatia restritiva.

Na esclerose múltipla a diplopia pode ser a queixa inicial dos pacientes. O VI nervo é o mais acometido. Faixa etária dos 25 aos 40 anos de idade.

Na doença de Graves a diplopia ocorre com frequência, devido ao comprometimento dos músculos oculares (extrínsecos) por inflamação e fibrose.

Anisocoria

Tamanho desigual das pupilas. Cerca de 20% dos indivíduos normais apresentam anisocoria. (Figura 10)

Anisocoria que mantém o grau de diferença entre os diâmetros pupilares independentemente da iluminação não é patológica. Se a diferença do tamanho das pupilas fica mais acentuada na iluminação fraca, a pupila miótica será a patológica, pois está sendo exigido o mecanismo dilatador que está inibido. Se a anisocoria acentuar-se na iluminação intensa, a pupila dilatada será a patológica, pois o mecanismo constritor está comprometido.

Além disso, deve ser avaliada a reação pupilar direta e consensual ao estímulo luminoso. A velocidade e intensidade da constrição pupilar devem ser avaliados.

REFERÊNCIAS

1. Oftalmologia para o clínico. Newton Kara-José e Marilisa Nano Costa. 2008, Cultura Médica.
2. Semiologia Ocular. Riuitiro Yamane. 3ª edição. 2009, Cultura Médica.

18 Exame Genito-Urinário Feminino

Giordana Campos Braga
Sérgio Henrique Pires Okano

INTRODUÇÃO

O exame ginecológico muitas vezes é entendido com uma obrigação exclusiva do médico especialista. Sangramento vaginal, corrimentos, dor abdominal, dispareunia (dor na relação sexual) e queixas mamárias como mastalgia, saída de secreções pelos mamilos e nódulos não são infrequentes em avaliações médicas gerais, no entanto, muitas delas acabam sendo referenciadas ao ginecologista sem uma primeira avaliação.

O exame do aparelho gênito-urinário feminino, sobretudo o exame mamário é de fácil execução, não demanda grande disponibilidade de recursos, tem baixo custo e costuma ser bem aceito pelas mulheres. Neste capítulo descreveremos o exame das mamas e ginecológico, no entanto, ressaltamos que a anamnese detalhada é essencial para condução dos casos clínicos.

De forma sistemática, pode-se orientar o exame ginecológico completo na seguinte sequência: avaliação das mamas, exame do abdome e, finalmente, exame ginecológico pélvico. Apesar do exame do abdome estar mais relacionado a semiotécnica geral, sua avaliação é usualmente utilizada para a realização de diagnóstico diferencial no sistema geniturinário, incluindo a possibilidade a afastar patologias de outros sistemas.

Embora, no passado fosse recomendado o exame ginecológico completo nas consultas anuais, hoje, tal prática, não possui evidências suficientes para sua recomendação (1). Atualmente é recomendado o exame seja direcionado à queixa da paciente ou a rastreios específicos de acordo com os seus fatores de risco ou a sua idade (2).

Durante o exame é importante que a mulher se sinta confortável com a pessoa que irá lhe examinar a fim de estabelecer uma relação de confiança centrada nas suas necessidades.

Antes de iniciar o exame, deve-se orientar que a mulher utilize avental com abertura para frente, retire suas roupas íntimas e se posicione sentada na maca com um lençol cobrindo as partes inferiores do corpo. Sabe-se que existem grandes tabus e crenças relacionados ao exame ginecológico, algumas mulheres não se sentem confortáveis devido à exposição do próprio corpo durante o exame e por vezes não procurem profissionais do sexo masculino. A presença de uma enfermeira ou técnica de enfermagem do sexo feminino durante a realização do exame ginecológico pode ajudar a minimizar este estigma. Explicar o que será realizado, possuir uma argumentação assertiva, respeitar a mulher e o seu corpo, solicitando permissão para toque e introdução de instrumentos fazem parte da boa prática ginecológica e devem ser estimulados.

Exame das mamas

O exame das mamas é feito com a mulher primeiramente sentada na borda da mesa/maca de exame, tórax desnudo e mãos apoiadas no joelho. O exame é dividido em inspeção estática, inspeção dinâmica, palpável mamária e expressão.

Na inspeção estática, o examinador observa as mamas avaliando a sua anatomia, a presença de assimetria; de discromias (mudança de coloração da pele), de abaulamentos ou de retrações da pele e as características dos mamilos, que podem ser protusos, semi-protusos e invertidos (figura 1). Mamilo protuso é aquele que se

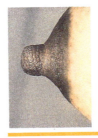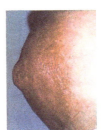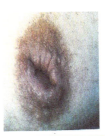

figura 1.

exterioriza por completo, o semi-protuso - também chamado de curto ou plano, tem uma pequena elevação da pele sem exteriorização completa e o invertido tem sua projeção interiorizada para dentro com complexo aréolo--papilar (CAP). Quando é possível everter o mamilo realizando a sua expressão, este é classificado como pseudo--invertido. Mudanças de características dos mamilos, em algum momento da vida, podem sugerir lesão na mama com risco de malignidade. Presença de sinais flogísticos na(s) mama(s), como hiperemia, edema calor e dor, sugerem inflamação e/ou infecção. No período gravídico puerperal, a mama pode apresentar aumento de temperatura e acúmulo de líquidos, no entanto, quando o quadro é associado a dor ou outros sinais inflamatórios, pode corresponder ao ingurgitamento mamário ou à infecção (mastite/abscesso). Já nas mulheres menopausadas, a presença de sinais flogísticos na mama pode estar associada ao carcinoma inflamatório. Neste caso, costuma-se observar espessamento da textura da pele local, dando aspecto de "casca de laranja" (peau d'orange) (figura 2). É importante ressaltar, que durante avaliação estática das mamas, deve-se levantar as mamas com ptose mamária, a fim de investigar possíveis lesões em regiões de dobra que possam ser obscurecidas pela avaliação inicial.

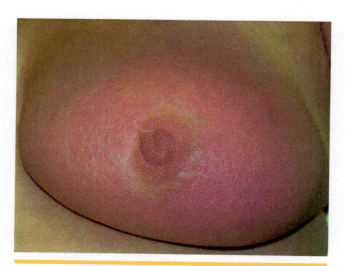

Figura 2.

Terminada a avaliação estática da mama, ainda com a paciente sentada, realiza-se a inspeção dinâmica das mamas. Nesta etapa, solicita-se que a mulher eleve os braços, podendo-se também solicitar que coloque as mãos na cintura e projete os cotovelos para a frente. Inclinar o tronco para frente deixando as mamas pêndulas pode ser necessário na ptose mamária. Durante esses movimentos, o aumenta a tensão da pele e dos ligamentos de cooper e contração dos músculos peitorais tem como o objetivo evidenciar se há o surgimento de abaulamentos ou retrações. A palpação de linfonodos das cadeias ganglionares axilares, supra- e infra-claviculares, faz parte da semiotécnica geral e costuma ser avaliada junto ao exame das mamas.

Após a inspeção mamária, a mulher deita-se em decúbito dorsal, com membros superiores elevados e as mãos posicionadas atrás da nuca. Dessa forma, as mamas espalham-se sobre o peitoral e facilita a palpação das mamas. O uso de coxim sob a escápula, se disponível, pode ajudar a avaliação mamária ao toque devido à projeção anterior do tórax. A palpação mamária pode ser realizada com duas técnicas: a manobra de *Velpeau* e a palpação de *Bloodgood* (vídeo 1). Naquela utiliza-se uma mão espalmada e se faz a palpação de todos os quadrantes no sentido horário; enquanto esta é realizada com as duas mãos em concha, e com movimentos radiais de fora para dentro em dedilhado. Ambas visam a identificação de nodulações e da consistência do tecido mamário. Solicitar a permissão ao toque e cobrir a mama não avaliada durante a palpação são cuidados associados à boa prática do exame mamário.

Nódulos benignos costumam ter consistência firme e elástica serem bem definidos, móveis, sem retração da pele, podendo ou não apresentar dor à palpação. Nódulos malignos, por outro lado, têm consistência endurecida, margens irregulares e mal definidas, são fixos à pele ou à parede torácica, costumam ser indolores e podem provocar retração e edema no tecido adjacente ao nódulo. É importante ressaltar que quando a paciente traz alguma queixa mamária durante anamnese, o exame de palpação deve-se iniciar pela mama contralateral à queixa da paciente. A descrição da localização de nodulações pode ser realizada através dos quadrantes mamários ou pela sua referência em horas, sendo esta mais utilizada na descrição de exames complementares como mamografias e ultrassonografias.

Finaliza-se o exame das mamas com a expressão mamilar ou papilar a fim de se diagnosticar possíveis descargas dos ductos mamilares. A expressão é realiza com uma mão em pinça, com movimento centrípeto leve na aréola no sentido longitudinal e transversal. É importante avaliar o número de ductos que eliminam secreção (uniductal ou multiductal), as características da secreção.

A presença de secreção láctea pode estar associada à lactação e à anovulação crônica devido a patologias como a hiperprolactinemia, o hipotireoidismo ou ao uso de medicações como clorpromazina, a metildopa, a domperidona e a metoclopramida. Secreção hialina, esverdeada geralmente é benigna e está associada a ectasia ductal, principalmente em pacientes tabagistas. Enquanto a secreção serosanguinolenta ou em "água de rocha" estão mais associadas a tumorações.

CASO CLÍNICO

Mulher, 42 anos, com dois partos cesarianos anteriores. Teve a primeira gestação aos 20 anos e amamentou ambos os filhos por dois anos, embora com dificuldade pois possui mamilo invertido à direita. É obesa, tabagista e portadora de hipotireoidismo em uso de levotiroxina de 100 mcg, comparece à consulta ginecológica anual com queixa de dor em mama direita. No momento, nega queixas associadas e alterações percebidas na mama. Mãe teve câncer de mama diagnosticado aos 65 anos e no momento está apreensiva pois acha que a dor pode ter relação com o diagnóstico de Câncer de Mama devido a história familiar.

Ao exame, as mamas são simétricas e pendulares, não apresentam retrações ou abaulamentos, nem alterações na pele, no entanto é observado mamilo invertido na mama direita. Durante a inspecção dinâmica das mamas, observa-se um discreto abaulamento em quadrante súpero-lateral (QSL) de mama direita. Não se identificam nódulos em mama esquerda e tecido mamário é bem distribuído e sem alterações na sua textura à palpação; porém à direita, apresenta um nódulo de aproximadamente 1,5 cm em QSL, móvel de consistência fibroelástica, algo dolorosa. A expressão mamilar é negativa bilateralmente e não são palpadas adenomegalias nas cadeias linfáticas axilares e supra e infraclaviculares.

Investigação foi complementada com Mamografia e ultrassonografia (US) de mamas evidenciando BI-rads 0 e BI-rads 2, respectivamente. A mamografia apresenta imagem nodular, redonda de margem circunscrita de alta densidade medindo 1,5 cm. Enquanto a US evidenciou lesão anecóica, com reforço acústico posterior, sem fluxo doppler periférico, medindo 1,3 cm no seu maior diâmetro, correspondendo a um cisto simples, que é um achado benigno da mama.

Comentários

Dentre os fatores de risco para o Câncer de Mama desta paciente, são muito mais preocupantes a obesidade e o tabagismo do que a história familiar em si, devido à idade de diagnóstico de mãe. Normalmente a história familiar para o câncer de mama é uma condição que aumenta o risco quando está associada a mutações genéticas como BRCA-1 e BRCA-2, ou quando o diagnóstico ocorre antes dos 50 anos em parente de primeiro grau ou em parente do sexo masculino(3). O tabagismo e a obesidade estão hoje entre fatores mutáveis capazes de gerar o câncer de mama, e, portanto, devem receber devida atenção durante avaliação médica como forma de prevenção primária à doença.

Apesar do achado ao exame físico de inversão mamilar à direita, há relato da paciente de que a inversão é antiga e inclusive atrapalhou amamentação dos seus filhos. Entretanto o surgimento do abaulamento e da palpação do nódulo na mesma mama, devem valorizar o achado mamilar. Perceba que se iniciou a palpação do exame pela mama sem alterações percebidas na anamnese. Tal prática favorece a identificação de achados mamários típicos da paciente como textura da pele e do tecido mamário.

Neste caso, a paciente tenha referido a queixa mamária e demandou exame das mamas. Deve-se lembrara que pelas recomendações do Ministério da Saúde, mulheres a partir dos 40 anos devem realizar o exame clínico das mamas de rotina para rastreamento de câncer de mama anualmente, independentemente de sua história pessoal. Algumas sociedades inclusive advogam que o rastreio com exames de imagem também deve ser iniciado nesta idade(4).

Os achados desse caso clínico demandam investigação, foi optado por diagnóstico radiológico, no entanto, em locais onde o acesso seja limitado, é possível a aspiração do nódulo com agulha fina no consultório(5). Se fosse realizada a aspiração de conteúdo hialino, a investigação estaria encerrada pois este achado está relacionado a nodulação mamária de causa benigna, enquanto que a aspiração de conteúdo purulento ou serossanguinolento demandaria encaminhamento do aspirado para investigação citológica e a complementação radiológica – tríplice diagnóstico(6).

É importante tranquilizar a paciente quanto ao diagnóstico de lesão benigna na mama, reforçar a necessidade manter sua rotina ginecológica em dia e orientar a mudança de estilo de vida afastando agravantes como a obesidade e o tabagismo, que são fatores de risco para o Câncer de Mama.

Exame Genital Feminino

Para o exame da genitália, a mulher deve estar em posição adequada, de *litotomia*, ou seja, em decúbito dorsal, com pernas fletidas e joelhos ou pés apoiados para abdução das pernas e exposição da genitália externa. O examinador se posiciona sentado à frente da paciente e com foco de luz ajustado e adequado para a observação das estruturas. Vale ressaltar que materiais e lixo contaminante devem estar ao alcance para que o exame seja sistematizado e objetivo, evitando a exposição prolongada da paciente. O exame ginecológico compreende: a avaliação da vulva, exame especular e toque vaginal bimanual.

Exame da vulva

A genitália externa, *vulva*, deve ser examinada antes do exame especular, e deve-se realizar inspeção estática da vulva sob visão direta sem uso de reagentes. Observa-se anatomia, trofismo e o epitélio vulvar (monte de Vênus, sulcos inguinais, grandes lábios, sulcos interlabiais, pequenos lábios, intróito vaginal e carúnculas, região clitoridiana, região uretral e períneo). Deve-se identificar presença de lesões (pápulas, lesões verrucosas e/ou pediculares e ulcerações), avaliar presença de dor, e se há saída de secreções. A presença de discromias (hipercromia, hipocromia ou hiperemia) também deve ser descrita e a textura da região, por exemplo, liquenificação da pele ou descamação. Avaliação da região perianal e sulco interglúteo, apesar de não fazer parte da região vulvar, esta região passou a fazer parte da inspeção realizada pelo ginecologista.

A inspeção dinâmica da vulva é feita com o examinador afastando os pequenos lábios a fim de expor o vestíbulo vulvar. O principal objetivo do exame da inspeção dinâmica da vulva é avaliar possíveis pontos de frouxidão muscular, deslocamento de estruturas pélvicas e avaliar perdas urinárias. Neste momento, solicita-se à paciente fazer força - manobra de valsalva ou tossir. Mulheres com incontinência urinária podem apresentar perda de jato urinário durante o esforço, assim como mulheres com prolapsos genitais podem expor distopias da bexiga (cistocele), do útero (prolapso uterino), do reto (retocele) com a manobra.

Atualmente, na uroginecologia, utiliza-se um método objetivo para avaliação destas distopias conhecido como POP-Q (Pelvic Organ Prolapse Quantification System)(7), porém, na prática clínica, ainda se utiliza a Classificação de Baden-Walker para classificação dos prolapsos genitais. Durante a manobra de Valsalva, observa-se se há deslocamento de estruturas em direção ao vestíbulo vulvar. Se isso ocorre, dentro na vagina, será considerado grau 1, se desloca e encontra no vestíbulo vulvar sem ultrapassar, grau 2 e caso ultrapasse o vestíbulo, será considerado grau 3 (8). Devemos lembrar que o útero é uma estrutura que pode ter prolapso total, quando todo útero de exterioriza através da vagina, seria neste caso grau 4. Outra distopia que pode ser observada ao exame de inspeção ginecológica é a rotura perineal. Na rotura grau 1, há abertura apenas da pele e mucosa, enquanto no grau 2 atinge plano muscular ou a meio caminho do esfíncter externo do ânus. O grau 3 ocorre quando atinge o esfíncter externo do ânus sem secciona-lo ou prejudicar seu funcionamento. No grau 4, comunica-se a rotura no períneo com o esfíncter externo do ânus e mucosa retal (8).

Exame especular

Para realizar o exame especular que expõe a vagina e colo do útero é necessário a utilização do espéculo de Collins, de metal ou descartável. O espéculo menor é recomendado para mulheres nulíparas, que não tiveram parto normal, ou que tem um intróito vaginal mais estreito. Os espéculos maiores facilitam o exame em mulheres com parto vaginal anterior, obesas ou aquelas que tem distopias genitais.

Previamente ao exame, deve-se informar a paciente sobre a colocação do espéculo. O instrumento deve ser introduzido obliquamente à vulva (mais ou menos 20º) após afastamento dos pequenos lábios e então horizontalizado até o fundo de saco posterior da vagina. Sua abertura deve ser delicada até a identificação do colo uterino. Em mulheres que tiveram histerectomia total, observa-se apenas o fundo de saco vaginal com retrações discretas nos locais de cicatrização cirúrgica. Em mulheres em que a protrusão das paredes vaginais para o intróito, pode-se utilizar um segundo espéculo menor, em abertura transversal, para afastar as paredes vaginais laterais e visualizar o colo uterino (Figura 3).

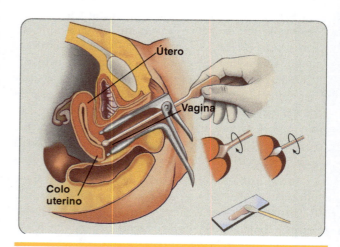

Figura 3.

O trofismo vaginal é avaliado pela coloração e do pregueamento vaginal. Mulheres na pós-menopausa por déficit na produção estrogênica costumam apresentar mucosa vaginal mais pálida, com pouco pregueamento e conteúdo vaginal escasso. A presença de lesões e características do conteúdo vaginal também fazem parte da avaliação vaginal. O conteúdo vaginal fisiológico muda de acordo com o ciclo menstrual e uso de hormônio (contraceptivos e terapias hormonais), variando de coloração hialina a esbranquiçada, podendo eventualmente ter grumos esbranquiçados na segunda fase do ciclo menstrual (fase lútea). Na suspeita de conteúdos patológicos, pode ser necessária a complementação diagnóstica com fita de pH, coleta de material para visualização em microscopia a fresco e a realização do teste das aminas (*Whiff test*).

Com a visualização do colo uterino é possível observar o orifício cervical externo (OCE), que normalmente é puntiforme nas nulíparas e mulheres que nunca entraram em trabalho de parto e em fendas nas demais mulheres. Deve-se avaliar a presença de lesões pediculares, verrugas ou mesmo úlceras e se há saída de secreção ou sangue pelo OCE. A coleta de citologia oncológica ou exame *de Papanicolau*, para rastreamento de câncer de colo uterino, pode ser realizado neste momento, durante o exame especular (9).

Por fim, efetua-se a retirada do espéculo delicadamente do fundo de saco posterior, girando-se no sentido contrário da introdução e se retira o espéculo por completo da vagina ainda entreaberto.

Algumas situações especiais demandam atenção na realização do exame especular. Mulheres virgens, mulheres na senilidade sem relação sexual, mulheres que fazem sexo com mulheres e nunca foram penetradas ou mulheres com vaginismo, podem apresentar grande desconforto a tentativa de exame ginecológico, mesmo se realizado com espéculo pequeno. Na maioria destes casos o exame especular não se faz necessário, num primeiro momento, e deve ser discutido com a paciente sobre riscos e benefícios da realização do mesmo, respeitando sempre a sua autonomia de decisão.

Toque vaginal

O toque vaginal tem como finalidade identificar na vagina a presença de lesões vaginais e pontos dolorosos ("pontos de gatilho"), e avaliar o colo uterino, o útero e os anexos (ovários e tubas uterinas). No toque bimanual, a mão dominante o examinador enluvada introduz um ou dois dedos no introito vaginal em direção ao fundo de saco vaginal e a mão não dominante realiza palpação profunda logo acima da sínfise púbica (Figura 4). Encontrando-se nesta palpação o colo uterino, avalia-se a sua posição, consistência, mobilidade e se há sinais de dor durante a mobilização. Depois com os dedos abaixo do colo, eleva-se o colo em direção a parede anterior da vagina e com a outra mão não dominante (sem luva) na região hipogástrica do abdome, tenta-se palpar o fundo uterino. Com essa manobra é possível avaliar a posição uterina, o tamanho do útero e a sua mobilidade. A maioria das mulheres tem útero em anteversoflexão, com colo palpável no fundo de saco posterior, porém uma parcela das mulheres pode ter útero em retroversoflexão ou desviado para um dos lados da parede vaginal. Deve-se também observar se há dor a mobilização do útero. Para palpação de anexos (tubas uterinas e ovários), o examinador, com a mão dominante enluvada, coloca os dedos na fossa vaginal anterior direita e esquerda, lateralmente ao colo e a outra mão sobre o abdome na fossa ilíaca correspondente ao lado a ser examinado. O movimento visa encontrar os dedos que estão na parede vaginal anterior e os da mão que está na fossa ilíaca. Normalmente, os anexos não são palpáveis e são indolores. Dor à palpação de anexo pode sugerir, inflamação ou infecção (doença inflamatório pélvica), assim como à mobilização do colo e do útero. O ovário palpável tem uma consistência fibroelástica, ovalada, e bem delimitada. O biotipo da mulher pode influenciar o exame vaginal, pois excesso de tecido adiposo abdominal pode dificultar a palpação do fundo uterino e anexos.

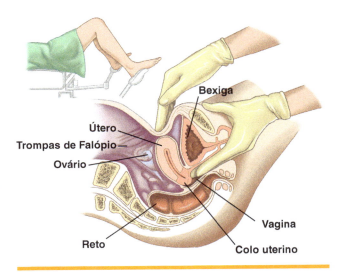

Figura 4.

A avaliação de pontos de dor, pode refletir estruturas pélvicas que não pertencem a vagina, útero e ovários. São exemplos os músculos do assoalho pélvico, parede vesical posterior e parede anterior do reto. A palpação e identificação de alterações nessas estruturas demanda avaliação especializada e complemento com exames laboratoriais e de imagem em algumas situações. Com um toque vaginal unidigital, pode-se também fazer a avaliação da força e tônus do assoalho pélvico, porém tal avaliação é específica e pertence a área de atuação voltada a este seguimento, como por exemplo a fisioterapia, a uroginecologia e a sexologia.

Na gestação, o toque bimanual fica impossibilitado, sobretudo após o primeiro trimestre. O toque obstétrico tem por finalidade avaliação da dilatação, posição, esvaecimento e consciência do colo uterino, da descida do polo cefálico ou pélvico fetal e da estrutura da pelve óssea e ligamentos do trajeto de parto e não serão abordados neste capítulo.

CASO CLÍNICO

Mulher, 37 anos, nega patologias prévias, hábitos e alergias. No momento faz uso apenas do contraceptivo hormonal oral com boa adaptação. Há 8 dias, vem notando corrimento de odor fétido, sem prurido. Refere ser casada e que seu marido é seu parceiro único no momento, porém refere que marido viaja muito e teme por ter adquirido alguma Infecção Sexualmente Transmissível (IST).

Ao exame genito-urinário: Vulva tem pilificação e coloração habitual. É observada lesão verrucosa, única, de aproximadamente 0,5 cm em região de sulco interlabial que a paciente acreditava ser uma "pinta". O exame de inspeção não acrescenta outras informações exceto pela presença de um conteúdo vaginal esbranquiçado se exteriorizando pelo introito vaginal. Ao exame especular, foi observado pregueamento vaginal habitual e mucosa rosada, sem outras lesões. No fundo de saco é observado conteúdo fluido, branco-acinzentado. Neste momento foi optado pela coleta de material para avaliação de lâmina a fresco e Whiff test, e colocado uma fita de pH em contato com a mucosa vaginal. Após retirada dos instrumentos, procedeu-se ao toque vaginal que evidenciou: colo de consistência fibroelástica, móvel e indolor a mobilização; útero encontrava-se em antero-versoflexão e indolor a palpação e não foram identificadas massas anexiais.

O pH da parede vaginal foi de 5,0, a coleta de material foi realizada em duas lâminas, em uma delas foi pingado uma gota de KOH10% e na outra Soro Fisilógico 0,9% e sobre esta depositada uma lamínula para visualização no microscópio. O teste das aminas (Whiff test) foi positivo e ao microscópio foram visualizadas "clue cells".

Comentários

A paciente procurou atendimento médico devido a uma queixa muito frequente no consultório ginecológico que é a presença de vulvovaginite. Embora o medo de transmissão sexual esteja no coletivo popular, uma vez que a infecção envolve o órgão sexual, situações como candidíase, conteúdo fisiológico, presença de flora citolítica e a vaginose bacteriana não são considerar ISTs. Alguns estudos demonstram que mulheres que fazem sexo com mulheres podem compartilhar floras vaginais, embora não seja considerada uma IST(10,11).

Embora a queixa seja prioritariamente vaginal, o exame ginecológico inclui avaliação da vulva e dos órgãos pélvicos através de inspeção e do toque vaginal bimanual. Esta abordagem permitiu o diagnóstico de uma lesão vegetante, única, papulosa, de aproximadamente 0,5 cm em região de sulco interlabial, que a paciente acreditava ser uma "pinta". Tal descrição, no entanto, é típica de infecção pelo HPV (papiloma vírus) na sua forma de lesão clínica de verruga genital. Não existe necessidade de complementação diagnóstica para esta lesão, no entanto, é possível a biópsia excisional da mesma. Na maioria dos casos, o tratamento é feito de forma empírica destruindo-se quimicamente com ácido tricloroacético a 90%, cauterização com o bisturi elétrico, excisão com bisturi frio ou estimulando a exposição de antígenos ao sistema imune através do imiquimode (12). Como a lesão por HPV é uma IST, é importante conversar de forma clara com a paciente sobre orientações de cuidados e transmissibilidade, incluindo a prevenção e investigação de outras ISTs.

O exame especular é essencial no diagnóstico da queixa desta paciente. Note que o exame começa pela avaliação clínica do corrimento, com suas características: cor, consistência, localização, presença ou não de grumos, bem como a identificação de processo inflamatório local e possíveis alterações no colo secundárias à vulvovaginite. Após a avaliação do conteúdo vaginal se coloca fita de avaliação do pH na parede vaginal, enquanto se realiza a coleta de material no fundo de saco vaginal em duas lâminas, sob visualização direta. Uma destas lâminas receberá uma gota de soro fisiológico e a outra receberá uma gota do Hidróxido de Potássio (KOH10%), que favorece a liberação de proteínas voláteis como a putrescina, a cadaverina e a trimetilamina, aminas que produzem odor desagradável de "peixe" tornando o teste de Whiff, ou teste das aminas, positivo. Algumas pacientes referem aparecimento desse odor durante a menstruação e ato sexual, pois tanto sangue quanto o sêmen apresentam pH básico e favorecem a volatização dessas aminas. A outra lâmina que recebe a gota de soro fisiológico recebe uma lamínula e é levada ao microscópio ao aumento de 40 vezes a fim de identificar o agente. A tabela 1 traz estas característicarefs diagnósticas da vaginose bacteriana(13).

Embora o exame de toque desta paciente não traga achados positivos, o seu exame é essencial durante avaliação de vulvovaginites, uma vez que a identificação de conteúdo patológico vaginal associado a achados do toque como dor a mobilização uterina e à palpação dos anexos, podem sugerir Doença Inflamatória Pélvica.

A Vaginose Bacteriana, diagnóstico do corrimento em questão, não é um IST, e é clinicamente diagnosticada através dos critérios de Amsel. A presença de 3 dos 4 critérios de Amsel sugerem o diagnóstico (tabela 1). Nesse caso clínico a paciente apresenta os 4 critérios positivos.

É importante frisar para a dona Márcia que seu quadro de corrimento vaginal não é uma IST e, portanto, não demanda tratamento da parceria, sendo tratamento tópico ou oral com medicações antibióticas a conduta. No entanto, ao exame ginecológico foi observada uma lesão sugestiva de condiloma acuminado, transmitida pelo HPV que é uma IST. Discutir risco de contaminação e tratamento da infecção viral é importante, bem como orientar a parceria da paciente em procurar atendimento médico se apresentar lesões clínicas. É importante ressaltar que a paciente refere que lesão está ali há algum tempo, e não podemos afirmar que a transmissão ocorreu com o parceiro atual, mas é importante orientar o diálogo do casal a respeito do assunto.

Tabela 1:

	CANDIDÍASE	VAGINOSE BACTERIANA	TRICOMONÍASE
Característica	Esbranquiçado, com grumos ou placas e prurido intenso, presença de escoriações e sem odor.	Acinzentada ou branca, homogênea, pode apresentar bolhas com odor fétido.	Amarela ou esverdeada com bolhas, sinais de inflamação no colo, vagina ou vulva podendo apresentar odor fétido.
pH	≤ 4,5	> 4,5	> 4,5
Teste das aminas	Neg	+	Pode ser positivo
Lâmina à fresco	Presença de pseudohifas	Presença de "clue cells"	Presença de protozoário flagelado

CASO CLÍNICO

Mulher, 33 anos, comparece ao pronto atendimento ansiosa com queixa de sangramento aumentado via vaginal há 3 dias. Notou que na data de hoje está com sangramento abundante, com saída de coágulos. Não faz uso de contraceptivos hormonais, utiliza apenas preservativo masculino irregularmente. Refere ciclos irregulares e de grande volume, chegando a ter intervalo de 90 dias entre as menstruações. De antecedentes pessoais, ela tem dois partos anteriores e nega patologias de base ou uso de medicações. Nega vícios e não possui história pessoal ou familiar para câncer de mama e útero, porém refere que a mãe teve leiomiomatose e retirou útero aos 48 anos de idade. Está com rotina de colpocitologia atrasada (último exame há 5 anos), tem parceiro único no momento e nega queixas relacionadas à vida sexual. Iniciou ciclos menstruais aos 11 anos, com desenvolvimento adequados dos caracteres secundários na adolescência.

Ao exame, a paciente está hipocorada de 2+/4, desidratada +1/4, apresenta pulso de 110 bpm, e pressão arterial de 130 x 85 mmHg. Paciente apresenta distribuição aumentada de pelos em região de mento, raiz de coxa, dorso e abdome, além de acne grau II em face, busto e costas. À inspeção vulvar, observa que sangramento se exterioriza pelo introito vaginal e não se identificam lesões outras regiões da vulva e períneo que possam originar a queixa. O exame especular não identifica lesão macroscópica na vagina ou no colo do útero, há moderada quantidade de sangue em fundo de saco vaginal, enegrecido, sem odor fétido que se exterioriza pelo OCE. Assim como na vulva, não se identificam outras lesões sangrantes em parede vaginal. O toque bimanual, o colo uterino tem consistência fibroelástica, idolor, de mobilidade preservada, útero em anteroversoflexão e intrapélvico, não foram palpadas massas anexiais.

Paciente foi encaminhada a sala de observação para estabilização e condução do caso.

Comentários

O sangramento uterino anormal é condição frequente, chegando atingir até 40% das mulheres no mundo(14). O Sistema FIGO-1 definiu que o sangramento uterino normal é considerado nas situações em o sangramento tem duração de até 8 dias, com intervalo de 24 e 38 dias, com variação entre o maior e menor ciclo dos últimos seis meses menor do que 10 dias e o volume considerado normal pela paciente, sendo esta uma variável subjetiva da paciente (15). Qualquer situação que não se encaixe nesta situação é considerada Sangramento Uterino Anormal (SUA).

No caso em questão, a mulher refere padrão de sangramento de grande volume e ciclos com frequência maior do que 38 dias, dados que diagnosticam SUA. A investigação das causas de SUA deve começar por uma boa anamnese e exame físico minucioso. É importante conhecer padrão prévio de sangramento (e informações como data da última menstruação – DUM e uso de métodos contraceptivos), identificar as características do sangramento, bem como sintomas associados a queixa. Quanto ao exame físico, deve-se atentar para estabilidade hemodinâmica da paciente e identificar a origem do sangramento para definição do tratamento e investigação.

A mulher em questão refere um padrão de sangramento conhecido como infrequente (chega a durar 90 dias) e com grande volume (chega a perder coágulos) no período menstrual. Associada a essa queixa, paciente apresenta aumento de pelos em distribuição androgênica e acne, achados clínicos que associados a irregularidade menstrual podem sugerir o diagnóstico de Síndrome dos Ovários Policísticos (SOP).

Segundo o *Advanced Trauma Life Support* (ATLS), perdas sanguíneas associadas à taquicardia (frequências cardíacas entre 100 e 120) e pressão arterial normal, classificam a condição hemodinâmica do paciente como classe II. Isto significa que há risco de perda de até 30% da volemia, demandando recuperação volêmica e medidas de suporte para estabilização da paciente. E este deve ser o primeiro passo na condução desta paciente.

O exame físico genital identifica que o sangramento tem origem uterina e não traz outros achados em vagina ou colo uterino. A investigação laboratorial dessa queixa inicia-se afastando gestação que é uma das principais causas de sangramento irregular no menacme com teste de gravidez. A positividade no exame conduz a paciente a estabilização clínica e encaminhamento a serviço de obstetrícia, sendo que nestes casos o sangramento pode ser decorrente de perdas gestacionais, mola hidatiforme ou gravidez ectópica. Supondo que no caso acima a investigação para gravidez seja negativa, deve-se complementar a investigação com exames de imagem, hemograma e dosagens hormonais para avaliar possibilidade de anemia e afastar causas orgânicas e hormonais de sangramento.

SINOPSE DO CAPÍTULO

- O exame ginecológico completo de forma sistemática contempla exame das mamas, da vulva, especular e toque vaginal.
- O exame ginecológico expõe a intimidade da mulher e a informação prévia sobre o que será realizado é importante para que a mulher se sinta confortável e segura.
- Durante o exame, solicitar permissão para toque e introdução de instrumentos fazem parte da boa prática ginecológica.
- Embora, no passado fosse recomendado o exame ginecológico completo, atualmente há uma tendência a direcionar o exame às necessidades da mulher, seja por sintoma referido ou rastreamento.
- Para investigação de corrimento, dispareunia, dor pélvica e sangramento devem ser realizados exame especular e toque vaginal, além do exame geral e palpação de abdome.

REFERÊNCIAS

1. Carrara HHA, Duarte G, Philbert PMP. Semiologia Ginecológica. Medicina, Ribeirão Preto, 1996: 29: 80-87.
2. Guirguis-Blake JM, Henderson JT, Perdue LA. Periodic Screening Pelvic Examination: Evidence Report and Systematic Review for the US Preventive Services Task Force. JAMA. 07 de 2017;317(9):954–66.
3. Drope, J. et al. The Tobacco Atlas. Atlanta: American Cancer Society and Vital Strategies, 2018. Disponível em: https://tobaccoatlas.org/topic/deaths/.
4. Migowski A, Silva GA e, Dias MBK, Diz MDPE, Sant'Ana DR, Nadanovsky P. Diretrizes para detecção precoce do câncer de mama no Brasil. II - Novas recomendações nacionais, principais evidências e controvérsias. Cad Saúde Pública [Internet]. 21 de junho de 2018 [citado 29 de agosto de 2020];34(6). Disponível em: http://www.scielo.br/scielo.php?script=sci_arttext&pid=S0102-311X2018000600502&lng=pt&tlng=pt
5. De Freitas R, Hamed H, Fentiman I. Fine needle aspiration cytology of palpable breast lesions. Br J Clin Pract. 1992;46(3):187–90.
6. Nazário ACP, Rego MF, Oliveira VM de. Nódulos benignos da mama: uma revisão dos diagnósticos diferenciais e conduta. Rev Bras Ginecol Obstet. abril de 2007;29(4):211–9.
7. Pollock GR, Twiss CO, Chartier S, Vedantham S, Funk J, Arif Tiwari H. Comparison of magnetic resonance defecography grading with POP-Q staging and Baden–Walker grading in the evaluation of female pelvic organ prolapse. Abdom Radiol [Internet]. 12 de novembro de 2019 [citado 29 de agosto de 2020]; Disponível em: http://link.springer.com/10.1007/s00261-019-02313-8
8. Baden WF, Walker TA, Lindsey JH. The vaginal profile. Tex Med 1968; 64:56-8.
9. MInistério da Saúde. Caderno de atenção básica 13 - Controle dos canceres de colo do útero e da mama. 2013.
10. Takemoto MLS, Menezes M de O, Polido CBA, Santos D de S, Leonello VM, Magalhães CG, et al. Prevalence of sexually transmitted infections and bacterial vaginosis among lesbian women: systematic review and recommendations to improve care. Cad Saude Publica. 25 de 2019;35(3):e00118118.
11. Evans AL, Scally AJ, Wellard SJ, Wilson JD. Prevalence of bacterial vaginosis in lesbians and heterosexual women in a community setting. Sexually Transmitted Infections. 11 de julho de 2007;83(6):470–5.
12. Gupta AK, Browne M, Bluhm R. Imiquimod: A Review. Journal of Cutaneous Medicine and Surgery: Incorporating Medical and Surgical Dermatology. 1º de dezembro de 2002;6(6):554–60.
13. Amsel R, Totten PA, Spiegel CA, Chen KCS, Eschenbach D, Holmes KK. Nonspecific vaginitis. The American Journal of Medicine. janeiro de 1983;74(1):14–22.
14. Singh S, Best C, Dunn S, Leyland N, Wolfman WL, Leyland N, et al. Abnormal Uterine Bleeding in Pre-Menopausal Women. Journal of Obstetrics and Gynaecology Canada. maio de 2013;35(5):473–5.
15. Munro MG, Critchley HOD, Fraser IS, the FIGO Menstrual Disorders Committee. The two FIGO systems for normal and abnormal uterine bleeding symptoms and classification of causes of abnormal uterine bleeding in the reproductive years: 2018 revisions. Int J Gynecol Obstet. dezembro de 2018;143(3):393–408.

19 O Exame Gênito-Urinário Masculino

Antonio Carlos Heider Mariotti

INTRODUÇÃO

A avaliação inicial do sistema genitourinário (GU) contempla a obtenção de uma história clinica completa, da execução de um exame físico completo e da realização de um exame de urina. Esses princípios básicos ditam e orientam a avaliação diagnóstica subsequente. A anamnese é primordial para avaliação do paciente masculino, e uma história bem obtida frequentemente elucidará o diagnóstico provável.

Os principais sintomas trazidos pelo paciente masculino são dor, hematúria, sintomas irritativos e obstrutivos do trato urinário baixo, sintomas sexuais e ejaculatórios. Portanto, cada um desse sintomas devem ser minuciosamente explorados em todos seus caracteres propedêuticos.

A anamnese do paciente urológico deve ser orientada essencialmente no sentido de identificarem-se as lesões do trato urinário e a preservação da sua função deve ser objetivo final de qualquer conduta urológica. A existência de febre, vômitos, toxemia e comprometimento do estado geral em pacientes com infecção urinária sugere comprometimento renal. Os quadros de cistite ou uretrite são essencialmente afebris e sem manifestações gerais. Nas crianças, mais propensas a refluxo vesico ureteral que o adulto, predominam os quadros de pielonefrite durante os surtos de infecção urinária. Anemia, perda de peso e hipertensão aparecem em pacientes com insuficiência renal crônica, e refletem destruição irreversível do parênquima renal. Os antecedentes pessoais e familiares do paciente podem fornecer informações valiosas para a obtenção do diagnóstico. Traumatismos lombares, abdominais, pélvicos e escrotais associam-se, às vezes, a lesões do trato urogenital. Manifestações urológicas atuais podem ser explicadas por antecedentes de tuberculose pulmonar ou eliminações de cálculos. A presença de anomalias obstrutivas do trato urinário deve ser lembrada em paciente com surtos recidivantes de infecção.

CARACTERES PROPEDÊUTICOS UROGENITAIS

Dor de origem do trato geniturinário

A dor proveniente do trato geniturinário pode ser bastante intensa e geralmente está associada a processo obstrutivos ou inflamatórios. A litíase urinária quando obstrutiva costuma gerar intensas dores súbitas. A retenção urinária por obstrução uretral seja prostática ou outra causa também é bastante dolorosa geralmente acompanhada por parada de eliminação de urina. Os processos inflamatórios e/ou infecciosos do trato GU provocam dor devido edema e distensão da cápsula que envolve o órgão. Assim, as pielonefrite, prostatites e epididimites costumam ser bastante dolorosas, podendo ser acompanhadas com sintomas irritativos do trato urinário baixo.

Entretanto os tumores no trato GU raramente causam dor, a menos que produzam obstrução ou se estendam além do órgão primário para envolver os nervos adjacentes. Portanto, a dor associada a doenças malignas do GU é geralmente uma manifestação tardia e um sinal de doença avançada.

Dor de origem renal

A dor de origem renal geralmente localiza-se no ângulo costovertebral ipsilateral, imediatamente lateral ao músculo sacroespinhal e abaixo da 12ª costela. A dor é causada por distensão aguda da cápsula renal, geralmente por inflamação ou obstrução. A dor pode irradiar pelo flanco anteriormente em direção ao abdome superior e ao umbigo e pode ser referida ao testículo ou grandes lábios. A dor produzida pela obstrução do ureter é tipicamente do tipo cólica, momento em que a pressão na pelve renal aumenta conforme o ureter se contrai na tentativa de eliminar uma obstrução. (Figura 1)

A dor renal também pode ser confundida com a dor resultante da irritação dos nervos costais, mais comumente

T10-T12. Essa dor tem uma distribuição semelhante do ângulo costovertebral ao longo do flanco em direção ao umbigo, porém não é de natureza cólica e a intensidade da dor radicular pode ser alterada pela mudança de posição.

Deve-se ressaltar que muitas doenças renais urológicas são indolores ou podem apresentar dor crônica insidiosa, porque sua progressão é tão lenta que não ocorre distensão capsular subitamente. Essas doenças incluem câncer, pielonefrite crônica, cálculo renais, tuberculose, rim policístico e hidronefrose devido à obstrução ureteral crônica.

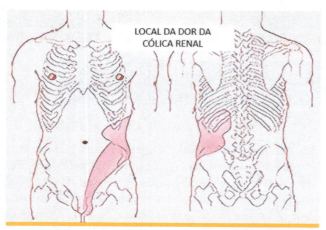

Figura 1. Localização da dor de origem renal e ureteral.

Dor de origem ureteral

A dor ureteral geralmente é aguda e secundária à obstrução. A dor resulta da distensão aguda do ureter e por peristalse e espasmo do músculo liso do ureter na tentativa de aliviar a obstrução, geralmente produzida por um cálculo ou coágulo sanguíneo. (Figura 1) O local da obstrução ureteral muitas vezes pode ser determinado pela localização da dor referida. Com a obstrução do ureter médio direito, a dor se refere ao quadrante inferior direito do abdome (ponto de McBurney) e, portanto, similar a apendicite; do lado esquerdo se refere ao quadrante inferior esquerdo e se assemelha à diverticulite. Além disso, a dor pode ser irradiada ao escroto no homem ou aos grandes lábios na mulher e frequentemente pode produz sintomas de irritabilidade vesical, como: urgência miccional e disúria.

Dor de origem vesical

A bexiga hiperdistendida do paciente em retenção urinária aguda causa dor intensa na região suprapúbica. Fora isso, a dor suprapúbica constante não relacionada ao ato de urinar geralmente não é de origem urológica. Condições inflamatórias da bexiga geralmente produzem desconforto suprapúbico intermitente. Pacientes com cistite às vezes sentem dor suprapúbica aguda e penetrante no final da micção, e isso é denominado estrangúria associado ou não a polaciúria e disúria.

Dor de origem prostática

A dor prostática geralmente é secundária a inflamação e distensão da cápsula prostática. Comumente mal localizada, podendo o paciente se queixar de dor abdominal inferior, inguinal, perineal, lombo-sacra, peniana e/ou retal. A dor prostática está frequentemente associada a sintomas urinários irritativos, como frequência e disúria ou dor uretral que irradia para glande.

Dor testicular

A dor testicular devido a trauma, infecção ou torção do cordão espermático é muito intensa e sentida localmente, embora possa haver alguma irradiação do desconforto ao longo do cordão espermático para o abdome inferior. A dor causada por um cálculo ureteral pode ser referida ou irradiada para o testículo ipsilateral.

Dor peniana

A dor no pênis flácido geralmente é secundária à inflamação na bexiga ou na uretra, com dor referida que é sentida ao máximo no meato uretral. Alternativamente, a dor peniana pode ser produzida por parafimose, uma condição na qual o prepúcio peniano não circuncidado fica preso atrás da glande, resultando em obstrução venosa e ingurgitamento doloroso da glande. A dor cônica em pênis ereto geralmente é causada pela doença de Peyronie (curvatura peniana). A dor aguda em pênis ereto geralmente é causada por priapismo ou fratura de pênis.

ALTERAÇÕES DA COR E ASPECTO DA URINA

Normal:

- amarelo-claro ou amarelo escuro.

Urina Avermelhada:

- Hematúria: presença de sangue na urina podendo ser macro ou microscópica; total/inicial (sangramento renal ou ureteral); inicial/terminal (colo vesical, próstata ou uretra posterior); terminal - lesões do trígono vesical. Pode estar acompanhada de febre, calafrios e disúria (sugere infecção bacteriana), se vier com cólica (litíase urinária).

- Hemoglobinúria: hemoglobina livre na urina (malária, leptospirose, transfusão incompatível, icterícia hemolítica);

- Mioglobinúria: destruição muscular maciça por traumatismos, exercícios intensos, crises convulsivas.

- Porfirinúria: porfirinas (molécula do ciclo da hemoglobina).
- Colúria: (aspecto de coca-cola) associado a aumento das bilirrubinas.
- Outros: alimentos (ex: beterraba), medicamentos (rifampicina, fenazopiridina)
- Urina Turva: infecção urinária, cistite, pielonefrite, abscessos: renal, perirrenal, uretral ou prostático.
- Piúria: quantidade anormal de leucócitos na urina (infecções);
- Quilúria: obstrução de ductos linfáticos

Urina Espumosa:

- Proteinúria – alta concentração de proteína na urina
- Hiperfosfatúria

Urina com odor fétido:

- Liberação de amônia
- Infecções;
- Medicamentos

Alterações do volume urinário:

- Oligúria: volume urinário < 400 ml/dia
- Anúria: volume urinário < 100 ml/24h
- Poliúria: volume urinário > 2500 ml/dia

Sintomas do Trato urinário baixo

Os sintomas do trato urinário baixo são separados em irritativos e obstrutivos. (Tabela 1)

Polaciúria e Urgência configuram uma diminuição do limiar de excitação vesical. Inflamações da mucosa vesical ou redução do tamanho da bexiga tornam o órgão sensível a pequenos acúmulos de urina, de modo que o paciente apresenta desejos frequentes para urinar com pequenos volumes em cada micção, caracterizando a polaciúria. A necessidade imperativa de urinar é considerada a urgência miccional. Dentre as causas mais importantes de polaciúria destacam-se os quadros de infecção, irradiação e cálculos vesicais. As doenças que produzem contração fibrosa da bexiga causando urgência são: tuberculose, cistite intersticial, processos obstrutivos infra-vesicais e compressões extrínsica da bexiga.

A disúria caracteriza-se pela sensação dolorosa e desconforto para urinar geralmente associado a ardor uretral. A disúria resulta da inflamação da mucosa vesical e da uretra posterior e está frequentemente presente nos casos de cistites e prostatites.

Retenção urinária aguda é a incapacidade de eliminar a urina, provocando distensão vesical com dor suprapúbica intensa e globo vesical palpável no abdome.

Tabela 1: Sintomas do trato urinário baixo

Obstrutivos	Irritativos
Esforço miccional	Urgência miccional
Hesitação	Polaciúria
Gotejamento final	Nictúria
Jato fraco	Urgência
Jato interrompido	Dor suprapúbica
Esvaziamento incompleto	
Incontinência paradoxal	
Retenção urinária	

De origem prostática

A avaliação da gravidade dos sintomas irritativos e obstrutivos da próstata pode ser feita através de um questionário, o qual o próprio paciente responde as perguntas, chamado de International Prostatic Symptom Score – IPSS. São classificados em leve, moderado e grave. (Tabela 2)

Hematúria

Hematúria é a presença de sangue na urina. Pode ser identificada como macroscópica, a qual o paciente observa a saída de sangue na urina, ou microscópica, a qual é identificada apenas nos exames laboratoriais de análise urinária. Hematúria de qualquer grau não deve ser ignorada e, em adultos, deve ser considerada como um sintoma de malignidade urológica até prova em contrário. Os caracteres propedêuticos devem ser questionados, como: Em que momento da micção ocorre a hematúria (início, meio ou fim), se existe dor associada, se há presença de coágulos.

O momento da hematúria durante a micção frequentemente indica o local de origem. A hematúria inicial geralmente surge origem uretral. A hematúria total é mais comum e indica que o sangramento é provavelmente proveniente da bexiga ou do trato urinário superior. A hematúria terminal ocorre no final da micção e geralmente é secundária à inflamação na área do colo da bexiga ou da uretra prostática.

A hematúria geralmente é indolor exceto quando associada a inflamação ou obstrução do trato urinário. Quando

Tabela 2: IPSS - International Prostatic Symptom Score

Escore Internacional de Sintomas Prostáticos IPSS (Internacional Prostatic Symptom Score)
Associação Americana de Urologia
Versão traduzida para língua portuguesa

O IPSS é um questionário auto-aplicável composto de perguntas que avaliam a frequência de sete (7) sintomas associados a HPB (Hiperplasia Prostática Benigna). A oitava pergunta, avalia a qualidade de vida do homem em relação ao seu ato de urinar. A soma destas pontuações fornece o escore de sintomas, que podem variar de 0 a 35 pontos ajudando na avaliação do seu urologista.

Faça o seu teste – Responda as perguntas abaixo:

1	No último mês, quantas vezes, em média, você teve a sensação de não esvaziar complemente a bexiga, depois de terminar de urinar?	0 Nenhuma vez	1 Menos de 1 vez em cada 5	2 Menos que a metade das vezes	3 Cerca de metade das vezes	4 Mais que a metade das vezes	5 Quase sempre	
2	No último mês, quantas vezes, em média, você teve que urinar de novo menos de 2 horas depois de terminar de urinar?	0 Nenhuma vez	1 Menos de 1 vez em cada 5	2 Menos que a metade das vezes	3 Cerca de metade das vezes	4 Mais que a metade das vezes	5 Quase sempre	
3	No último mês, quantas vezes, em média, você notou que parava e recomeçava várias vezes quando urinava?	0 Nenhuma vez	1 Menos de 1 vez em cada 5	2 Menos que a metade das vezes	3 Cerca de metade das vezes	4 Mais que a metade das vezes	5 Quase sempre	
4	No último mês, quantas vezes, em média, você notou que foi difícil conter a vontade de urinar?	0 Nenhuma vez	1 Menos de 1 vez em cada 5	2 Menos que a metade das vezes	3 Cerca de metade das vezes	4 Mais que a metade das vezes	5 Quase sempre	
5	No último mês, quantas vezes, em média, você notou que o jato urinário estava fraco?	0 Nenhuma vez	1 Menos de 1 vez em cada 5	2 Menos que a metade das vezes	3 Cerca de metade das vezes	4 Mais que a metade das vezes	5 Quase sempre	
6	No último mês, quantas vezes, em média, você teve que fazer força para começar a urinar?	0 Nenhuma vez	1 Menos de 1 vez em cada 5	2 Menos que a metade das vezes	3 Cerca de metade das vezes	4 Mais que a metade das vezes	5 Quase sempre	
7	No último mês, quantas vezes, em média, você teve que se levantar em cada noite para urinar?	0 Nenhuma vez	1 Menos de 1 vez em cada 5	2 Menos que a metade das vezes	3 Cerca de metade das vezes	4 Mais que a metade das vezes	5 Quase sempre	
QV +	Se você tivesse que passar o resto da vida urinando como está agora, como é que você se sentiria?	0 Ótimo	1 Muito bem	2 Satisfeito	3 Mais ou menos	4 Insatisfeito	5 Péssimo	Não somar
							TOTAL	

*Qualidade de vida
Sintomas Leves: escore de 0 a 7
Sintomas Moderados: escore de 8 a 19
Sintomas Severos: escore de 20 a 35

associado a disúria, corresponde a principal causa de hematúria, infecção urinária. A hematúria quando associada dor lombar geralmente resulta de obstruções dos ureteres. Quando aparece após os 50 anos, a causa mais comum é o tumor de bexiga.

Hematospermia

Hematospermia é a presença de sangue no ejaculado. Geralmente é autolimitada com resolução espontânea e raramente está associada a qualquer patologia urológica significativa, porém quando persiste por várias semanas, a etiologia deve ser investigada. Tuberculose urogenital, carcinoma da próstata, carcinoma de células transicionais da próstata e amiloidose são possíveis causas de hematospermia.

Pneumatúria

Pneumatúria é a presença de gás na urina. As causas comuns incluem diverticulite, carcinoma do cólon sigmóide e enterite regional (doença de Crohn) e cirurgias prévias.

SEMIOTÉCNICA – HISTÓRIO E EXAME FÍSICO

Uma história minuciosa e uma avaliação dos sintomas com questionamento de todos caractéres propedêuticos irão sugerir se um exame completo ou limitado é indicado e também ajudar a direcionar a seleção apropriada de estudos diagnósticos subsequentes. Geralmente o exame físico do trato genito-urinário pode ser realizado de forma direcionada.

Semiotécnica Renal

Inspeção Renal

Massas abdominais vísiveis na região superior podem sugerir tumores de rim. Edemas e sinais inflamatórios da pele em região dorsal pode ser secundário a abscesso perinéfrico.

Palpação Renal

Por se tratar de um órgão retroperitoneal e sua posição anatômica, os rins são difíceis de palpar, na sua normalidade impalpáveis. A parte inferior do rim direito às vezes pode ser sentida, especialmente em pacientes magros. As manobras de palpação renal podem ser executadas pelos processos de Glenard (figura 2), Israel (figura 3), Goelet (figura 4).

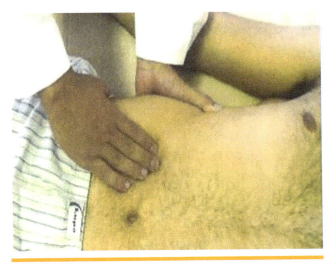
Figura 2. Manobra de Glenard

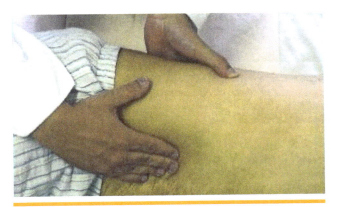
Figura 3. Manobra de Israel

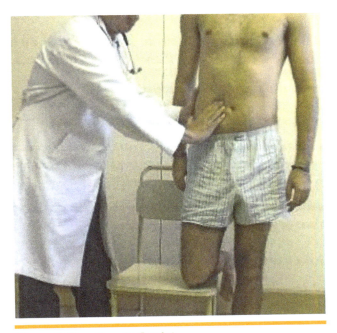
Figura 4. Manobra de Goelet

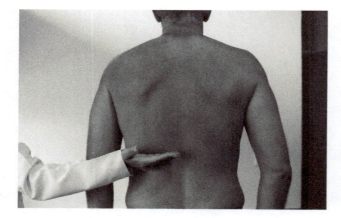

Sinal de Giordano

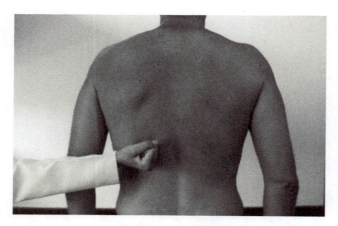

Punho-percussão de Murphy

Figura 5. Manobra de Giordano a direita. Manobra de Murphy esquerda.

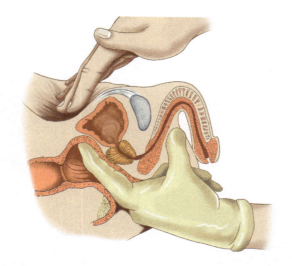

Figura 6. Manobra de palpação bimanual da bexiga no homem.

Percussão Renal

A percussão tem um particular valor na avaliação semiologia renal. Duas manobras de percussão, conforme figura abaixo, trazem grande informação quando há presença de processos inflamatórios ou neoplásico renais. Trata-se do Sinal de Giordano quando a dor a percussão da loja renal e a Punho Percussão de Murphy. (Figura 5)

Ausculta

A ausculta das áreas costovertebrais e quadrantes abdominais superiores pode revelar um sopro sistólico, frequentemente associado a estenose ou aneurisma da artéria renal. Sopros nas artérias femorais podem ser encontrados em associação com a Síndrome de Leriche, que pode ser uma causa de impotência.

Semiotécnica da Bexiga

Uma bexiga normal não pode ser palpada até que haja ao menos 150 mL de urina. A partir disso a bexiga pode ser palpada e percutida. A percussão é melhor do que a palpação para diagnosticar uma bexiga distendida, a qual se identifica macicez a percussão de região suprapúbica.

A bexiga pode ser avaliada pelo exame bimanual cuidadoso, palpando-se a região suprapúbica com a mão esquerda e intróito anal com a mão direita, sendo uma boa técnica para avaliar a extensão regional de um tumor na bexiga ou outra massa pélvica. A bexiga é palpada entre o abdômen e o reto. (Figura 6).

Semioténica Peniana

O pênis deve ser avaliado por uma boa inspeção. Alterações visuais muitas vezes já levam ao diagnóstico. Deve ser analisado a presença de secreções, tumores, verrugas, úlceras, inflamações, mal formações, tamanho, curvaturas, feridas e posição do meato uretral. Na palpação, o prepúcio deve ser recolhido para examinar se há tumor ou balanopostite (inflamação do prepúcio e glande do pênis). A maioria dos cânceres de pênis ocorre em homens não circuncidados e surge no prepúcio ou na glande do pênis. A posição do meato em posições mais proximais sugere hipospádia ou epispádia. A pele peniana deve ser examinada para a presença de vesículas superficiais compatíveis com herpes e para úlceras que possam indicar doenças sexualmente transmissíveis ou tumores. A presença de verrugas venéreas (condiloma acuminado), que aparecem como lesões irregulares, papilares e aveludadas na genitália masculina sugere infecções por papiloma vírus humano (HPV)

A diáfise dorsal do pênis deve ser palpada quanto à presença de placas fibróticas ou cristas típicas da doença de Peyronie que cursam com curvatura peniana.

Semiotécnica do Escroto

O escroto deve ser examinado para anormalidades dermatológicas alterações de pelos e glândulas sudoríparas, é um local frequente de infecção local e cistos sebáceos.

Os testículos devem ser palpados suavemente entre as pontas dos dedos de ambas as mãos. Testículos anormalmente pequenos sugerem hipogonadismo ou uma endocrinopatia, como a doença de Klinefelter.

A Presença de nódulos no testículo deve ser considerada um tumor maligno até prova em contrário. O epidímio deve ser palpável como uma crista posterior a cada testículo. Massas no epidídimo (espermatocele, cisto e epididimite) são quase sempre benignas.

O cordão espermático é examinado com o paciente em pé. Uma varicocele é uma veia espermática dilatada e tortuosa que se torna mais evidente quando o paciente realiza uma manobra de Valsalva sendo a principal causa de infertilidade masculina.

A transiluminação é útil para determinar se as massas escrotais são sólidas (tumor) ou císticas (hidrocele, espermatocele). Uma pequena lanterna ou cabo de luz de fibra óptica é colocada atrás do escroto. Uma massa cística transilumina facilmente com aspecto de escroto vermelho, enquanto a luz não é transmitida por um tumor sólido.

A região inguinal deve ser examinada para verificação da presença de hérnias. O dedo indicador do médico deve ser inserido suavemente no escroto e invaginado no anel inguinal externo. Uma vez localizado o anel externo, o médico deve colocar a ponta dos dedos da outra mão sobre o anel inguinal interno e pedir ao paciente realize a manobra de Valsalva. A hérnia inguinal será sentida como uma protuberância que toca a digital ou a ponta do dedo do médico.

Semioténica do Toque Retal – Avaliação da Próstata

O toque retal deve ser realizado ao final do exame físico. Pode ser feito com o paciente em pé e curvado sobre a mesa de exame ou em posição de litotomia. O dedo indicador enluvado e lubrificado é inserido suavemente no ânus. Apenas uma falange deve ser inserida inicialmente para dar tempo ao ânus para relaxar e acomodar facilmente o dedo. Deve ser avaliado o tônus do esfíncter anal, um esfíncter anal flácido ou espástico sugere alterações para o diagnóstico de doença neurogênica. O dedo indicador então percorre a próstata a qual normalmente é do tamanho de uma castanha e tem uma consistência semelhante à da eminência tenar contraída do polegar.

Deve-se avaliar a próstata quanto a consistência, tamanho e presença de dor ou nódulos. Próstata aumentadas sugerem hiperplasia próstatica, presença de dor a palpação sugere quadro de prostatites e nódulos palpáveis a presença de tumores de próstata. (Figura 7)

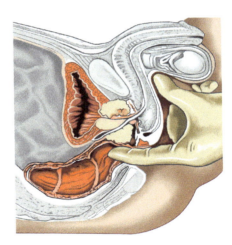

Figura 7. Toque retal

REFERÊNCIAS

1. Austin P.F, Stuart BB, Bower W, Chase J, Franco I, Hoebeke P, RittigS, et al. The standardization of terminology of lower urinary tract function in children and adolescents: Update report from the standardization committee of the International Children's Continence Society. Neurourol Urodyn 2016 Apr;35(4):471-81. doi: 10.1002/nau.22751. Epub 2015 Mar 14
2. PORTO, C.C. Semiologia Médica. 8ª ed. Rio de Janeiro: Guanabara Koogan, 2019
3. Martinez B. Semiologia Geral e Especializada. 1ª ed. Rio de Janeiro: Guanabara Koogan, 2013
4. SWARTZ M.H. Tratado de Semiologia Médica. 7ª Ed. Rio de janeiro. Elsevier, 2015
5. Semiotécnica da observação clínica – Jose ramos Jr. - Savier – são Paulo – 1986 – 7ª edição.
6. Campbell-Walsh – Urology - 10th Edition - Elsevier – 2012.
7. John Reynard, Simon Brewster, Suzanne Biers - Oxford Handbook of Urology - 3rd Ed - Oxford University Press - 2013.

Parte II

Abordagem dos Principais Sinais e Sintomas Semiológicos

20 Dor

Guilherme Antonio Moreira de Barros
Fernanda Bono Fukushim

INTRODUÇÃO

A dor é uma experiência individual, complexa e multidimensional[11]. A Associação Internacional para o Estudo da Dor define a dor como uma experiência sensitiva e emocional desagradável associada, ou semelhante àquela associada, a uma lesão tecidual real ou potencial.[40] Um grande desafio na abordagem de um paciente com dor é a sua avaliação e a mensuração da intensidade. Muitas vezes, o profissional de saúde se depara com uma variedade de dificuldades que pode envolver desde a seleção do instrumento de mensuração apropriado adaptado às peculiaridades do paciente, a interpretação desses dados até mesmo o registro de forma confiável e válido dos dados em prontuário.[44]

Além do exame clínico do indivíduo portador de dor, no processo de avaliação da sua dor é necessário atentar para algumas informações fundamentais (Quadro 1).[24,17]

Como a anamnese e exame físico do paciente portador de dor não são totalmente distintos ao que ocorre com pacientes com outros tipos de queixas, este texto dará ênfase aos instrumentos empregados para a mensuração da dor.

Avaliação do paciente com dor

A avaliação do paciente com dor deve incluir história clínica, exame físico, história da dor e avaliação da funcionalidade. Paralelamente a esta avaliação é fundamental a pesquisa das causas subjacentes, em especial aquelas relacionadas à potencial ameaça à vida do indivíduo e/ou presença de doença grave. Do mesmo modo, o tratamento da causa deve ocorrer ao mesmo tempo que a abordagem do sintoma, ambos direcionados à causa da dor. O profissional deve incentivar o auto relato, orientando o paciente a descrever sua experiência dolorosa tal como ele a vivencia.

Anamnese

Quadro 1. Informações fundamentais na anamnese do paciente com dor

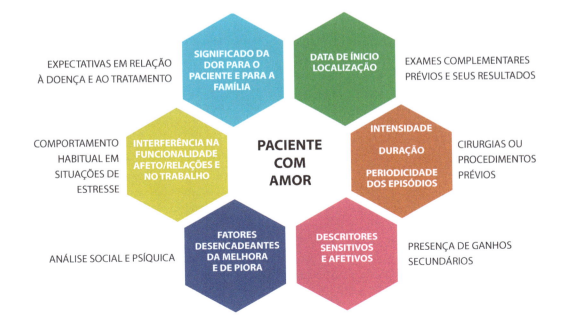

O momento da anamnese é fundamental para a criação do vínculo entre o profissional de saúde e o paciente. De forma ideal, deve-se estar aberto para ouvir atentamente a história do paciente, evitando-se interferências no relato, estimulando que o mesmo descreva as suas queixas e o seu entendimento sobre os fatores causais da sua dor. Deve-se, entretanto, avaliar sinais e sintomas específicos e, para isso, o questionamento ativo é fundamental já que o paciente pode não dar valor, ou hipervalorizar, dados da história clínica a depender do seu ponto de vista.

A dor crônica persistente está frequentemente relacionada a experiências desagradáveis com o sistema de saúde que são vivenciadas pelo paciente, isso porque muitos profissionais não sabem lidar com as queixas dolorosas complexas. A anamnese do paciente com queixa dolorosa deve envolver perguntas objetivas, com o intuito de obter respostas para diagnóstico da fisiopatologia, anatomia, classificação e etiologia da dor.

A avaliação da funcionalidade é fundamental, seja das atividades da vida diária ou mesmo da influência da dor nas relações interpessoais, no trabalho e na qualidade de vida. Para tal, recomenda-se utilizar instrumentos padronizados, como o Pequeno Questionário sobre Dor – Versão simplificada (PQD) ou questionários específicos como o Oswestry (para dor lombar), WOMAC (para osteoartrose), FIQ (para fibromialgia), entre outros. Tais instrumentos possuem caráter multidimensional, ou seja, avaliam, além da intensidade da dor, a resposta a tratamentos e o impacto na funcionalidade e qualidade de vida do indivíduo.[18,28,4,32]

A qualidade de vida pode ser avaliada por diversos instrumentos e, entre eles, o Questionário SF-36, validado para o português brasileiro, é de simples aplicação. Este instrumento é composto por 36 itens, seu escore máximo 100, e corresponde ao melhor estado de saúde.[9]

A avaliação da funcionalidade do paciente portador de dor crônica e de enfermidade grave, possui instrumentos específicos. A escala de Karnofsky, elaborada na década de 40, extensivamente utilizada por serviços de oncologia, mas pode ser útil na avaliação de um paciente portador de doença avançada. Ela infere sobre o bem estar e as atividades da vida diária. É um indicador de qualidade de vida consagrado e correlaciona-se com a sobrevida em pacientes oncológicos.[8,19,16]

Exame Físico

O exame físico geral envolve a avaliação dos sinais vitais, inspeção geral, pele, IMC, ausculta pulmonar e cardíaca, e deve ser realizado em todos os pacientes. No paciente portador de dor, entretanto, após o exame geral se realiza o exame físico direcionado à queixa do paciente, cabendo aqui cuidados a depender das queixas apresentadas (caso o paciente apresente dor ao toque deve-se ter cuidado em não provocar mais dor ao examinar a região, por exemplo).

A área dolorosa é avaliada a partir da inspeção e palpação, acompanhada de avaliação da localização (dermátomos e miótomos), da função motora, dos reflexos tendinosos profundos, do tônus e força muscular, da marcha e do equilíbrio. Esta avaliação pode ser realizada em sequência, a depender da origem e queixa.[20]

A avaliação da sensibilidade é parte importante do exame em caso de suspensão de dor neuropática. Esta avaliação pode envolver a aplicação de um chumaço de algodão sobre a pele suavemente (sensibilidade tátil), o estímulo com material pontiagudo (sensibilidade dolorosa), a aplicação de objetos quentes ou frios (sensibilidade térmica) e a avaliação da sensibilidade vibratória por meio de diapasão. Nesse processo o lado acometido pela dor é comparado com o a mesma área contralateral quando a dor é unilateral e, quando bilateral, a comparação é realizada entre regiões proximal e distal à dor.[20]

Ainda no que se refere à avaliação da sensibilidade, a relação entre a aplicação do estímulo e a percepção do mesmo é avaliada de forma quantitativa (hipo ou hiper fenômeno), qualitativa, espacial e temporal. As perdas sensoriais devem ser registradas em termos qualitativos (sensibilidade tátil, dolorosa, vibratória e térmica), quantitativa (dor ao toque – alodínea; dor à pressão – hiperalgesia). A extensão do acometimento sensorial deve ser sempre documentada.[23,20]

Mensuração da dor

A definição de dor atende a complexidade da sua mensuração: experiência sensitiva e emocional desagradável.[40] Dessa forma, baseia-se no auto relato (experiência) do paciente mas, tal qual a estimativa sensorial, a avaliação do componente emocional é parte desse processo.[20] A dor é sempre uma experiência total que pode envolver medo, insegurança e ansiedade. Tais fatores relacionam-se fisiologicamente à ativação neuroendócrina e ao estado de hipervigilancia cerebral, alterações que se relacionam à intensificação da experiência dolorosa. Identificar fatores psicossociais que exacerbam a experiência dolorosa enriquecem a avaliação do paciente.[3]

A mensuração da intensidade da dor, entretanto, será sempre uma medida subjetiva, ainda que de grande importância. A partir dessa avaliação é possível estabelecer o acompanhamento da evolução do quadro doloroso e lançar um olhar critico sobre a efetividade das terapias introduzidas.[20]

Até o presente momento, não existe um instrumento ideal (quadro 2) para mensuração da experiência dolorosa e o auto relato é considerado o padrão ouro. Os instrumentos de auto relato constituem a forma aceita atualmente para a medição da dor tanto na prática clínica como no desenvolvimento de pesquisas, afinal, tais classificações refletem processos nociceptivos específicos que precisam ser avaliados e tratados.[3]

Quadro 2. Instrumento ideal de avaliação da dor

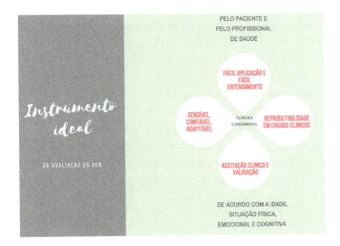

Os instrumentos utilizados para a mensuração da dor podem ser classificados em unidimensionais e multidimensionais.

Instrumentos unidimensionais

Avaliam apenas uma dimensão ou componente da dor, em geral a intensidade.[45,36] São, em geral, de aplicação fácil, rápida e de baixo custo.[28] O escore obtido reflete a experiência total do paciente, além da nocicepção especificamente. Assim, tais instrumentos avaliam a maneira como a dor se comporta temporalmente. Dentre estes instrumentos se pode citar:

Escala numérica verbal: pede-se ao paciente para, verbalmente, em uma escala de 11 pontos (0 a 10, ou de 0 a 100), pontuar a intensidade da sua experiência dolorosa. Quanto maior o valor, maior a intensidade da dor.

Escala numérica visual:[48] consiste em uma régua graduada em onze partes iguais, numeradas sucessivamente de 0 a 10. O paciente é orientado a apontar o ponto que reflete a dor naquele momento. Nessa régua o ponto de partida (zero) corresponde a classificação "sem dor" e o final (dez), a "pior dor possível".[10]

Escala analógica visual:[48] trata-se de uma linha horizontal de 10 cm de comprimento, em uma de suas extremidades encontra-se a frase "sem dor" e, na outra, "pior dor possível". O paciente é orientado a realizar a marcação com um traço no ponto que representa a intensidade da sua dor.[10]

Escala Numérica Visual

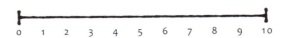

Escala Analógica Visual

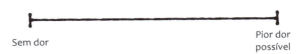

Escala de faces: utiliza uma série de faces categorizadas para expressar níveis progressivos de angústia-dor. Solicita-se ao paciente que escolha a face que melhor representa a intensidade de sua dor.[49]

Escala adjetival: o paciente qé orientado a quantificar sua experiência dolorosa usando expressões adjetivais representativas de diferentes intensidades de dor (nenhuma dor, dor leve, dor moderada, dor forte, dor insuportável e a pior dor possível).[1]

Escalas comportamentais: São utilizadas em pacientes que não-verbais, podendo envolver crianças ou idosos incapazes de comunicar-se efetivamente.[2] São exemplos de escalas comportamentais a Escala Comportamental de Dor (*Behavioral Pain Scale*)[33] e a FLACC (um acrônimo para: Face, Legs, Activity, Cry, Consolability).[46]

Instrumentos multidimensionais

A dor possui além da dimensão sensitiva, também denominada discriminativa, as dimensões afetivo-motivacionais e cognitivas. Com o intuito de enriquecer a avaliação do paciente, as escalas unidimensionais evoluíram para as escalas multidimensionais. Nessas escalas, os pacientes são orientados a utilizar diferentes descritores para caracterização da experiência dolorosa. São avaliadas as dimensões sensorial-discriminativa (como o paciente percebe a dor), motivacional-afetiva (como o paciente sente a experiência dolorosa) e cognitivo-avaliativa (como o doente expressa a experiência vivenciada da dor).[18,37] Outros instrumentos avaliam alterações fisiológicas (frequência cardíaca, pressão arterial, saturação de oxigênio) e comportamentais (posição, choro, face) e possuem, como vantagem, o fato de conseguirem avaliar a dor de forma ampliada, entretanto sua aplicação pode ser complexa, limitando seu uso.[26,28]

Dentre os instrumentos multidimensionais pode-se citar:

Questionário de dor McGill: avalia vários aspectos da dor por meio de múltiplos descritores. Os descritores são divididos em quatro grupos: sensorial discriminativo, afetivo motivacional, avaliativo cognitivo e miscelânea. A partir desse questionário pode-se obter a medida do índice numérico de descritores escolhidos e o índice de dor. O índice numérico de descritores corresponde ao número de palavras escolhidas pelo paciente para caracterizar a sua dor, sendo, no máximo, uma palavra de cada subgrupo, com o valor máximo de 20. O índice de dor é calculado pela somatória dos valores das intensidades de cada descritor (0-5), tendo este o máximo de 78. Este questionário conta também com um diagrama corporal para localização das áreas dolorosas e questões que avaliam a dor quanto a sua periodicidade e duração.[28]

Inventário Breve de Dor: trata-se de um instrumento graduado em 11 pontos (0-10) que avalia as seguintes dimensões: intensidade, interferência da dor na habilidade para caminhar, atividades diárias do paciente, no trabalho, atividades sociais, humor e sono. A avaliação da intensidade da dor acontece também através de escala analógica visual de 11 pontos. Nesse questionário o paciente é interrogado sobre a intensidade da dor vivenciada no momento do preenchimento do questionário e também a mais intensa, a menos intensa e a média da dor das últimas 24 horas.[28]

DN4: trata-se de um instrumento desenvolvido e validado na França por Bouhassira[7] e validado para o português por Santos.[42] É uma ferramenta de rastreio, para a dor neuropática. Utiliza como base sete questões e exame físico (3 questões). Validado para aplicação por especialistas no tratamento da dor ou por generalistas. Sete dos itens são termos descritivos relacionados a descritores da dor referidas pelo paciente, e os três itens restantes correspondem a dados do exame físico realizado pelo clínico. No exame físico procura-se identificar a presença de regiões de hipoestesia ao tato ou à picada ou regiões de alodinia tátil. Cada questão é classificada em presente (escore 0) ou ausente (escore 1). A pontuação total possível é igual a 10. O DN4 tem demonstrado ter excelentes propriedades no rastreio/identificação de dor associada a lesões do sistema nervoso (central ou periférico), tendo revelado muito boa especificidade (90%) e sensibilidade (83%). O ponto de corte recomendado para este índice, isto é, o ponto que melhor maximiza sensibilidade e especificidade simultaneamente no diagnóstico de dor neuropática, corresponde a escore superior a quatro.

Avaliação da dor em populações especiais

Diante da complexidade e subjetividade dessa avaliação, alguns grupos merecem instrumentos adaptados característica específicas, como por exemplo, crianças, adultos e pacientes restritos cognitivamente.[44]

Avaliação da dor em crianças

Apesar do auto relato ser o indicador mais simples e confiável da intensidade da dor, ele é inviabilizado às crianças não verbais (SBED, 2011). O uso das escalas unidimensionais, como a numérica ou a analógica visual, é possível em crianças a partir dos 8 anos de idade. Nas crianças cognitivamente intactas de 4 a 8 anos de idade, ferramentas como a escala de faces ou a escala Oucher (a criança escolhe uma entre seis fotografias de rostos de crianças indicando intensidade de dor) são uma opção válida.[29]

Em crianças de 1 a 3 anos de idade a avaliação ocorre de forma indireta com o uso de indicadores comportamentais tais como: movimentação do corpo e choro, agressividade, localização da dor com a mão, busca pelos pais, atividade facial e insônia (SBED, 2011).[15] Em algumas escalas essas medicas podem estar associadas a medidas de resposta biológica à dor, como a frequência cardíaca, a saturação de oxigênio e a pressão arterial, entretanto essas medidas são mais fidedignas para mensuração da dor aguda. Deve-se ter claro que em situação de alterações de tais parâmetros clínicos, tais quais as doenças com risco de morte eminente (hipóxia, retenção de CO_2 e hipoglicemia, por exemplo), devem sempre ser investigadas (SBED, 2011).

Na população neonatal, utilizam-se indicadores não verbais, como os fisiológicos, bio-comportamentais e comportamentais como parâmetros para avaliação da dor. Nessa faixa etária, a avaliação torna-se ainda mais desafiadora pois comportamentos típicos de dor podem ser confundidos com alterações secundárias à ventilação mecânica, às intervenções farmacológicas e às restrições físicas inerentes ao cuidado na Unidade de Tratamento Intensivo Neonatal.[29]

Algumas questões devem ser consideradas na assistência à população pediátrica e neonatal:[50]

- a queixa álgica, da forma como é descrita pela criança, é o melhor indicador;
- a presença de alterações comportamentais como choro, irritabilidade, isolamento social, distúrbios do sono e da alimentação podem ser indicativos de dor;
- recém-nascidos e crianças menores possuem as fibras dolorosas ainda sem toda mielinização, isto se reflete em um retardo maior entre o estimulo doloroso e a resposta cortical. Esta faixa etária, entretanto, é bastante sensível aos estímulos dolorosos e pode ter mais propensão a desenvolver alterações nas vias nociceptivas e, consequentemente, dor crônica.[14] Nestes casos a os indicadores de dor são a presença de mudanças comportamentais e de variações fisiológicas

(frequência cardíaca, frequência respiratória e pressão arterial). Alterações nas concentrações de catecolaminas, hormônio do crescimento, glucagon, cortisol, aldosterona e outros corticosteróides, bem como a supressão da secreção de insulina, também podem ser considerados como variações fisiológicas indicativas de dor;[35,22]

- a causa da dor deve sempre ser pesquisada.[31,43]

Avaliação da dor em idosos

O tratamento da dor na população geriátrica impõem outras dificuldades, uma vez que ela está associada à grande morbidade e à piora expressiva da qualidade de vida.[1] Nessa população a avaliação e o tratamento da dor devem levar em consideração as mudanças físicas e psíquicas relacionadas ao envelhecimento.[38] Uma avaliação abrangente é a base para o tratamento adequado da dor.[30,27]

Apesar de terem se mostrado úteis para pacientes em idade avançada,[38] as escalas numéricas e verbais são muito limitadas, ou não são aplicáveis, em pessoas que não são comunicativas, em pacientes com deficiência cognitiva[5] e com habilidades limitadas de comunicação verbal ou déficits cognitivos.[51,21,12]

Nesses casos, os sinais indiretos da presença de dor, tais como expressão facial de tensão, restrição da mobilidade, postura encurvada, alteração do ritmo respiratório, mudanças de comportamento, perda de apetite, distúrbios do sono, confusão, piora do estado geral, taquicardias, ansiedade, caretas, franzimento da testa ou uma mímica rígida, devem ser considerados.[25]

Apesar da transpiração poder estar presente como sinal de dor em pacientes mais jovens não comunicativos, isto não pode ser observado na população geriátrica. Nessa população o fenômeno de dissipação de calor pela transpiração não é garantido.[38] Nesse grupo etário, os cuidadores e f,amiliares desempenham papel importante no reconhecimento desses sinais precocemente.[13]

Foram desenvolvidas escalas especificas para a mensuração da dor em pacientes restritos verbalmente e cognitivamente, como por exemplo, a *Echelle Comportementale pour Personnes Agées* (ECPA - Escala de Comportamento para Idosos) e o *Beurteilung von Schmerz bei Demenz* (BESD - avaliação da dor em demência),[6] a *Pain Assessment Checklist for Seniors with Limited Ability to Communicate* (PACSLAC), a Doloplus-2 e a *Pain Assesement in Advanced Dementia* (PAINAD).[51]

A escala PAINAD é um instrumento graduado em 11 pontos, com indicadores categorizados em "Expressão facial", verbalizações/vocalizações e "Linguagem corporal"[51] que se encontra validado e adaptado para português do Brasil.[39]

Exames complementares

Não existem testes diagnósticos específicos para investigação da dor. A solicitação de exames deve ser direcionada pela história clínica com o objetivo de afastar diagnósticos diferenciais.

CONSIDERAÇÕES FINAIS

A qualidade subjetiva da dor reflete na sua difícil quantificação e qualificação. Uma avaliação/mensuração adequada deve abarcar a intensidade, a qualidade, a duração, a localização, os fatores associados ao fenômeno, e as repercussões nas esferas biológicas, sociais e espirituais do paciente.

A dor é um sintoma vital que deve ser, dentro do contexto de atenção a saúde, avaliado e gerenciado adequadamente.[34] A mensuração da dor deve ser orientada, com o uso de escalas adequadas, de acordo com as especificidades do paciente (idade, condição geral, desempenho cognitivo, entre outros).[44] A mensuração/avaliação eficaz da dor permite oferecer uma assistência de qualidade aos pacientes, extinguindo, ou ao menos atenuando, as consequências prejudiciais que a dor não tratada acarreta para a vida daqueles que são atormentados por ela.

REFERÊNCIAS

1. Andrade FA, Pereira LV, Sousa FAEF. Mensuração da dor no idoso: uma revisão. Rev Latino-am Enfermagem 2006 março-abril; 14(2):271-6.
2. Azevedo-Santos IF et al. Validação da versão Brasileira da Escala Comportamental de Dor (Behavioral Pain Scale) em adultos sedados e sob ventilação mecânica. Rev Bras Anestesiol. 2017;67(3):271-7.
3. Bačkonja MM, Farrar JT. Are Pain Ratings Irrelevant? Pain Med. 2015 Jul;16(7):1247-50.
4. Ball C, Westhorpe RN. The history of pain measurement. Anaesth Intensive Care. 2011 Jul;39(4):529.

5. Basler HD, Hesselbarth S, Schuler M. Schmerzdiagnostik und -therapie in der Geriatrie. Teil 1: Schmerzdiagnostik. Schmerz. 2004;18:317-26.
6. Basler HD, Hüger D, Kunz R, et al. Beurteilung von Schmerz bei Demenz (BESD): Untersuchung zur Validität eines Verfahrens zur Beobachtung des Schmerzverhaltens. Schmerz. 2006;20:519-26.
7. Bouhassira D, Attal N, Alchaar H, et al. Comparison of pain syndromes associated with nervous or somatic lesions and development of a new neuropathic pain diagnostic questionnaire (DN4). Pain. 2005;114(1-2):29-36.
8. Burton AW, Chai T, Smith LS. Cancer pain assessment. Curr Opin Support Palliat Care. 2014 Jun;8(2):112-6.
9. Ciconelli RM, Ferraz MB, Santos W, Meinão I, et al. Tradução para a língua portuguesa e validação do questionário genérico de avaliação de qualidade de vida SF-36 (Brasil SF-36). Rev Bras Reumatol. 1997; 39:143-50.
10. Ciena AP et al. Influência da intensidade da dor sobre as respostas nas escalas unidimensionais de mensuração da dor em uma população de idosos e de adultos jovens. Semina: Ciências Biológicas e da Saúde. 2008; 29(2): 201-12.
11. Clark WC, Yang JC, Tsui SL, Ng KF, Bennett Clark S. Unidimensional pain rating scales: a multidimensional affect and pain survey (MAPS) analysis of what they really measure. Pain 2002;98:241-7.
12. Closs SJ, Barr B, Briggs M. Cognitive status and analgesic provision in nursing home residents. Br J Gen Pract, 54(509): 919-21, 2004.
13. Cohen-Mansfield J, Creedon M. Nursing staff members perceptions of pain indicators in persons with severe dementia. Clin J Pain. 2002;18(1):64-73.
14. Cong X, McGrath JM, Cusson RM, Zhang D. Pain assessment and measurement in neonates: an updated review. Adv Neonatal Care. 2013 Dec;13(6):379-95.
15. Craig KD, Whitfield MF, Grunau RV, et al. Pain in the preterm neonate: behavioral and physiological indices. Pain 1993;52(3):287-99.
16. Dalal S, Bruera E. Assessing cancer pain. Curr Pain Headache Rep. 2012;16(4):314-24.
17. Feldt KS, Ryden MB, Miles S. Treatment of pain in cognitively impaired compared with cognitively intact older patients with hip-fracture. J Am Geriatr Soc 1998 sep; 46(9):1079-85.
18. Ferreira KA, Jacobsen Teixeira M, Mendonza TR, et al. Validation of brief pain inventory to Brazilian patients with pain Supp Care Cancer. 2011;19:505–511
19. Fisch MJ, Burton AW. Cancer pain management. New York: McGraw-Hill, Medical Pub Division; 2007; 319 xv.
20. Fishman S, Ballantyne JC, Rathmell JP, et al. Bonica's management of pain, 4th ed. Baltimore, MD: Lippincott, Williams & Wilkins; 2010; 1661 xxxiii.
21. Frampton M. Experience assessment and management of pain in people with dementia. Age Ageing. 200;32(3):248-51.
22. Guinsburg R. Avaliação e tratamento da dor no recém-nascido. J. Pediatr. (Rio J.). 1999;75(3):149-60.
23. Hardy JD, Wolff HG, Goodell H. Studies on pain. A new method for measuring pain threshold: observations on spatial summation of pain. J Clin Invest 1940; 19(4):649-57.
24. Herr KA, Mobily T, Kohout FJ, Wagenaar D. Evaluation of the faces pain scale for use with elderly. Clin J Pain 1998 jan; 14(1):29-38.
25. Horgas AL, Elliott AF, Marsiske M. Pain assessment in persons with dementia: Relationship between self-report and behavioral observation. J Am Soc Ger. 2009;57(1):126-32.
26. Huskisson EC. Measurement of pain. Lancet 1974;2(7889):1127-31.
27. Manfredi PL, Breuer B, Meier DE, Libow L. Pain assessment in elderly patients with severe dementia. J Pain Symptom Manage. 2003; 25(1):48-52.
28. Martinez JE, Grassi DC, Marques LG. Análise da aplicabilidade de três instrumentos de avaliação de dor em distintas unidades de atendimento: ambulatório, enfermaria e urgência. Rev. Bras. Reumatol. 2011 Aug; 51(4):304-8.
29. Maxwell LG, Malavolta CP, Fraga MV. Assessment of pain in the neonate. Clin Perinatol. 2013 Sep;40(3):457-69.
30. McAuliffe L. Pain assessment in older people with dementia: literature review. J Adv Nurs. 2009;65(1):2-10.
31. McGrath PJ et al. Report of the Subcommithes on assement and methodologic issues in the management of pain in childhood cancer. Pediatrics. 1990;86(5):814-7.
32. Melzack R. The McGill pain questionnaire: from description to measurement. Anesthesiology 2005; 103(1):199-202.
33. Morete MC, Mofatto SC, Pereira CA, Silva AP, Odierna MT. Tradução e adaptação cultural da versão portuguesa (Brasil) da escala de dor Behavioural Pain Scale. Rev Bras Ter Intensiva. 2014;26(4):373-8.
34. Morone NE, Weiner DK. Pain as the fifth vital sign: exposing the vital need for pain education. Clin Ther. 2013 Nov;35(11):1728-32.

35. Parras C. Dor no recém-nascido. São Paulo: Hospital Israelita Albert Einstein; 2002.
36. Pimenta CAM. Escalas de avaliação de dor. In: Teixeira MD (ed.) Dor conceitos gerais. São Paulo: Limay 1994; 46-56.
37. Pimenta Cibele Andrucioli de Mattos, Teixeira Manoel Jacobsen. Questionário de dor McGill: proposta de adaptação para a língua portuguesa. Rev. esc. enferm. USP. 1996 Dec;30(3):473-83.
38. Pinter G, Likar R, Anditsch M, Bach M, Böhmer F, Friedrich M. Problems of pain measurement and pain therapy in the elderly. Wien Med Wochenschr. 2010 May;160(9-10):235-46.
39. Pinto MC, Minson FP, Lopes AC, Laselva CR. Adaptação cultural e validação da reprodutibilidade da versão em português (Brasil) da escala de dor Pain Assessment in Advanced Dementia. Einstein. 2015;13(1):14-9.
40. Raja SN, et al. The revised International Association for the Study of Pain definition of pain: concepts, challenges, and compromises. Pain 2020; Maio 23 (online ahead of print)
41. Rigotti MA, Ferreira AM. Intervenções de enfermagem ao paciente com dor. Revista Arquivos de Ciências da Saúde da UNIPAR. 2005 jan./mar.;12(1):50-4.
42. Santos JG, Brito JO, Andrade DC, et al. Translation to Portuguese and Validation of the Douleur Neuropathique 4 Questionnaire. J Pain. 2010;11(5):484-490.
43. Schechter NL et al. Report of the Consensus Conference on the Management of pain in childhood cancer. Pediatrics. 1990;86(5):818-34.
44. Schmitter M, List T, Wirz S. The assessment of pain intensity using one-dimensional scales. Z Evid Fortbild Qual Gesundhwes. 2013;107(4-5):279-84.
45. Scott PJ, Ansell BM, Huskinsson EC. Measurement of pain in juvenile chronic polyarthritis. Ann Rheum Dis 1977; 36(2):186-7.
46. Silva FC, Thuler LCS. Tradução e adaptação transcultural de duas escalas para avaliação da dor em crianças e adolescentes. J Pediatr. 2008;84(4):344-9.
47. Sociedade Brasileira para o Estudo da Dor (SBED). Dor na criança - Avaliação e Terapêutica. Fascículo 2. 2011.
48. Sousa FAEF. Dor: o quinto sinal vital. Rev. Latino-Am. Enfermagem. 2002;10(3): 446-7.
49. Stuppy DJ. The faces pain scale: reliability and validity with mature adults. Appl Nurs Res, 1998 may; 11(2):84-9.
50. Torritesi P, Vendrúsculo DMS. A dor na criança com câncer: modelos de avaliação. Rev.latinoam. enfermagem. 1998;6(4):49-55.
51. Zwakhalen SM, Hamers JP, Abu-Saad HH, Berger MP. Pain in elderly people with severe dementia: A systematic review of behavioural pain assessment tools. BMC Geriatr. 2006 Jan 27;6:3.

21 Abordagem do Edema

Gustavo Navarro Betônico

INTRODUÇÃO

Define-se edema como acúmulo de fluido no tecido intercelular que resulta de uma expansão anormal no volume de fluido intersticial. Compartimentos fluidos no corpo humano estão divididos entre os espaços intersticial e intravascular e são regulados pelo gradiente de pressão hidrostática capilar e pelo gradiente de pressão oncótica através do capilar. O espaço extracelular constitui cerca de um terço da água corporal total, que é ainda dividida em volume plasmático intravascular (25%) e o espaço intersticial extravascular (75%). O equilíbrio de fluidos entre esses compartimentos é mantido por pressões hidrostáticas e pressões oncóticas descritas por Starling, associadas à permeabilidade da parede do vaso e à competência do sistema linfático. O edema ocorre quando condições locais ou sistêmicas interrompem esse equilíbrio, levando ao aumento da pressão hidrostática capilar, aumento do volume plasmático, diminuição da pressão oncótica plasmática (hipoalbuminemia), aumento da permeabilidade capilar ou obstrução linfática.[1,2]

ETIOLOGIA E FISIOPATOLOGIA

As duas etapas básicas envolvidas na formação do edema são alterações na hemodinâmica capilar que favorece o vazamento de fluido do compartimento vascular para o interstício e retenção renal de sódio e água via sistema renina-angiotensina-aldosterona, habitualmente como mecanismo compensatório. Assim, qualquer obstrução ou expansão venosa local ou sistêmica no volume de plasma leva a um aumento na pressão hidrostática que predispõe ao edema. A difusão de grandes quantidades de água e eletrólitos para o compartimento intersticial obriga compensatoriamente a retenção renal de sódio e água a fim de manter o volume intravascular e a estabilidade hemodinâmica. Na insuficiência cardíaca, assim como na insuficiência hepática grave, tal cascata neuro-humoral desencadeada para manter o volume circulante ocorre pela vasoconstrição renal em resposta à norepinefrina e aumento da reabsorção de sódio mediada por angiotensina-II, associada ao aumento da reabsorção de sódio e água nos túbulos coletores mediados por aldosterona e hormônio antidiurético. Além disso, fatores derivados do endotélio, como óxido nítrico e prostaglandinas limitam ainda mais a excreção de sódio e água, promovendo edema.[3]

Em relação à manutenção da pressão coloidosmótica intravascular, a albumina é a principal proteína sérica envolvida, e um nível plasmático abaixo de 2 g/dl muitas vezes resulta em edema. Hipoproteinemia pode ocorrer em muitas condições, incluindo síndrome nefrótica, deficiência nutricional grave e insuficiência hepática síntese proteica estaria prejudicada.

O linfedema, edema de difícil tratamento e de frequência clínica variável é causado pela dificuldade no transporte linfático ocasionando acúmulo de fluido linfático no interstício, principalmente nas extremidades. Pode ser relacionado a neoplasias ou radioterapia em locais de drenagem linfática, assim como em lesões crônicas do subcutâneo causadas por celulites de repetição ou em locais endêmicos, pela filariose.[1]

Alguns medicamentos, como bloqueadores de canais de cálcio, especialmente dihidropiridinas, são notórios causadores de edema periférico devido à vasodilatação arteriolar mais seletiva.[4,5]

Outras condições incomuns que levam a edema são mixedema, e o edema idiopático. O mixedema ocorre no hipotireoidismo, causando edema localizado mais frequentemente das pálpebras, rosto e mãos. Sua fisiopatologia envolve acúmulo de mucopolissacarídeos e proteínas no interstício devido a um aumento na permeabilidade capilar seguido de sódio e água, mas a fisiopatologia exata do mixedema não é totalmente compreendida.[2,6] O edema idiopático é ainda pouco compreendido e clinicamente afeta mulheres na pré-menopausa. Suas principais características são episódios periódicos de edema nas mãos, pernas e inchaço abdominal que não estão claramente relacionados ao ciclo menstrual. Acomete exclusivamente mulheres, é

Tabela 1. Causas de edema. AINEs: anti-inflamatórios não esteroidais. RT: radioterapia

Aumento da Pressão Hidrostática Capilar	Redução da Pressão Coloidosmótica	Outros
Hipertensão venosa regional	**Perda proteica**	**Obstrução linfática**
Trombose venosa profunda Síndrome compartimental Insuficiência venosa crônica	Síndrome Nefrótica Pré-eclâmpsia Enteropatia disabsortiva	Filariose Neoplasia linfática/linfonodo Pós-Rt ou linfadenectomia
Hipertensão venosa sistêmica	**Redução da síntese proteica**	**Miscelânea**
Insuficiência cardíaca Pericardite Hipertensão pulmonar Cirrose / Insuficiência hepática	Desnutrição Enteropatia disabsortiva Cirrose / Insuficiência hepática	Mixedema Lipedema Edema idiopático
Aumento do volume plasmático	**Aumento da permeabilidade capilar**	**Aumento da permeabilidade arteriolar**
Gravidez Edema pré-menstrual Insuficiência renal AINEs, corticosteroides)	Queimaduras Picada de insetos Traumas Celulites Reação al´gica	Bloqueadores de canais de Cálcio

Adaptado de: Goyal A. Cusick AS, Bansal P. Peripheral Edema. (Updated 2020 Feb 17). In: StalPearls (Internet). Treasure Island (FL): StatPearls Publishing; 2020 Jan-. Available from: https://www.ncbi.nlm.nih.gov/books/NBK554452/.

mais frequente na terceira e quarta décadas de vida e por definição é um diagnóstico de exclusão.[7] As principais etiologias de edema estão listadas na tabela 2.

Achados na Anamnese

O edema pode afetar qualquer parte do corpo e seu espectro varia de inchaço local à anasarca, dependendo da patologia subjacente. Clinicamente, o edema generalizado não se torna perceptível até que o volume intersticial tenha aumentado em 2,5 a 3 litros porque os tecidos que compõem o interstício podem facilmente acomodar grandes volumes de fluido. Portanto, o peso de um paciente pode aumentar em até 5% antes de se perceber edema evidente.[2]

Dados importantes da anamnese incluem:

Duração do edema: Um tempo de evolução de 72h costuma ser usado para diferenciar o crônico do agudo, sendo que se o início for agudo, a trombose venosa profunda deve ser fortemente considerada.[8,9]

Sensibilidade: A trombose venosa profunda e o edema de etiologia inflamatória são geralmente mais dolorosos, porém, principalmente em idosos a insuficiência venosa crônica pode causar dores mais leves. Linfedema e lipedema são geralmente indolores.[8,9,10]

Comportamento do edema no decorrer do dia: Edema venoso e linfedema melhoram durante a noite, mas existe piora ao final da tarde. Na hipoalbuminemia o edema é predominantemente facial logo pela manhã.[11]

Dados de história que sugerem apneia do sono: Apneia do sono pode causar hipertensão pulmonar, que é uma causa comum de edema de membros inferiores.[9] Os achados que podem aumentar a suspeita de apneia do sono incluem ronco alto ou apneia notado pelo (a) parceiro (a) ou sonolência diurna, que pode ser avaliada objetivamente pela escala de Epworth.[12]

Presença de dispneia: o edema associado à insuficiência cardíaca, seja ela esquerda ou direita, é achado frequente, assim como a sua associação com hepatomegalia, inclusive derrames intracavitários (ascite, derrame pleural e pericárdico) em estágios mais avançados da doença. Classicamente o *cor pulmonale* relaciona-se com estase venosa e quadros de edema clinicamente mais evidente.[13]

Uso de medicamentos: Medicamentos como bloqueadores de canais de cálcio, vasodilatadores diretos, corticosteroides, anti-inflamatórios não hormonais e antidiabéticos orais a exemplo das tiazolidinedionas são causas comuns de edema de membros inferiores. Angioedema, que é um edema súbito, não compressível em pele e mucosas pode ser causado por ácido acetilsalicílico, inibidores da enzima conversora da angiotensina e bloqueadores de receptores da angiotensina [2,5,14,15]. A tabela 2 resume os principais medicamentos que devem ser investigados na história de um paciente portador de edema.

Histórico de doença sistêmica: Patologias cardíacas, hepáticas e renais podem estar associadas a edema, portanto dados clínicos sobre diurese, inversão do sono vigília, nictúria e urina espumosa podem auxiliar no sentido de identificar uma doença subjacente. Um eventual histórico de neoplasia pélvica/abdominal ou de história de ter sido submetido à radioterapia ou esvaziamento ganglionar pode direcionar a etiologia para um eventual linfedema.

Tabela 2 Medicações que podem ser responsáveis pelo edema	
Classe	Medicamentos
Antidepressivos	Inibidores da MAO, Trazodona
Antihipertensivos	Bloqueadores de canal de cálcio (anlodipina, nifedipina, etc), hidralazina, minoxidil
Imunossupressores	Ciclosporina, ciclofosfamida
Hormônios	Androgênios, estrogênio, corticosteroides, progesterona, testosterona.
Antidiabéticos	Pioglitazona
Antiinflamatórios não esteroidais	Ibuprofeno, celecoxib, piroxicam, diclofenaco, nimesulida

MAO: mono-amino-oxidase, Adaptado de Cho, S., & Atwood, J. E. (2002). Peripheral edema. The American Journal of Medicine, 113(7), 580–586[10].

Achados no Exame Físico

É importante salientar que no exame físico geral, marcha, taquipneia e decúbito preferencial podem sugerir a etiologia do edema, seja devido à claudicação em doenças vasculares, ou, em pacientes portadores de insuficiência cardíaca, a presença de ortopneia.

Os dados antropométricos são essenciais pois a obesidade relaciona-se com apneia do sono, insuficiência venosa e consequentemente, com edema. O edema relacionado à obesidade tem múltiplas etiologias, dentre elas a hipertensão pulmonar, a insuficiência linfática e eventualmente a presença proteinúria. É importante que se diferencia o edema da obesidade do lipedema, que é uma rara doença dolorosa do tecido gorduroso que afeta as mulheres após a puberdade e sempre se apresenta bilateralmente, com edema endurecido, sem sinal de cacifo. Um achado semiotécnico que diferencia o lipedema é encontrado no dorso do pé, que é poupado no lipedema, mas proeminentemente envolvido no linfedema[16]

Ao avaliar a distribuição do edema, se observado edema unilateral deve estar relacionado a causas locais como trombose venosa profunda, insuficiência venosa ou linfedema. O edema bilateral pode eventualmente ser devido a uma causa local, mas com maior frequência associa-se a

Diagrama para diagnóstico etiológico do edema

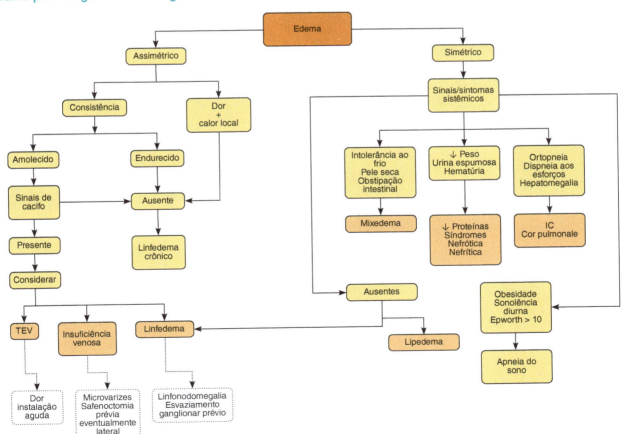

doenças sistêmicas, como insuficiência cardíaca ou doença renal. A anasarca associa-se à doença sistêmica e o achado de estertores assim como alterações na semiologia cardiopulmonar podem direcionar o médico ao diagnóstico correto.[17]

A consistência do edema tem papel importante na elucidação da etiologia, pois a trombose venosa profunda e o lipedema são frequentemente macios, assim como o edema da hipoalbuminemia e da insuficiência cardíaca. O linfedema habitualmente é mais endurecido e também de evolução mais insidiosa, mas em suas fases iniciais pode apresentar-se com consistência mais amolecida, inclusive com presença de cacifo. O sinal de Kaposi-Stemmer, sugestivo de linfedema, é a incapacidade de se beliscar uma dobra de pele sobre o dorso do pé na base do segundo dedo.[16–18]

Ao exame físico dos membros, principalmente inferiores, a presença de cordões varicosos sugere insuficiência venosa crônica, mas este não é um achado de elevada sensibilidade diagnóstica. A insuficiência venosa crônica está diretamente relacionada à incompetência venosa valvar, frequentemente causada por subsequentes episódios clínicos ou subclínicos de trombose, que levam à hipertensão venosa e consequente edema. Depósitos de hemossiderina nos membros inferiores e tornozelos, antes denominados dermatite ocre e atualmente, dermatite de estase, são achados dermatológicos consistentes com insuficiência venosa de longa data. Já na trombose venosa profunda de instalação aguda, os achados clínicos têm baixa sensibilidade e incluem edema simétrico, dor e às vezes, calor local.[19,20]

Assim como a dermatite de estase, outros achados dermatológicos podem auxiliar no diagnóstico etiológico do edema. Hiperqueratose com papilomatose é característica do linfedema crônica, já o edema da hipoalbuminemia é fina e brilhante. No edema associada à celulite cutânea, muitas vezes se encontra uma textura que lembra a casca de uma laranja. Já no mixedema, a pele fica amarelo-alaranjada e espessada.[2]

FOTOS DE EDEMA

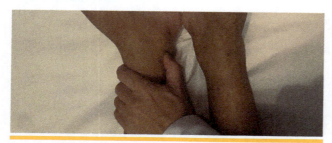

Figura 21.1. Edema assimétrico retro-maleolar esquerdo

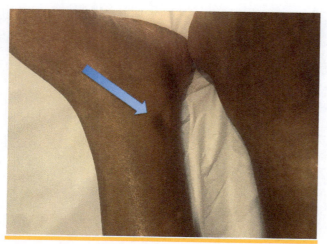

Figura 21.2. Edema maleolar (seta: sinal do cacifo)

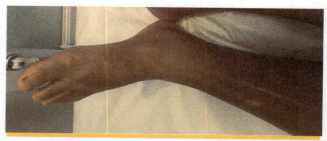

Figura 21.3. Edema assimétrico do MID, essencialmente no terço distal do MIE

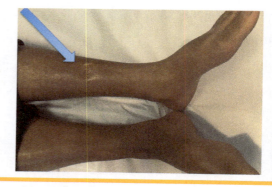

Figura 21.4. Edema do MIE (seta: sinal do cacifo)

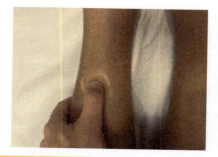

Figura 21.5. Técnica para avaliação do edema: sinal do cacifo, com a ponta do primeiro dedo sendo pressionada contra a tábua óssea da tíbia esquerda.

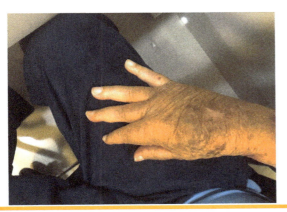

Figura 21.6. Edema postural da mão direita, secundário à imobilidade devido a acidente vascular encefálico

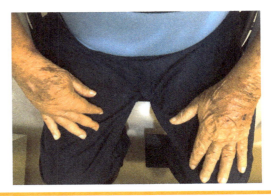

Figura 21.7. Edema assimétrico da mão direita, secundário à imobilidade devido a acidente vascular encefálico

REFERÊNCIAS

1. Trayes KP, Studdiford JS, Pickle S, Tully AS. Edema: Diagnosis and management. *Am Fam Physician*. 2013;88(2):102-110.
2. Goyal A, As C, Bansal P. Peripheral Edema Pathophysiology. 2020:1-5.
3. Little RC, Ginsburg JM. The Physiologic Basis for Clinical Edema. *Arch Intern Med*. 1984;144(8):1661-1664. doi:10.1001/archinte.144.8.1661
4. Pepine CJ, Handberg EM, Cooper-DeHoff RM, et al. A calcium antagonist vs a non-calcium antagonist hypertension treatment strategy for patients with coronary artery disease. The International Verapamil-Trandolapril Study (INVEST): a randomized controlled trial. *JAMA*. 2003;290(21):2805-2816. doi:10.1001/jama.290.21.2805
5. Messerli FH. Vasodilatory edema: A common side effect of antihypertensive therapy. *Curr Cardiol Rep*. 2002;4(6):479-482. doi:10.1007/s11886-002-0110-9
6. Ely JW, Osheroff JA, Chambliss ML, Ebell MH. Approach to leg edema of unclear etiology. *J Am Board Fam Med*. 2006;19(2):148-160. doi:10.3122/jabfm.19.2.148
7. Whayne Jr TF, Fisher MB. Idiopathic "Cyclic" Edema: A Frustrating and Poorly Understood Clinical Problem. *Cardiovasc Hematol Agents Med Chem*. 2018;16(2):88-93. doi:10.2174/1871525717666181211141227
8. Gorman WP, Davis KR, Donnelly R. ABC of arterial and venous disease: Swollen lower limb (part 1—general assessment and deep vein thrombosis). *Bmj*. 2000;321(7256):266. doi:10.1136/bmj.320.7247.1453
9. Blankfield RP, Finkelhor RS, Jeffrey Alexander J, et al. Etiology and diagnosis of bilateral leg edema in primary care. *Am J Med*. 1998;105(3):192-197. doi:10.1016/S0002-9343(98)00235-6
10. Cho S, Atwood JE. Peripheral edema. *Am J Med*. 2002;113(7):580-586. doi:10.1016/S0002-9343(02)01322-0
11. Hull RP, Goldsmith DJA. Nephrotic syndrome in adults. *Bmj*. 2008;336(7654):1185-1189. doi:10.1136/bmj.39576.709711.80
12. Johns MW. A new method for measuring daytime sleepiness: The Epworth sleepiness scale. *Sleep*. 1991;14(6):540-545. doi:10.1093/sleep/14.6.540
13. Mangini S, Pires PV, Braga FGM, Bacal F. Insuficiência cardíaca descompensada. *Einstein (São Paulo)*. 2013;11(3):383-391. doi:10.1590/s1679-45082013000300022
14. Mudaliar S, Chang AR, Henry RR. Thiazolidinediones, peripheral edema, and type 2 diabetes: Incidence, pathophysiology, and clinical implications. *Endocr Pract*. 2003;9(5):406-416.
15. Misra L, Khurmi N, Trentman TL. Angioedema: Classification, management and emerging therapies for the perioperative physician. *Indian J Anaesth*. 2016;60(8):534-541. doi:10.4103/0019-5049.187776
16. Shavit E, Wollina U, Alavi A. Lipoedema is not lymphoedema: A review of current literature. *Int Wound J*. 2018;15(6):921-928. doi:10.1111/iwj.12949
17. Shah MG, Cho S, Atwood JE, Heidenreich PA. Peripheral edema due to heart disease: Diagnosis and outcome. *Clin Cardiol*. 2006;29(1):31-35. doi:10.1002/clc.4960290108
18. Brenner E, Putz D, Moriggl B. Stemmer's (Kaposi-Stemmer-) sign - 30 Years later. *Phlebologie*. 2007;36(6):320-324. doi:10.1055/s-0037-1622203
19. Sundaresan S, Migden MR, Silapunt S. Stasis Dermatitis: Pathophysiology, Evaluation, and Management. *Am J Clin Dermatol*. 2017;18(3):383-390. doi:10.1007/s40257-016-0250-0
20. Stone J, Hangge P, Albadawi H, et al. Deep vein thrombosis: Pathogenesis, diagnosis, and medical management. *Cardiovasc Diagn Ther*. 2017;7(Suppl 3):S276-S284. doi:10.21037/cdt.2017.09.01

22 Febre

José Humberto Caetano Marins

INTRODUÇÃO

Antes da abordagem do tópico febre, dentro da semiologia médica, é necessário o entendimento de alguns conceitos para uma melhor compreensão do assunto. São eles: a temperatura normal do corpo humano, febre, febre de origem indeterminada (FOI), hipertermia, hiperpirexia e hipotermia. É importante mencionar que esses conceitos podem sofrer alterações de acordo com as referências literárias consultadas e de acordo com os novos conhecimentos adquiridos ao longo do tempo, bem como serem arbitrários em algumas situações.

A definição da temperatura normal do corpo humano não é consensual entre pesquisadores do tema[1,2,3]. Na prática clínica, para a obtenção da temperatura corporal, são utilizados, mais comumente, instrumentos que conseguem registrar esse dado vital através de contato direto com pele e mucosas, como, por exemplo, os termômetros portáteis clínicos tanto analógicos (ex: à base de mercúrio) quanto digitais (ex: que utilizam sensores de medição). Também, são utilizados aparelhos que conseguem essa medição à distância da superfície corpórea (ex: termômetros com sensor infravermelho). Além disso, vale ressaltar que o segmento do corpo, onde a temperatura será aferida, e o horário da obtenção desta medição interferem nos valores registrados. Leva-se, pois, em consideração uma faixa de normalidade predeterminada desse valor obtido de acordo com essa região corporal e o horário da aferição. Considera-se medida de temperatura periférica quando essa é registrada em cavidade oral, região axilar, membrana timpânica e artéria temporal. A temperatura central é obtida em contato com o canal anal, na mucosa de nasofaringe, do esôfago e vesical e em vasos centrais como a artéria pulmonar O método de aferição da temperatura central é mais acurado que o método de medida da tempreatura periférica, mas, ao mesmo tempo, é menos prático. Sendo assim, na aferição por contato direto com a pele, a da região axilar é a mais utilizada para esse fim e, na aferição por contato direto com mucosas, a da cavidade oral e a do canal anal são as mais acessadas[1,2].

A temperatura corporal sofre variações fisiológicas ao longo do dia, o que se denomina ritmo circadiano. O nadir da temperatura corpórea ocorre entre as 4 e 6hrs da manhã e o pico entre 16 e 18hrs. De acordo com estudos em indivíduos saudáveis, com idade entre 18 e 40 anos, a temperatura oral normal varia de 36,4°C a 37,2°C, com uma média de 36,8°C. Foi evidenciado, também por esses estudos, que o limite superior máximo aceitável da temperatura oral é de 37,2°C às 6hs da manhã e de 37,7°C às 16h. Tais registros, suas margens de variação e seus limites plotam a maioria dos indivíduos saudáveis num percentil 99 para a temperatural oral normal. Desta forma, e com base nessas evidências científicas, uma temperatura oral matinal maior que 37,2°C e vespertina acima de 37,7°C, caracteriza febre. A média da temperatura retal é 0,4°C mais alta e a da temperatura axilar é 0,4°C mais baixa do que a média da temperatura oral. Vale ressaltar, que é bastante comum, na prática clínica, a definição de febre mediante o registro de temperatura axilar igual ou acima de 37,8°C. Essa conduta não deixa de ser específica na identificação de pacientes com febre, contudo, para este sítio de medição, de acordo com a literatura, mostra-se menos sensível, tendo, portanto, um viés mais arbitrário do que de embasamento científico [1,2,3,4].

O conceito de febre denota uma desregulação, para cima, da temperatura normal ou basal do corpo, ou seja, a modificação do ponto de termorregulação ("termostato") hipotalâmico decorrente, principalmente, da ação de substâncias indutoras, denominadas pirógenos. Tais substâncias podem ser produzidas e liberadas de forma endógena, como as citocinas pró-inflamatórias, ou exógenas, como, por exemplo, as toxinas bacterianas. Uma das respostas orgânicas a essa desregulação hipotalâmica é a tentativa fisiológica do corpo de produzir calor para atingir o novo ponto de ajuste. Deste modo, a depender da causa e da intensidade da febre, podem surgir os calafrios, que são contrações musculares momentâneas e involuntárias, acompanhados da piloereção, cutis anserina ou sensação popularmente conhecida por arrepio [1,2].

A febre de origem indeterminada (FOI) é definida, classicamente, como um quadro persistente de febre, com temperatura acima de 38,3°C, por mais de 3 semanas, cujo diagnóstico/etiologia não é obtido após 1 semana de internação e adequada investigação inicial intra-hospitalar. Mais recentemente, tem-se optado por uma definição em que há a modificação do tempo de internação hospitalar e inclua, também, pacientes não internados cujo quadro febril permanece sem diagnóstico etiológico após, pelo menos, 3 consultas ambulatoriais ou 3 dias de internação no hospital. Estas definições são desenhadas para excluir situações de síndromes virais agudas autolimitadas, frequentemente não diagnosticadas, e para filtrar uma população mais homogênea a ser analisada em estudos científicos5[5].

O termo hipertermia diz respeito à incapacidade do corpo de diminuir a temperatura através dos mecanismos fisiológicos usuais de homestase. Ocorre devido à dificuldade na dissipação do calor em decorrência, principalmente, de situações de superaquecimento do ambiente em que o indivíduo encontra-se (ex: exposição excessiva ao calor solar) ou em casos de atividade física excessiva. Eventualmente, decorre, também, de condições endógenas, como no caso da hipertermia induzida por algumas medicações (ex: antidepressivos tricíclicos, anfetaminas) e drogas ilícitas (ex: cocaína). Na hipertermia, não há o envolvimento fisiopatológico de pirógenos e o centro hipotalâmico da temperatura corporal é ineficiente no controle do aumento da temperatura. Níveis persistentemente superiores a 40°C são observados, sendo assim, uma condição ameaçadora à vida. Geralmente, utilizam-se, para o manejo dessa condição, técnicas de resfriamento mecânico do corpo como ar ventilado, tecidos molhados, imersão em água fria e uso de pacotes de gelo [1,2].

A hiperpirexia é, também, uma condição de risco à vida e definida quando são registradas temperaturas acima de 41-41,5°C. Pode ocorrer em situações específicas, como a febre de origem central, decorrente de traumatismos crânio-encefálicos com subsequente hemorragia parenquimatosa [1,2].

Já a hipotermia é definida como nível de temperatura abaixo de 35°C e ocorre devido ao desbalanço, por tempo prolongado, entre a produção e a dissipação do calor corporal, favorecendo esse último. Possui duas causas principais: a exposição ambiental a baixas temperaturas (ex: frio extremo) e situações que levam o organismo à perda ou disfunção dos mecanismos de controle da retenção de calor (ex:libação e intoxicação alcoólica, quadros de hipoglicemia). Os tremores advindos da hipotermia constituem uma resposta natural do corpo na tentativa de elevar a temperatura. O aumento da atividade voluntária e uso de vestimentas comuns ou específicas, como mantas térmicas, para evitar a perda de calor faz parte do manejo clínico dessa condição. Vale a menção de que, em quadros infecciosos graves com sepse ou choque séptico e falência múltipla de órgãos, a hipotermia pode manifestar-se tanto como um mecanismo de defesa e proteção orgânica quanto como o ápice da disfunção metabólica do quadro. Sendo assim, a hipotermia pode ser um sinalizador de uma doença infecciosa e a abordagem do paciente deve ser semelhante àquela do paciente com febre [1,2].

Etiologia e Fisiopatologia

A priori, causas infecciosas devem sempre ser aventadas como a principal etiologia e possibilidade de um

Tabela 1 Principais categorias etiológicas de febre

Categoria etiológica de doença	Exemplos
Infecciosa	Viral, bacteriana, micobacteriana, fúngica, parasitária, espiroqueta, rickettsias
Neoplásica	Tumores sólidos (câncer de pulmão, câncer renal, hepático, de mama, colon, pâncreas, mixoma atrial), neoplasias hematológicas, (linfomas, leucemias), feocromocitoma
Doenças inflamatórias e autoimunes e do tecido conjuntivo	Lúpus eritematoso sistêmico, artrite reumatóide, sarcoidose, doença de Still, de Behçet, Sd. de Sjögren, vasculites, doença granulomatosa crônica
Doenças do Sistema Nervoso Central (SNC)	Tumores de SNC, acidente cérebro-vascular, encefalite, disfunção hipotalâmica.
Diversos	Doença inflamatória intestinal, hipertireoidismo, quadros de trombose e embolismo, alergias alimentares

quadro de febre, pois, em grande parte, as infecções geram esse sinal e sintoma e, além disso, podem carregar maior potencial de evolução para casos graves e com risco de desfechos fatais. Outras importantes causas, não infecciosas, a serem elencadas no diagnóstico diferencial de um quadro febril devem incluir as doenças neoplásicas, doenças reumatológicas e autoimunes, doenças inflamatórias e granulomatosas outras que não de etiologia infecciosa, reações ao uso de medicações, doenças do sistema nervoso central, dentre outras. A Tabela 1 um resume as principais categorias etiológicas de febre, na prática clínica [1,2,3,4].

Uma causa inusitada de febre ocorre quando o próprio antimicrobiano utilizado para o controle de um foco infeccioso torna-se o responsável pelo quadro febril. Eventualmente, a suspeita é levantada quando a febre persiste a despeito da melhora clínica do paciente e dos marcadores laboratoriais da infecção. Uma vez descartadas outras causas e/ou complicações do quadro infeccioso que estava em tratamento, a suspensão do antibiótico pode ser uma conduta necessária para a observação da resolução da febre. Algumas classes de antimicrobianos são mais propensas a servirem como etiologia de febre por antibióticos, como a dos beta-lactâmicos.

No que concerne à fisiopatologia da febre, e como já mencionado anteriormente, existe uma região do cérebro chamada hipotálamo, a qual é responsável pela termorregulação do corpo humano (Figura 1). Esta área age como um termostato natural e tem como finalidade assegurar que a temperatura mantenha-se dentro de uma margem de segurança para a adequada homeostasia orgânica. Esse equilíbrio homeostático envolve o balanço entre a dissipação de calor, através de órgãos e tecidos periféricos (ex: a pele, vasos sanguíneos, glândulas sudoríparas) e pela respiração pulmonar e a produção de calor proveniente do metabolismo dos tecidos orgânicos (influenciado sobremaneira pela tireóide) e de respostas fisiológicas como os tremores e a vasoconstrição periférica [6,7].

Uma vez que o corpo seja acometido por alguma situação de stress externo ou interno em que haja a produção de pirógenos exógenos ou endógenos, há a resposta do centro termorregulador hipotalâmico com elevação do limiar da faixa de temperatura normal. Tal resposta induz ao surgimento de febre e, consequentemente, às modificações metabólicas que interferem na produção e conservação do calor corpóreo. Deste modo, há o acionamento de ferramentas orgânicas para este fino equilíbrio, como a vasoconstricção periférica, tremores, mudanças no metabolismo basal, a fim de tentar a manutenção da termorregulação. Pirógenos exógenos, tais como componentes de estruturas de microorganismos (ex: lipopolissacárides de parede celular-LPS), produtos do metabolismo microbiano (ex: toxinas bacterianas), agregados de complexos antígeno-anticorpo, antígenos não microbianos, princípios ativos de substâncias componentes de drogas e medicações, podem, em suma, desencadear a produção de mediadores pró inflamatórios. Dentre eles, destacam-se a interleucina 1 (IL-1), o fator de necrose tumoral (TNF), prostraglandina E2 (PGE2). Tais mediadores levam, no sistema nervoso central, em uma via metabólica final, à ativação de receptores específicos, culminando no aumento do ponto de ajuste hipotalâmico e causando, consequentemente, febre. Pirógenos endógenos são representados, principalmente, por interleucinas (ex: IL-1, IL-6, IL-8), proteínas derivadas de macrófagos (ex: MIP-1), além de interferons endógenos (IFN) e TNF. Esses agentes podem induzir, direta ou indiretamente, ao mesmo aumento do ponto de ajuste do hipotálamo gerado pelos pirógenos exógenos e ocorrem, por exemplo, em decorrência de patologias que causam inflamação e destruição tecidual (ex: neoplasias, doenças granulomatosas não infecciosas, reumatológicas e do tecido conjuntivo)[1,3,6,7]. (Figura 2)

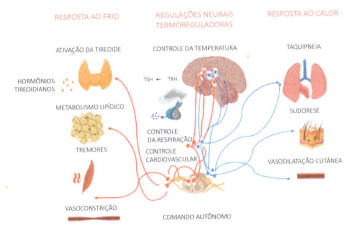

Figura 1. Desenho esquemático do sistema de termorregulação corporal fisiológico

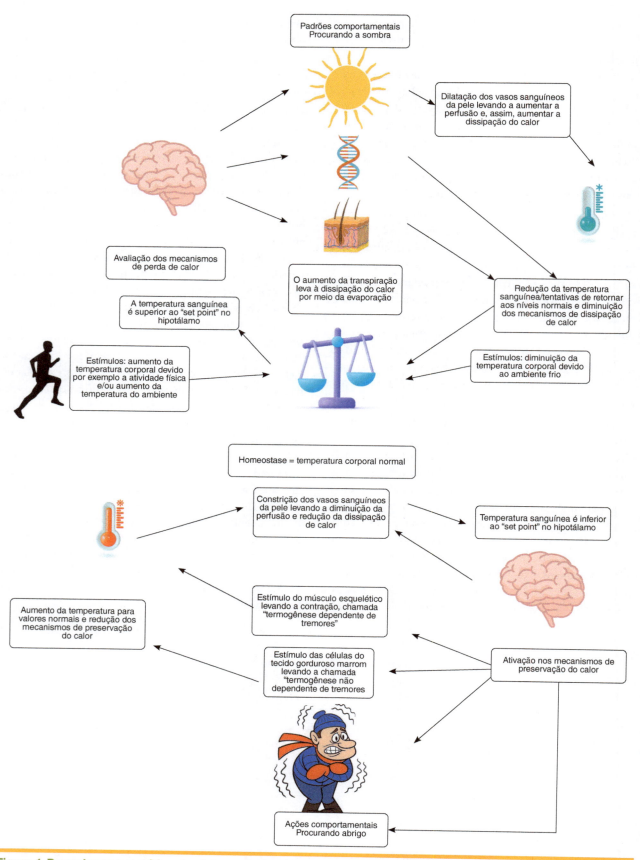

Figura 1. Desenho esquemático do sistema de termorregulação corporal fisiológico

Anamnese

Características semiológicas imprescindíveis devem ser observadas quando da consulta de um paciente com febre aferida ou referida [1,8,9]. São elas: a tentativa de precisar o início do quadro febril, bem como o término desse; sua intensidade; a duração; a periodicidade; fatores associados à melhora ou piora; outras queixas clínicas orgânicas justapostas à febre e a evolução do quadro clínico. Uma vez que o profissional de saúde, que realiza o atendimento de um paciente com queixa de febre, não possua segurança sobre a veracidade das informações relacionadas a este sinal ou sintoma, é prudente orientar ou programar um mapeamento sistemático desse dado, em regime ambulatorial ou de internação hospitalar. Ou seja, se não há registro do(s) episódio(s) de febre ou há dúvidas no conteúdo e confiabilidade do relato, aferições por instrumentos adequados (aparelhos com registro de aprovação por agências reguladoras específicas), com mais de uma medida diária da temperatura e por dias sequenciais serão necessárias, a fim de tentar identificar, atestar e documentar o sinal da febre. Deste modo, exclui-se, assim, a possibilidade de um relato que não faça parte do quadro clínico atual (ex: o paciente informa apenas a sensação de que teve febre ou "calor" no corpo) ou mesmo um quadro factício secundário a transtorno psiquiátrico[1,8,9].

Quanto ao início e término da febre [1,8,10], podem ser definidos como súbito ou gradual e quanto à intensidade (pela temperatura axilar), em leve (até 37,5°C), moderada (37,6 a 38,5°C) ou alta (acima de 38,6°C). Referente à duração, pode ser classificada em recente (menos de 7 dias de manifestação) ou prolongada (persiste por mais de 7 dias). Em termos de periodicidade ou padrões de febre, essa pode ser categorizada em:

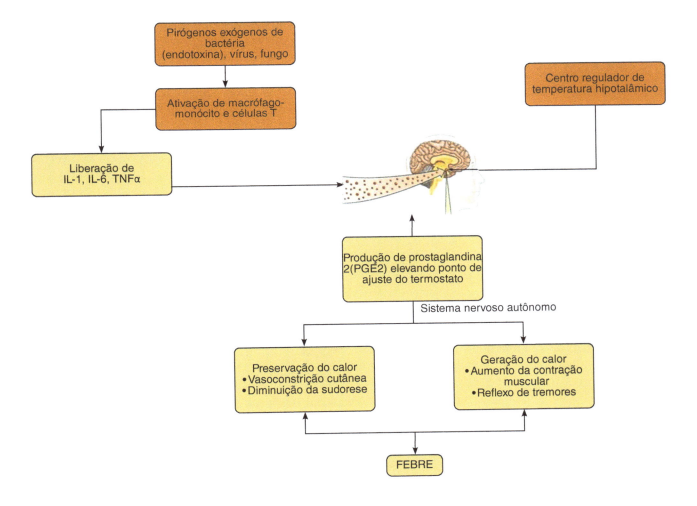

Figura 2. Ilustração esquemática de parte do mecanismo fisiopatológico da febre

- Febre persistente ou contínua: quando a temperatura mantém-se elevada, de forma persistente, com variação mínima (de 1 a 2°C).

- Febre remitente: cursa com flutuações diárias maiores que 2°C, contudo sem períodos de apirexia, ou seja, a temperatura não retorna para a faixa de normalidade.

- Febre intermitente: nesse padrão, a febre comporta-se de forma cíclica, uma vez que há uma mescla de períodos com a temperatura dentro de patamares normais com períodos de febre. Dentro dessa ciclicidade, a febre poder surgir diariamente, ou alternando dias, como, por exemplo, na febre terçã (um dia com febre e outro sem) ou quartã (um dia com febre e dois sem), que podem ocorrer no âmbito das manifestações clínicas da malária.

- Febre séptica (ou irregular): quando a febre apresenta uma grande variação entre a temperatura normal e os picos febris e não apresenta nenhum comportamento cíclico.

- Febre recorrente: estabelecida quando os episódios febris são separados por longos intervalos (às vezes semanas) de temperatura normal. E durante os períodos de febre, não há oscilações relevantes do quadro febril. Um exemplo seria a febre recorrente dentro do quadro clínico de doenças neoplásicas, como nos linfomas (ex: febre de Pel-Ebstein do linfoma de Hodgkin).

Na abordagem do paciente, a febre pode ser um sinal/sintoma cardinal e principal dentro da histórica clínica e sua etiologia bastante explícita. Contudo, pode traduzir, também, a manifestação inicial de uma doença ainda oculta ou em descompensação. Em algumas situações, o quadro febril pode não surgir, mesmo havendo, por exemplo, focos infecciosos ou de outra natureza ativos. Isso pode ocorrer em pacientes com comorbidades imunodepressoras, na senilidade, no uso recente ou crônico de medicações com atuação no centro hipotalâmico de temperatura ou atuação em mediadores inflamatórios da febre (ex: anti-inflamatórios não esteroidais, corticosteróides). Importante lembrar, também, que a intensidade da febre não traduz a gravidade da doença de base por detrás do quadro febril[4,8,9].

Na história pregressa da moléstia atual de um paciente que tem a febre como sinal ou sintoma, devem ser incluídos dados relevantes que possam direcionar o raciocínio clínico do profissional de saúde para a(s) causa(s) da febre. Dentre esses dados, destacam-se a presença de doenças de base com potencial para manifestar febre e o antecedente de imunodeficiências primárias (ex: linfopenia CD4 idiopática) ou secundárias adquiridas (ex: Aids) e induzidas (ex: quimioterapia), que podem desencadear doenças oportunistas que também cursam com febre. Outras informações de importância são a profissão ou ocupação do paciente, seu ambiente domiciliar e de trabalho, histórico de traumas e ferimentos corto contusos (ex: na suspeita clínica de tétano), antecedentes de drogadição, de uso de medicações que são indutoras de imunodepressão ou mesmo da própria febre, de viagens recentes (ex: pode fornecer pistas para uma eventual exposição a micoses endêmicas), de esplenectomia real ou funcional (ex: anemia falciforme), a epidemiologia de risco para infecções sexualmente transmissíveis (ISTs), o hábito contínuo ou eventual de contato com animais e relato de picada de insetos ou ectoparasitas (ex: na procura de evidência de doenças transmitidas por artrópodes)[4,8,9].

Achados de exame físico em um paciente com febre [1,4,8,9]: Em relação aos dados vitais, pacientes que manifestam febre podem cursar com alterações da pressão arterial (PA), como a diminuição da PA média em casos de sepse ou choque séptico; com elevação da frequência respiratória, tanto como resposta fisiológica para o ajuste da termorregulação quando decorrente de acometimento pulmonar direto, como em casos de pneumonia bacteriana; e, geralmente, com aumento da frequência cardíaca. Importante mencionar que o sinal de Faget é uma situação de dissociação pulso-temperatura, onde há bradicardia associada à febre. Ocorre, por exemplo, em casos de graves infecções que cursam, também, com disfunção cardíaca como no caso da febre amarela, febre tifóide e outras.

Uma vez que as infecções são a principal causa de um quadro de febre, a procura por sinais e sintomas de doenças infecciosas, ao exame físico, é um primeiro passo crucial para a obtenção de sucesso nesta abordagem. Logo, um exame físico geral e segmentar minucioso e completo é indispensável. Deve contemplar, além de uma ectoscopia bem realizada, a avaliação global de pele e mucosas, à procura, por exemplo, de lesões exantemáticas (*rash* cutâneo) presentes em quadros de doenças virais agudas. Além disso, adiciona qualidade à investigação, o exame, tecnicamente correto, dos aparelhos respiratório, cardiovascular, abdominal, genitourinário, de sistema nervoso central e periférico, osteomuscular e articular. Alguns achados, ao exame físico, podem guiar o examinador para as principais etiologias de doenças infecciosas e algumas delas são listadas abaixo:

- Infecções de vias aéreas superiores e inferiores tais como: Faringite (faringoamigdalalgia, presença de hiperemia e placas de pus em amígdalas e pilares amigdalianos, adenopatia satélite dolorosa), abscesso amigdaliano (sinais de faringite + trismo), sinusite (dor à palpação de ossos da face, presença de secreção retrofaríngea que desce da cavidade nasal para a orofaringe posterior), pneumonia (tosse seca ou produtiva, escarros hemoptóicos, dor torácica, pleurisia, taquipneia e/ou dispneia, sinais semiológicos de derrame pleural).

- Meningite (cefaléia, vômitos, sinais meníngeos, fotofobia, alteração do nível de consciência - Escala de Coma de Glasgow) e encefalite (alteração do conteúdo de consciência – Confusão mental). Vale a menção de que um quadro de meningite associado às manifestações hemorrágicas de pele (ex: petéquias, sufusões) levanta forte suspeita de doença meningocócica.

- Otite (otalgia, hipoacusia, hiperemia de conduto auditivo externo ou interno, dor e presença de secreção ao exame otoscópico).

- Endocardite (antecedente de valvulopatias, histórico recente de procedimentos invasivos tais como odontológicos, gastrointestinais, geniturinários; presença de sopros cardíacos, manifestações cutâneas ou de mucosas que denotam fenômenos embólicos vasculares ou imunológicos da doença tais como as lesões de Janeway, nódulos de Osler e manchas de Roth; anemia, esplenomegalia).

- Infecções abdominais (alteração do hábito intestinal, diarréia com produtos patológicos como muco, pus ou sangue; sinais e/ou sintomas de dispepsia como náuseas, vômitos; ausência ou aumento anormal de ruídos hidroaéreos, dor espontânea ou à palpação do abdome com ou sem sinais de peritonismo, sinal de Murphy positivo na colecistite, sinal de Blumberg no ponto apendicular conhecido com ponto de McBurney na apendicite, sinal de Torres-Homem positivo no abscesso hepático, icterícia, tríade de Charcot da qual faz parte a febre com calafrios, icterícia e dor abdominal e sinaliza para um quadro de colangite).

Obs: Quando o quadro de diarréia desenvolver-se durante ou após um curso de uso de antimicrobianos, deve-se cogitar a possibilidade de diarréia associada a antibióticos e, em manifestações clínicas mais graves, de colite pseudomembranosa por *Clostridium difficile*.

- Infecções do trato urinário (ITU) baixo como a cistite ou alta como a pielonefrite (alterações do aspecto, cor e odor da urina; algúria, disúria, polaciúria, dor à palpação de hipogástrio, lombalgia, sinal de Giordano positivo).

- Infecções do trato genital, da região pélvica e perianal -presença de descarga purulenta em canal uretral, de conduto vaginal e/ou colo de útero ou mesmo de canal anal; dor ao toque retal e palpação de próstata, dor ao toque vaginal ou à mobilização de colo de útero ou anexos uterinos, presença de lesões ulceradas ou vegetantes em pele e/ou mucosa locais, linfadenomegalias regionais dolorosas ou não, supurativas ou não, sinais de fissuras, fistulizações o nodulações supurativas em região anal ou perianal, sinais de fasceíte necrosante como a gangrena de Fournier.

- Infecção de pele e partes moles como, por exemplo, a celulite e a erisipela (eritema, edema assimétrico de membros, dor e calor locais, lesões descamativas em pele, escaras de pele com sinais de infecção bacteriana e/ou necrose tecidual).

- Infecções osteoarticulares (bloqueio da movimentação articular, artralgia, hiperemia, edema articular, calor local, sinais de derrame articular como o "sinal da tecla", sinais de flogose em topografia de superfícies ósseas com ou sem pontos de drenagem de secreção purulenta, associados, geralmente, a traumas locais prévios ou procedimentos cirúrgicos ortopédicos.

- Infecções locais de dispositivos intravasculares periféricos ou centrais (hiperemia, dor e secreção local pericateter).

Se não há evidências, ao exame físico, de um foco de infecção que justifique a quadro de febre, deve-se prosseguir a investigação de sinais e sintomas que possam respaldar a possibilidade de causas não infecciosas, como manifestações e apresentações clínicas de doenças neoplásicas sólidas ou hematológicas, reumatológicas, inflamatórias e do tecido conjuntivo e outras.

Fluxograma de raciocínio clínico

Onde FOI: febre de origem indeterminada, SNC: sistema nervoso central

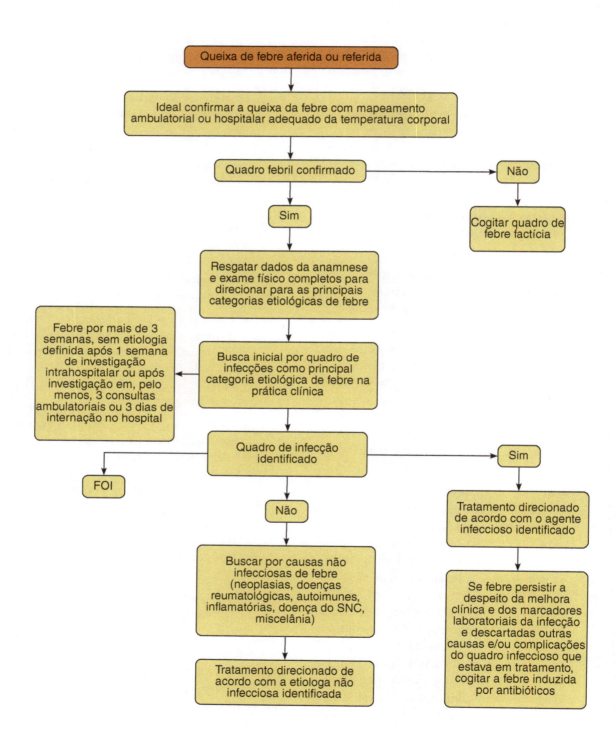

REFERÊNCIAS

1. Porto, C.C.; Souza, J.L.G. Sinais Vitais. *In* Porto, C.C.; Porto, A.L..Exame Clínico. 8. ed. Rio de Janeiro: Guanabara Koogan, 2017. cap. 21, p. 952-954.
2. Dinarello, C.; Porat, R.. Fever. *In* Jameson, J.L.; Fauci, A.S.; Kasper, D.L *et al.*. Harrison's Principal of Internal Medicine. 20. ed. Rio de Janeiro: Mc-Graw Hill Education, 2018. part 2, section 2, p. 102-105.
3. O'Grady, N.P.; Barie, P.S.; Bartlett, J.G. *et al.*.Guidelines for evaluation of new fever in critically ill adult patients: 2008 update from the American College of Critical Care Medicine and The Infectious Disease Society o America. Critical Care Medicine, april 2008, vol 36, número 4, p. 1330-1349. DOI: 10.1097/CCM.0b013e318169eda9
4. Shuman, E.. Aproach to fever. *In* Saint, S; Chopra, V.. The Saint-Chopra Guide to Inpatient Medicine. 4. ed. Oxford: Oxford University Press, 2018. cap 48. Disponível em: https://oxfordmedicine.com/view/10.1093/med/9780190862800.001.0001/med-9780190862800-chapter-48
5. Shuman, E.. Fever of Unknown Origin. *In* Saint, S; Chopra, V.. The Saint-Chopra Guide to Inpatient Medicine. 4. ed. Oxford: Oxford University Press, 2018. cap 51. Disponível em: https://oxfordmedicine.com/view/10.1093/med/9780190862800.001.0001/med-9780190862800-chapter-51
6. Hall, J.E..Temperatura Corporal, Regulação da Temperatura e Febre. *In* Guyton & Hall Tratado de Fisiologia Médica. 12. ed. Rio de Janeiro: Elsevier, 2011. cap. 73, p. 913-924.
7. Walter, E.J., Hanna-Jumma, S., Carraretto, M. *et al.*. The pathophysiological basis and consequences of fever. Critical Care, vol 20, número 200, 2016. DOI: 10.1186/s13054-016-1375-5.
8. Romeiro, V..Semiologia Médica. 12. ed. Rio de Janeiro: Guanabara Koogan, 1988.
9. DeWitt, S., Chavez, S.A., Perkins, J. *et al.*. Evaluation of fever in the emergency department. American Journal of Emergency Medicine, vol 35, número 11, 2017. p. 1755-1758. DOI: 10.1016/j.ajem.2017.08.030
10. Ogoina, D.. Fever, fever patterns and diseases called 'fever' – A review, Journal of Infection and Public Health, vol 4, número 3, 2011, p. 108-124. DOI: 10.1016/j.jiph.2011.05.002. Disponível em: (https://www.sciencedirect.com/science/article/pii/S1876034111000256)

23 Cianose

Jorge Luis dos Santos Valiatti
Neymar Elias de Oliveira
Luiza Mauad Elias de Oliveira

DEFINIÇÃO

O termo é derivado da palavra grega kuaneos que significa azul escuro. Cor azulada difusa da pele e das mucosas consequente a presença de hemoglobina desoxigenada em grandes quantidades no plexo venoso subcapilar. Aspectos relevantes como a pigmentação e a espessura da pele modificam a sua percepção assim como a presença de outros pigmentos como a metamoglobina, aumento das bilirrubinas (icterícia) e tipo de luz. É melhor observada nos locais de pele espessa, pouco pigmentadas, como lobos das orelhas, lábios e leitos ungueais. É importante salientar que a sua observação é mais evidente, quando o exame físico é realizado sob efeito de luz natural. Algumas luzes, especialmente as fluorescentes podem induzir ao diagnóstico errôneo de cianose. Embora, menos evidentes nas mucosas e na retina, pode ser útil a sua observação em pessoas da raça negra nestas regiões. O aparecimento da cianose deve ser considerado quando o nível de hemoglobina desoxigenada atinge níveis entre 4 a 6 gm/dl, sendo que quando a saturação arterial de oxigênio atinge valor de 80 a 87%, torna-se clinicamente detectável, desde que não existam valores muito baixos de hemoglobina.

CONTEÚDO, TRANSPORTE E EXTRAÇÃO DE OXIGÊNIO

Em condições de normalidade o conteúdo arterial de oxigênio depende quase que exclusivamente do oxigênio ligado a molécula de hemoglobina, sendo uma pequena porção transportada na forma de oxigênio dissolvido no plasma. Cada grama de hemoglobina tem a capacidade de carrear 1,34 ml de oxigênio. A concentração normal de hemoglobina depende de diversos fatores, que não serão aqui considerados, mas em média temos cerca de 15g de hemoglobina/100 ml de sangue(13,5-18 g / dL em homens, 11,5-16 g / dL em mulheres) Um pequena parte pode ser transportada na forma dissolvida no plasma, multiplicando-se o valor da PaO_2 arterial pelo coeficiente de solubilidade do oxigênio, que em condições de 37 graus Celsius representa 0,023ml/760 mmHg. O sangue venoso, com PvO_2 em torno de 40 mmHg e SvO_2=75%, é exposto ao passar pela circulação pulmonar a pressão alveolar de oxigênio(PAO_2=100 mmHg). Em condições normais de temperatura e pH, é possível observar na curva de dissociação da oxihemoglobina, que aproximadamente 97% da hemoglobina é saturada, após esta passagem. O sangue em arterial em condições normais como relatada sai dos pulmões com uma concentração de 19,8 ml de oxigênio/100 ml. O produto do índice cardíaco pelo conteúdo arterial de oxigênio representa a oferta tecidual de oxigênio para os tecidos. A medida que o sangue flui para a rede capilar, os tecidos, extraem oxigênio em quantidades variáveis, de acordo com seu metabolismo, sendo que aproximadamente 1 mmHg ou menos a pressão suficiente para que ocorra metabolismo aeróbico nas mitocôndrias. A hemoglobina saturada, presente no sangue arterial, apresenta coloração vermelha e brilhante, enquanto a hemoglobina a hemoglobina reduzida é azul escura (comum ao sangue venoso) ou roxa.

A relação entre o oxigênio ofertado a um órgão e ao seu consumo, está relacionado ao fluxo sanguíneo específico ao órgão e a diferença entre o conteúdo arterial e venoso de oxigênio, principio estabelecido por Fick. Retorna portanto a artéria pulmonar uma mistura de sangue, que não foi consumido, originário dos mais variados tecidos, com uma PvO_2 em torno de 40 mmHg, e uma saturação venosa aproximadamente de 75%.

Desde 1923, uma revisão clássica, associou a presença de cianose quando a concentração de hemoglobina não oxigenada nos capilares de pele atingia valor acima de 5g/100ml. Estudos posteriores mostraram valores de 4 a 6 g/100ml. Muitos fatores, incluindo características individuais de cada tecido influenciam nestes valores, incluindo a distribuição e característica e número dos plexos vasculares. A intensidade da cianose depende de muitos fatores, sendo o principal a concentração absoluta da desoxihemoglobina, mas também do valor da hemoglobina. Em anemias, com níveis da hemoglobina muito baixos, como 6 g/dl a cianose só ira ocorrer quando a saturação do oxigênio cair abaixo de 60%.[2]

Cianose periférica

A cianose periférica é ocasionada pelo aumento da extração de oxigênio nos capilares sistêmicos, decorrente de fluxo sanguíneo insuficiente ou do aumento do consumo de oxigênio. Mesmo em indivíduos normais a exposição corporal a baixas temperatura ambientais ou a exposição das extremidades leva a aparecimento de cianose nos leitos ungueais. Isto também pode ser observado, em virtude de fenômenos que provoquem intensa vasoconstrição periférica com o concomitância de pele fria e pálida. Também, o aumento da viscosidade sanguínea, como observado na policitemia, provoca redução substancial do fluxo sanguíneo continuo para as extremidades. A cianose também esta presente no fenômeno de Raynaund, em virtude da contratação espásticas e reversível das artérias das extremidades, e assume caráter permanente nos quadros de tromboangeite obliterante ou na arterioesclerose severa. A presença da obstrução venosa total ou parcial produz redução da fluxo sanguíneo, extração máxima de oxigênio e cianose localizada, frequentemente observada nas flebites, tromboses venosas e mesmo processos varicosos. Em todas as condições do retardo da circulação sanguínea que acompanha os estados de baixo débito cardíaco (choque hipodinâmico), independente da causa ocorrerá em menor ou maior grau a presença de de cianose perfiférica, associado a redução da temperatura das extremidades, assim como na parada cardíaca. Na tabela abaixo estão resumidas as principais causa de cianose periférica.

Tabela 1. Principais causas de Cianose periférica

Cianose central e suas causas
Redução do débito cardíaco no choque circulatório ou na parda cardíaca
Doenças da circulação que cursam com trombose ou embolismo.
Constrição de vasos sanguíneos dos membros, dos dedos das mãos e dos pés incluindo: exposição ao frio; espasmo dos capilares ou das artérias menores da pele (acrocyanosis); fenômeno de Raynaud; erythrocyanosis(efeito secundário de betabloqueadores)

Cianose central

O cianose central é causado por doenças do coração ou dos pulmões ou por tipos anormais da hemoglobina como a meta-hemoglobina ou o sulfahemoglobina etc. Pode haver cianose periférico concomitante.As causas do cianose central podem ser divididas em causas nos neonatos e em causas nos adultos. (1-5). Aqui serão abordados pacientes adultos

Cianose central nos adultos

O cianose central nos adultos é causado frequentemente por doenças respiratórias ou cardíacas que podem cursam com hipoxemia,. Dispnéia, taquipnéia e taquicardia representam o sintoma e os sinais mais comumente observados. A coloração azulada ou roxa e mais comum dos dedos das mãos e dos pés e nas membranas mucosas da boca. As mãos e os pés geralmente têm temperatura normal ou quente quando não existe a concomitância de baixo débito cardíaco. A presença de hemoglobinas anormais como a metahemoglobinemia ou sulfemoglobinemia devem ser consideradas.

Na tabela abaixo estão resumidas as principais causas.

Tabela 2. Principais causas de Cianose central em Adultos

Edema do pulmão
Tromboembolismo pulmonar severo
Doença de alta altitude,
Pneumonia severa,
Asma severa
Doença pulmonar obstrutiva crônica
Síndrome do Desconforto Respiratória Agudo

Tabela 3. Substâncias que podem produzir Metamoglobinemia.

Derivados da anilina
Dapsona
Anestésicos locais
Nitratos
Nitritos
Óxidos de Nitrogênio
Hidrocarbonetos
Fenazopiridina,
Antimaláricos do tipo primaquina
Sulfonamidas.

Metemoglobinemia

A oxidação do ferro da hemoglobina de sua forma ferrosa (Fe2+) para férrica (Fe3+) impede a ligação, o transporte e também a captação do oxigênio pelos tecidos, em virtude do desvio da curva de dissociação do oxigênio para a esquerda com hipóxia tissular acentuada e acidose lática grave. As manifestações mais frequentes inicialmente são dispnéia e taquipnéia, associado a cefeléia intensa, confusão mental, náuseas e vômitos. O quadro pode se deteriorar rapidamente para coma. Manifestações cardiovasculares incluem arritmias cardíacas, hipotensão e choque. A presença de acidemia metabólica severa, comumente lática, com níveis normais de saturação de hemoglobina arterial e PaO2 a gasometria arterial sugerem a presença do diagnóstico. A análise do esfregaço do sengue periférico, pode detectar anemia hemolítica, com visualização dos corpúsculos de Heinz e *"bite cells"*. Na tabela abaixo estão listadas as principais intoxicações medicamentosas associadas;

Embora não seja escopo deste texto, o tratamento requer a administração de oxigênio em altas doses. A IOT e a ventilação mecânica com fração inspirada de 100% podem ser necessárias, assim como a aplicação de oxigênio através de câmara hiperbárica em casos graves. O antidoto de escolha é o azul de metileno em doses até 7 mg/Kg.

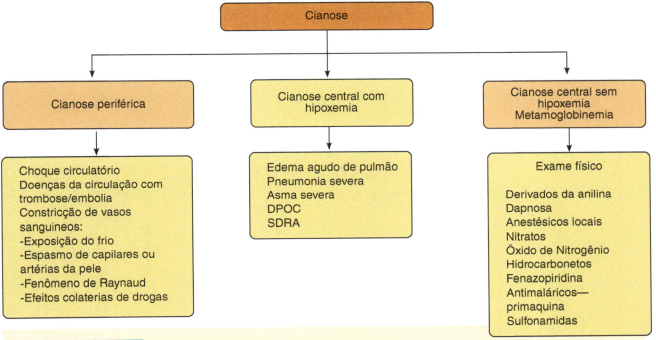

REFERÊNCIAS

1. Adeyinka A et al; Cyanosis. In: StatPearls, 2020.
2. Trivedi DJ, Joshiraj B, Bidkar V, et al; Methemoglobinemia: Living with Dormant Devil. Indian J Clin Biochem. 2017 Jun32(2):248-250. doi: 10.1007/s12291-016-0586-5. Epub 2016 Jun 13.cyanosis. Pediatr Ann. 2015 Feb;44(2):76-80.PMC free article] [PubMed]
3. Taleb M, Ashraf Z, Valavoor S, Tinkel J. Evaluation and management of acquired methemoglobinemia associated with topical benzocaine use. Am J Cardiovasc Drugs. 2013 Oct;13(5):325-30. [PubMed]
4. Lundsgaard C. STUDIES ON CYANOSIS : II. SECONDARY CAUSES OF CYANOSIS. J Exp Med. 1919 Sep 01;30(3):271-93. [PMC free article] [PubMed]
5. Lundsgaard C. STUDIES ON CYANOSIS : I. PRIMARY CAUSES OF CYANOSIS. J Exp Med. 1919 Sep 01;30(3):259-69. [PMC free article] [PubMed]
6. Dantzker DR, Foresman B, Gutierrez G. Oxygen supply and utilization relationships. A reevaluation. Am Rev Respir Dis. 1991 Mar;143(3):675-9. [PubMed]
7. Steinhorn RH. Evaluation and management of the cyanotic neonate. Clin Pediatr Emerg Med. 2008 Sep;9(3):169-175. [PMC free article]PubMed]
8. Ralston AC, Webb RK, Runciman WB. Potential errors in pulse oximetry. III: Effects of interferences, dyes, dyshaemoglobins and other pigments. Anaesthesia. 1991Apr;46(4):2915. [PubMed]
9. Ralston AC, Webb RK, Runciman WB. Potential errors in pulse oximetry. I. Pulse oximeter evaluation. Anaesthesia. 1991 Mar;46(3):202-6. [PubMed]
10. Jubran A. Pulse oximetry. Crit Care. 2015 Jul 16;19:272. [PMC free article]

24 Hipertensão Arterial Sistêmica

Marcus Vinícius de Pádua Netto
Gustavo Navarro Betônico

A medida da pressão arterial sistêmica (PA) é recomendada em toda avaliação médica, independente da especialidade exercida pelo médico. Trata-se de um procedimento simples e de fácil realização, quando realizado por profissional devidamente treinado, mas frequentemente negligenciado e realizado de forma incorreta.

Medir a PA é passo inicial e indispensável para um adequado diagnóstico de hipertensão arterial sistêmica (HAS), considerando que os níveis de PA representam o mais importante fator de risco isolado para doenças cardiovasculares (DCV). Essa medida, entretanto, pode resultar em conclusões inapropriadas se normas técnicas básicas não forem obedecidas.[1]

Observa-se na literatura, em inúmeros estudos publicados, a grande preocupação em identificar se os profissionais da saúde têm realizado este procedimento de modo adequado, já que tal procedimento define e estratifica um importante parâmetro vital[1,2]

ASPECTOS HISTÓRICOS

O primeiro relato sobre medida experimental da pressão arterial ocorreu em 1711, pelo inglês Stephen Halles, onde a PA foi medida em um cavalo imobilizado por vários estudantes que acompanhavam o procedimento (figura 1). Halles colocou uma cânula na artéria crural do animal, conectando-a um tubo de vidro de três metros de altura. A coluna de sangue se elevou a dois e meio metros de altura acima do animal, tendo sido este então o primeiro registro de aferição da pressão arterial.[3]

A descoberta da hipertensão primária ("essencial") pode ser atribuída a Frederick Mahomed, que no início da década de 1870, como médico residente no Guy's Hospital, em Londres, mediu a PA na população em geral. Trabalhando com um relojoeiro, ele criou um dispositivo capaz de medir a tensão do pulso radial, por meio de uma versão portátil do esfigmomanômetro inventado por Étienne-Jules Marey uma década antes na França.

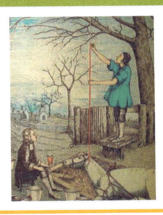

Figura 24.1. Primeira medida da pressão arterial, por Stephen Hales.

Durante muitos anos pouco valor foi dado ao procedimento, devido a sua dificuldade e pouca praticidade, mas com o aparecimento do primeiros aparelho de medida, no final do século IX, desenvolvido pelo italiano Scipione Riva-Rocci (1863-1937), a medida da PA passou a ser valorizada. Esse aparelho foi chamado de esfigmomanômetro, cuja origem vem de sphygmos, que significa pulso. Semelhante aos aparelhos que atualmente utilizamos, era constituído de uma braçadeira, manguito para ser inflado e desinflado, uma pêra para insuflação de ar e um tubo de vidro com mercúrio (figura 2).[3]

O manguito exercia pressão sobre a artéria braquial e quando o pulso desaparecia com a insuflação, o valor aferido na coluna de mercúrio correspondia a pressão sistólica. Apesar de considerada revolucionária para a época, ela entretanto não permitia medir a pressão diastólica.

Em 1905 o cirurgião russo Nikolai Korotkoff (1874-1920) desenvolveu o método auscultatório de medida indireta da pressão arterial utilizando o esfigmomanômetro. Esta foi a primeira descrição do que hoje fazemos de rotina, com um manguito e um estetoscópio. Korotkoff em sua apresentação na Academia Imperial Médica Militar de São Petersburgo, relatou que baseado nas suas observações utilizando o esfigmomanômetro, sob completa constrição, a artéria não emite sons.[3]

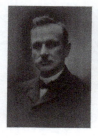
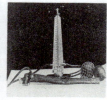
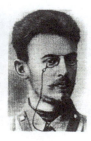

Figura 24.2. Scipione Riva-Rocci (esquerda) A fotografia de Scipione Riva-Rocci (fotógrafo desconhecido, 1896) é de domínio público, de acordo com a Lei Consolidada Dinamarquesa Copyright de 2010 (Arquivo Nacional da Dinamarca). Nicolai Korotkoff (à direita) A fotografia de Nicolai Korotkoff (fotógrafo desconhecido, 1900) é de domínio público, de acordo com o artigo 1256 do Código Civil da Federação Russa. A fotografia do manômetro está em domínio público porque seus direitos autorais expiraram; a fonte original é Korotkoff NS, Experimentos para Determinar a Força das Grandes Artérias. São Petersburgo, Rússia: Imperial Medical Medical Academy, 1910. Dissertação.

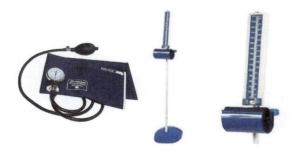

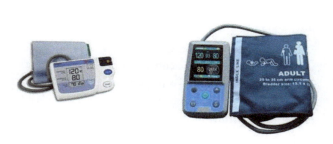

Figura 24.3. Modelos de aparelhos Aparelho de pressão analógico Aparelho de pressão coluna de mercúrio Monitor digital de pressão arterial Monitor ambulatorial de pressão arterial (MAPA)

Disse em seu discurso: "o aparelho é colocado no braço e sua pressão é rapidamente aumentada até bloquear completamente a circulação abaixo do manguito, quando deixa-se de ouvir qualquer som pelo estetoscópio colocado logo abaixo do manguito. Então, deixando a pressão no tubo de mercúrio cair até certa altura, um som curto e fraco é ouvido, o que indica a passagem de parte da onda de pulso sob o manguito, caracterizando a pressão "máxima". Deixando a pressão do manômetro continuar baixar progressivamente, ouve-se o sopro da compressão sistólica, e que se torna novamente som. Finalmente, todos os sons desaparecem, o que indica livre passagem do fluxo sanguíneo ou, em outras palavras, a pressão ultrapassou a pressão exercida pelo manguito. Este momento corresponde a pressão arterial "mínima"..."[3]

FISIOPATOLOGIA DA HIPERTENSÃO ARTERIAL SISTÊMICA

A regulação da pressão arterial sistêmica é uma das funções fisiológicas mais complexas do organismo, dependendo de ações integradas dos sistemas cardiovascular, renal, neural e endócrino. A contribuição de cada um desses fatores varia muito entre os indivíduos, além de sofrer importante interferência de fatores genéticos e ambientais.[2]

Resumidamente, existem duas grandes teorias que tentam explicar a existência da chamada hipertensão primária. A primeira hipótese seria uma alteração do sistema nervoso central (SNC), fazendo com que o ponto de ajuste da pressão arterial, presumivelmente determinado pelo próprio SNC, esteja elevado em relação ao normal. Outra hipótese, não excludente da primeira, seria uma retenção de sal e água pelos rins, colocando estes como agentes preponderantes na gênese da hipertensão.[4-7]

A chamada "Teoria Central" define a hipertensão como uma doença do SNC com argumentos retirados de diversos estudos, como por exemplo, que indivíduos hipertensos, são muito mais responsivos ao estresse, desenvolvendo uma elevada resposta simpática pelo SNC (figura 2), que levaria a um aumento da pressão, já que esta resposta provoca uma contração vascular sistêmica. Considera ainda, que o SNC possui uma íntima relação com o funcionamento renal e um distúrbio nessa comunicação poderia facilmente levar o indivíduo à hipertensão.[8-11]

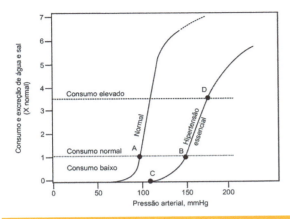

Figura 24.3. Relação entre pressão de perfusão renal e consumo e excreção renal de sal e água-curva de função renal ou natriurese pressórica. Quando a ingestão de sal e água é uma vez o normal, a pressão arterial é de 100 mmHg (ponto A). Na eventualidade de um incremento da pressão arterial, a excreção renal de sal e água aumenta proporcionalmente, gerando um balanço negativo quando o consumo permanece inalterado. Esta espoliação hidrossalina reduz a volemia e o débito cardíaco com conseqüente retorno da pressão aos valores basais. Doenças renais, semelhantemente ao que ocorre na hipertensão primária, podem desviar a curva de função renal para direita. Este desvio é responsável pela manutenção de pressão arterial elevada na vigência de consumo hidrossalino normal (ponto B). (Esta figura foi adaptada da referência 5).

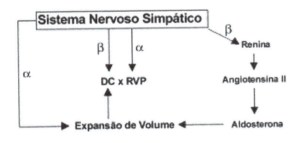

Figura 24.4. Papel do sistema nervoso simpático no controle da pressão arterial. (DC) débito cardíaco, (RVP) resistência vascular periférica.[6]

Na Teoria Renal, o rim, atuando como o principal responsável pela eliminação de sódio, seria o principal regulador da PA no longo prazo. Além de o sistema renal ser o único capaz de responder diretamente às variações da PA aumentando ou diminuindo a excreção de sódio (a chamada natriurese pressórica - figura 3), alguns estudos realizados em animais de laboratório, onde rins de animais com hipertensão foram transplantados a animais que não tinham hipertensão, ou seja, eram normotensos, estes últimos acabaram desenvolvendo hipertensão. Quando rins de animais normotensos foram transplantados para animais hipertensos, o contrário ocorreu.[8-11]

Definição de Hipertensão

A princípio, o critério para o diagnóstico de hipertensão arterial foi muito variável como é possível perceber nas diversas definições da primeira metade do século XX:

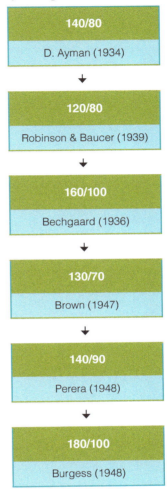

Adaptado de: Pickering GW: High Blood Pressure. Churchill London, 1968

Nos últimos anos as diretrizes definem a hipertensão arterial como aquela aferida no consultório, com pressão arterial sistólica maior ou igual que 140mmHg e/ou a pressão diastólica maior ou igual a 90mmHg.[12,13]

Para confirmação diagnóstica é recomendado que, se possível, sejam feitas pelo menos duas ou três visitas ao consultório, com intervalos que variam entre 1-4 semanas (de acordo com nível pressórico) entre as visitas. (12) Além disso, deve ser considerada hipertensão arterial aquelas medidas maiores ou iguais a 130x85 mmHg obtidas através da medida residencial da pressão arterial (MRPA), da automedida da pressão arterial (AMPA) ou das medidas no período de vigília obtidas através da medida ambulatorial da pressão arterial (MAPA).

A classificação atualmente utilizada pela Sociedade Europeia de Cardiologia, Sociedade Brasileira de Cardiologia e Sociedade Brasileira de Nefrologia, para indivíduos maiores de 18 anos está dispostas no quadro 2. [12,13]

Quadro 2. Classificação atual da pressão arterial

Classificação da pressão arterial de acordo com a medição no consultório a partir de 18 anos de idade		
Classificação	PAS (mHg)		PAD (mmHg)
PA ótima	<120	e	< 80
PA normal	120-129	e/ou	80-84
Pré-hipertensão	130-139	e/ou	85-89
HA Estágio 1	140-159	e/ou	90-99
HA Estágio 2	160-179	e/ou	100-109
HA Estágio 3	≥180	e/ou	≥110

HA: hipertensão arterial; PA: pressão arterial; PAS: pressão arterial sistólica; PAD: pressão arteria diastólica. *A classificação é definida de acordo com a PA no consultório e pelo nível mais elevado de PA, sistólica ou diastólica. ** A AHA sistólica isolada, caracterizada pela PAS ≥ 140mmHg e PAD <90mmHg, é classificada em 1, 2 ou 3, de acordo com os valores da PAD nos intervalos indicados.

Referência: Barroso WKS, Rodrigues CIS, Bortolotto LA, Gomes MAM, Brandão AA, Feitosa ADM, Machado CA, et al. Diretrizes Brasileiras de Hipertensão Arterial – 2020. 2020;00(00):00.

O termo pré-hipertensão é por vezes encontrado na literatura como sinônimo dos termos limítrofe ou normal alta. Diretrizes mais recentes tendem a utilizar o termo pré-hipertensão devido à elevada progressão para hipertensão verdadeira no nestes indivíduos.

Alguns outros conceitos devem sempre esta em mente quando se trata de diagnóstico e classificação de hipertensão[11-15]

- Hipertensão do Avental Branco, definida como uma pressão arterial persistentemente acima do valor de 140x90 mmHg nas medidas realizadas no consultório médico, mas que, nas medidas residenciais quer seja através da MRPA ou da MAPA, se encontram na média menores que 130x85 mmHg (figura 5).

- Hipertensão Mascarada, quando, ao contrário da hipertensão do avental branco, os indivíduos apresentam valores de pressão arterial normais (<140x90 mmHg) nas medidas de consultório e persistentemente elevados (>130x85 mmHg)

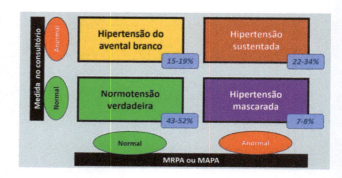

Figura 24.5. Diagnósticos possíveis na Hipertensão Arterial
Adaptado de: Barroso WKS, Rodrigues CIS, Bortolotto LA, Gomes MAM, Brandão AA, Feitosa ADM, Machado CA, et al. Diretrizes Brasileiras de Hipertensão Arterial – 2020. 2020;00(00):00.[13]

quando aferidos pelos outros métodos relatados acima (figura 5).

- Pressão Arterial Média é definida como a média da pressão durante todo o ciclo cardíaco; sendo influenciada pela velocidade de ejeção do ventricular e pela resistência arterial periférica e pode ser avaliada diretamente através de cateter colocado dentro da artéria ou calculada através da fórmula:

$$PAM = \frac{PAS + 2PAD}{3}$$

Pressão de Pulso Arterial, que é definida como a diferença entre as pressões sistólicas e diastólicas e seus componentes representa a ejeção ventricular que interage com as propriedades elásticas das grandes artérias e a reflexão da onda de pulso. Seus valores de referência ainda não são definidos mas autores tem definido como valor de 40 mmHg quando em repouso. Valores elevados são considerados fatores de risco independente para doença coronariana.

1. Hipotensão ortostática ou postural, é a queda excessiva da pressão arterial quando se assume a posição ortostática. A definição consensual envolve queda da pressão sistólica > 20 mmHg, queda da pressão diastólica acima de 10 mmHg ou ambas após 3 minutos em pé . Os sintomas de turvamento, sensação de desfalecimento, tontura, confusão ou escurecimento da visão surgem dentro de segundos a poucos minutos após levantar e regridem rapidamente após se deitar.

2. Hiato auscultatório, fonte de erro comum na avaliação da pressão arterial em idosos, é o desaparecimento dos sons durante a última parte

da fase I e na fase II, podendo cobrir uma faixa de até 30 a 40 mmHg, com o retorno do som em seguida, subestimando assim o nível da pressão sistólica ou superestimando o nível da pressão diastólica.

Métodos para medida da Pressão Arterial[16-20]

A aferição da pressão arterial, além de ser talvez a mais importante medida na prática médica por ser responsável pela avaliação do principal fator de risco cardiovascular isolado, é um procedimento simples, de fácil aprendizado, mas deve ser sempre realizada com a técnica adequada e utilizando aparelhos devidamente calibrados.

Medida direta

É a medida da pressão arterial por meio da inserção de um cateter na artéria, mas isso a torna pouco prática e impossível de ser realizada em pacientes atendidos nos consultórios, sendo reservada para pesquisa ou ambientes onde é necessário monitorar a PA minuto a minuto, seja durante procedimentos anestésicos complexos ou em unidades de terapia intensiva.

Medida Indireta

A medida considerada como padrão para o diagnóstico da hipertensão arterial, continua sendo até os dias de hoje, aquela realizada pelo médico utilizando um esfigmomanômetro validado pelos órgãos de controle e devidamente calibrado.

O modelo que utilizava uma coluna de mercúrio teve seu uso abolido visto o potencial impacto ambiental da utilização do mercúrio. Entretanto, os aparelhos aneroides com uso mais difundido, tem o risco maior de sofrerem descalibração, fato que pode colaborar para erros, tanto no diagnóstico quanto no seguimento dos indivíduos portadores de hipertensão.

Técnica para a medida da pressão arterial[16-20]

ORIENTAÇÕES AO PACIENTE ANTES DA MEDIDA

- O local para a medida da PA deve ser calmo e confortável, planejado para não interferir no efeito do avental branco, além de silencioso para não prejudicar a ausculta dos sons de Korotkoff. (fig.6)
- Deve haver um espaço para o repouso do paciente.
- Assegurar que o paciente NÃO esteja com a bexiga cheia; não tenha praticado exercícios físicos nos últimos 60 minutos; não tenha ingerido bebidas alcoólicas; não tenha fumado ou ingerido cafeína nos 60 minutos anteriores ao procedimento; não esteja sob nenhuma emoção forte, dor ou stress; e não pode ter utilizado medicamentos estimulantes adrenérgicos.
- Paciente deve permanecer em repouso por 5 minutos, sentado, antes de iniciar a medida.
- Posicionamento do paciente: paciente deve permanecer sentado, com encosto para as costas, pernas descruzadas e pés apoiados no chão e relaxado; braço na altura do coração, apoiado, com a palma da mão para cima; observar se as roupas não garroteiam o braço e se necessário removê-las; medir em pé, após três minutos da medida sentado em pacientes suspeitos de hipotensão ortostática (diabéticos, idosos, disautonômicos, em uso de anti-hipertensivos e aqueles com sintomas de pressão baixa); medir nos membros inferiores, quando impossibilidade de medir nos braços (exemplo: mulheres com câncer de mama que sofreram dissecção linfática axilar bilateral), PA elevada em pessoas menores de 30 anos com suspeita de doenças arteriais. (fig.7)
- Selecionar o tamanho da braçadeira para adultos ou crianças. A largura do manguito deve corresponder a 40% da circunferência braquial e seu comprimento a 80% e utilizar fatores de correção de acordo com circunferência braço.

(tabela 1)

Efeitos da posição do braço na medida da pressão arterial

É recomendado para a medida da pressão arterial que o braço em que foi colocado o manguito seja mantido no mesmo nível do coração. Porém, por ocasião da realização da monitorização ambulatorial da pressão, método que proporciona medidas com aparelho automático em intervalos predeterminados durante 24 horas ou mais, é feita a orientação para que o braço seja mantido ao longo do corpo.[21]

Investigações sobre o assunto têm evidenciado valores distintos da pressão arterial quando o braço em que foi colocado o manguito não é mantido no nível do coração. Estudo comparando medidas realizadas com o paciente sentado e com o braço ao nível do coração, e deitado, com o braço em duas posições: precisamente no nível do coração suportado por coxins e com o braço diretamente apoiado na cama, verificaram que as medidas com o braço abaixo do átrio direito, sem coxim, foram mais elevadas do que as

Cuidados e procedimentos durante aferição da pressão arterial
O aparelho deve devidamente calibrado
Evitar conversar
Manômetro posicionado em plano perpendicular ao plano visual
De preferência realizado por pessoal treinado
Posição confortável para quem for aferir, devendo ser evitado abaixar a cabeça em virtude da possibilidade de congestão de vasos do ouvido e assim prejudicar a ausculta
Localizar e palpar a artéria braquial ao longo da face interna superior do braço
Envolver a braçadeira, suave e confortavelmente, em torno do braço, centralizando o manguito sobre a artéria braquial. Manter a margem inferior da braçadeira 2,5cm acima da dobra do cotovelo. Encontrar o centro do manguito dobrando-o ao meio
Determinar o nível máximo de insuflação palpando o pulso radial até seu desaparecimento, registrando o valor (pressão sistólica palpada)
Desinsuflar rapidamente o manguito e esperar de 15 a 30 segundos antes de insuflá-lo de novo e aumentando mais 30 mmHg do valor encontrado na técnica palpatória
Posicionar o estetoscópio sobre a artéria braquial palpada abaixo do manguito na fossa antecubital. Deve ser aplicado com leve pressão assegurando o contato com a pele em todos os pontos. As olivas devem estar voltadas para frente
Fechar a válvula da pera e insuflar o manguito rapidamente até 30 mmHg acima da pressão sistólica registrada
Desinsuflar o manguito de modo que a pressão caia de 2 a 3 mmHg por segundo
Identificar a Pressão Sistólica (máxima) em mmHg, observando no manômetro o ponto correspondente ao primeiro batimento regular audível (sons de Korotkoff)
Identificar a Pressão Diastólica (mínima) em mmHg, observando no manômetro o ponto correspondente ao último batimento regular audível. Desinsuflar totalmente o aparelho com atenção voltada ao completo desaparecimento dos batimentos
Esperar de 1 a 2 minutos para permitir a liberação do sangue. Repetir a medida no mesmo braço anotando os valores observados
Registrar a posição do paciente, o tamanho do manguito, o braço usado para a medida e os menores valores de pressão arterial Sistólica e Diastólica encontrados em mmHg. Retirar o aparelho do braço e guardá-lo cuidadosamente a fim de evitar danos

realizadas como braço apoiado e no nível do coração, com diferenças de 4,6 ± 6,1 mmHg para a pressão sistólica e de 3,9 ± 6,1 mmHg para a diastólica.[21]

Tabela 1. Fator de correção de acordo com circunferência do braço

Circunferência (cm)	Fator de Correção (mmHg)	
	PAS	PAD
26	+5	+3
28	+3	+2
30	0	0
32	-2	-1
34	-4	-3
36	-6	-4
38	-8	-6
40	-10	-7
42	-12	-9
44	-14	-10
46	-16	-11
48	-18	-13

Fases	Característica e significado
Fase 1	Primeira aparição dos ruídos, de forma clara e repetitiva, coincidindo aproximadamente com a identificação do pulso palpável. Corresponde ao valor da pressão arterial sistólica
Fase 2	Os ruídos são mais leves e longos, com a qualidade de um murmúrio intermitente
Fase 3	Os ruídos tornam-se novamente firmes e altos
Fase 4	Ruídos abafados, pouco distintos e leves, corresponde ao valor da pressão arterial diastólica
Fase 5	O som desaparece completamente

Figura 24.6. Fases e características dos sons de Korotkoff.
Adaptado de Perloff et al. Circulation 1993 (20).

Podem existir casos onde os ruídos não desaparecerão até o total esvaziamento da câmera, quando então,

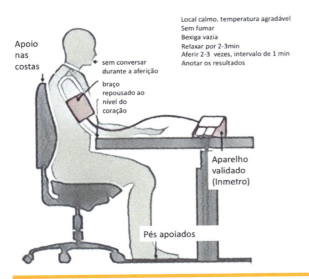

Figura 24.7. Posição correta para aferição da pressão arterial

deveremos considerar o valor da pressão arterial diastólica quando da fase IV de Korotkoff, ou seja, quando os ruídos são abafados e registrar os três valores encontrados, como por exemplo: 140x90x0 mmHg.

Situações especiais na medida da pressão arterial

Medida em crianças

- manguito de comprimento e largura adequados ao braço;
- evitar aferir pressão enquanto a criança estiver chorando, evitando assim que a medida possa ter erros de até 50mmHg;
- devido a dificuldades em ouvir os sons de Korotkoff em crianças, muitas vezes utilizamos o som da IV fase para determinação da pressão diastólica;
- apesar de podermos ter erros entre 5-10mmHg abaixo dos valores obtidos pelo método auscultatório, em crianças muito pequenas, o método palpatório é utilizado para determinação da pressão arterial sistólica nessa população;

Medida em idosos

Na medida da pressão arterial em idosos, três aspectos importantes devem ser considerados a maior frequência do chamado hiato auscultatório, que subestima a verdadeira pressão sistólica; a chamada "pseudo-hipertensão", que se caracteriza pelo nível de pressão arterial falsamente elevado em decorrência do enrijecimento da parede da artéria. Pode ser detectada através da manobra de Osler que consiste em insuflar o manguito a ponto de ocluir a artéria braquial e mesmo assim ela continua palpável (Sinal de Osler);

Devido a uma maior frequência de hipotensão postural nessa população, é recomendado que seja sempre feita a medida nas posições sentadas e de pé.

Medida em gestantes

- a posição preferencial após o 3o mês de gestação deve ser em decúbito lateral esquerdo com o braço no nível do coração;
- pode ocorrer a manutenção dos sons de Korotkoff até o nível zero e, como referido anteriormente, registra-se o valor obtido na IV fase.

MENSAGENS FINAIS:

- A medida da pressão arterial é recomendada em toda consulta médica, independente da especialidade.
- Hipertensão arterial representa o mais importante fator de risco isolado para doenças cardiovasculares.
- Medida de pressão arterial com técnica adequada é fundamental para o diagnóstico correto de hipertensão arterial.
- Um aparelho devidamente calibrado é fundamental para o diagnóstico e seguimento da hipertensão arterial.
- Medida indireta da pressão arterial é preferida na prática clínica
- Método palpatório e auscultatório devem ser sempre realizados a cada medida da PA
- Grupos especiais como idosos, gestantes e crianças merecem atenção especial na aferição da pressão arterial, a fim de minimizar erros
- Realização de medida da PA através MAPA e MRPA devem fazer parte da rotina diagnóstica e de seguimento dos portadores de hipertensão arterial.

REFERÊNCIAS

1. Veiga EV, Nogueira MS, Cárnio EC, Marques S, Lavrador MAS, de Moraes SA, Souza LAC, Lima NKC, Nobre F. Avaliação de técnicas da medida da pressão arterial pelos profissionais de saúde. Arq Bras Cardiol 2003;80(1):83-89.
2. Page IH: Hypertension Mechanisms. Orlando, FL: Grune and Stratton, 1987
3. Introcaso, L. Aspectos Históricos da Hipertensão: História da Medida da Pressão Arterial. HiperAtivo 1998, 5(2):79-82.
4. Hall JE, Granger JP, do Carmo JM, da Silva AA, Dubinion J, George E, Hamza S, Speed J, Hall ME. Hypertension: physiology and pathophysiology. Compr Physiol 2012;2:2393–2442.
5. Guyton AC. Blood pressure control – special role of the kidneys and body fluids. Science 1991;252:1813–1816.
6. Guyton AC. Roles of the kidneys and fluid volumes in arterial pressure regulation and hypertension. Chin J Physiol 1989;32:49–57.
7. Izzo Jl Jr. Sympathoadrenal activity, catecholamines, and the pathogenesis of vasculopathic hypertensive target organ damage. Am J Hypertens 1989; 2:305S-312S.
8. Guyton AC, Coleman TG, Cowley, Jr AW, Scheel KW, Manning, Jr RD, Norman, Jr RA. Arterial pressure regulation. Overriding dominance of the kidneys in long-term regulation and in hypertension. Am J Med 1972; 52: 584-94.
9. Carretero OA, Oparil S (2000) Essential hypertension: part II: treatment. See comment in PubMed Commons below Circulation 101: 446-45.
10. Mayet J, Hughes A (2003) Cardiac and vascular pathophysiology in hypertension. See comment in PubMed Commons below Heart 89: 1104-1109.
11. . Mark AL (1996) The sympathetic nervous system in hypertension: a potential long-term regulator of arterial pressure. See comment in PubMed Commons below J HypertensSuppl 14: S159-165
12. Stergiou GS et al. Blood pressure monitoring: theory and practice. European Society of Hypertension Working Group on Blood Pressure Monitoring and Cardiovascular Variability Teaching Course Proceedings. Blood Press Monit. 2018;23:1-8.
13. Barroso WKS, Rodrigues CIS, Bortolotto LA, Gomes MAM, Brandão AA, Feitosa ADM, Machado CA, et al. Diretrizes Brasileiras de Hipertensão Arterial – 2020. 2020;00(00):00.
14. Williams B, Mancia G, Spiering W, Agabiti Rosei E, Azizi M, Burnier M, Clement DL, Coca A, de Simone G, Dominiczak A, et al. 2018 ESC/ESH Guidelines for the management of arterial hypertension: The Task Force for the management of arterial hypertension of the European Society of Cardiology and the European Society of Hypertension: The Task Force for the management of arterial hypertension of the European Society of Cardiology and the European Society of Hypertension. J Hypertens. 2018;36:1953-2041
15. Stergiou, GS, Palatini, P, Asmar, R, Bilo, G, de la Sierra, A, Head, G, Kario, K, Mihailidou, A, Wang, J, Mancia, G, O'Brien, E, Parati, G. Blood pressure monitoring: theory and practice. European Society of Hypertension Working Group on blood pressure monitoring and cardiovascular variability teaching course proceedings. *Blood Press Monit*. 2018;23:1–8.
16. Muntner, P, Einhorn, PT, Cushman, WC, Whelton, PK, Bello, NA, Drawz, PE, Green, BB, Jones, DW, Juraschek, SP, Margolis, KL, et al. Blood pressure assessment in adults in clinical practice and clinic-based research: JACC scientific expert panel. *J Am Coll Cardiol*. 2019;73:317–335.
17. O'Brien, E, Parati, G, Stergiou, G, Asmar, R, Beilin, L, Bilo, G, Clement, D, de la Sierra, A, de Leeuw, P, Dolan, E, et al. European Society of Hypertension position paper on ambulatory blood pressure monitoring. *J Hypertens*. 2013;31:1731–1768.
18. Parati, G, Stergiou, GS, Asmar, R, Bilo, G, de Leeuw, P, Imai, Y, Kario, K, Lurbe, E, Manolis, A, Mengden, T, et al. European Society of Hypertension guidelines for blood pressure monitoring at home: a summary report of the Second International Consensus Conference on Home Blood Pressure Monitoring. *J Hypertens*. 2008;26:1505–1526.
19. Kario, K, Shin, J, Chen, CH, Buranakitjaroen, P, Chia, YC, Divinagracia, R, Nailes, J, Hoshide, S, Siddique, S, Sison, J, et al. Expert panel consensus recommendations for ambulatory blood pressure monitoring in Asia: The HOPE Asia Network. *J Clin Hypertens*. 2019;21:1250–1283.
20. Perloff D, Grim C, Flack J, Frohlich E, Hill M, McDonald M. Human blood pressure determination by sphygmomanometry. Circulation 1993; 88:2460-2467.
21. NETEA RT, BIJLSTRA PJ, LENDERS JW et al. Influence of the arm position on intra-arterial blood pressure measurement. J Human Hypertens, v. 12, p. 157–160,1998.
22. Whelton PK, Carey RM, Aronow WS, et al.. 2017 ACC/AHA/AAPA/ABC/ACPM/AGS/APhA/ASH/ASPC/NMA/PCNA guideline for the prevention, detection, evaluation, and management of high blood pressure in adults: a report of the American College of Cardiology/American Heart Association Task Force on Clinical Practice Guidelines. *Hypertension*. 2018;71:e13–e115.doi: 10.1161/HYP.0000000000000065. Crossref. PubMed.

23. Stergiou GS, Alpert B, Mieke S, et al.. A universal standard for the validation of blood pressure measuring devices: Association for the Advancement of Medical Instrumentation/European Society of Hypertension/International Organization for Standardization (AAMI/ESH/ISO) Collaboration Statement. *Hypertension*. 2018;*71*:368–374. doi: 10.1161/HYPERTENSIONAHA.117.10237. Crossref. PubMed.

24. Stergiou GS, Asmar R, Myers M, Palatini P, Parati G, Shennan A, Wang J, O'Brien E; European Society of Hypertension Working Group on Blood Pressure Monitoring and Cardiovascular Variability. Improving the accuracy of blood pressure measurement: the influence of the European Society of Hypertension International Protocol (ESH-IP) for the validation of blood pressure measuring devices and future perspectives. *J Hypertens*. 2018;36:479–487. doi: 10.1097/HJH.0000000000001635. Crossref. PubMed.

25. Stergiou GS, Asmar R, Myers M, Palatini P, Parati G, O'Brien E, Shennan A et al. Blood Pressure Measurement and Hypertension Diagnosis in the 2017 US Guidelines. Hypertension 2018;71: 963-965.

25 Síndrome Consumptiva

Carolina de Castro Rocha Betônico

INTRODUÇÃO

A perda de peso constitui queixa comum no consultório médico, podendo ser o motivo da consulta em 7 a 13% dos casos em estudos populacionais.[1] O peso corporal é o resultado do balanço entre ingestão de calorias, taxa de atividade física e gastos metabólicos, além de ser influenciado pela genética do indivíduo. A taxa metabólica em repouso (TMR) corresponde a energia dispensada por um indivíduo em jejum e em repouso e representa a taxa mínima de energia consumida para manter as funções fisiológicas no estado de repouso. A TMR é o principal componente do gasto energético diário, correspondendo a 60% a 75% do gasto total. Os outros componentes do gasto energético diário são o efeito térmico dos alimentos, ou seja, a energia dispensada pelo organismo para o metabolismo dos alimentos, correspondendo a aproximadamente 10%, e a taxa de atividade física ou gasto energético com atividade física que pode variar entre 15% a 30% do total, podendo variar com o volume de atividade física praticado. Variações discretas de peso podem ocorrer ao longo do dia, no período pré-menstrual ou decorrente ao uso de medicamentos. Oscilações também acontecem durante o processo fisiológico de envelhecimento. Grandes perdas de peso, são decorrentes de alterações no equilíbrio entre ingestão, absorção e gasto energético.

A definição da síndrome consumptiva está embasada em uma perda maior que 5% do peso habitual no período de 6 a 12 meses.[3] Entretanto esta definição não é um consenso. Alguns autores definem a síndrome como a perda de 5 a 10 % do peso em 6 meses, ou como perda acima de 5% do peso em 6 meses ou 10% em 1 ano. Geralmente as perdas de até 5% do peso corporal são bem toleradas enquanto perdas maiores podem resultar na desnutrição protéico-calórica e suas possíveis consequências como a redução do débito cardíaco, perda de massa muscular com prejuízo funcional, redução da imunidade humoral e celular, além de possíveis alterações hormonais.[2]

Etiologia e Fisiopatologia

A homeostase do controle do peso é um processo complexo que inclui além da disponibilidade de alimentos em atividade física, o controle hormonal com peptídeos como leptina, colecistocinina e grelina.[3] A sinalização da homeostase normal é interrompida nos quadros de perda expressiva de peso, enquanto esses mecanismos muitas vezes são preservados nas perdas leves decorrentes da ingestão calórica inadequada. Didaticamente, podemos explicar a fisiopatologia da perda de peso como decorrente de três situações distintas.[4]

- Menor ingestão calórica
- Ingestão e absorção preservadas mas com o aumento do metabolismo energético
- Ingestão, absorção e metabolismo energético normais com perda de calorias na urina ou fezes.

Entretanto, muitas vezes a perda de peso pode ser decorrente de uma desordem multifatorial como a alteração da ingesta calórica associada a alteração da absorção intestinal, da motilidade intestinal, do uso de medicamentos e abuso de drogas ou mesmo de doenças sistêmicas que cursam com a elevação da produção de substâncias endógenas como fator de necrose tumoral, a interleucina 6 e fatores liberadores de corticotropina.[2,5]

Menor ingestão calórica

A ingestão de alimentos é influenciada por estímulos olfativos, gustativos e visuais, bem como por fatores psicológicos e sócio econômico-culturais. Pacientes podem ter menor ingestão calórica por perda do apetite, adesão a dietas alternativas sem um acompanhamento nutricional adequado ou falta de acesso a uma alimentação balanceada em situações de extrema pobreza. São exemplos de etiologias de síndrome consumptiva por baixa ingestão calórica: neoplasias; doenças crônicas como doença pulmonar obstrutiva crônica (DPOC), insuficiência cardíaca congestiva (ICC); doenças psiquiátricas (depressão, transtorno bipolar), doenças neurológicas (acidente vascular encefálico, demência, parkinson); doenças infecciosas (HIV, tuberculose); doenças gastro-intestinais (úlcera péptica, doença inflamatória intestinal), abuso de álcool, opióides, anfetaminas, tabagismo; tratamento medicamentoso (inibidores da recaptação de serotonina, digoxina, quimioterápicos).

Ingestão normal com deficiência na absorção ou perdas urinárias e/ou intestinais:

Perdas de nutrientes podem ocorrer por vômitos, diarreia, glicosúria, proteinúria, fístulas. A má absorção pode afetar a obtenção de macronutrientes (por exemplo proteínas, carboidratos, gorduras) e/ou micronutrientes (p. ex., vitaminas, minerais), provocando excreção fecal excessiva, deficiências nutricionais e sintomas gastrointestinais. A síndrome de má absorção pode ser parcial com a perda de nutrientes específicos ou geral, com má absorção de quase todos os nutrientes. São exemplos de alterações de absorção intestinal: pancreatite crônica, doença celíaca, parasitoses, síndrome do intestino curto. No diabetes mellitus descompensado a insulinopenia, ou seja, falta desse hormônio anabólico leva a perda de peso tanto pela alteração no metabolismo quando pela glicosúria e sua consequente diurese osmótica, que causa desidratação/ depleção hídrica.

Ingestão e absorção preservadas mas com o aumento do metabolismo energético

Esta condição está associada com aumento do gasto energético diário em processos de catabolismo acelerado e a quantidade de calorias ingerida é insuficiente para suprir a demanda energética. O exemplo clássico desta condição é o hipertireoidismo. No hipertireoidismo, a perda de peso está associada com aumento do gasto energético basal, entretanto o mecanismo de perda nesta situação pode ser multifatorial, englobando ainda uma menor absorção intestinal secundária ao aumento da motilidade gastrointestinal, frequentemente presente nesta condição. Outras situações em que há alteração do metabolismo incluem processos febris, neoplasias, doenças infectoparasitárias, feocromocitoma e aumento importante de atividade física

A perda de peso é um sintoma inespecífico que abre um leque para inúmeros diagnósticos diferenciais. Muitos pacientes procuram atendimento médico com um quadro clínico rico de sintomas, em que a perda de peso é apenas um deles, e nestes casos, o diagnóstico seguindo uma linha de raciocínio clínico pode ser mais simples. Entretanto, alguns pacientes podem ter a perda de peso como a queixa principal, e muitos sintomas só serão mencionados após uma a realização minuciosa do Interrogatório de diversos aparelhos. Nestes casos, apesar da possibilidade diagnóstica de um tumor ser a etiologia que mais preocupa o clínico diante de um paciente com uma significativa perda de peso, o câncer não é causa mais frequente de síndrome consumptiva. A maioria dos estudos mostra que cerca de 1/3 das etiologias de síndromes consumptivas são devido a doenças do trato gastrointestinal (incluindo-se doenças malignas e não-malignas). Os fatores psicológicos, em vários estudos, são responsáveis por 9 a 60% dos casos.[4] Distúrbios orgânicos não malignos, neoplasias e distúrbios psiquiátricos constituem os principais fatores etiológicos para a perda de peso não intencional. A maior coorte prospectiva [6], com mais de 2500 pacientes, com o intuito de investigar os diagnósticos etiológicos da síndrome consumptiva encontrou como causa mais frequente as doenças orgânicas não malignas (40%), dentre estas, com destaque, os transtornos do trato gastrointestinal. Neste estudo, neoplasias malignas responderam por 1/3 dos diagnósticos e no geral estes pacientes eram mais idosos, do sexo masculino. As doenças psiquiátricas corresponderam a etiologia da perda de peso em 16% dos pacientes, muitas vezes não identificada na avaliação inicial.

História

Na investigação de um paciente com síndrome consumptiva, o doente deve ser questionado ativamente sobre a perda de peso, uma vez que menos da metade dos pacientes relatam espontaneamente a perda de peso como uma queixa ao seu médico.

O ponto de partida da anamnese deve avaliar se a perda é voluntária ou involuntária. O paciente deve ser questionado sobre a evolução da perda e tentar quantificar com precisão quantos quilos foram perdidos, e em quanto tempo ocorreu essa perda. Na impossibilidade da coleta destes dados, a perda de peso pode ser estimada a partir de relatos de roupas mais largas, ou observação de amigos e familiares da perda. Especial atenção deve ser dada, na história clínica, hábito alimentar e dietas recentes, além do início ou intensificação da atividade física. Perdas de peso expressivas de rápida evolução geralmente sugerem a presença de uma doença orgânica.

O médico deve ainda perguntar sobre variações do apetite. Muitas causas de síndrome consumptiva estão relacionadas a hiporexia, sendo as principais doenças do trato digestivo, neoplasias, doenças psiquiátricas e tratamento medicamentoso. Perdas de peso associadas a polifagia incluem hipertireoidismo e diabetes mellitus entre seus diagnósticos diferenciais. Ainda na anamnese devem ser anotados os dados relacionados à digestão; hábito intestinal; micção; aparecimento de sinais como sangramentos exteriorizados, lesões de pele, alteração na fonação, tosse, dispneia, palpitações, febre ou dor; sintomas neurológicos e emocionais; comorbidades conhecidas; deficiência na cicatrização de feridas; além de sintomas inespecíficos, como calafrios, sudorese, fadiga e fraqueza muscular. A anamnese deve, ainda, incluir a história pregressa completa, com ênfase em doenças prévias como infecções, acidente vascular encefálico; doenças psiquiátricas como tratamento prévio de depressão; história ocupacional e social (isolamento, condições de baixo nível sócio econômico, perda de ente querido, baixo nível de escolaridade); além do uso de medicamentos, álcool, tabaco e drogas ilícitas.

Alguns dados incluídos na identificação, história da moléstia atual, ISDA e antecedentes são de suma importância para construção de hipóteses diagnósticas.

Idade

Pacientes mais jovens: alterações gastrointestinais são mais comuns, e a avaliação psiquiátricas é muito importante. Alguns tipos de tumores tem alta incidência em pacientes mais jovens como leucemia, linfoma. Doença celíaca também costuma ter início em pacientes mais jovens.

Pacientes de idade mais avançada: a partir dos 60 anos passamos a ter uma perda natural de 0,5% do peso corpóreo ao ano, e perdas discretas são observadas fisiologicamente em idosos. Entretanto, pacientes mais idosos têm maior prevalência de tumores. Além disso, alguns quadros neurológicos têm maior prevalência em idosos como as demências e a doença de Parkinson.

Fatores sociais

O paciente deve ser questionado sobre sua condição sócio-econômica, acesso aos alimentos que possam comprometer a ingestão calórica adequada.

Condições médicas pré-existentes

Diversas patologias podem ter caráter evolutivo em que a piora de sua condição pode comprometer o estado geral e ingestão calórica do paciente. Insuficiência cardíaca descompensada, doença pulmonar obstrutiva crônica e doença renal crônica são exemplos de condições que podem debilitar o paciente e que frequentemente podem estar associadas a perda de peso.

Histórico medicamentoso

Diversas classes medicamentosas estão relacionadas a perda de peso como efeito adverso. Dentre essas as mais frequentes: anticonvulsivantes (exemplo: topiramato); antidepressivos como exemplo: inibidores seletivos da recaptação de serotonina (fluoxetina, sertralina), bupropiona; medicamentos para diabetes (exemplo: metformina, liraglutida, dulaglutida); digoxina; levodopa; e anti-retrovirais.

Tabagismo e etilismo

Tabagistas frequentemente apresentam menores índices de massa corporal, quando comparados a não fumantes.[7] A ação do fumo no peso corporal parece ser mediada pela nicotina, que promove a elevação das concentrações de neurotransmissores, como dopamina e serotonina, substâncias inibidoras da ingestão de alimentos. Assim, provavelmente por este mecanismo, o fumante tem seu apetite diminuído. Etilistas crônicos diminuem a ingestão alimentar, muitas vezes trocando uma alimentação saudável pela carga calórica do álcool.

A síndrome consumptiva pode englobar uma grande gama de diagnósticos diferenciais e diante das inúmeras hipóteses diagnósticas, Robbins publicou uma regra mnemônica dos nove "D"s que pode ser de grande auxílio para investigação da etiologia da perda de peso nesta população.[8]

Tabela 1.

Regra Mnemônica dos nove "D"s
Dentição: alteração na cavidade oral
Distúrbio do paladar (Disgeusia)
Disfagia
Diarreia
Doença Crônica
Demência
Disfunção (física, cognitiva e psicossocial ou dependência)
Depressão
Drogas

Adaptado de: Robbins LJ. Evaluation of weight loss in the elderly. Geriatrics. 1989;. 44(4):31-34,37

Exame Físico

O exame físico detalhado de um paciente com perda expressiva de peso é imprescindível e pode ser de grande auxílio para avançar nas hipóteses diagnósticas aventadas após a coleta de uma anamnese minuciosa. Alguns pontos não devem ser esquecidos:

Pesar o paciente e calcular o seu índice de massa corporal (IMC) não apenas no primeiro atendimento, mas nos atendimentos seguintes para

Sinais vitais: febre pode sugerir uma infecção como por exemplo a tuberculose, ou neoplasia. Taquicardia é um achado frequente em pacientes com hipertireoidismo.

Taquipneia pode apontar para um quadro de DPOC ou outras doenças pulmonares.

Ectoscopia: mucosas hipocoradas são sinais de anemia frequente em neoplasias, sangramentos ou doenças crônicas.

Cabeça e pescoço: palpar cadeias de linfonodos. Linfoadenomegalia é um achado importante que abrange uma grande lista de diagnósticos diferenciais, incluindo doenças infecciosas e neoplasias.

Ausculta respiratória e cardiovascular em que são observados sopros ou estertores podem sugerir doenças frequentes na prática clínica que cursam com síndrome consumptiva, como insuficiência cardíaca e DPOC.

Abdome: deve ser cuidadosamente examinado à procura de massas abdominais por possível neoplasia, ou visceromegalias como hepato-esplenomegalia que são achados de doenças infecciosas e neoplásicas.

Exame neurológico: Parkinson e demência são causas frequentes de síndrome consumptiva. Deve ser observada a marcha, a presença de tremores involuntários e o mini-mental teste deve ser aplicada na suspeita de demência.

Algoritmo

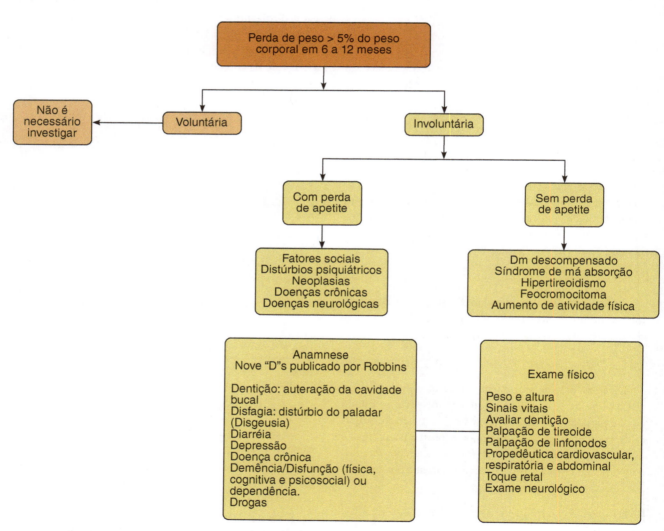

- Adaptado de: Pinheiro KMK, Massaia IFDS, Gorzoni ML, Marrochi LC, Fabbri RMA. Investigação de síndrome consumptiva. Arq Med Hosp Fac Cienc Med Santa Casa São Paulo. 2011;56(2):87-95.

Síndrome Consumptiva

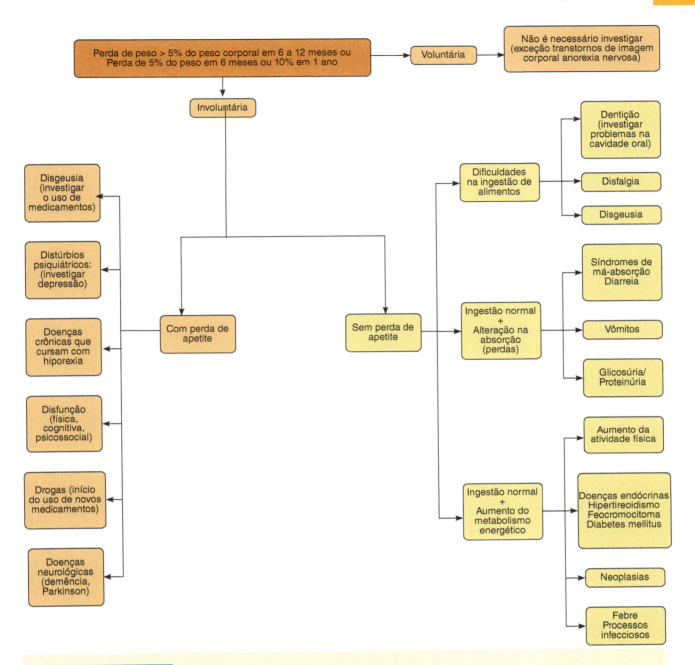

REFERÊNCIAS

1. Reife CM. Involuntary weight loss. *Med Clin North Am*. 1995;79(2):299-313. doi:10.1016/S0025-7125(16)30069-4
2. Moraes R, Fabbri A. Investigação de síndrome consumptiva Approach to the patient with weight loss. *Arq Med Hosp Fac Cienc Med St Casa São Paulo*. 2011;56(2):87-95.
3. Guyenet SJ, Schwartz MW. Regulation of Food Intake, Energy Balance, and Body Fat Mass: Implications for the Pathogenesis and Treatment of Obesity. *J Clin Endocrinol Metab*. 2012;97(March):745-755. doi:10.1210/jc.2011-2525
4. Macedo AV De. Avaliação e tratamento da perda de peso involuntária e significativa. *Rev Med Minas Gerais*. 2010;20(1):115-123.
5. M. Massompoor. Unintentional Weight Loss. *SHIRAZ E Med J*. 2004;5(2).
6. Escoda O, Guerra-garcı M, Moreno P, et al. Unintentional weight loss: Clinical characteristics and outcomes in a prospective cohort of 2677 patients. *PLoS One 2017 Apr 7;12(4)*. 2017;375:1-20.
7. Chatkin R, Chatkin JM. Smoking and changes in body weight: Can physiopathology and genetics explain this association? *J Bras Pneumol*. 2007;33(6):712-719. doi:10.1590/S1806-37132007000600016
8. Robbins LJ. Evaluation of weight loss in the elderly. *Geriatrics*. 1989;44(4):31-34,37.

26 Tosse

Paulo César Rodrigues Pinto Corrêa

ABORDAGEM DA TOSSE

INTRODUÇÃO

As queixas respiratórias mais comuns que levam à procura por atendimento médico são a dispnéia e a tosse.[1] A tosse é a manifestação mais frequente das doenças respiratórias. Tosse crônica em adultos tem prevalência de 11,6% em um estudo transversal de base populacional brasileiro.[2]

Num estudo de coorte prospectivo de base populacional com indivíduos de idade ≥45 anos, tosse crônica foi definida como tosse diária durante pelo menos 3 meses durante os 2 anos anteriores.[3] Dos 9824 participantes do estudo, 1073 (10,9%) tinham tosse crônica na linha de base.[3] A prevalência da tosse crônica aumentou com a idade e atingiu o seu pico na oitava década.[3]

Para os pacientes a tosse traz importante repercussão, podendo criar dificuldades para o exercício do trabalho, para a vida escolar e pessoal. Por outro lado, a investigação e o manejo da tosse constituem um grande desafio para o médico, sendo comum o encontro de pacientes atendidos por vários profissionais e ainda com dúvida diagnóstica e/ou controle inadequado. O tratamento deve ser orientado para a(s) causa(s) da tosse e não para a supressão do sintoma. Nesse capítulo proporemos algoritmos para auxiliar na investigação do desafiador sintoma em adultos.

Etiologia e Fisiopatologia

A tosse é um importante mecanismo fisiológico de defesa das vias aéreas e responsável pela remoção de secreções e corpos estranhos. A regulação da tosse é um processo complexo e ainda incompletamente compreendido. Didaticamente, podemos resumir a fisiopatologia da tosse da seguinte maneira:

O reflexo da tosse envolve cinco componentes de um complexo arco reflexo: receptores, nervos aferentes, centro da tosse, nervos eferentes e músculos efetores. Os receptores de tosse existem não apenas no epitélio das vias respiratórias superiores e inferiores, mas também na pleura, pericárdio, diafragma, esôfago e estômago. Os receptores laríngeos e traqueobrônquicos respondem tanto a estímulos mecânicos quanto químicos.

Os receptores químicos sensíveis a ácido, frio, calor, capsaicina, ácido tartárico, ácido cítrico, nicotina, agentes osmóticos e soluções hipoclorídricas provocam o reflexo da tosse através da ativação de canais iônicos nociceptivos do receptor de potencial transitório do tipo vanilóide 1 (TRPV1) e do receptor de potencial transitório anquirina 1 (TRPA1).[4] Os receptores de adaptação rápida (RARs) e os receptores de estiramento de adaptação lenta (SARs) são os principais mecanorreceptores envolvidos no reflexo da tosse.[4] Os receptores mecânicos para tosse podem ser estimulados por gatilhos como o toque ou o deslocamento. É dessa forma que secreções e corpos estranhos podem disparar o reflexo de tosse.

Os impulsos dos receptores de tosse estimulados têm sua via aferente representada pelo nervo vago até a medula dorsal, que por sua vez está sob importante controle de centros corticais superiores. O centro da tosse gera um sinal eferente pelos nervos vago, frênico e motor espinhal o qual é conduzido até a musculatura expiratória para produzir a tosse.

A sensibilidade do reflexo da tosse é um fenômeno dinâmico, capaz de ser modulado pela presença ou ausência de estímulos, tais como a fumaça de cigarro, mesmo após exposição prolongada.[5] Fumantes de cigarros de tabaco "saudáveis" têm uma sensibilidade reduzida ao reflexo da tosse em comparação aos não fumantes, presumivelmente por causa da dessensibilização dos receptores de tosse das vias aéreas induzida pela exposição crônica à fumaça do cigarro.[5] Esta hipótese é sustentada pela demonstração, em fumantes crônicos de cigarros de tabaco de aumento da sensibilidade do reflexo da tosse dentro de 2 semanas após a cessação do fumo.[5]

A hipersensibilidade do reflexo da tosse geralmente está subjacente à tosse crônica em adultos.[6] Existem diferenças relacionadas ao sexo na sensibilidade do reflexo da tosse, o que constitui a explicação do fato de que as mulheres são mais propensas do que os homens a desenvolverem tosse crônica.

História

A história clínica é o aspecto mais importante da investigação de um paciente com tosse, sendo importante deixar o doente falar sobre seu sintoma nas suas próprias palavras.[7] Mesmo se a anamnese já sugerir uma provável causa o médico deverá obter uma história completa, já que especialmente na tosse crônica múltiplas causas podem estar presentes.[7] Os idosos com asma podem apresentar uma história de tosse crônica, com pouca ou nenhum chiado.

Ainda que causas graves de tosse sejam raras, após a primeira parte da anamnese (em que perguntas abertas são feitas e o paciente relata ao médico a queixa de tosse e outros sintomas), o ponto de partida da entrevista médica deve ser a identificação de sintomas de alarme.[7,8] Nessas situações a tosse não se apresenta como sintoma isolado. Pode estar associada a febre e produção (expectoração) purulenta, ou dor torácica ou sibilos e dispneia ou perda involuntária de peso e assim por diante.[7,8] Portanto, nessa fase os sintomas de alarme serão explorados. Assim, nesse último exemplo, o interrogatório do paciente deverá seguir com a investigação sobre a evolução da perda ponderal, estimando a magnitude em quilos e em quanto tempo ocorreu essa perda, etc (VER CAPITULO XYZ dessa obra). Para maior facilidade do leitor apresentaremos uma tabela didática sobre essa importante etapa (tabela 1).

A anamnese deve incluir o questionamento sobre a duração, características, sintomas associados, e se existe algum momento (horário) do dia em que há mais tosse.

A classificação da tosse com base na duração dos sintomas é fundamental, mas um tanto arbitrária. Será discutida detalhadamente mais adiante nesse capítulo.

Quanto à expectoração a tosse pode ser dividida em seca ou produtiva. Quando há produção, deve ser avaliada sua quantidade, podendo haver quantidades escassas (tosse oligoprodutiva) ou maiores de expectoração. Tosse produtiva foi definida como a que tem expectoração maior do que 30 mL por dia.[9] Entretanto, tentativas de medir com precisão o volume de expectoração podem ser difíceis, pois a quantidade deglutida é variável. Tosse produtiva ocorre predominantemente nas bronquiectasias, DPOC e infecções pulmonares e/ou de vias aéreas. No edema pulmonar agudo o escarro é espumoso e de cor rósea. Em termos práticos, o que é mais relevante é a constatação de expectoração de grandes volumes de escarro purulento diariamente (bronquiectasias) ou a presença de sangue misturado à expectoração. A hemoptise pode ocorrer nas bronquiectasias, infarto pulmonar, infecções e neoplasias. Nas bronquiectasias a tosse é geralmente crônica e pior pela manhã, enquanto o escarro, além de abundante, pode ser fétido. Deve-se registrar que a abordagem diagnóstica e o seu resultado são praticamente idênticos, quer a tosse seja produtiva ou não.[9]

Tabela 1: Identificação de sintomas de alarme associados à tosse[7]

Sintomas de Alarme	Causas preocupantes
Tosse com hemoptise	Câncer de pulmão, tuberculose, embolia pulmonar, pneumonia
Tosse com dor torácica	Embolia pulmonar, síndrome coronária aguda
Tosse com expectoração crônica importante	Bronquiectasia, abcesso pulmonar, câncer de pulmão
Tosse e perda de peso involuntária	Câncer de pulmão, tuberculose, abcesso pulmonar
Tosse, dispnéia e edema dos membros inferiores	Insuficiência cardíaca congestiva, embolia pulmonar
Tosse com sibilância e dispneia	Asma, exacerbação da asma, exacerbação da DPOC, insuficiência cardíaca
Tosse, febre e expectoração purulenta	Pneumonia, abscesso pulmonar

Características da tosse

O caráter da tosse não é de grande utilidade para o diagnóstico. Sem dúvida, a mais distinta de todas as tosses é a da coqueluche, que tem uma inspiração ruidosa com som bastante característico.

A caracterização do horário do dia em que há mais tosse pode ser de alguma ajuda. Tosse que piora pela manhã sugere bronquiectasias ou DPOC, enquanto o aumento noturno ocorre na asma, insuficiência cardíaca, síndrome da tosse de vias aéreas superiores e doença do refluxo gastroesofágico.

Histórico medicamentoso

Diversos medicamentos podem causar tosse como efeito adverso através de distintos mecanismos. As drogas mais frequentemente causadoras são: IECA (5 a 35% dos pacientes que os utilizam podem apresentar o sintoma[10]), amiodarona (1 a 15% dos usuários[11]), betabloqueadores[12], metotrexato e interferon peguilado (interferon alfa conjugado com polietileno glicol) + ribavirina.

O início da tosse induzida por inibidores da ECA varia de horas após a primeira dose até meses após o início da terapia, não sendo dose-dependente[10]. A resolução normalmente ocorre dentro de 1 a 4 semanas após a interrupção da terapia, mas a tosse pode se prolongar por até 3 meses.[10]

A toxicidade pulmonar é menos frequente naqueles que recebem <300 mg/dia de amiodarona.[11] Os pacientes apresentam caracteristicamente tosse seca e dispnéia associada a creptações e infiltrados pulmonares.[11]

Os beta bloqueadores podem causar tosse ao induzir broncoespasmo em alguns indivíduos com asma brônquica. O antagonismo do receptor Beta-2 está associado a esse efeito. Baker demonstrou que muitos bloqueadores beta-1 seletivos disponíveis comercialmente têm alta afinidade pelos receptores beta-2.[13]

As doenças do colágeno são doenças inflamatórias crônicas auto-imunes, algumas sistêmicas, que podem envolver o pulmão em maior ou menor grau. O metotrexate (MTX) pode ser uma das drogas usadas para o tratamento. A toxicidade pulmonar do MTX pode se expressar clinicamente como tosse seca.

Exame Físico

Alterações no exame físico são raras nos pacientes com tosse crônica.[14] À oroscopia observar a mucosa oral, língua, dentição, tonsilas palatinas, próteses dentárias e verificar se há corpos estranhos. Checar se há estridor laríngeo. O exame da oro e nasofaringe será discutido também à frente, na parte que trata da "síndrome da tosse de vias aéreas superiores". Um exame cuidadoso dos aparelhos respiratório e cardiovascular deverá ser feito. Sibilos e/ou roncos podem ser encontrados no exame físico, mas freqüentemente estão ausentes nos pacientes com asma tosse-variante.[14] Podem ser encontradas creptações na insuficiência cardíaca (finas), doenças pulmonares fibrosantes (em velcro) e bronquiectasias (grosseiras).

Abordagem

A abordagem diagnóstica e terapêutica clássica da tosse é baseada na identificação da duração do sintoma no momento de sua apresentação ao médico. Publicada originalmente por Irwin em 1998[15] e 2000[16] e depois na revista *Chest* em 2006[17], essa estratégia define o espectro das causas mais prováveis, limitando os diagnósticos diferenciais.[17] Assim, a tosse em adultos pode ser dividida em:

> **Aguda:** é a presença do sintoma por um período de até três semanas.
>
> **Subaguda:** tosse persistente por período entre três e oito semanas.
>
> **Crônica:** tosse com duração maior que oito semanas

Deve-se saber, entretanto, as limitações dessa divisão. Primeiramente, trata-se de pontos de corte arbitrários. Além disso, não há meios de prever a duração da sintomatologia de tosse em seu início (ou seja, se a resolução ocorrerá ou não no prazo de 3 semanas) e antecipar qual tosse persistirá até à fase subaguda ou crônica.[18] Além disso, a terapêutica eficaz pode abortar ou abreviar a duração do quadro de tosse, enquanto que a incapacidade de instituir uma terapia eficaz pode converter o que poderia ter sido uma tosse aguda numa tosse subaguda ou crônica.[18] Saliente-se que episódios agudos recorrentes de tosse podem ser uma manifestação de uma doença crônica não diagnosticada (asma).[18]

Tosse Aguda

As causas mais frequentes de tosse aguda incluem as infecções do trato respiratório superior (resfriado comum, sinusite bacteriana ou viral aguda, coqueluche); infecções do trato respiratório inferior (bronquite viral ou bacteriana aguda e pneumonia adquirida na comunidade); exacerbação aguda da doença pulmonar obstrutiva crônica (DPOC) e da asma; rinite alérgica; irritação da árvore brônquica causada pela fumaça do cigarro (tabagismo passivo); exposição ambiental ou ocupacional, como rinite devida a irritantes ambientais e irritação da árvore brônquica por produtos químicos, tais como produtos de limpeza doméstica.[7] Em pacientes idosos, tosse aguda pode ser a manifestação de insuficiência ventricular esquerda (insuficiência cardíaca crônica) ou aspiração.

As causas menos comuns de tosse aguda incluem embolia pulmonar, bronquiectasias e corpos estranhos.

Tosse Subaguda

Comumente se segue à infecções virais não específicas, as quais causam inflamação prolongada da mucosa brônquica e extensa ruptura da integridade epitelial sem condições subjacentes,[19] com ou sem hiperreatividade brônquica transitória. É a chamada tosse pós infecciosa[20], a qual em geral é auto-limitada e resolve-se em poucas semanas, não havendo tratamento específico.

Se a tosse começou após uma infecção de vias aéreas superiores e está com duração entre 3 a 8 semanas, as condições mais comuns que devem ser consideradas são tosse pós infecciosa, sinusite bacteriana e asma. Há outras duas condições, muito frequentemente causadoras de tosse crônica, que são também causadoras comuns de tosse subaguda: síndrome da tosse de vias aéreas superiores (STVAS) e doença do refluxo gastroesofágico (DRGE). Uma vez afastadas a etiologia pós-infecciosa e a sinusite bacteriana, o manejo será o mesmo da tosse crônica

Tosse Crônica

Em um inquérito mundial de pacientes adultos de diversas origens raciais e geográficas atendidos por tosse crônica em onze clínicas especializadas de tosse (*cough clinics*), Morice et al. encontraram um perfil demográfico impressionantemente homogêneo: dois terços eram do sexo feminino e se encontravam na faixa de 60 a 69 anos de idade.[21]

As causas estão compreendidas em dois grandes grupos: pulmonares e extrapulmonares. A causa mais comum de tosse crônica é a "bronquite crônica" associada ao tabagismo[22]. Outras causas frequentes incluem: evento adverso da terapia com inibidores da enzima conversora de angiotensina (IECA), STVAS, asma, bronquite eosinofílica não-asmática e DRGE. Depois da tosse associada ao tabagismo ativo, a causas mais frequentes em ordem decrescente são STVAS, asma e DRGE.[23] Em estudos prospectivos e descritivos que avaliaram a etiologia da tosse crônica em pacientes que se apresentavam para avaliação da referida queixa, os IECA foram responsáveis por 0 a 3% dos casos.[10]

Sobre a bronquite crônica é mister esclarecer que a condição é definida clínica e arbitrariamente, pela presença de tosse e produção de catarro (expectoração) por pelo menos 3 meses em cada um de 2 anos consecutivos, afastadas outras causas.[24] Não está necessariamente associada com limitação do fluxo de ar.[24] Pacientes com bronquite crônica sem obstrução ao fluxo aéreo não têm DPOC. Tosse crônica e produção de catarro (expectoração) muitas vezes antecedem o desenvolvimento da limitação do fluxo aéreo por muitos anos, embora nem todos os indivíduos com tosse e produção de catarro evoluam para DPOC.[24] Na DPOC a tosse pode ser intermitente no início e não produtiva.

Em um dado paciente poderá haver mais de uma causa. No estudo de Palombini e colaboradores a causa de tosse crônica em não fumantes foi identificada como única em 38,5% dos pacientes e múltipla em 61,5%.[25] A STVAS, asma e DRGE sejam isoladas ou em associação foram responsáveis por 93,6% dos casos de tosse crônica.[25] Assim, mesmo no Brasil, onde a tuberculose é endêmica, as causas de tosse crônica acima referidas são as mais encontradas. O diagnóstico da(s) causa(s) pode ser feito em cerca de 90% dos pacientes nas diversas séries citadas neste capítulo.[16,25]

Anteriormente chamada de síndrome do gotejamento pós-nasal, a STVAS é uma das condições causadoras mais comuns de tosse crônica em pacientes não fumantes e com radiografia de tórax sem alterações significativas.[26] Também chamada de Síndrome da Rinorreia Posterior, é referida pelos pacientes como sensação de gotejamento "na garganta" ou de descarga pós nasal (sinal de aspiração faríngea), necessidade frequente de "limpar a garganta" (sinal de pigarrear ou do clareamento da garganta). A tosse se inicia ou piora à noite. A observação atenta do paciente durante a realização da história clínica e o encontro durante o exame físico de alterações inflamatórias da mucosa nasal (enantema, congestão ou áreas de palidez) e da faringe[23], além da aparência pavimentada (*cobblestone*) da mucosa da faringe[26] apontam para essa possibilidade diagnóstica. Se durante o exame clínico o médico observar o sinal de aspiração faríngea deverá verificar em seguida a presença de secreção mucoide ou mucopurulenta aderida às paredes posteriores da oro ou nasofaringe.[26] Pode ser necessário encaminhamento para realização de exame otorrinolaringológico com endoscopia de vias aéreas superiores, estudo radiológico simples e/ou tomografia computadorizada de seios paranasais.[23,26] As causas de STVAS incluem rinite alérgica sazonal ou perene, rinite vasomotora, rinite pós-viral, rinossinusite, rinite medicamentosa e rinites secundárias a agentes irritativos do ambiente.[26] Para o diagnóstico de tosse associada à STVAS é necessária a combinação de sintomas, exame clínico, achados radiológicos e resposta terapêutica ao tratamento específico.

A asma pode se apresentar de forma usual, com a tosse associada aos demais integrantes do cortejo sintomático (sibilos, dispnéia e/ou sensação de aperto no peito) ou sendo o único sintoma da doença, situação essa nomeada asma tosse-variante. A tosse nessa situação é improdutiva, persistente, geralmente pior à noite e melhora após uso de broncodilatador; é exacerbada por infecções do trato respiratório superior, exercícios e ar frio.[27] A ausculta pulmonar e a radiologia de tórax convencional costumam ser normais. O diagnóstico de asma normalmente é estabelecido pela história clínica compatível, com demonstração de obstrução ao fluxo aéreo reversível à prova broncodilatadora na espirometria. Salienta-se entretanto que alguns pacientes com obstrução grave ao fluxo aéreo não apresentam variações significativas nas medidas do VEF1 pós broncodilatador, e que aqueles com a variante tussígena da asma também podem não apresentar essa variação.[23] Medidas simples de pico de fluxo expiratório, em dois períodos diários, registradas durante 2 a 3 semanas, podem ser utilizadas nesses casos (ritmo circadiano do *peak flow*).[23] Uma alternativa para os pacientes com espirometria normal tanto no pré quanto no pós broncodilatador seria a realização do teste de broncoprovocação. Como esse teste tem sensibilidade e valor preditivo negativo elevados, um resultado negativo exclui o diagnóstico de asma.[23] Mencione-se ainda a bronquite eosinofílica não asmática, que pode apresentar-se clinicamente como tosse crônica, com aumento do número de eosinófilos e células metacromáticas no escarro, semelhante ao que ocorre na asma.[23] A ausência de obstrução variável ao fluxo aéreo, de hiperresponsividade das vias aéreas e de infiltrado mastocitário no músculo liso das vias aéreas permite a sua diferenciação da asma.[23]

A patogênese da tosse associada ao DRGE ainda é incompletamente compreendida. A tosse na DRGE geralmente piora durante a noite e pode ocorrer durante ou após as refeições ou mesmo quando o indivíduo mantém a posição supina, dobrando-se ou inclinando-se.[14] O paciente pode apresentar a tosse como único sintoma, ou poderá apresentar queimação retroesternal ou outros sintomas digestivos. O RGE pode atingir a laringe, causando disfonia. O refluxo pode ser ácido ou não ácido, esse último tipo obviamente não é susceptível de bloqueio por inibidores de bomba de prótons. Os sintomas de refluxo não-ácido na forma de regurgitação estão mais estreitamente associados à tosse do que o refluxo ácido.

Como mencionamos anteriormente neste capítulo, os primeiros relatórios sugeriram que a abordagem da tosse crônica baseada na duração do sintoma permitia o diagnóstico da(s) causa(s) em cerca de 90% dos pacientes nas diversas séries aqui citadas.[16,25] Desde então há uma maior consciência da condição e das causas comuns, e a maioria dos pacientes faz alguns testes e recebe tratamento(s) pelo médico generalista antes do encaminhamento para especialistas e clínicas especializadas.

Após o tratamento farmacológico adequado e por tempo correto se a tosse crônica persistir, será chamada de tosse crônica refratária. Devem ser evitadas as nomenclaturas tosse crônica inexplicada e tosse crônica idiopática para esta condição. Gibson & Vertigan a definem como tosse que persiste apesar do tratamento baseado em diretrizes.[28] Ocorre atualmente em 20-46% dos pacientes que se apresentam a clínicas especializadas em tosse.[28] Esses pacientes na busca de alívio frequentemente procuram um ou mais médicos, das mais diversas áreas, tais como pneumologistas, alergistas, clínicos gerais e otorrinolaringologistas.

Em resumo, a tosse pode englobar uma grande gama de diagnósticos diferenciais, mas a abordagem baseada na identificação da duração do sintoma no momento de sua apresentação ao médico permite estreitar as hipóteses diagnósticas, conforme algoritmo apresentado a seguir.

Semiologia Médica e Raciocínio Clínico

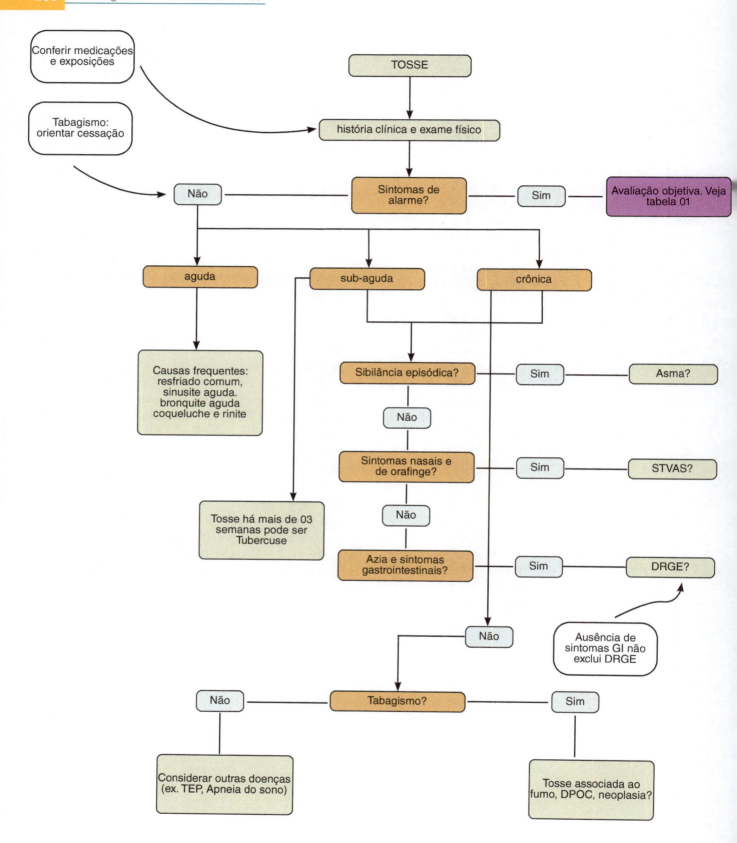

REFERÊNCIAS

1. Grippi MA, Senior RM, Callen JP. Chapter 29 - Approach to the Patient with Respiratory Symptoms. In: Grippi MA, Co-editors:Jack A. Elias, Jay A. Fishman, Robert M. Kotloff, Allan I. Pack RMS, eds. *Grippi, Michael A., Editor. Pulmonary Diseases and Disorders*. Fifth Edit. McGraw-Hill Education; 2015:374-411.
2. Nascimento JK. Prevalência de tosse crônica e suas principais causas: estudo de base populacional. *Diss - Univ Fed St Catarina, Cent Ciências da Saúde, Programa Pós-Graduação em Ciências Médicas, Florianópolis, 2017*. Published online 2017. https://repositorio.ufsc.br/handle/123456789/188966
3. Arinze JT, de Roos EW, Karimi L, Verhamme KMC, Stricker BH, Brusselle GG. Prevalence and incidence of, and risk factors for chronic cough in the adult population: the Rotterdam Study. *ERJ Open Res*. 2020;6(2):00300-02019. doi:10.1183/23120541.00300-2019
4. Rodrigues MDS, Galvão IM. Aspectos fisiopatológicos do reflexo da tosse: uma revisão de literatura. *Rev Med*. 2017;96(3):172. doi:10.11606/issn.1679-9836.v96i3p172-176
5. Dicpinigaitis P V., Lee Chang A, Dicpinigaitis AJ, Negassa A. Effect of e-Cigarette Use on Cough Reflex Sensitivity. *Chest*. 2016;149(1):161-165. doi:10.1378/chest.15-0817
6. Morice AH, Millqvist E, Belvisi MG, et al. Expert opinion on the cough hypersensitivity syndrome in respiratory medicine. *Eur Respir J*. 2014;44(5):1132-1148. doi:10.1183/09031936.00218613
7. Maselli D; Anzueto A. Chapter 24 Cough. In: *The Patient History: An Evidence-Based Approach to Differential Diagnosis, Second Edition*. McGraw-Hill Companies, Inc; 2012:231-239.
8. Currie GP. 10-minute consultation: Chronic cough. *BMJ*. 2003;326(7383):261-261. doi:10.1136/bmj.326.7383.261
9. Smyrnios NA, Irwin RS, Curley FJ. Chronic Cough with a History of Excessive Sputum Production. The Spectrum and Frequency of Causes, Key Components of the Diagnostic Evaluation, and Outcome of Specific Therapy. *Chest*. 1995;108(4):991-997. doi:10.1378/chest.108.4.991
10. Dicpinigaitis P V. Angiotensin-Converting Enzyme Inhibitor-Induced Cough. *Chest*. 2006;129(1):169S-173S. doi:10.1378/chest.129.1_suppl.169S
11. Bhat MD, Dr. Pavan; Dretler MD, Alexandra; Gdowski, Dr. Mark; Ramgopal MD, Rajeev; Williams DD. *The Washington Manual of Medical Therapeutics (Lippincott Manual Series)*. 35th Ed. Lippincott Williams and Wilkins; 2016.
12. De Blasio F, Virchow JC, Polverino M, et al. Cough management: a practical approach. *Cough*. 2011;7(1):7. doi:10.1186/1745-9974-7-7
13. Baker JG. The selectivity of β-adrenoceptor antagonists at the human β 1, β 2 and β 3 adrenoceptors. *Br J Pharmacol*. 2005;144(3):317-322. doi:10.1038/sj.bjp.0706048
14. Fiss, Elie; Fiterman J et al. II diretrizes Brasileiras no manejo da tosse crônica. *J Bras Pneumol*. 2006;32(SUPPL. 6):403-446. doi:10.1590/S1806-37132006001000001
15. Irwin RS, Boulet LP, Cloutier MM et al. Managing Cough as a Defense Mechanism and as a Symptom. A consensus panel report of the American College of Chest Physicians. *Chest*. 1998;114(2):133S-181S. doi:10.1378/chest.114.2
16. Irwin RS, Madison JM. The Diagnosis and Treatment of Cough. *N Engl J Med*. 2000;343(23):1715-1721. doi:10.1056/NEJM200012073432308
17. Irwin RS. Diagnosis and Management of Cough. *Chest*. 2006;129(1):24S. doi:10.1378/chest.129.1_suppl.24s
18. Blasio F De, Virchow JC, Polverino M, Zanasi A, Behrakis PK. Cough management : a practical approach. *Cough*. 2011;(May 2014):2014-2015. doi:10.1186/1745-9974-7-7
19. Speich B, Thomer A, Aghlmandi S, Ewald H, Zeller A, Hemkens LG. Treatments for subacute cough in primary care: systematic review and meta-analyses of randomised clinical trials. *Br J Gen Pract*. 2018;68(675):e694-e702. doi:10.3399/bjgp18X698885
20. Braman SS. Postinfectious Cough. *Chest*. 2006;129(1):138S-146S. doi:10.1378/chest.129.1_suppl.138S
21. Morice AH, Jakes AD, Faruqi S, et al. A worldwide survey of chronic cough: a manifestation of enhanced somatosensory response. *Eur Respir J*. 2014;44(5):1149-1155. doi:10.1183/09031936.00217813
22. Dąbrowska M, Grabczak EM, Arcimowicz M et al. Causes of Chronic Cough in Non-smoking Patients. *Adv Exp Med Biol*. 2015;873:25-33. doi:10.1007/5584
23. Jacomelli M, Souza R, Pedreira Júnior WL. Abordagem diagnóstica da tosse crônica em pacientes não-tabagistas: diagnostic approach. *J Pneumol*. 2003;29(6):413-420. doi:10.1590/S0102-35862003000600016

24. Vogelmeier CF, Criner GJ, Martinez FJ, et al. Global Strategy for the Diagnosis, Management, and Prevention of Chronic Obstructive Lung Disease 2017 Report. GOLD Executive Summary. *Am J Respir Crit Care Med*. 2017;195(5):557-582. doi:10.1164/rccm.201701-0218PP
25. Palombini BC, Villanova CAC, Araújo E, et al. A Pathogenic Triad in Chronic Cough. *Chest*. 1999;116(2):279-284. doi:10.1378/chest.116.2.279
26. Neto FXP, Ramos CF, Tavares e Silva AM, dos Santos KAN, de Azevedo ACG, Palheta ACP. Tosse Crônica na Rotina Otorrinolaringológica. *Arq Int Otorrinolaringol*. 2011;15(02):231-240. doi:10.1590/S1809-48722011000200017
27. Johnson D, Osborn LM. Cough Variant Asthma: A Review of the Clinical Literature. *J Asthma*. 1991;28(2):85-90. doi:10.3109/02770909109082732
28. Gibson PG, Vertigan AE. Management of chronic refractory cough. *BMJ*. Published online December 14, 2015:h5590. doi:10.1136/bmj.h5590

27 Anemias

Carolina de Castro Rocha Betônico
Gustavo Navarro Betônico

INTRODUÇÃO

A anemia é uma síndrome caracterizada por diminuição de massa de hemoglobina e da massa eritrocitária total. A hemoglobina (Hb) é um tetrâmero, presente no interior dos eritrócitos, composto de dois tipos de cadeia de globina, sendo duas cadeias de cada tipo: a alfa e a beta. Existem quatro grupos heme por proteína, que possuem um íon de ferro no seu centro, que se ligam à molécula de O2. Sua principal função é transportar o oxigênio dos pulmões aos tecidos. Já o hematócrito (Ht) se refere ao percentual em que os eritrócitos, ocupam no volume de sangue total.

A Organização Mundial da Saúde (OMS) define anemia como a condição na qual o conteúdo da Hb está abaixo do normal. Segundo a OMS, anemia é definida quando a concentração de Hb é inferior a 12 g/dL para mulheres pré-menopausa e inferior a 13,0 g/dL para homens e para mulheres na fase pós-menopausa. A anemia pode ser um diagnóstico definitivo, mas na maioria das vezes é sinal de uma doença subjacente, devendo portanto ser investigada como tal.

Os valores de Hb podem variar com a idade, o sexo, gestação e segundo vários autores, pode haver variação de acordo com a raça. (Tabela 1) Dentre os fatores que podem influenciar os valores de Hb sanguínea, a altitude merece especial atenção. Uma adaptação de longo prazo à altitude causa acentuada elevação do número de hemácias (e consequentemente também na concentração de hemoglobina). Isto pode ser justificado pelo aumento da eritropoetina secretada em resposta a baixos níveis de oxigênio sanguíneo. Populações que vivem em altitudes extremas, por exemplo, a mais de 3000 metros acima do nível do mar, podem apresentar valores de Hb até 4,0 g/dL a mais do que indivíduos que moram ao nível do mar. Entretanto, algumas situações fisiológicas podem cursar com redução dos valores de Hb, sem que seu significado seja anemia, como por exemplo, as pacientes que apresentam níveis reduzidos de Hb secundários à hemodiluição, como o que ocorre na na gestação.

Tabela 1. Limites inferiores de Hemoglobina para Diferentes Faixas Etárias de acordo com sexo:

Idade	Hemoglobina (g/dL)
6 meses a 5 anos	11.0
5 a 11 anos	11.5
12 a 14 anos	12.0
Homens	13.0
Gestantes	11.0
Mulheres fora período de gestação	12.0

Com relação à sua etiologia, a anemia pode ser decorrente de diferentes mecanismos fisiopatológicos, e muitas vezes é multifatorial. A anemia ferropriva (por deficiência de ferro) é a causa mais comum de anemia na população em geral. Dentre as demais etiologias relevantes estão a anemia por hemólise, doenças crônicas e sangramentos.

ACHADOS DA HISTÓRIA CLÍNICA

Já na identificação, a etnia do paciente é relevante, uma vez que a anemia falciforme e hemoglobinopatia C são mais frequentes em negros e a beta-talassemia entre pacientes de origem mediterrânea. Os sintomas de um paciente com anemia podem variar de acordo com o grau da anemia, o estado físico do paciente, sua idade e o tempo de evolução. Estes sintomas são decorrentes da redução da oxigenação dos tecidos, e são mais ou menos expressivos de acordo com a capacidade compensatória do sistema cardiorrespiratório. Pacientes com um quadro agudo, como por exemplo nas grandes hemorragias ou em crises hemolíticas normalmente são mais sintomáticos, ainda que sua hemoglobina não esteja tão baixa. Nesta situação, a redução súbita da oxigenação cursa com o aumento do trabalho cardíaco e os sintomas mais frequentes são dispneia, palpitações, fraqueza, tontura, lipotímia ou síncope. Pacientes com evolução crônica possuem um mecanismo adaptativo, podendo portanto tolerar valores muito baixos de hemoglobina com sintomatologia menos expressiva. Alguns pacientes são assintomáticos, mas os pacientes sintomáticos podem queixar-se de hiporexia, astenia e fraqueza, além da dispneia. Muitas vezes a dispneia destes pacientes se intensifica aos esforços físicos e quando questionados sobre a duração dos sintomas e sua evolução, devemos investigar se estes estão piorando ou melhorando. No Interrogatório dos Sintomas dos Diversos Aparelhos (ISDA), é importante detalhar no sexo feminino as características de seus ciclos menstruais, questionando sobre hipermenorreia, e episódios de metrorragia, que são causas frequentes de anemia por deficiência de ferro (anemia ferropriva). O hábito intestinal também deve ser investigado pois a perda sanguínea em episódios de enterorragia, melena ou hematoquesia podem cursar com anemia. Queixas menos frequentes como zumbidos e claudicação intermitente podem ser encontradas na HPMA ou no detalhamento do ISDA. Vários tipos de anemia podem ter um histórico familiar positivo como a talassemia e a anemia falciforme, portanto questionar ativamente sobre a história familiar pode trazer esta informação e auxiliar no diagnóstico. Em hábitos de vida, a dieta do paciente deve ser detalhada. Dietas pobres em ferro, encontradas em adeptos do veganismo, sem suplementação de vitamina B12, podem predispor a anemia megaloblástica. É importante investigar os medicamentos em uso, já que vários podem induzir hemólise ou aplasia de medula.

No Exame Físico Geral, o achado mais relevante a ser procurado é a palidez cutâneomucosa. A palidez deve ser quantificada em cruzes (+), sendo uma cruz (+/4+) a anemia leve e quatro cruzes (++++/4+) observada em um paciente com anemia grave. A observação minuciosa de lesões vasculares de pele como a púrpuras, hematomas e equimoses também pode auxiliar na identificação etiológica da anemia. Pacientes com anemia podem evoluir com insuficiência cardíaca e os achados clínicos de taquicardia, taquipneia podem estar presentes no exame físico. A língua lisa, também conhecida como língua careca pode estar presente nas anemias por deficiência de ferro ou em casos de hipovitaminose, como a deficiência de vitamina B12. Nas anemias carenciais, observa-se ainda com frequência cabelos secos e frágeis, unhas quebradiças, queilite angular ou mesmo coiloníquia. No exame físico de cabeça e pescoço, a palpação de linfonodos deve ser minuciosa, uma vez que linfoadenomegalias podem estar presentes em casos de anemia associada a síndromes mieloproliferativas, como linfomas e leucemias.

Quando além da palidez cutânea, o paciente também está ictérico, deve-se aventar a hipótese de anemia hemolítica. Neste caso, associada à hemólise, ou seja, destruição das hemácias, há um aumento da produção de bilirrubinas não conjugada e no exame físico deve sempre ser investigada a presença de esplenomegalia.

CLASSIFICAÇÃO DAS ANEMIAS

As anemias podem ser classificadas de de acordo com :

- Tempo de Duração
- Mecanismo Fisiopatológico
- Morfologia dos Eritrócitos

Tempo de duração

As anemias podem ser classificadas em aguda e crônica dependendo do seu tempo de instalação. A anemia aguda é uma anemia de instalação súbita que tem como causa mais comum as hemorragias com grandes perdas de volume sanguíneo.

Mecanismo Fisiopatológico

As anemias podem ser decorrentes da diminuição da produção, ou seja, hipoproliferativas, ou secundárias ao aumento da perda ou destruição dos eritrócitos (anemias hiperproliferativas).

A eritropoiese é a produção de eritrócitos (hemácias) a partir de células progenitoras que constituem cerca de 1/3 da medula óssea. As células precursoras dos eritrócitos dividem-se por mitose, formando os reticulócitos. Os reticulócitos são eritrócitos imaturos, recém-emitidos na circulação sanguínea. Sua formação é mediada pela eritropoetina, um hormônio produzido principalmente nos rins como resposta à diminuição da oxigenação tecidual. A contagem dos reticulócitos é relevante na classificação das anemias em hipo ou hiperproliferativas, auxiliando no raciocínio clínico para a elaboração do diagnóstico etiológico. A reticulocitose (aumento dos reticulócitos) está presente em situações de destruição ou perda de eritrócitos, e consequente superprodução da linhagem vermelha na medula óssea, como por exemplo em situações de hemólise ou sangramentos. A reticulocitopenia (redução dos reticulócitos) é encontrada na hipoatividade na medula óssea, e pode estar presente quando a etiologia da anemia está relacionada a anemia ferropriva, aplasia de medula ou doença renal crônica.

Os eritrócitos devem ter seu valor corrigido pelo grau de anemia, uma vez que, por ser expressado em valor percentual, seu número pode ser superestimado na presença de anemia.

Correção dos reticulócitos em pacientes com anemia pelo hematócrito:

- % reticulócitos não corrigido x Ht real/ hematócrito ideal

ou seja:

- % reticulócitos não corrigido x Ht / 45 (para homens)
- % reticulócitos não corrigido x Ht / 40 (para mulheres)

A velocidade de produção da série vermelha na medula óssea frente a uma anemia é medida pelo índice de produção reticulócito (IPR). O IPR tem como função mostrar o real aumento da eritropoiese em resposta à eritropoietina, após a correção da saída precoce dos reticulócitos da medula, e é calculado pela seguinte fórmula:

$$IPR = \frac{\% \text{ reticulócitos corrigido}}{\text{tempo na circulação em dias}}$$

O valor do IPR mostra em quantas vezes a produção da série vermelha está aumentada. A mediana normal do IPR na ausência de anemia é de 1, mas, na presença de anemia, espera-se um aumento. Entretanto, se o valor do IPR for maior do que 3, a anemia pode ser classificada como hiperproliferativa. Se o IPR for menor que 2, a provável etiologia é uma anemia hipoproliferativa. (Tabela 2)

Tabela 2. Classificação das anemias de acordo com seu mecanismo fisiopatológico

Anemias Hipoproliferativas (Diminuição da Produção)	Anemias Hiperproliferativas (Aumento da Destruição ou Perdas)
Deficiência de Vitamina B12 e Ácido Fólico	Hemorragias agudas
Doenças das células tronco: Anemia aplástica	Anemias Hemolíticas
Deficiência de Eritropoetina	Hemoglobinopatias (anemia falciforme)
Anemia Ferropriva	Infecções Bacterianas
Anemia das Doenças crônicas	Hiperesplenismo

Morfologia dos Eritrócitos

Neste caso, as anemias são classificadas de acordo com os índices hematimétricos. São considerados o volume corpuscular médio (VCM), que corresponde ao volume médio de uma população de eritrócitos expresso em fentolitros fL), a hemoglobina corpuscular médio (HCM), que corresponde que a quantidade média de hemoglobina em peso numa população de eritrócitos, expressa em picogramas (10^{-12}g) e a concentração de hemoglobina corpuscular médio (CHCM) que equivale a média da concentração interna (saturação) de hemoglobina em uma população de eritrócitos. A classificação segundo a morfologia das hemácias, é baseada principalmente no VCM e a partir dele, o médico pode abrir um leque de diagnósticos diferenciais.

- Anemias microcíticas – Anemias por diminuição da hemoglobina dentro das hemácias, o que torna as hemácias microcíticas e hipocrômicas. O VCM nestes casos é menor que 80 fL.
- Anemias normocíticas – Anemias com VCM dentro da normalidade (VCM entre 80 a 100 fL)
- Anemias macrocíticas – Anemias com VCM elevado (VCM>100 fL).

ANEMIAS MICROCÍTICAS E HIPOCRÔMICAS

As anemias microcíticas e hipocrômicas são caracterizadas se por eritrócitos microcíticos (diminuição do VCM inferior a 80fL , ou seja redução do tamanho dos eritrócitos) e hipocrômicos, (HCM inferior a 27pg e CHMC inferior a 30g/dL, ou seja menor conteúdo de Hb no interior dos eritrócitos). Dentre elas, os principais diagnósticos diferenciais são: anemia ferropriva, talassemia, anemia sideroblástica e anemia da doença crônica.

Anemia Ferropriva:

É definida por vários autores como o estado mais avançado da deficiência de ferro, e é considerada a mais prevalente das anemias. A anemia ferropriva é a causa mais comum de carências nutricionais, uma vez que o ferro, juntamente com a eritropoetina, é necessário para a formação da Hb. É mais prevalente em mulheres e crianças. Na anamnese, além dos achados comuns a todas as anemias é possível observar a perversão do apetite ou mesmo a geofagia (vontade de comer terra). No exame físico, o examinador deve procurar a presença de coiloníquia, língua careca ou queilite angular. A deficiência de ferro pode ocorrer por diferentes mecanismos fisiopatológicos:

Perdas: É a causa mais frequente de anemia ferropriva nos adultos. Nas mulheres em idade fértil a hipótese de perda menstrual deve ser aventada e portanto o questionamento de metrorragia ou hipermenorreia é essencial. Em homens ou em mulheres com ciclos menstruais normais, o trato gastrointestinal deve ser investigado. Em pacientes com hematêmese ou melena, prossegue-se com o exame de endoscopia digestiva alta (EDA), enquanto em pacientes com enterorragia, a observação do trato digestivo baixo deve ser feita pela colonoscopia. Pacientes assintomáticos podem ter a perda de sangue oculto nas fezes, portanto a pesquisa dstee sangue oculto, associada a exames complementares para investigação do trato digestivo podem ser necessárias. Na anemia ferropriva, o ferro sérico geralmente está diminuído, assim como a transferrina (proteína plasmática que realiza o transporte do ferro). Os reticulócitos estão baixos, com exceção das perdas por hemorragias agudas. A ferritina é uma proteína que contém moléculas de ferro e representa a principal forma de armazenamento de ferro no organismo. O ferro não utilizado na eritropoiese é transferido pela transferrina, para o seu armazenamento; nas formas de ferritina e hemossiderina. Assim, na anemia ferropriva, a ferritina costuma estar diminuída no sangue periférico, sendo um exame essencial na investigação de ferropenia. Deve-se atentar ao de que a ferritina também age na mediação de processos inflamatórios, quando a causa da anemia ferropriva estiver relacionada a uma doença inflamatória, a ferritina pode estar elevada, mesmo em cenários de ferropenia.

Aumento do consumo: O aumento da demanda de ferro é observado na infância, nos lactentes, na gestação e às vezes na adolescência.

Má absorção: O ferro é absorvido no duodeno e na parte superior do jejuno. Pacientes com doenças do trato gastrointestinal que prejudiquem a absorção de ferro cronicamente, como nos casos de gastrite atrófica ou doença celíaca podem apresentar a anemia ferropriva.

Talassemia

As talassemias constituem um grupo heterogêneo de doenças genéticas. São hemoglobinopatias, decorrentes de mutações nos genes das globinas (beta na maioria dos casos e alfa), caracterizadas pela redução ou ausência da síntese de um dos tipos de cadeias de globina que formam as hemoglobinas. O resultado dessas alterações moleculares ocasiona uma falha na produção das cadeias, tendo como consequência a eritropoese ineficaz. Podem ter diferentes apresentações clínicas e laboratoriais, dependendo da cadeia acometida e do defeito quantitativo na produção das cadeias de globina. Sua classificação é feita de acordo com a cadeia polipeptídica afetada, sendo as mais frequentes as talassemias do tipo beta e do tipo alfa. Também são descritas talassemias de tipos mais raros como a delta-beta, delta e gama-delta-beta.

A talassemia beta abrange três apresentações clínicas, conforme a alteração genética ocorrida no cromossomo 11:

- Talassemia maior: É a forma mais grave da doença correspondente a homozigotos ou heterozigotos compostos. Geralmente, necessita transfusões de sangue a cada 2 a 4 semanas desde os primeiros meses de vida.

- Talassemia beta intermediária: forma sintomática menos grave, com níveis de hemoglobina 8-10 g/dL, em geral não dependente de transfusão, mas pode necessitar de transfusões esporádicas.

- Talassemia menor/traço talassêmico: Este paciente heterozigotos podem ser clinicamente assintomáticos ou podem ter anemia leve, cursando apenas com microcitose.

A talassemia alfa abrange quatro apresentações clínicas, conforme a alteração genética apresentada no cromossomo 16: portador silencioso (sem manifestações), traço talassêmico alfa (anemia leve), doença da hemoglobina H (anemia moderada a grave) e síndrome da hidropsia fetal da hemoglobina Bart's (anemia muito grave e incompatível com a vida).

Nos antecedentes familiares, geralmente há presença desta anemia em outros membros da família e mesmo a etnia e ascendência podem auxiliar no raciocínio diagnóstico. Durante a investigação diagnóstica, o hemograma sugere além da redução do VCM, a presença de células alvo no esfregaço do sangue periférico e uma contagem de reticulócitos elevada (>2%). Seu diagnóstico é realizado utilizando-se a eletroforese de Hb. Um índice de Mentzer (VCM/reticulócito) <13 é sugestivo de talassemia e um índice >14 sugere deficiência de ferro.

Anemia Sideroblástica

As anemias sideroblásticas compreendem um grupo heterogêneo de distúrbios em que a síntese da hemoglobina está reduzida devido à dificuldade de incorporar o heme à protoporfirina para formar hemoglobina. Pode ter etiologia congênita ou adquirida. Nas formas congênitas a microcitose é a forma mais comum. O diagnóstico dessa anemia é confirmado pela existência de sideroblastos em anel no aspirado de medula óssea, observados com a coloração azul da Prússia.

Anemia da Doença Crônica

É a anemia que pode ocorrer em pacientes cronicamente doentes como por exemplo, pacientes com neoplasias, ou doenças sistêmicas de longa evolução. O grau desta anemia está relacionado por vezes à gravidade da doença subjacente. Este tipo de anemia pode apresentar-se no hemograma como microcítica e hipocrômica, mas também como normocítica e normocrômica. Existem vários mecanismos fisiopatológicos que contribuem para a anemia da doença crônica sendo os mais importantes a alteração do metabolismo do ferro, redução relativa na produção de eritropoetina, além do papel da hepcidina. O ferro é transportado no plasma pela ferroportina, transportador regulado pela hepcidina. Esta proteína é produzida no fígado, liga-se a ferroportina e diminui a sua ação, e por isto inibe a absorção do ferro. A hepcidina é estimulada pelas citocinas pró-inflamatórias, por isso está relacionada a doenças crônicas, especialmente doenças inflamatórias.

ANEMIAS NORMOCÍTICAS NORMOCRÔMICAS

As anemias normocíticas e normocrômicas são caracterizadas por hemácias com VCM dentro da normalidade (VCM entre 80 a 100 fL). Este grupo curso com anemias de diferentes etiologias sendo as mais comuns:

- Anemia da doença crônica
- Anemia da doença renal crônica
- Anemia hemolítica
- Perdas agudas
- Doenças da medula (anemia aplásica, infiltração medular)

A anemia da doença crônica já foi descrita anteriormente. Neste tópico descreveremos as anemias hemolíticas.

Anemias hemolíticas

As anemias hemolíticas compreendem um grupo de doenças em que a sobrevida ou meia vida das hemácias em circulação está expressivamente reduzida e a medula óssea não é capaz de compensar ainda que sua produção esteja aumentada, estimulada pela eritropoietina. As anemias hemolíticas são classificadas em hereditárias (frequentemente secundária a defeitos intrínsecos às hemácias) e adquiridas. Geralmente, a anemia hemolítica é normocítica, embora a reticulocitose possa causar um discreto aumento do VCM, e apresentar-se em às vezes como anemia macrocítica.

As anemias hemolíticas podem ser classificadas ainda em anemia hemolítica autoimune, anemia hemolítica aloimune e anemia induzida por drogas. As anemias aloimunes e induzidas por drogas não são decorrentes de autoanticorpos.

A anemia hemolítica autoimune (AHAI) é uma condição clínica em que ocorre a ligação de anticorpos à superfície dos eritrócitos, e com isto a destruição destes via sistema complemento ou sistema reticuloendotelial. No exame físico dos pacientes com anemias hemolíticas podemos observar palidez cutânea como nas demais anemias. Dependendo do grau da anemia, os pacientes podem queixar-se de dispneia, fadiga, palpitações e cefaleia. Como consequência do catabolismo aumentado do heme, há frequentemente um aumento das bilirrubinas, especialmente da bilirrubina não conjugada (indireta) no plasma e clinicamente os pacientes podem ter icterícia. Como se trata inicialmente do aumento de bilirrubina indireta (Bb indireta), que não é excretada na urina, não há colúria (icterícia acolúrica). O aumento da excreção diária de urobilinogênio pode causar a formação de cálculos biliares no longo prazo (litíase biliar). A excessiva destruição das hemácias (vide capítulo 35 - Hepatoesplenomegalia) no sistema fagocitário na maioria dos casos cursa com a hiperplasia celular e consequente esplenomegalia. A história clínica sobre o uso detalhado dos medicamentos é muito relevante, uma vez que diversos fármacos têm o potencial de induzir a produção de anticorpos anti-hemáceas e consequente hemólise fármacos. A presença de linfoadenopatia associada é um sinal de alerta para as causas neoplásicas.

Laboratorialmente, o hemograma é o exame inicial que confirma a anemia. As anemias hemolíticas são caracterizadas por reticulocitose, aumento da Bb indireta, redução da haptoglobina e elevação da desidrogenase lática (DHL). Com uma redução na quantidade de Hb liberada no plasma, em sua maioria essa Hb estará ligada à haptoglobina, glicoproteína plasmática sintetizada pelo fígado. O complexo hemoglobina-haptoglobina é levado ao fígado, onde é catabolizado. Isto explica a redução expressiva das concentrações de haptoglobina plasmática. A DHL é uma enzima que catalisa a conversão de lactato a piruvato e é liberada em situações de injúria tecidual, como por exemplo a destruição das hemácias.

O Teste de Coombs Direto é o padrão para o diagnóstico da anemia hemolítica autoimune. Neste teste, as hemácias do paciente, após serem lavadas e livres de proteínas aderentes, são misturadas com o reagente de Coombs, ou seja, são colocadas para reagir com anticorpos, principalmente IgG ou complemento humano. Se estes estiverem presentes na superfície das hemácias, a aglutinação está presente. A aglutinação indica a presença de anticorpos na superfície dos eritrócitos e o teste é considerado positivo. Um teste de Coombs Direto positivo ocorre geralmente na anemia autoimune (AHAI), reação hemolítica transfusional, e doença hemolítica do recém-nascido.

Anemias Macrocíticas

As anemias macrocíticas cursam com eritrócitos de grande volume (VCM > 100 fL) e são geralmente hipercrômicas. Podem ser classificadas em megaloblásticas e não megaloblásticas. A maioria das anemias macrocíticas é megaloblástica. As formas não megaloblásticas podem ser causadas por aplasia da série vermelha, mielodisplasias e hepatopatias. Algumas patologias como hipotiroidismo podem cursar com macrocitose mesmo na ausência de deficiência de vitamina B12 e ácido fólico.

As anemias megaloblásticas são anemias causadas por uma série de distúrbios provocados pela síntese comprometida do DNA. O termo megaloblástico define uma anormalidade morfológica dos núcleos celulares dos precursores dos eritrócitos. Tanto vitamina B12 como os folatos são indispensáveis para a síntese da timidina, um dos nucleotídeos que compõem o DNA. A deficiência seja do ácido fólico como da B12 tem como consequência menor síntese de DNA e consequentemente a anemia megaloblástica. No exame do sangue periférico, pode ser observada a presença de macro-ovalócitos, neutrófilos hipersegmentados, macrócitos, além de reticulocitopenia. Pode haver ainda leucopenia, plaquetopenia ou mesmo pancitopenia associadas.

A anemia megaloblástica, por estar relacionada a questões nutricionais é encontrada mais frequentemente entre gestantes com deficiência nutricional, idosos e etilistas, assim como na forma clássica da anemia perniciosa.

A vitamina B12 é encontrada primariamente em alimentos de origem animal, não está presente em frutas e vegetais. Sua absorção ocorre predominantemente no íleo terminal e depende de uma glicoproteína produzida pelas células parietais da mucosa gástrica, denominada "Fator Intrínseco". A vitamina B12 liga-se ao fator intrínseco e é carreada até o íleo terminal, onde é absorvida. Qualquer alteração neste processo leva à deficiência de vitamina B12. A anemia megaloblástica por deficiência de vitamina B12 ou cianocobalamina cursa com uma eritropoese ineficaz, como resultado da diminuição seletiva da síntese de DNA, uma vez que esta vitamina é cofator indispensável na conversão da homocisteína em metionina, assim como na conversão metilmalonil-CoA a succinil-CoA. Dentre as causas mais comuns de deficiência de vitamina B12 estão a dieta vegana e vegetariana, a deficiência de fator intrínseco que pode ser decorrente da anemia perniciosa ou gastrectomias, doenças intestinais e cirurgia de ressecção ileal, e insuficiência pancreática. Além da anemia, deficiências carenciais de vitamina B12 podem provocar distúrbios neurológicos, tanto motores quanto sensitivos (distúrbios de marcha, parestesias) e psiquiátricos (demências, alterações cognitivas).

A absorção do folato ocorre em praticamente todo o trato gastrointestinal. A deficiência do ácido fólico pode ser decorrente de dietas com deficiências nutricionais (pobre em frutas e vegetais), etilismo, aumento das necessidades nutricionais como na gestação, anemias hemolíticas crônicas e uso de medicamentos como fenitoína, carbamazepina e fenobarbital.

Tabela 3. Diagnósticos diferenciais das anemias de acordo com a classificação segundo a morfologia das hemácias

Anemias Microcíticas	Anemias Normocíticas	Anemias Macrocíticas
Anemia Ferropriva	Anemias Hemolíticas Congênitas	Anemias Megaloblásticas: Deficiência de B12 Deficiência de ácido Fólico
Anemia das Doenças Crônicas	Anemias Hemolíticas adquiridas	Não Megaloblástica: Anemia aplástica Hipotireoidismo Infiltração Medular Doença hepática
Anemia Sideroblástica	Perda Aguda	Anemias hemolíticas adquiridas
Talassemias	Aplasia de medula óssea	
	Doenças crônicas	

O principal exame a ser solicitado é o hemograma. Este exame traz uma série de informações que nos permite não só confirmar a anemia como também classificá-la. Estão contidos no hemograma: Hb, Hematócrito (Ht), contagem de eritrócitos, VCM, HCM, CHCM, e a contagem dos reticulócitos, além da série branca e plaquetária. No hemograma temos o valor do RDW (red cell distribution width), índice que reflete o grau de anisocitose, ou seja, a variação do tamanho dos eritrócitos, variando de 11,5 a 14,5%. Anisocitose é o termo que designa o RDW aumentado (>14,5%) e pode sugerir a presença de células mais jovens no sangue periférico (reticulócitos) ou a associação de dois tipos de anemia (microcítica associada com macrocítica). No hemograma pode ainda haver a descrição de alterações morfológicas na análise do esfregaço do sangue periférico como por exemplo a presença de esferócitos, hemácias em alvo ou esquizócitos. (Tabela 2)

Na suspeita de anemia ferropriva, deve-se solicitar dosagem de ferro sérico, capacidade total da ligação do ferro (TIBC) para o cálculo da saturação da transferrina (ferro sérico/TIBC x100 – valor normal > 16%) e a dosagem de ferritina que tem como objetivo para avaliar os depósitos de ferro. Durante a investigação das anemias macrocíticas, diante da hipótese diagnóstica de anemia megaloblástica, devem ser dosados inicialmente ácido fólico e vitamina B12.

Tabela 4. Alterações morfológicas mais comuns na análise do esfregaço do sangue periférico e seus diagnósticos diferenciais.

Alterações morfológicas	Diagnósticos prováveis
Hemácias em alvo (a célula com uma mancha central de hemoglobina rodeada por uma área de palidez, por distribuição anormal da Hb)	Talassemias, hemoglobinopatias, icterícia obstrutiva, hepatopatias, anemia ferropriva, pós-esplenectomia.
Esferócitos (eritrócitos de forma esférica porque perderam porções de membrana)	Esferocitose hereditária, anemia hemolítica auto-imune, pós transfusão de sangue armazenado, incompatibilidade ABO em neonatos
Dacriócitos (Hemácias em lágrima)	Anemias hemolíticas, anemia megaloblástica, mielofibrose
Hemácias crenadas ou equinócitos (células espiculadas - dez a trinta pequenas espículas regulares)	Artefato de estocagem, uremia, deficiência de piruvatoquinase, hepatopatias
Acantócitos (células espiculadas - duas a vinte espículas de comprimento e distribuição irregulares)	Doença hepática, pós-esplenectomia, abetalipoproteinemia
Esquizócitos (células espiculadas - fragmentos eritrocitários, muitos dos quais espiculados)	Anemias hemolíticas microangiopáticas, anemia megaloblástica, CIVD, púrpura trombocitopênica trombótica, queimaduras graves, próteses valvares cardíacas
Hemácias falciformes (drepanócitos)	Anemia falciforme e síndromes falcêmicas.
Hemácias empilhadas (Rouleaux)	Processos inflamatórios, infecciosos e neoplásicos

A eletroforese de Hb deve ser solicitada nos pacientes em que há suspeita de anemias de etiologia hereditária, ou defeitos das cadeias de Hb. Em pacientes com anemia macrocítica e suspeita de anemia hemolítica, devem ser acrescentadas as dosagens de desidrogenase láctica (DHL), bilirrubina indireta e o teste de Coombs. Em determinadas situações, exames mais específicos devem ser realizados. A curva de fragilidade osmótica é um dos métodos de se avaliar a resistência dos glóbulos vermelhos quando expostos a concentrações decrescentes de soluções salinas e pode estar alterada por exemplo na esferocitose hereditária, tipo de anemia hemolítica não imunológica, causada por alterações qualitativas e/ou quantitativas das proteínas constitucionais da membrana dos eritrócitos. A avaliação do esfregaço sanguíneo (Tabela 4) nos permite avaliar não apenas os eritrócitos, como os leucócitos e as plaquetas. A análise microscópica das células do esfregaço de sangue periférico é um componente essencial do hemograma e é de extrema relevância, uma vez que sua observação pode sugerir a presença de infecção, doenças hematológicas, como leucemias e doenças linfoproliferativas ou mesmo processos inflamatórios.

Neste capítulo, descrevemos a análise das principais alterações das hemácias que podem cursar com a anemia, alterações do esfregaço periférico e exames laboratoriais complementares. Nenhum destes exames dispensa a coleta dos dados detalhados de uma anamnese. A história clínica de sangramentos agudos nos dirige para a investigação da etiologia da perda sanguínea. Uma história de anemia crônica com um histórico familiar fortemente positivo, aventamos as hipóteses de hemoglobinopatias como talassemia, anemia falciforme. Um histórico prévio de etilismo, cirurgias do trato gastrointestinal ou doenças autoimunes associadas podem nos encaminhar para a avaliação de uma possível anemia megaloblástica. Abaixo, o fluxograma se propõe auxiliar o leitor na construção de diagnósticos diferenciais das anemias baseado no critério inicial da morfologia das hemácias.

FLUXOGRAMA

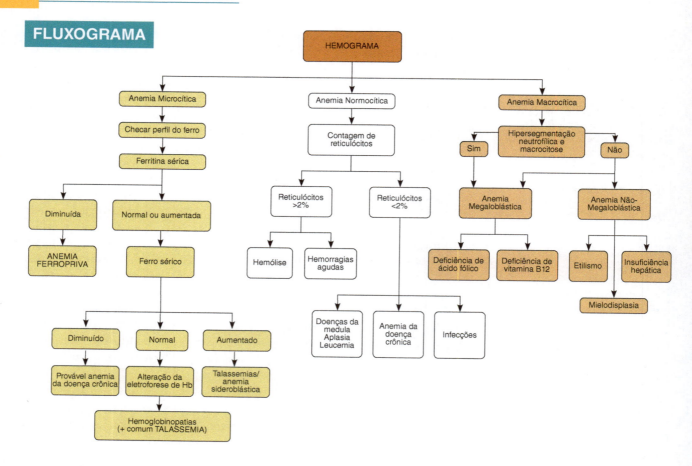

REFERÊNCIA

1. De Santis GC. Anemia: definição, epidemiologia, fisiopatologia, classificação e tratamento. Medicina (Ribeirão Preto) [Internet]. 7 de novembro de 2019 [citado 23 de janeiro de 2021];52(3):239-51. Disponível em: https://www.revistas.usp.br/rmrp/article/view/156726
2. Broadway-Duren JB, Klaassen H. Anemias. Crit Care Nurs Clin North Am. 2013;25(4):411-26. 3- Greer JP et al.
3. Wintrobe's Clinical Hematology 13th edition. Philadelphia : Wolters Kluwer Lippincott Williams & Wilkins Health, 2014.
4. World Health Organization. Dept. of Nutrition for Health and Development. Iron deficiency anaemia: assessment, prevention and control: a guide for programme managers (http://www.who.int/iris/handle/10665/66914
5. ZAGO, Marco Antonio; FALCÃO, Roberto Passeto; PASQUINI, Ricardo. Tratado de Hematologia, 1 Edição, 2013

28 Artralgia e Artrite

Francisco Deoclécio Damasceno Rocha
Francisco Alves Bezerra Neto
Arthur Lacerda Rocha

INTRODUÇÃO

A reumatologia é a área da medicina clínica que estuda as doenças que acometem o tecido conjuntivo com reflexo nas articulações, ossos, músculos, tendões e ligamentos podendo ou não ocorrer comprometimento do sistema imunológico. As diversas doenças com impacto nestes sistemas se apresentam com mecanismos diversos, dos quais: autoimune (artrite reumatoide, lúpus, espondiloartrites), mecânico (reumatismos de partes moles, como as tendinites e bursites e as doenças degenerativas, como a osteoartrite), infeccioso (artrite séptica) e metabólico (artrites microcristalinas). A principal queixa dos pacientes acometidos por afecções reumáticas é a dor articular (artralgia) que podem estar associadas ou não com sinais inflamatórios articulares (artrite) e sintomas sistêmicos como febre, lesões de pele, tosse, dor torácica, queixas do trato urinário ou de qualquer outro aparelho ou sistema. Assim sendo, é fundamental que o clínico geral esteja atento aos sinais e sintomas dos mais diversos aparelhos que podem se relacionar com as queixas articulares.

A história e o exame físico são os pilares para o diagnóstico diferencial das mais diversas patologias em reumatologia.

A consulta é um momento aguardado e gerador de ansiedade e angústia. Deposita-se a solução de suas queixas neste momento e devemos dedicar atenção, parcimônia e seriedade. Os pacientes com queixas articulares se beneficiam de consultas nas quais os médicos apresentam boas técnicas de comunicação seja por satisfação e melhor adesão ao tratamento e aos parâmetros objetivos de resposta clínica. Demonstrar compreensão e empatia, prestar informação e dar suporte ao paciente auxilia a reduzir ansiedade e a angústia.

Anamnese:

Os elementos da entrevista clínica são semelhantes aos demais aparelhos, mas com algumas particularidades importantes para semiótica adequada.

Identificação:

Idade – ocorre maior prevalência de patologias em determinas faixas etárias, como exemplo, a febre reumática, que afeta predominantemente crianças e jovens entre 5 e 15 anos. A osteoartrite tem maior prevalência em adultos após os 50 anos. As espondiloartrites em adultos jovens.

Sexo – as doenças do tecido conjuntivo, como artrite reumatoide (AR), lúpus eritematoso sistêmico (LES) e a esclerose sistêmica (ES) afetam mais o gênero feminino. A espondilite anquilosante (EA) e gota predominam no gênero masculino.

Etnia – ocorre diferença de incidência de doenças nas diversas etnias. O lúpus acomete mais negros, enquanto a espondilite anquilosante e a osteoporose ocorre mais em brancos.

Procedência – tem importância em surtos de doenças infecciosas com envolvimento articular, como a artrite por Chikungunya e outras arboviroses.

Ocupação – importância em particular nos reumatismos de partes moles, com os quais podem ter relação direta, como as tendinites e bursites. A história ocupacional adequada pode trazer importantes dados para o diagnóstico e o impacto daquela atividade no envolvimento articular ou periarticular. Lança-se mão deste elemento semiótico para traçar estratégia terapêutica e, em alguns casos, afastamento laboral ou mudança da atividade desempenhada.

Classe social e escolaridade – a baixa condição social, per si, constitui fator de pior prognóstico nas doenças reumáticas. A dificuldade do acesso a medicação, tratamento fisioterápico e a consulta com o especialista são fatores que resultam em pior resposta clínica.

Religião – relaciona-se com a empatia médico/paciente. A crença pode ser fator de melhor qualidade de vida e como facilitador do processo saúde / doença.

Queixa principal (QP):

A queixa principal relaciona-se ao fato gerador da consulta médica. A queixa mais comum no ambulatório de reumatologia e, uma das mais frequentes no ambulatório geral, é a dor articular (artralgia). Como em toda entrevista médica deve ser registrada de acordo como o paciente relata e usando as palavras dele e deve-se registrar o tempo das queixas. Como exemplo podemos citar: "dores nas juntas há 30 dias". O paciente reumático pode ser poliqueixoso e prolixo, daí a perspicácia médica para extrair as informações importantes.

História da doença atual (HDA):

A queixa principal passará a ser analisada de forma pormenorizada a partir deste ponto. O sintoma cardinal é dor articular. Suas particularidades estão relacionadas a cronologia, intensidade, localização, fatores de melhora e piora, presença de irradiação, rigidez matinal e sinais associados: calor, rubor, edema, eritema e limitação funcional e a duração dos sintomas.

A cronologia se refere não apenas quando iniciou os sintomas, mas também como estes sintomas surgiram. O tempo de início, ou seja, quando começou, é importante para sabermos o impacto daquelas queixas ao paciente além do curso de evolução. Início agudo habitualmente relaciona a trauma, infecção ou cristais, enquanto a evolução insidiosa, gradual ocorre nas doenças imunomediadas.

A intensidade da dor é subjetiva e varia de acordo com a doença e o doente. Deve-se considerar leve, moderada ou intensa de acordo com a avaliação do paciente ou usar a escala analógica de dor (0 a 10, onde zero é a ausência de dor e 10 é a maior dor já sentida pelo paciente) para caracterização. Entretanto, é importante que o examinador relacione a intensidade da dor referida e a limitação articular existente, pois nem sempre ocorre correlação clínica, tendo em vista a subjetividade da queixa.

A localização da dor, não apenas se refere a articulação envolvida, mas também ao local, naquela articulação, que o paciente sente dor (anterior, medial, lateral ou posterior ou ainda, envolve toda a articulação). Desta forma, deve-se solicitar ao paciente para apontar o local da dor naquela articulação. Isto é importante, em particular, nas queixas articulares relacionados aos reumatismos de partes moles onde o comprometimento envolve apenas uma articulação.

Deve-se relacionar os fatores de melhora (como o uso de anti-inflamatórios) e os fatores de piora (ao andar, repouso, ao esforço, ao movimento da articulação).

Outro dado importante na anamnese da dor articular é a irradiação. Esta deve ser investigada, em particular, quando ocorre suspeita clínica de compressão de raiz nervosa, decorrente de acometimento em esqueleto axial (cervical, torácico ou lombar) ou em situações em que se suspeita de compressão periférica (síndromes compressivas). Daí a importância de uma boa caracterização anatomotopográfica. A irradiação segue o trajeto do dermátomo correspondente a raiz acometida e, quando há lesão periférica, a irradiação segue o território do nervo acometido. Caso o paciente faça referência a dor sem seguir um dermátomo específico, isso não é irradiação.

Ao se abordar artrite o número de articulações envolvidas também deve ser relacionado e como estas articulações foram acometidas. O envolvimento articular é aditivo (o processo inflamatório permanece na articulação envolvida, enquanto surge em outras articulações) ou migratório (o processo inflamatório regride na articulação inicialmente envolvida, enquanto surge em outra articulação), simétrico (ocorre de forma bilateral nas mesmas articulações, como em ambos os punhos ou em ambos os joelhos) ou assimétrico (articulações diversas daquela envolvida, como punho direito e cotovelo esquerdo). Quanto ao número de articulações envolvidas o comprometimento pode ser: monoarticular (apenas uma articulação), oligoarticular (2 a 4 articulações) e poliarticular (5 ou mais articulações).

A duração da rigidez tem relação direta com a intensidade do processo inflamatório. Rigidez superior a 30 minutos sugere processo inflamatório maior. Neste ponto, deve-se diferenciar entre dor de ritmo inflamatório ou mecânico.

A dor mecânica (ritmo ou padrão mecânico) piora com o movimento e melhora com o repouso, mais frequentemente, é monoarticular, enquanto a dor inflamatória (ritmo ou padrão) é aquela que piora com o repouso ou imobilização prolongada, ao iniciar o movimento ao acordar ou após longos períodos de repouso e melhora com o decorrer do dia. Existe ainda o ritmo misto (inflamatório e mecânico) que pioram ao iniciar o movimento, depois melhoram, mas voltam a piorar após certo período de movimento, como na osteoartrite de joelhos e quadris.

Atentar-se para dor noturna, que desperta o paciente a noite, ou dor crescente associado a sintomas gerais como perda de peso, anorexia, febre, anemia inexplicável que podem estar relacionadas as neoplasias.

Lembrar que os sinais clínicos de artrite devem ser confirmados no exame físico.

O paciente pode ainda referir sons audíveis como estalidos ou crepitações. Estes podem ser analisados durante o exame físico. Os estalidos são ruídos mais altos e isolados, habitualmente sem significado clínico, enquanto as crepitações produzem sons mais baixos e mais bem avaliados durante a palpação da estrutura anatômica envolvida. As crepitações relacionam-se ao atrito de duas superfícies irregulares e a patologia mais comumente relacionada é a osteoartrite.

Tem relevância clínica o tamanho das articulações envolvidas, sendo divididas em pequenas e médias articulações (interfalangeanas, metacarpofalangeanas, metatarsofalangeanas e punhos) e grandes articulações (joelhos, quadris, tornozelos, ombros e cotovelos). A artrite reumatoide é doença que tem comprometimento predominante de pequenas articulações, por exemplo.

Em síntese temos: artralgia (dor articular) e artrite (dor com sintomas articulares inflamatórios). Aguda (até seis semanas) ou crônica (> 6 semanas). Simétrica ou assimétrica. Aditiva ou migratória. Quanto ao número de articulações, a artrite pode ser monoarticular (uma articulação), oligoarticular (duas a 4 articulações) ou poliarticular (cinco ou mais articulações). Como exemplo: poliartrite, crônica, simétrica, aditiva de pequenas articulações, sem sintomas de outros aparelhos ou sistemas = artrite reumatoide.

INTERROGATÓRIO POR APARELHOS E SISTEMAS

Os antecedentes pessoais fisiológicos e patológicos são elementos importantes na condução do raciocínio clínico e não se pode abstrair de sua investigação, em particular, nas doenças imunomediadas que produzem manifestações sistêmicas, como também em diversas outras doenças não reumáticas que induzem sintomas articulares. O interrogatório deve ser contextualizado de acordo com a história colhida de forma a obter mais informações que reforcem ou refutem a hipótese principal em andamento.

Sintomas gerais

A presença de febre, anorexia, perda de peso associado a sintomas articulares norteiam para o diagnóstico de doença sistêmica. O lúpus eritematoso sistêmico, doença de Still, vasculites, artrites reativas, endocardite bacteriana, síndrome da imunodeficiência adquirida, doenças virais, doenças mieloproliferativas e linfoproliferativas e outras doenças neoplásicas são parte do diagnóstico diferencial.

Pele

Uma das associações mais frequentes com as queixas articulares. Algumas lesões cutâneas são bastante características das doenças imunomediadas, tais como:

Lúpus eritematoso sistêmico: lesões fotossensíveis em áreas fotoexpostas como a face e o tronco (máculas, pápulas ou placas eritematosas, não pruriginosas e, por vezes com leve descamação); lesões em asa de borboleta (eritema malar e dorso do nariz que tipicamente polpa o sulco nasolabial); alopécia; lesões discoides (maculas ou pápulas eritematosas que evoluem para placas com escamas espessas e ceratose que se estende para o folículo piloso dilatado. Ocorre, mais frequentemente, em couro cabeludo, orelhas e tronco); paniculite lúpica (nódulos eritematosos subcutâneos, duros e bem definidos. Acomete face, pescoço, ombros e braços) e vasculites cutâneas.

Esclerose sistêmica: facies esclerodérmica representada por afilamento labial e do nariz associado a microstomia. Espessamento cutâneo com diminuição da elasticidade principalmente em extremidades. Edema de dedos (*puffy fingers*). Esclerodactilia (espessamento simétrico e endurecido dos dedos); úlcera em polpa digital; telangiectasias e fenômeno de Raynaud.

Artrite reumatoide: nódulos em áreas periarticulares e de pressão; vasculite reumatoide (infartos em pregas ungueais ou formação de ulcerações).

Dermatopolimiosite: presença de lesões eritematovioláceas em região peripalpebral (heliotropo); lesões eritematovioláceas em áreas extensoras das articulações metacarpofalangeanas e interfalangeanas (pápulas de Gottron); lesões em áreas fotoexpostas, como: sinal do V do decote, sinal do xale, telangiectasias periungueais.

Artrite psoriásica: lesões eritemato descamativas difusas ou localizadas em cotovelos, região umbilical, interglútea, inguinal e couro cabeludo; presença de *pitting* (depressões puntiformes da lâmina ungueal) e onicólise (descolamento da unha do leito ungueal a partir da região distal).

Vasculites: lesões purpúricas; exantema polimórfico; lesões urticariformes e ulcerações.

Gota: presença de tofos de cor branca ou amarelados em mãos, cotovelos, joelhos e orelhas. Presença de ulcerações.

Fenômeno de Raynaud: caracteriza-se por episódio reversível de espasmo vascular de extremidades, associado a palidez cutânea, seguida por cianose e rubor de mãos e pés mais comumente associado a exposição ao frio. Pode ser primário, benigno e não associado a doença. A forma secundária associa-se a diversas condições clínicas, em particular autoimunes, tais como: esclerose sistêmica, lúpus eritematoso sistêmico, miopatias inflamatórias idiopáticas e síndrome do anticorpo antifosfolípide. Drogas como os betabloqueadores, derivados do ergot, cocaína e alguns quimioterápicos também podem induzir o fenômeno.

Livedo reticular: lesão cutânea reticulada ou rendilhada, indolor de cor vermelho azulada que ocorre mais comumente em extremidades associado a exposição ao frio. Ocorre em mulheres jovens sem associação a qualquer condição clínica, entretanto pode ser manifestação de diversas patologias como a poliarterite nodosa, lúpus eritematoso sistêmico, síndrome do anticorpo antifosfolipidio (SAAF) e crioglobulinemias.

Cardiovascular

As patologias imunomediadas podem comprometer os 3 folhetos cardíacos em maior ou menor grau. Febre reumática, LES, doença de Still, artrite reumatoide, síndrome de Sjögren são exemplos. Grandes vasos são envolvidos na arterite temporal e arterite de Takayasu e a avaliação de pulsos periféricos e a presença de sopros fazem parte da propedêutica médica. O envolvimento de pequenos vasos cursa com lesões de pele (purpura, exantema). Pacientes com doenças imunomediadas que se apresentam com processo inflamatório crônico, uso de corticosteroides e anti-inflamatórios tem maior risco de doenças cardiovasculares isquêmicas.

Pulmonar

O envolvimento pulmonar em decorrência das doenças do tecido conjuntivo é praticamente universal. Doença pulmonar intersticial, hipertensão pulmonar, derrame pleural, atelectasias, nódulos pulmonares, hemorragia pulmonar e pneumonite aguda são exemplos. O pulmão é uma fonte importante de envolvimento nas vasculites que podem cursar com grave comprometimento de sua função. Tosse, dispneia, dor torácica, hemoptise, hemorragia pulmonar, desabamento nasal, ulcerações de mucosa são manifestações da poliangeite granulomatosa (GPA), asma, infiltrados granulomatosos e nódulos pulmonares ocorrem na poliangeite granulomatosa eosinofílica (EGPA).

Gastrointestinal

Manifestações clínicas como úlceras orais, pirose, disfagia, plenitude pós-prandial, disfunção do peristaltismo, diarreia crônica, dor abdominal e melena podem ser manifestações clínicas do envolvimento do trato gastrointestinal pelas doenças reumáticas. As doenças inflamatórias intestinais (doença de Chron e retocolite ulcerativa) podem cursar com envolvimento articular periférico (artrite, entesite) e eventualmente axial (sacroileíte e espondilite). Na síndrome de Sjögren as glândulas salivares são comprometidas e a diminuição da produção de saliva leva a redução na lubrificação dos alimentos e a dificuldade de deglutição a sólidos.

Sistema nervoso

As doenças reumáticas podem levar o envolvimento do sistema nervoso central ou periférico. No primeiro, o paciente pode se apresentar com distúrbio de comportamento, cefaleia, convulsões, amaurose e déficit motor. As manifestações periféricas podem se apresentar como uma neurite isolada até mononeurite múltipla e polineuropatia simétrica. As neuropatias compressivas, como a síndrome do túnel do carpo e do túnel do tarso podem estar presentes em pacientes com artrite reumatoide.

Sistema genitourinário

As manifestações genitourinárias vão desde a leucorreia, uretrite e balanite circinada na artrite reativa, úlceras genitais na doença de Behçet, litíase renal na gota até as glomerulonefrites do lúpus eritematoso sistêmico e vasculites. Insuficiência renal crônica pode estar presente como sequela da doença de base ou secundaria ao uso crônico de anti-inflamatórios.

Olho

Conjuntivite, episclerite, esclerite, podem estar presentes em pacientes com lúpus e artrite reumatoide. Ceratoconjuntivite seca ocorre em pacientes com síndrome de Sjögren. Uveíte anterior recorrente nas espondiloartrites. Uveíte posterior e panuveíte na doença de

Behçet. Visão turva, amaurose fugaz, diplopia e perda visual permanente podem ocorrer na arterite temporal.

Sistema hematológico

A anemia de doença crônica é uma manifestação frequente nas doenças imunomediadas. Leucopenia, linfopenia, trombocitose, trombocitopenia, tromboses arteriais ou venosas e anemia hemolítica autoimune também podem ocorrer em particular no lúpus e na síndrome do anticorpo antifosfolipidio.

EXAME FÍSICO ARTICULAR

Uma cuidadosa anamnese, seguida por um exame físico musculoesquelético detalhado, são as bases para um diagnóstico correto.

Durante o exame físico é possível avaliar de forma objetiva a presença de alterações relatadas pelo paciente como, por exemplo, edema, calor ou eritema em uma determinada articulação.

Essa avaliação se inicia, de forma ainda não sistematizada, no primeiro contato do médico e do paciente, observando a marcha e postura ou uso de alguma órtese, como bengalas e talas.

De maneira didática, podemos dividir o exame clínico em reumatologia em três fases: inspeção estática, inspeção dinâmica e palpação. Cada uma dessas fases devemos pesquisar por achados específicos. Salientamos, que de acordo com a articulação avaliada e a suspeita clínica envolvida, pode ser necessária a realização de testes articulares específicos como os testes de Tinel e Phalen que avaliam a presença de parestesias por compressão do nervo mediano na síndrome do túnel do carpo.

A inspeção estática tem por objetivo pesquisar nas articulações a alterações em pele e fâneros, trofismo muscular, presença de deformidades e de sinais inflamatórios como edema e eritema.

Na inspeção dinâmica devemos observar a função da articulação avaliada através da amplitude de movimentos a qual pode estar preservada, diminuída ou ausente. Nessa etapa, solicita-se ao paciente que realize ativamente os movimentos esperados para a articulação examinada. Em situações em que o paciente não consegue ativamente realizar o movimento o examinador pode analisar a amplitude mediante o movimento passivo ou assistido.

Os movimentos estudados variam de acordo com a articulação examinada e, basicamente, são: flexão, extensão, adução, abdução, rotação externa e rotação interna.

Por fim, durante a palpação da articulação o examinador deve pesquisar a presença de calor sobre a articulação, edema, pontos dolorosos e presença de crepitações.

O exame músculo esquelético deve ser realizado de forma simétrica, ou seja, avaliando sempre que possível a articulação envolvida e sua correlata contralateral. E pode ser realizado com o paciente nas posições ortostática, sentada ou deitada de acordo com a peculiaridade da articulação e necessidade do examinador de melhor explorar o exame.

DIAGNÓSTICO DIFERENCIAL

Cerca de um quarto de todas as consultas em um ambulatório de atenção básica são por sintomas musculoesqueléticos que, em sua maioria, relaciona-se a reumatismos de partes moles ou doenças articulares degenerativas. Apesar disto, o médico generalista tem dificuldade na avaliação diagnóstica e na condução clínica das doenças reumáticas comuns. A anamnese e o exame físico são o esteio para um diagnóstico acertado não devendo ser substituídos por exames laboratoriais ou de imagem raramente necessários na atenção básica.

Necessário se faz diferenciar a artrite da artralgia, nem sempre sendo uma tarefa fácil.

Ao se analisar um paciente com dor articular, durante a história e o exame físico, deve-se responder alguns questionamentos:

A origem dos sintomas está no sistema locomotor ou em outros sistemas como o neurológico ou vascular?

- Se a origem é no sistema locomotor, ele é articular ou periarticular? Os reumatismos de partes moles podem mimetizar sintomas articulares.

- Os sinais e sintomas apresentados pelo paciente são de artralgia ou artrite? Lembrar que na artrite o paciente apresenta sinais inflamatórios objetivos (calor, rumor, edema).

- Há alguma evidência de envolvimento de outros sistemas (pele, olho, pulmão, coração, intestino, rins)?

- O envolvimento é apenas de articulações periféricas ou há envolvimento do esqueleto axial?

Assim, alguns padrões devem ser reconhecidos nesta avaliação, conforme tabela I, ajudando no reconhecimento do paciente com artralgia ou artrite.

Tabela I – sintomas musculoesqueléticos

Sistema envolvido	Sistema locomotor
	Outros sistemas (p. ex: neurológico)
Localização anatômica	Articular
	Periarticular
Modo de início	Agudo
	Crônico
Padrão de início	Aditivo
	Migratório
Número de articulações	Monoarticular
	Oligoarticular
	Poliarticular
Manifestações extra-articulares	Presentes
	Ausentes

Tabela II – dor articular generalizada

Reumatismos	Fibromialgia
	Síndrome da hipermobilidade
	Polimialgia reumática
Endocrinopatias	Hipotireoidismo
	Osteomalácia
	Hiperparatireoidismo
Drogas	Estatinas
	Zidovudina
	Quinolonas
	cloroquina

Tabela III – amplitude de movimento

Localização da dor	ADM ativo	ADM passivo
Dor referida	Normal	Normal
Periarticular	Diminuído	Normal
Intra-articular	Diminuído	Diminuído

Artralgia

Deve-se diferenciar a dor articular generalizada da dor locoregional e se os sintomas são próprios da articulação ou periarticulares. Como causa de dor articular generalizada temos diversas entidades clínicas, conforme tabela II. Outra forma de analisar a localização da dor articular é baseada na amplitude de movimento (ADM) passiva (realizada pelo médico) ou ativa (realizada pelo paciente), conforme tabela III. Na figura 1 tem-se a classificação das artralgias como forma de apresentação.

Artrite

Em relação a artrite podemos subdividi-las em 2 subgrupos: inflamatória ou não-inflamatória, de acordo com a análise do líquido sinovial. A artrocentese e análise do líquido sinovial tem particular importância em pacientes com monoartrite aguda ou crônica ou em oligoartrite aguda onde há suspeita de doença infecciosa. No líquido sinovial devemos avaliar a contagem de leucócitos total e diferencial, bacterioscopia, cultura, contagem de hemácias e microscopia de luz polarizada para pesquisa de cristais (tabela IV).

O líquido sinovial não-inflamatório ocorre mais frequentemente na osteoartrite, mas também em trauma, osteonecrose e artropatia de Charcot. O inflamatório é encontrado em todas as doenças imunomediadas, artrites por cristais e doenças infecciosas com curso indolente, como micobactérias e fungos. O líquido sinovial séptico é encontrado nas artrites infecciosas bacterianas e o hemorrágico nos traumas, sinovite vilonodular, tumores e artropatia de Charcot. Observar que a osteoartrite apesar de ser uma doença degenerativa da cartilagem articular, apresenta componente inflamatório. Desta forma, tanto pode ter um ritmo meramente mecânico, como também inflamatório.

Durante o exame físico podemos nos deparar com 3 situações relacionadas a presença de inflamação articular: a monoartrite (apenas 1 articulação com sinais infamatórios), oligoartrite (presença de 2 até 4 articulações com sinais inflamatórios) e a poliartrite (com 5 ou mais articulações com sinais inflamatórios).

Em todas as 3 situações a história clínica detalhada e um exame clínico minucioso propiciarão o correto direcionamento do diagnóstico diferencial.

Monoartrite aguda

Pontos importantes

Artrite séptica deve sempre ser uma preocupação;
A artrocentese tem papel chave.

Um processo inflamatório agudo que se desenvolve nas articulações em um período de poucos dias e se limita a 6 semanas é considerado agudo, mas se persiste por mais de 6 semanas consideramos como crônico.

Na coleta da história clínica alguns dados são importantes como o tempo de início se súbito, em algumas horas ou dias, se indolente em algumas semanas ou meses. Em caso de início súbito pesquisar por trauma relatado na articulação. Início em horas ou dias pode estar relacionada a causas infecciosas bacterianas e a induzida por cristais como o monourato de sódio e o pirofosfato de cálcio, relacionados as crises de gota e pseudogota, respectivamente. Infecções por micobactérias ou fungos levam a uma evolução mais indolente.

Fraturas e rupturas de ligamentos e meniscos, resultantes de trauma, podem causar um edema moderado na articulação afetada além de dor que piora com movimentos e alivia com o repouso.

Monoartrite pode ser a apresentação inicial de uma oligo ou poliartrite, situações como artrite psoriásica e, menos comumente, artrite reumatoide podem iniciar dessa forma.

Paciente com osteoartrite de joelho também podem apresentar sinais leves de inflamação e outros achados da história como idade, obesidade, joelho em varo ou valgo, rigidez de curta duração e piora com esforço e alívio ao repouso podem auxiliar no diagnóstico.

Pacientes com monoartrite aguda devem ter uma história detalhada sobre abuso de álcool, uso de drogas ilícitas, vida sexual e queixas gastrointestinais que podem dar pistas importantes sobre a etiologia do quadro.

Em adultos jovens dentre as causas de monoartrite aguda mais relevantes estão a infecção gonocócica e a artrite reativa. Daí a necessidade de uma história epidemiológica sexual detalhada e pesquisa de sintomas genitourinários recentes.

Em adultos com histórico de excesso de uso de álcool, obesidade, hipertensão e dislipidemia, o surgimento de artrite de primeira metatarsofalangeana de forma aguda sugere a possibilidade de gota. Um ataque agudo com curso mais indolente em pacientes maiores de 60 anos de idade faz-nos pensar em pseudogota.

Sendo assim, quando se está diante de um paciente com monoartrite aguda as principais possibilidades diagnósticas são: trauma, infecção ou doenças por cristais.

Monoartrite crônica

Pontos importantes

A artrocentese é fundamental;

Exames de imagem são importantes ferramentas auxiliares.

Ainda recai como principal hipótese diagnóstica de monoartrite crônica inflamatória as doenças infecciosas sendo o *mycobacterium tuberculosis* e fungos os agentes patogênicos mais frequentes. Estas têm curso indolente e com poucos ou nenhum sintoma sistêmico. Usuários de drogas, diabéticos, pacientes com longos períodos acamados, pós-operatórios são importantes fatores de risco para a doença de base. Diante de uma propedêutica adequada devemos lançar mão da análise do líquido sinovial e definir se este é inflamatório ou não-inflamatório. Na cultura deve-se solicitar avaliação para bactérias, micobactérias e fungos.

A principal causa de monoartrite crônica não inflamatória é a osteoartrite. Transtornos meniscais, condromalácia patelar e osteonecrose também fazem parte do diagnóstico diferencial.

A pesquisa de cristais de monourato de sódio deve ser realizada em até 6 horas após a artrocentese. Os cristais são vistos a microscopia de luz polarizada compensada com birrefringência negativa forte, de cor amarelada quando paralelos ao compensador ou azuis quando perpendiculares ao eixo. São pontiagudos, semelhantes a agulha e devem ser encontrados fagocitados por polimorfonucleares nos quadros agudos ou no meio extracelular no período intercrítico ou em formas crônicas. Os cristais

Tabela IV – líquido sinovial

Características	Normal	Não-inflamatório	Inflamatório	Séptico	Hemorrágico
Cor	Incolor	Amarela	Amarela	Amarela / verde	Vermelha
Claridade	Transparente	Transparente	Turva	Opaco	Variável
Viscosidade	Alta	Alta	Baixa	Baixa	Alta
Leucócitos total	< 200	200 – 10.000	5.000 – 75.000	> 50.000	= sangue
Neutrófilos	< 25%	< 50%	> 50%	> 75%	= sangue

de pirofosfato de cálcio se assemelham a paralelepípedos ou são romboides na microscopia de luz polarizada e tem birrefringência positiva fraca. São azuis paralelos ao compensador e amarelos quando perpendiculares.

Nestes casos, deve-se lançar mão de exames laboratoriais, exames de imagem e biópsia sinovial para a correta definição diagnóstica.

Oligoartrite aguda

Pontos importantes

As principais causas de oligoartrite aguda são: infecciosas (gonococcemia e febre reumática) e as espondiloartrites (artrite reativa, artrite psoriásica, artrite enteropática e menos frequentemente a espondilite anquilosante).

A causa mais frequente de monoartrite aguda em indivíduos jovens, sexualmente ativos, é artrite gonocócica. As artrites sépticas não gonocócicas têm apresentação monoarticular na maioria dos casos. Em crianças com a apresentação de oligoartrite aguda migratória deve-se pensar em febre reumática como importante diagnóstico diferencial.

As espondiloartrites se apresentam como uma oligoartrite. Na fase aguda a artrite reativa é o principal diagnóstico diferencial. A tríade característica (uretrite, conjuntivite e artrite) pode ser observada em menos de 1/3 dos pacientes. Anteriormente, era chamada de síndrome de Reiter, hoje em desuso. Ocorre após infecção do trato gastrointestinal onde os principais agentes envolvidos são: *Shigella flexneri*, *Shigella sonnei*, *Salmonella typhimurium*, *Salmonella enteritidis*, *Campylobacter jejuni*, *Yersínia enterocolitica*, e *Yersínia pseudotuberculosis* ou após infecção do trato genitourinário tendo a *Chlamydia trachomatis* como o agente mais importante.

Oligoartrite crônica

Pontos importantes

Na avaliação inicial você deve responder: há sintomas extra-articulares?

Os aparelhos envolvidos com maior frequência, além do sistema articular, são: pele, olho, trato gastrointestinal e trato genitourinário.

As espondiloartrites são a causa mais frequente de oligoartrite crônica inflamatória. Questionar ao paciente a presença de sintomas do esqueleto axial é fundamental. A presença de dactilite e entesite são frequentes nestes pacientes. A espondilite anquilosante é predominantemente axial, mas em até 25% dos casos tem envolvimento articular periférico. Artrite reativa é predominantemente aguda e tem curso autolimitado. Entre 10 e 20% destes pacientes evoluem para um curso crônico. Artrite psoriásica e artrite enteropatica tem envolvimento articular predominantemente periférico.

No curso inicial, a artrite reumatoide pode se apresentar como uma oligoartrite. A gota, em seu curso crônico (gota tofácea), pode se apresentar como uma oligoartrite. Doenças infecciosas, como a endocardite bacteriana subaguda, raramente pode se apresentar como causa de oligoartrite crônica.

A osteoartrite é a causa mais comum de oligoartrite não inflamatória com envolvimento de joelhos e quadris em particular.

Devemos lembrar que esta divisão é meramente didática e que pacientes com oligoartrite aguda ou crônica podem evoluir para quadro de poliartrite aguda ou crônica sem que se faça distinção entre os quadros articulares. Importante nesta fase é a avaliação do envolvimento de esqueleto axial ou periférico e quando deste tipo de envolvimento, se ocorre simetria. Adicionalmente, questionar a presença de sintomas extra-articulares.

Poliartrite aguda

Pontos importantes

A causa mais comum de poliartrite aguda é a doença viral;

A artrite reumatoide, apesar de curso insidioso, pode se apresentar como uma poliartrite aguda.

As artrites virais clinicamente se apresentam como uma poliartrite de pequenas e grandes articulações com distribuição semelhante a artrite reumatoide. Tem curso clínico autolimitado com duração entre 3 e 4 semanas e não deixam sequela articular. Os sintomas gripais frequentemente antecedem os sintomas articulares em uma 1 semana. Rash cutâneo pode estar presente em até 75% dos pacientes. Linfonodomegalias devem ser pesquisados. O parvovirus B19 é um importante agente causador de poliartrite aguda tanto em crianças como em adultos. Mulheres jovens são mais afetadas com frequente exposição a crianças com sintomas gripais. O diagnóstico é feito pela suspeita clínica e a sorologia para parvovirus B19 IgM positiva. Hepatite B, HIV, vírus *Epstein-Barr* e rubéola compartilham características clínicas semelhantes. As arboviroses cursam com quadro clínico articular semelhante a qualquer outra artrite viral. Enquanto a dengue e zika cursam mais frequentemente com artralgia a chikungunya tem quadro de poliartrite, tenossinovite e entesite de forma mais exuberante.

A febre reumática é caracterizada por uma oligo / poliartrite assimétrica, migratória que ocorre em até 75%

dos casos. Doença autoimune, inflamatória que ocorre após faringoamigdalite causada pelo estreptococo beta-hemolítico do grupo A de Lancefield em pacientes geneticamente predispostos. Ocorre, mais comumente, na faixa etária entre 5 e 15 anos de idade. Além das articulações, podem estar envolvidos o sistema nervoso central, coração e a pele. Seu diagnóstico é feito através da presença de 2 critérios maiores (artrite, cardite, eritema marginado, nódulos subcutâneos e coreia de Sydenham) ou um critério maior e dois menores (febre, artralgia, elevação de provas inflamatórias e aumento do intervalo PR no eletrocardiograma). Os exames laboratoriais são ferramentas usadas para identificar a presença de infecção estreptocócica prévia.

As doenças reumáticas imunomediadas, tais como a artrite reumatoide e o lúpus eritematoso sistêmico podem se apresentar de forma aguda e são importantes diagnósticos diferenciais.

Doença de Still do adulto, sífilis secundária e doença de Whipple são patologias mais raras que devem ser lembradas quando da avaliação de um paciente com poliartrite aguda. Mais uma vez, os sintomas associados de outros aparelhos são importantes para a correta avaliação destes casos.

Poliartrite crônica

Pontos importantes

As doenças reumáticas imunomediadas são a causa mais comum de doença articular inflamatória;

A osteoartrite primária generalizada é a causa mais comum de doença articular não inflamatória.

O padrão de envolvimento articular é essencial para a correta avaliação clínico-diagnóstica.

Na avaliação de um paciente com poliartrite o modo de envolvimento articular é fundamental para elaboração diagnóstica. Além disso, a presença dos sintomas extra-articulares fornece pistas importantes. Desta forma, quando diante de um paciente com poliartrite simétrica de metacarpofalangeanas, interfalangeanas proximais, punhos, tornozelos e metatarsofalangeanas de caráter aditivo sem sintomas sistêmicos a principal hipótese diagnóstica é artrite reumatoide. Em um paciente com o mesmo quadro articular que se apresenta com rash malar, lesões fotossensíveis e dor torácica ventilatório dependente ou envolvimento renal a hipótese mais forte é lúpus eritematoso sistêmico. Desta forma, em paciente com poliartrite crônica todas as patologias reumáticas imunomediadas entram no diagnóstico diferencial e as manifestações extra-articulares norteiam as hipóteses.

Na doença articular não inflamatória poliarticular o paciente apresenta dor e aumento de volume articular, sem, no entanto, apresentar inflamação articular. A osteoartrite generalizada e as discrasias sanguíneas são exemplos destes quadros.

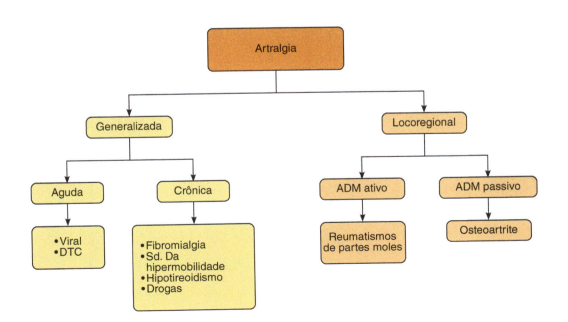

REFERÊNCIAS

1. Stter A, Gibofsky A. Acute rheumatic fever: epidemiology and Pathogenesis. Up to Date. 2017.
2. Barbosa PJB et al. Diretrizes Brasileiras para Diagnóstico, Tratamento e Prevenção da Febre Reumática da Sociedade Brasileira de Cardiologia, da Sociedade Brasileira de Pediatria e da Sociedade Brasileira de Reumatologia. Arq Bras Cardiol. 2009; 93 (3 supl. 4): 1-18.
3. McCarty DJ. Differential diagnosis of arthritis: analysis of signs and symptoms. In Koopman WJ (ed.). Arthritis and allied conditions. 13.Ed. Baltimore: Williams & Wilkins; 1997.
4. Fries JF. Mitchell DM. Joint pain or arthritis. JAMA, 1976; 235: 199-204.
5. Hübscher O. Pattern recognition in arthritis. In: Hochberg MC et al. (eds.). Rheumatology. 4.ed. London: Mosby; 2007.p.213-8
6. Shmerling RH. Synovial fluid analysis. A critical reappraisal. Rheum Dis Clin North Amer 1994; 20:503-12.
7. Manual de anamnese e exame físico em reumatologia, Bezerra Neto, et al, 2020.
8. Reumatologia: diagnóstico e tratamento. Marco Antônio P. Carvalho, et al, 5ª edição, 2019.
9. Current Rheumatology Diagnosis & Treatment, 2 Ed., 2007.
10. Gotlieb D. Clinical examination of the patient with rheumatic disease. Clin Med Exam. 2005;23(10):488–94.
11. Meador R, Schumacher H. Evaluating and treating patients with polyarthritis of recent onset. Hosp Physician. 2003;39(March):37–45.
12. Tikly M, Makda MA. A diagnostic approach to the common arthritic conditions. South African Fam Pract. 2009;51(3):188–93.

29 Dor Abdominal

Guilherme Sauniti Lopes

INTRODUÇÃO

A dor abdominal é causa importante de procura de atendimento médico, principalmente quando de início recente. Nestes casos, refere-se que nos Estados Unidos, seja a causa de cerca de 10% dos atendimentos de urgência.

Neste capítulo abordaremos a dor abdominal aguda, também referida como abdômen agudo. Sua definição sofreu várias alterações ao longo dos anos, sendo aceito nos dia de hoje, como uma condição de dor espontânea, que necessita de avaliação e diagnóstico adequado, para melhor tratamento, seja ele clínico ou cirúrgico, evitando uma evolução potencial de óbito do paciente.

A definição não leva em conta o tempo da queixa para se estabelecer o diagnóstico de abdômen agudo, visto que pode ser súbito, ou apenas uma piora de um quadro crônico. Porém, deixa claro a necessidade de rápida e incisiva avaliação, visando o diagnóstico etiológico no menor tempo possível.

No Brasil, reveste-se de importância, visto que a maioria dos casos será atendido em unidades de pronto atendimento ou de atendimento de urgência, na maioria das vezes pelo sistema público de saúde (SUS), e quase sempre por médicos generalistas. Assim, com melhor conhecimento das patologias envolvidas, algumas inclusive não abdominais, e principalmente na melhor aquisição de detalhes do quadro, através de uma história clínica e exames clínicos adequados, quando não suficientes para elucidação do quadro, ao menos levam a solicitação de exames e recursos de forma mais racional, gerando economia financeira, de tempo e de profissionais envolvidos.

A DOR ABDOMINAL

Dor é definida pela International Association for the Study of Pain como "uma experiência sensorial e emocionalmente desagradável associada a um dano tecidual real ou potencial, ou descrita em termos de tal dano." É presente em toda a nossa vida, servindo de alerta para potencial lesão no organismo. Seu conhecimento é fundamental, já que é a principal queixa em atendimento médicos em urgência.

A dor abdominal pode ser de origem nociceptiva, neuropática ou psicogênica. Neste texto vamos discutir apenas os dois primeiros tipos.

A dor nociceptiva é dividida em somática e visceral. A dor nociceptiva somática tem por característica ser bem localizada, de origem em nociceptores da pele (superficial) ou músculos e tendões (profunda) sendo que estes nociceptores respondem a estímulos táteis, de temperatura, pressão ou químicos, gerando impulsos que são levados pela medula por fibras mielinizadas do tipo A delta, de condução rápida. Já a dor visceral, tem origem nos órgão internos, através de nociceptores em suas paredes, que reagem a estímulos inflamatórios, de distensão em isquemia, sendo conduzidos por fibras grossas amielinizadas do tipo C. A dor visceral é caracteristicamente descritas como vaga, de difícil localização, muitas vezes referenciadas a áreas somáticas (superfície da pele) e como o estímulo é conduzido junto a nervos autonômicos, em geral a dor visceral é acompanhada de quadros de náuseas, vômitos, sudorese ou palidez. Outra característica importante é que a dor visceral em sua condução até o córtex somatossensorial possui passagem pelo giro cingulado, o que faz com este tipo de dor tenha importantes características emocionais.

Portanto, a dor abdominal nociceptiva pode ter origem somática, quando a causa afeta a parede abdominal ou o peritônio parietal, sendo paciente e capaz de indicar o local exato da dor, ou visceral, quando se origina na cavidade ou órgãos abdominais, onde não há precisão da localização da dor, em geral referida em epigastro (órgão do intestino anterior), mesogastro (intestino médio) ou hipogástrio (intestino posterior).

A dor neuropática em geral é causada por lesão ao sistema neurossensorial, periférico (herpes zoster, neuralgia do trigêmeo compressão radicular, invasão maligna de nervos) ou central (AVC, lesões de coluna). Em geral, a dor neuropática é associada a quadros crônicos.

Por fim, devemos definir os conceitos de dor irradiada e referida. A dor irradiada é mais comumente associada a dor neuropática, onde há dor em todo o trajeto do nervo afetado, como por exemplo na compressão do nervo ciático. Já a dor referida pode ocorrer na dor visceral, onde a dor é relatada em local longe da origem real da dor, em geral na superfície da pele, e se deve pela entrada no mesmo local da medula dos impulsos viscerais e parietais, causando o fenômeno. O exemplo clássico é a dor do infarto, referido no braço esquerdo ou mento.

Tabela 1. Tipos de abdomen agudo e suas causas mais comuns.

Tipo abdomen agudo	Causas mais comuns
Inflamatório	Apendicite Pancreatite aguda Diverticulite Colecistite aguda/ Cólica biliar Colangite Doença inflamatória pélvica Gatroenterite Apendagite Doenças Inflamatórias Intestinais Adenite Mesentérica Divertículo de Meckel Cólica ureteral Pielonefrite
Obstrutivo	Tumores Bridas/Aderências Hérnias encarceradas Corpos estranhos Volvo
Isquêmico/vascular	Embolia arterial mesentérica Trombose Venosa mesentérica Volvo Torção ovariana
Hemorrágico	Aneurisma de aorta abdominal roto Gravidez ectópica Rotura de cisto ovariano Hemorragia retroperitoneal
Perfurativo	Úlcera péptica perfurada Síndrome de Boerhaave Perfurações secundárias a outros quadros (inflamatórios ou vasculares)

Tabela 2. Causa não abdominais para dor abdominal

Crise falciforme Pneumonia Derrame pleural Dissecção de aorta	Infarto agudo do miocárdio Leucemia Abstinencia por drogas de abuso Intoxicação por metais pesados

O ABDOMEN AGUDO

Classicamente, os quadros de abdome agudo são divididos conforme a sua apresentação e etiologia em inflamatório, perfurativo, obstrutivo, isquêmico e hemorrágico. Esta divisão é didática, mas importante, já que em geral após dados de história e exame físico, pode-se classificar o quadro, e assim diminuir o número de hipóteses diagnósticas. A tabela 1 sumariza as principais causas de cada tipo, e a tabela 2 algumas causas não abdominais de abdômen agudo. Deve-se ter atenção ao fato que o abdômen agudo é uma entidade em evolução, então a classificação observada em uma dada avaliação pode se modificar após algum momento (exemplo diverticulite inicialmente avaliada como inflamatória mas que apresenta perfuração em sua evolução).

ANAMNESE E EXAME FÍSICO - GENERALIDADES

ANAMNESE

A anamnese e exame físico são essenciais para guiar o diagnóstico e posterior conduta. Modernamente, muitos métodos diagnósticos auxiliares de imagem ou laboratório se apresentam, fazendo com que o médico menos experiente sinta-se seduzido a utilizá-los de maneira a realizar o diagnóstico de maneira mais correta, porém com muito mais gastos, e de maneira não personalizada.

As informações devem ser colhidas de maneira rápida sem grandes desvios da queixa principal, mas dando ao paciente a chance de se expressar, não reduzindo a anamnese a perguntas com resposta do tipo sim ou não.

A avaliação da dor deve seguir a consagrada sequência semiológica: Localização, irradiação, tipo, intensidade, duração, evolução, desencadeantes e fatores de melhora e relação com outras manifestações.

Devido a fisiopatologia da dor visceral que por definição é incaracterística, o paciente tem dificuldade de indicar o local exato da dor, e quando isso é possível, indica provável envolvimento do peritônio parietal no local da dor. Assim a evolução da dor referida pelo paciente é importante, onde o quadro inicial mal localizado (dor visceral) acaba "migrando" e se estabelecendo em um ponto ou área bem determinada (dor parietal). A intensidade e evolução tem relação com o processo subjacente, já que quadros de instalação abrupta, sem antecedentes indicam patologias em geral de maior gravidade, como perfurações ou doenças vasculares, e já aquelas de evolução lenta e que por fim acabam piorando de forma rápida são típicas de processos inflamatórios. Ainda a evolução e tipo podem ajudar a caracterizar melhor causas inflamatórias com evolução constante, de quadros relacionados a espasmos e cólicas, de evolução dita intermitente.

Ao avaliarmos fatores de melhora e piora, deve-se atentar ao uso de medicações analgésicas, relação com alimentação (piora quadros obstrutivos e inflamatórios), evacuação ou micção. Deve ser definido com cuidado quando da última evacuação, características, e também, sobre a eliminação de gases. Atenção deve ser dada ao relato de piora ou não com movimentação (sinal de peritonismo).

Associado à dor abdominal podemos ter várias outras manifestações, em geral, relacionadas a fisiopatologia da dor ou sua causa. Náuseas e vômitos costumam estar presentes em quadros de dor intensa, ou podem precedê-la em casos de evolução mais lenta. Diarreia com ou sem sangue, constipação de início recente ou piora importante, hematêmese ou outros podem estar presentes.

Os antecedentes patológicos ou história clínica pregressa não deve ser negligenciada. É fundamental a identificação de condições crônicas e uso de medicamentos, já que podem estar ligados diretamente à origem do quadro. Deve-se ativamente questionar sobre situações ou quadros anteriores que se assemelham ou tenham relação com os achados atuais, dado que pode ser negligenciado pelo paciente. As cirurgias prévias devem ser discriminadas principalmente as abdominais. A presença de quadros oncológicos deve ser avaliada através da pesquisa de perda de peso, sangramentos, fraquezas ou anemias, inclusive se tratados recentemente. Na mulher, principalmente aquelas em idade reprodutiva, a história ginecológica não pode ser esquecida. A data da última menstruação, presença e tipo de secreção vaginal, história de dispareunia ou outras queixas são fundamentais.

Deve-se questionar ativamente sobre a presença de doenças familiares ou genéticas, além de deixar o paciente referir possíveis sintomas não abdominais, que possam ter relação com o quadro atual.

EXAME FÍSICO

Passo fundamental na avaliação da dor abdominal. Um médico experiente pode realizar o diagnóstico sem exames complementares, ou guiar o uso racional dos mesmos. Como a dor visceral em geral é de difícil localização pelo paciente, sua identificação ao exame físico é ainda mais importante que a história relatada.

Todo o exame físico geral deve ser realizado, avaliando-se o aspecto geral do paciente, seus sinais vitais, o exame detalhado dos demais sistemas, descartando-se patologias não abdominais, para então proceder o exame abdominal.

A inspeção precede qualquer manobra, e para tal, todo o abdome, parte do tórax e regiões inguinais devem estar descobertos. O tipo de abdome como escavado, distendido ou avental, presença de cicatrizes ou incisões cirúrgicas anteriores, abaulamentos localizados (hérnias em parede ou inguino escrotais), circulação colateral evidente, lesões ou hematomas podem estar presentes.

Segue-se a ausculta abdominal: cerca de 30 segundos a um minuto em cada quadrante. Deve-se tomar atenção para a quantidade de ruídos (ou borborigmos) sendo o normal entre 5 e 34 ruídos por minuto. Na aperistalse não se auscultam ruídos, comuns em casos de íleo adinâmico ou na evolução mais longa de obstruções. Nos casos de ruídos aumentados, podem ser secundário a diarreia ou obstrução, neste último onde podendo ocorrer com timbre mais agudo, também chamados de "metálicos" ou de luta. O achado de sopro é muito importante, pois mais comumente está associado a aneurismas de aorta.

A percussão é fundamental para avaliar a distribuição de gases no abdômen, aumento de órgãos e presença de ascite. Todos os quadrantes devem ser percutidos. Deve-se realizar a hepatimetria, avaliação do espaço de Traube e procura por áreas de macicez (aumento de órgãos ou massas) ou timpanismo. O timpanismo difuso é comumente observado em casos de obstrução intestinal baixa, podendo por vezes dificultar a hepatimetria, avaliação do espaço de Traube, ou mascarar a macicez hepática, determinando falso sinal de Jobert (que pode estar presente nas perfurações intestinais). Macicez em flancos e timpanismo central sugere ascite, e sua presença deve ser avaliada com as manobras de macicez móvel e sinal de piparote. Outra função importante da percussão é a pesquisa preliminar de pontos de dor abdominal, guiando assim a palpação.

A palpação classicamente é dividida em superficial e profunda. A superficial quase sempre é negligenciada em favor "da rapidez" do exame, porém, fornece informações fundamentais. Tem função de identificar áreas de dor na parede abdominal, hérnias não volumosas, crepitações da parede e determinar a presença de defesa abdominal, um quadro de peritonite intensa gerando contratura muscular abdominal involuntária evitando movimentos que possam gerar ou exacerbar a dor. A defesa também pode ser voluntária, quando o paciente contrai a musculatura por medo, ansiedade ou até, por conta da mão em temperatura baixa do examinador. Nestes casos, pode-se tirar a atenção do paciente do exame causando o relaxamento da musculatura, por exemplo, fazendo-se perguntas ao mesmo enquanto o examina.

Na palpação profunda deve-se avaliar quadros de visceromegalias ou massas detectadas na percussão além da palpação habitual do fígado, baço e rins procurando por aumento nos mesmos, ou alteração de sensibilidade. Deve-se sempre procurar palpar a aorta abdominal, e determinar seu tamanho A determinação do ponto ou quadrante de maior dor é fundamental, assim como a pesquisa de peritonismo, dor causada por irritação do peritônio parietal, indicando o ponto exato de origem da dor. A pesquisa de peritonismo é realizado pela manobra de descompressão brusca, onde de forma lenta e gradual o abdômen é comprimido (pode-se também desviar a atenção do paciente neste momento) e de maneira brusca a mão é retirada, levando as estruturas intrabadominais de encontro ao peritônio parietal inflamado, causando piora da dor (é considerado sinal positivo quando o paciente refere ou há maior demonstração de dor após a retirada brusca da mão). Para pesquisa de peritonismo há sinais específicos para várias doenças, discutidas mais a gente neste capítulo.

Por fim, os toques retais e vaginais não devem ser desprezados. Procura-se por massas, compressões, fezes impactadas, sangue ou piora da dor no toque retal, e por sinais de doença inflamatória pélvica, massas ou secreções anormais no toque vaginal.

Após realizados anamnese e exame físico, é fundamental o registro adequado de todas as informações colhidas, assim como o exame físico completo realizado, destacando-se os achados positivos, mas também, citando os achados chave não presentes (timpanismo, peritonismo, massas ou outros). A chave do diagnóstico em abdômen agudo muitas vezes está relacionada à evolução e exames físicos sequenciais, assim o registro adequado é fundamental para descrever a evolução do quadro do paciente, mesmo com mudança de equipe que avalia o mesmo.

ACHADOS DE ANAMNESE E EXAMES FÍSICOS ESPECÍFICOS POR SÍNDROMES DO ABDOME AGUDO

ABDOME AGUDO INFLAMATÓRIO

É um dos diagnósticos mais desafiadores frente a quantidade de patologias que podem causar a síndrome. Virtualmente qualquer estrutura intraabdominal pode causar um abdome agudo inflamatório. Porém a anamnese e exame físico podem dar o diagnóstico correto em muitos casos, ou pelo menos diminuir o leque de possibilidades e guiar uma investigação complementar mais adequada.

ANAMNESE

Geralmente o abdome agudo inflamatório possui uma história insidiosa de início com sintomas brandos e inespecíficos. É comum o relato de dor incaracterística epigástrica ou mesogástrica (dor visceral), apresentando piora contínua associada a sintomas autonômicos como náuseas e vômitos. Pode haver piora do quadro com a alimentação, como no quadro de cólica biliar, ou também anorexia, como na apendicite ou pancreatite. Dado fundamental a ser avaliado é a progressão da dor. O paciente refere que a dor inicialmente é difusa que piora e acaba se localizando em uma região, que ele consegue apontar no exame físico (indicando o comprometimento do peritônio parietal pela inflamação). Por fim, os sintomas associados devem ser avaliados sendo febre ou calafrios, indícios que corroboram a evolução de um quadro infeccioso/inflamatório, além de sintomas urinários, de evacuação ou vômitos. A história menstrual e sexual é importante, pois relato de atraso menstrual ou secreções vaginais podem identificar afecções ginecológicas pélvicas.

Na avaliação dos antecedentes pessoais ou familiares pode haver histórico de doenças inflamatórias intestinais ou colelitíase, alcoolismo, pancreatite crônica, antecedentes de cirurgia para vesícula, apendicite ou outras, ajudando a diminuir as opções de diagnóstico diferencial.

Na apendicite, é comum o achado de dor epigástrica incaracterística, que no passar das horas acaba se localizando em fossa ilíaca direita, apresentando também febre nesta evolução. Pode ocorrer anorexia. Nos adultos acima de 50 anos o mesmo quadro, mas com localização da dor em fossa ilíaca esquerda abre como possibilidade maior a diverticulite. Dor em cólica em epigastro ou hipocôndrio direito, após alimentação, que não melhora com medicação habitual com reforço de antecedente positivo, é o habitual em colecistite calculosa aguda/cólica biliar. Dor mais abrupta em epigastro, ou epigastro e hipocôndrio esquerdo (dor em faixa) de forte intensidade, em geral após alimentação e associada a vômitos intensos é compatível com pancreatite aguda. É conhecido o quadro de dor devido a ruptura de cisto folicular, com irritação peritoneal leve, ocorrendo marcadamente no meio do ciclo menstrual identificado pela anamnese. Febre, dor em hipocôndrio direito e icterícia são clássicos para colangite. Pacientes cirróticos com ascite, que dão entrada no serviço com dor difusa e peritonismo em geral apresenta quadro de peritonite bacteriana espontânea. Os quadros descritos acima são os mais comuns, porém podem não estar presentes em pacientes nos extremos de vida ou imunossuprimidos, mas auxiliam na maioria dos casos.

EXAME FÍSICO

O exame físico geral pode demonstrar paciente em bom estado geral, mas pode também demonstrar a evolução de um quadro inflamatório ou infeccioso, com febre e sinais de sepse. Também chama a atenção a presença de icterícia, anemia ou outros achados.

A inspeção pode demonstrar hematomas na parede, sugestivos de sangramentos retroperitoniais, sugestivos de uma pancreatite. A ausculta em geral demonstra diminuição de ruídos hidroaéreos ou até sua ausência inferindo processo inflamatório com íleo adinâmico associado.

A percussão pode identificar a presença de ascite, auxiliando no diagnóstico de peritonite bacteriana espontânea, ou presença de pneumoperitônio, com desaparecimento da macicez hepática (sinal de Jobert), secundário a perfuração de uma alça inflamada. A palpação superficial pode identificar defesa voluntária, ocorrendo em quadro de peritonismo difuso, em geral demonstrando evolução mais longa com complicação da patologia inicial. Nos quadro iniciais o abdome ainda pode ser flácido difusamente

Na palpação profunda os achados mais importantes são a localização da dor e a presença ou não de peritonismo. Para maior facilidade didática, em geral se divide o achado de dor por quadrantes, facilitando assim o diagnóstico diferencial.

Dor maior em quadrante superior direito, associado a febre e ao sinal de Murphy é comum na colecistite aguda. (vide vídeo abaixo) A presença de icterícia e quadro clínico anterior sugere colangite. Dor nos dois quadrantes superiores, em geral sem peritonismo, pode ser indicativo de pancreatite (víscera retroperitoneal). Dor que se inicia na região lombar e percorre os quadrantes inferiores do abdome em direção ao hipogastro, associado a sinal de Giordano positivo é chamativo para pielonefrite. Quando há infecção isolada de trato urinário baixo podem estar apenas presentes dor vaga em hipogastro e disúria.

Colecistite aguda

Quando a dor está presente no quadrante inferior esquerdo, classicamente temos a diverticulite, que se apresenta como dor incaracterística que se fixa em fossa ilíaca esquerda, com peritonismo local, que pode evoluir para peritonismo difuso. Não é comum em jovens. Doenças inflamatórias pélvicas podem gerar dor e peritonismo em quadrantes inferiores, com achado de secreção vaginal alterada, e presença de dor a palpação durante o toque vaginal.

Por fim, no quadrante inferior direito, temos o quadro clássico de apendicite, com dor incaracterística que irradia para fossa ilíaca direita. É comum o achado de peritonismo localizado em fossa ilíaca direita, em particular do sinal de Blumberg. Como o apêndice pode variar sua localização, pode haver situações onde o peritonismo será um evento tardio na evolução, como no apêndice retrocecal. Assim, manobras especiais para desencadear dor são necessárias, como nos sinais de Rovsing (deslocamento de gás do cólon causa dor em fossa ilíaca direita), do obturador e do psoas (estes dois últimos demonstram dor respectivos músculos pela presença do apêndice inflamado). Várias outras patologias fazem diagnóstico diferencial com a apendicite aguda, sendo necessária investigação complementar com exames, mas o quadro clássico tem elevado valor diagnóstico.

Nos quadro de dor abdominal difusa, que já cursam com peritonismo difuso, deve-se identificar os quadros de peritonite bacteriana espontânea em pacientes com ascite, ou quadros de maior evolução, onde incialmente localizados acabam se tornando difusos, como na apendicite ou diverticulites complicadas

Podemos resumir os achados de história e exames físicos nos quadros clássicos dentro do abdome agudo inflamatório no organograma abaixo:

Tabela 3 : Localização da dor e possíveis diagnóstico no abdômen agudo inflamatório

LOCALIZAÇÃO DA DOR	POSSÍVEIS DIAGNÓSTICOS
QUADRANTE SUPERIOR DIREITO	Colecistite* Colangite* Apendicite Hepatite Pielonefrite
QUADRANTE SUPERIOR ESQUERDO	Pancreatite* Infarto esplênico Esplenomegalia
QUADRANTE INFERIOR DIREITO	Apendicite* Ruptura de cisto ovariano* Pielonefrite* Doença Inflamatória pélvica* Doença de Crohn Divertículo de Meckel Tuberculose de íleo
QUADRANTE INFERIOR ESQUERDO	Diverticulite* Pielonefrite Doença Inflamatória pélvica* Neoplasias colônicas

*: mais comum

ORGANOGRAMA 1

ABDOME AGUDO OBSTRUTIVO

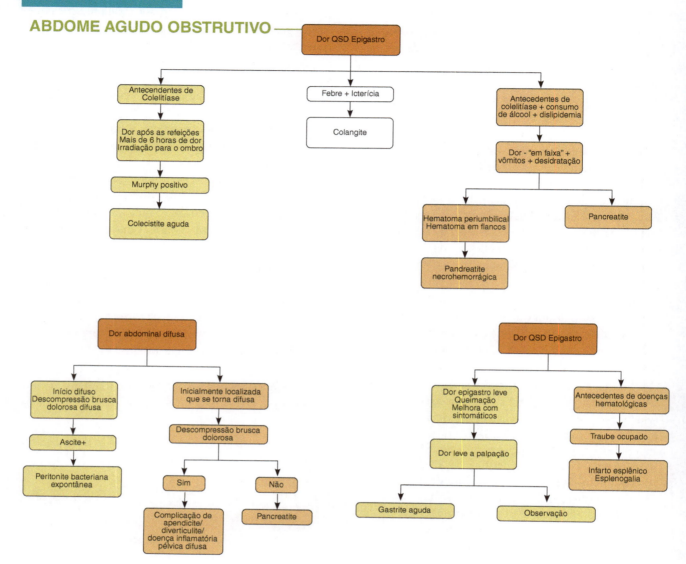
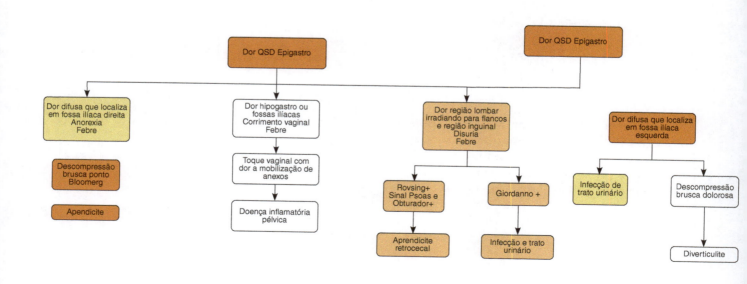

É causa comum de atendimento de urgência sendo a história e exame físico muitas vezes suficientes para a confirmação do quadro e suspeita da causa, ficando os exames complementares como comprovação diagnóstica e avaliação para possíveis complicações.

ANAMNESE

Geralmente os pacientes referem dor em cólica, difusa, insidiosa, mas que evolui de forma variável, em geral, prolongada. Referem piora com alimentação e melhora com vômitos ou uso de analgésicos. Com o passar das horas, ou até dos dias, há piora da dor, levando invariavelmente ao serviço de saúde. A avaliação de fatores associados demonstra alteração do hábito intestinal, com o paciente referindo parada de evacuação e eliminação de flatos, por período muito maior que o habitual que seu ritmo evacuatório. Pode ainda referir quadro de diarreia ou evacuação volumosa antes da instalação mais forte da dor (diarreia paradoxal, secundária a eliminação do conteúdo à frente da obstrução). Vômitos em geral estão presentes, ou aparecem na evolução do quadro. Quando precoces, sugerem obstrução alta. Tardios com coloração escurecida e fétida (fecalóide) sugerem obstrução mais distal.

A avaliação dos antecedentes pessoais é fundamental. Quatro causas são as mais comuns em nosso meio: bridas, tumores, hérnias encarceradas e complicações de aumento de volume colônico, como fecalomas e volvo, em geral secundários a doença de chagas ou uso de medicações. Ativamente devem ser avaliados os antecedentes cirúrgicos abdominais, presença de hérnias e uso de medicações.

A história familiar pode demonstrar quadro de possível neoplasia genética, e o interrogatório sobre diversos aparelhos pode indicar outros sintomas de síndrome consuptiva, como perda de peso, sangramentos, ou sintomas de anemia, como cansaços ou lipotimias. Importante a avalição de quadro de constipação de início recente, ou piora de constipação anterior, alteração no formato das fezes ou presença de sangue nas mesmas.

EXAME FÍSICO

A inspeção já pode demonstrar presença de cicatrizes cirúrgicas, massas sugestivas de herniações, distensão difusas por vezes até com movimentos peristálticos visíveis, ou distensão localizada como em casos de volvo intestinal. Vale destacar a necessidade de exposição total do abdômen e das regiões inguinais.

A ausculta em geral demonstra aumento de ruídos hidroaéreos, com timbre mais agudo chamados metálicos, ou de luta, indicando tentativa de vencer a obstrução. Em casos mais avançados, pode haver aperistalse, indicando já sofrimento da alça obstruída e sua dilatação.

Na percussão, o achado clássico é de timpanismo difuso, com abdômen distendido. Deve-se diferenciar de quadros com timpanismo aumentado localmente associado a distensão localizada como em casos de volvo, ou sem timpanismo, como nos casos de obstrução alta, onde há pouca ou quase nenhuma distensão. Deve-se atendar para a pesquisa de macicez móvel em casos de suspeita de ascite. A hepatimetria e pesquisa do espaço de Traube e até de macicez hepática pode estar prejudicada devido a presença de grande distensão gasosa do abdômen.

Iniciada a palpação superficial, esta pode confirmar a distensão abdominal e é fundamental na avaliação de qualquer abaulamento a procura de herniações não redutíveis (hérnias encarceradas). Como em geral a obstrução não causa peritonismo, não é comum a presença de defesa abdominal e a dor é difusa. A palpação profunda pode ser prejudicada por uma distensão importante porem em geral denuncia apenas dor difusa e sem peritonismo. Presença de massas podem indicar herniações, e distensões localizadas a presença de volvos. Lembrar que na obstrução alta, a distensão pode ser mínima ou ausente. A presença de peritonismo é indicativo de evolução para isquemia ou perfuração da alça revelando processo tardio. O toque retal não deve ser negligenciado, já que tumores de reto e fecalomas são causas importantes de obstrução, principalmente na faixa etária mais avançada.

ABDOME AGUDO PERFURATIVO

Quadro comum nos atendimentos de urgência, visto sua rápida evolução, levando o paciente a procurar precocemente atendimento médico. É secundário a perfuração de órgão como úlceras ou na evolução de apendicites ou diverticulite, doenças inflamatórias ou perfuração de neoplasias, levando a derrame cavitário de secreções entéricas, sangue ou urina, gerando peritonismo.

ANAMNESE

Chama a atenção o relato de início súbito de dor, em geral localizada que acaba evoluindo de forma rápida para todo o abdômen. O local de início da dor pode ajudar no diagnóstico diferencial etiológico, como dor epigástrica nas úlceras pépticas, fossas ilíacas em tumorações ou complicações inflamatórias. O paciente pode referir piora com a movimentação, até mesmo a condução em maca pode gerar dor (sinal indireto de peritonismo). Não há melhora com analgésicos simples. Por vezes não sabem referir o desencadeante. Podem estar associados vômitos e sintomas de desidratação com lipotimia e sudorese. Os antecedentes pessoais podem identificar passado de doença péptica, doenças inflamatórias intestinais, ou sintomas de neoplasias. Antecedentes familiares pouco revelam, e por serem em geral, quadros súbitos, o interrogatório sobre diversos aparelhos pode trazer informações sobre uso de corpos estranhos em cavidades.

EXAME FÍSICO

O exame físico geral pode mostrar um paciente com fácies de dor intensa, além de alterações de sinais vitais, mostrando desidratação ou sinais de sepse. Chama atenção sua posição imóvel na maca.

A inspeção mostra um abdômen contraído. A ausculta demonstra ausência de ruídos hidroaéreos, secundária aperistalse, já que o peritonismo difuso causa parada da atividade intestinal.

A percussão identifica um abdome com defesa e peritonismo, podendo estar presente o sinal de perda da macicez hepática (sinal de Jobert), presente quando há pneumoperitônio. A palpação superficial pode encontrar o clássico quadro de defesa involuntária, com grande contração da musculatura abdominal (evitando movimentos do mesmo), gerando uma abdômen totalmente enrijecido à palpação, chamado de abdômen em tábua. A palpação profunda pode encontrar uma massa, sinal de possível neoplasia perfurada. O toque retal e vaginal traz pouca informação adicional ao quadro, exceto em situações de perfuração por corpos estranhos.

ABDOME AGUDO HEMORRÁGICO

ANAMNESE

A anamnese confirma quadro de dor de início súbito, de forte intensidade. Pode ser localizado quando envolve estruturas intraperitoneais, como no quadro de gravidez ectópica rota, cisto de ovário roto ou ruptura de cistos ou adenomas hepáticos. Para estruturas retroperitoniais a dor é difusa, não localizável, podendo irradiar para dorso, piorando com o decúbito, como nos aneurismas de aorta roto. Em geral o paciente não refere nenhuma alteração de hábito intestinal ou urinário. A pesquisa dos antecedentes pessoais é fundamental, pois pode indicar antecedentes de aneurisma de aorta ou seus fatores de risco (diabetes e hipertensão), presença de adenomas, cistos ou hemangiomas hepáticos. Na mulher em idade fértil a pesquisa da data de última menstruação ou atraso menstrual sugerindo gravidez, assim como uso de DIU ajudam no diagnóstico de gravidez ectópica. Os antecedentes familiares podem revelar parentes com aneurisma de aorta. O interrogatório sobre diversos aparelhos pode caracterizar sangramentos vaginais.

EXAME FÍSICO

Antes do exame físico abdominal, assim como em qualquer outro quadro de abdômen agudo, os sinais vitais e estado geral do paciente são muito importantes, mas no abdome agudo hemorrágico, os achados de anemia e de choque hipovolêmico não devem ser deixados de lado, e seu tratamento iniciado rapidamente (ressuscitação volêmica e transfusão).

A inspeção pode demonstrar equimoses em flanco e periumbilicais, devido sangramentos retroperitoneal, porém, estes achados são mais comuns na pancreatite grave (necrohemorrágica). Já o hematoma ou equimose escrotal podem ocorrer no aneurisma abdominal roto. A ausculta em geral demonstra diminuição dos ruídos hidroaéreos, já que o sangue é irritante para as alças intestinais. A percussão não revela nenhum dado extra, mas ajuda a determinar pontos de maior dor.

A palpação superficial mostra em geral um abdômen flácido, visto que o sangue, apesar de irritante não determina peritonismo difuso, ou abdômen em tábua. A palpação profunda pode demonstrar achado de peritonismo localizado em casos de gravidez ectópica rota ou cisto de ovário roto em hipogastro e fossas ilíacas. Já na dor difusa, em que se encontra uma massa pulsátil a palpação é sugestiva de aneurisma de aorta roto, determinando intervenção imediata.

ABDOME AGUDO VASCULAR

É causado por doenças que podem levar ao comprometimento da circulação sanguínea de uma estrutura intra-abdominal. Em geral é secundário a doenças cardiovascular preexistentes ou coagulopatias, sendo mais comuns em pacientes de faixa etária mais avançada com sintomas que levam os pacientes procurar por serviços de saúde de forma mais rápida. As causas mais comuns são embolia arterial e trombose venosa, em especial de mesentérica superior. Torção de ovário e isquemias por insuficiência arterial crônica esplâncnica podem ocorrer. Lembrando que a evolução de vário outros tipos de abdômen agudo podem culminar num quadro vascular, em especial os do tipo obstrutivo.

ANAMNESE

Geralmente a dor é súbita e difusa, aumentando com o passar do tempo. A causa principal da dor é a isquemia, ativando os visceroceptores. Pode haver piora com a alimentação nos casos de isquemia crônica, porém em geral nenhum agente desencadeante pode ser identificado. Podem estar presentes náuseas e anorexia. Pode ocorrer diarreia, e em alguns casos sanguinolenta.

A pesquisa dos antecedentes pessoais é determinante para o diagnóstico correto deste tipo de abdômen agudo. A presença de doenças crônicas, em especial arritmias cardíacas como fibrilação atrial, hipertensão e diabetes de longa data, coagulopatias e idade avançada corroboram a hipótese diagnóstica. O paciente pode apresentar queixas crônicas de claudicação intestinal, como diarreia e dores pós prandiais. Os antecedentes familiares podem revelar coagulopatias, e o interrogatório sobre diversos aparelhos podem dar indícios de doenças arteriais ou outros, como antecedentes de claudicação de membros, trombose, acidentes vasculares isquêmicos, infartos do miocárdio ou revascularizações anteriores.

EXAME FÍSICO

O exame físico geral pode mostrar assimetrias ou ausência de pulsos periféricos, além de ritmo cardíaco irregular, corroborando antecedente cardiovascular importante. Como em geral há isquemia de grande território vascular intra-abdominal, pode ocorrer perda de líquidos para terceiro espaço e também importante acidose metabólica, assim, o paciente pode apresentar quadro de hipotensão e respiração acelerada.

A inspeção abdominal não demonstra alterações. A ausculta em geral indica diminuição ou ausência de ruídos hidroaéreos. A percussão pode demonstrar aumento do timpanismo no evoluir do quadro, mas também pouco adiciona ao exame.

A palpação superficial não demonstra defesa. A palpação profunda não detecta peritonismo localizado e não piora a dor. Assim, frente às poucas alterações do exame físico abdominal, e com o paciente referindo muita dor, costuma-se dizer que o achado desta dissociação entre a dor que o paciente refere e o exame físico junto aos antecedentes pessoais podem ajudar no diagnóstico, que muitas vezes acaba sendo de exclusão ou intraoperatório.

REALIZANDO O DIAGNÓSTICO ETIOLÓGICO DE CERTEZA NOS CASOS DE ABDOME AGUDO

Neste capítulo focamos no entendimento do abdome agudo baseado em achados da história e exame físico. Porém, muitas vezes são necessários exames complementares para ajudar ou corroborar um diagnóstico. Existem várias publicações com algoritmos específicos para auxílio na decisão do tipo de exame baseado no local e tipo de dor. Há porém um algoritmo mais simples, publicado pelo Colégio Brasileiro de Cirurgiões, que é facilmente entendido e ajuda no fluxo diagnóstico do abdômen agudo, e pode ser resumido abaixo:

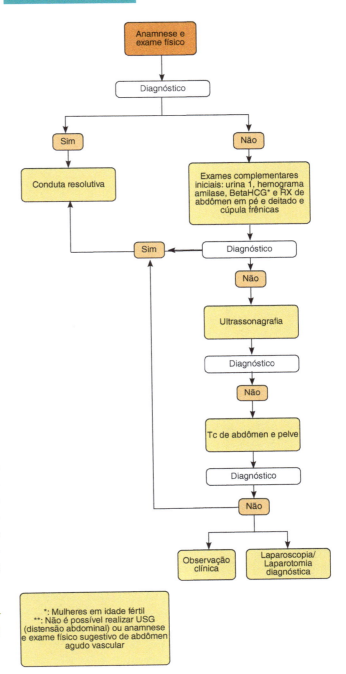

ALGORITMO 1

Por fim, devemos lembrar ao médico que atende em emergência, que o abdômen agudo é uma entidade em evolução. Assim, no momento da avaliação inicial, pode não haver subsídios que determinem um diagnóstico, ou até mesmo a utilização de exames complementares. Portanto a reavaliação é fundamental, e deve ser parte da rotina em serviços de urgência. Se o paciente e orientado, tem acompanhantes, consegue entender seu quando, pode ser liberado para casa, com retorno programado em algumas horas, ou se houver pira da dor ou aparecimento de novos sintomas, como febre. Se ele não preenche os critérios anteriores, deve então ser mantido no serviço de urgência e reavaliado após algum tempo, lembrando de a cada avaliação ou reavaliação, toda informação adicional ou mudança de exame físico deve ser imediatamente transferida ao prontuário de forma clara e mais completa possível.

30 Dor Torácica — Abordagem Prática

Paulo César Gottardo
Jorge Luis dos Santos Valiatti

OBJETIVOS

- Identificar as diferentes etiologias de dor torácica em pacientes no Pronto-Socorro;
- Avaliar de modo criterioso, completo e direcionado cada paciente com dor torácica;
- Realizar estratificação de risco adequada de cada paciente;
- Identificar sinais de alarme e realizar abordagem direcionada para as diferentes etiologias relacionadas;

INTRODUÇÃO

A abordagem do paciente com dor torácica no Pronto-Socorro é um desafio constante. Não apenas pelo elevado número de diagnósticos diferenciais, mas sobretudo pela potencial gravidade de muitas dessas etiologias. Para uma avaliação adequada desses pacientes é de suma importância que todas as etapas básicas semiológicas sejam cumpridas, desde uma história direcionada, a um exame físico completo e detalhado, até a solicitação e interpretação de exames complementares, quando esses forem necessários. Com base nesses entendimentos, as condutas devem sempre ser ágeis e criteriosas, baseadas em protocolos quando esses forem viáveis, mas sempre individualizando o atendimento caso a caso, considerando assim, um atendimento direcionado no paciente e não na sua doença.

Diferentes Etiologias e Diferentes Tipos de Dor

A dor torácica pode ser desencadeada por diversos fatores, podendo ter uma apresentação direta, como um evento anginoso, ou mesmo referida, como em uma colecistite. A diferenciação etimológica é de grande importância para uma abordagem correta. Entre as principais patologias associadas a dor torácica, podemos dividir em causas que podem ser potencialmente fatais e outras que tendem a cursar de modo mais brando, com maior probabilidade de desfechos favoráveis.

Algumas causas de dor torácica merecem uma maior consideração. A síndrome coronariana aguda segue sendo o principal pilar de todo atendimento e sempre deve ser considerada, sobretudo em pacientes com elevado risco cardiovascular. Ela é resultante da redução de fluxo coronariano, levando a isquemia, podendo ser relacionada ruptura de uma placa aterosclerótica e da formação trombo intracoronariano. O tempo e o grau de hipóxia tecidual determinam o impacto da lesão miocárdica, assim como a potencial reversibilidade do quadro, podendo desencadear desde uma angina instável até um infarto agudo do miocárdio. A verdadeira incidência dissecção de aorta é de difícil mensuração, tendo em vista sua elevada letalidade.

As dores de etiologia pulmonar também são relativamente frequentes e geralmente são associadas a sintomas respiratórios, como tosse ou presença de secreção. Além de poder ser relacionado a pneumotórax hipertensivo, o qual pode ter etiologia traumática ou não, como em casos de pneumotórax espontâneo. Inúmeras alterações musculoesqueléticas, assim como etiologias inflamatórias diversas podem estar associadas a dor torácica e devem ser consideradas. As dores de etiologia gastrointestinal podem também cursar com dor torácica direta ou referida. Além disso, alterações psiquiátricas podem se manifestar com esse sintomas. Contudo, essas sempre devem ser consideradas apenas perante a exclusão das demais potenciais causas.

ABORDAGEM DIAGNÓSTICA BÁSICA

Uma abordagem completa do paciente deve ser direcionada para a diferenciação etiológica do paciente, com uma história detalhada e objetiva, um exame físico bem-feito e com a complementação quando necessário com exames de imagem e laboratoriais solicitados de modo criterioso.

Tabela 1. Diferentes etiologias de dor torácica conforme maior letalidade

Etiologia	Maior Potencial de Letalidade	Causas Com Menor Letalidade
Cardiovascular	Síndrome Coronariana Aguda Dissecção de Aorta Tamponamento Cardíaco	Valvulopatias (prolapso mitral, estenose aórtica) inflamatória/ Infecciosa (pericardite, miocardite, endocardite) Arritmias
Pulmonares	Tromboembolismo Pulmonar Pneumotórax Hipertensivo	Infecção Respiratória (pneumonia, traqueíte, bronquite) Crise asmática (aperto no peito) Derrame Pleural (dor pleurítica) Neoplasia pulmonar
Gastrointestinal	Mediastinite (ruptura de esôfago)	Biliar (colangite, colecistite, coledocolitíase, cólica pilar) Esôfago (esofagite, espasmo, refluxo) Doença Ulcerosa Péptica Pancreatite
Musculoesqueléticas	Geralmente não apresenta relação com maior letalidade.	Contusão e fratura de de costelas Distensão de músculos intercostais Costocondrite Fibrosite Herpes Zoster Artrite Esternoclavicular Artrite Reumatóide, Infecciosa ou Psoriática Dor Neuropática Artropatia cervical Síndrome de Tietze Xifoidalgia Luxação esterno-clavicular
Outras Etiologias	Complicações de procedimentos levando a mediastinite: pós-cirurgia cardíaca, ou procedimentos gastrointestinais ou de vias aéreas.	Herpes Zoster Doenças Vasculares e do Tecido conjuntivo (lúpus, sarcoidose, esclerodermia, doença de Kawasaki, poliarterite nodosa e arterite de takayasu). Psicogênicas (diagnóstico de exclusão: distúrbios de ansiedade, depressão ou somatoformes) Crise Falcêmica

HISTÓRIA DA DOENÇA ATUAL

A história da doença do paciente deve ser detalhada, mas objetiva. Alguns detalhes são essenciais. O modo como ocorre o início e a evolução da dor podem proporcionar dados relevantes para o diagnóstico etiológico. Dores intensas, de instalação súbita, sobretudo aquelas com sintomas associados, como dispneia e outros sintomas sistêmicos, devem levar a suspeitar de eventos graves, como por exemplo dissecção de aorta, pneumotórax e tromboembolismo pulmonar. A dor anginosa tende a ser gradual e relacionada aos esforços.

Os fatores de alívio e de agravo devem ser levantados e detalhados. Eles proporcionam informações que auxiliam na determinação etiológica. A presença prévia de sintomas gastrointestinais, como vômitos, pirose devem levar a indagação quanto a causas gastrointestinais, ou ainda, em casos graves, uma possível mediastinite. Como mencionado, a presença de relação da dor com exercícios devem suscitar a possibilidade de etiologia anginosa; assim como a sua relação com a ventilação, com o posicionamento ou com a digito-pressão deve levar em consideração etiologias relacionadas à dor pleurítica (como em casos de pneumonia e derrame pleural, por exemplo), ou inflamatórias (como traumas locais ou costo-condrites).

A forma de apresentação da dor deve ser bem descrita e também auxilia na elucidação diagnóstica (dor anginosa, ou pleurítica, por exemplo). A topografia da dor e suas possíveis irradiações trazem consigo um norte para alguns diagnósticos. Como a dor retroesternal com irradiação para braço ou para mento, em casos de síndrome coronariana aguda; ou a dor torácica de forte intensidade, com irradiação para dorso, em casos de dissecção de aorta.

A graduação da dor deve ser feita com base em escalas de dor, como por exemplo com a escala numérica. Outros fatores associados à dor devem ser indagados, como por exemplo a presença de sintomas sistêmicos relacionados, como febre e sinais inflamatórios, em pacientes com dor relacionada a eventos infecciosos. Assim como a presença de dispneia, cansaço, ou de disfunções orgânicas referentes a baixo débito cardíaco e a má perfusão tissular, com consequente desequilíbrio entre oferta e consumo de oxigênio; como alteração de nível de consciência, hipotensão e redução do débito urinário, por exemplo, em casos mais graves, como em casos de SCA ou de dissecção aórtica, entre outros.

Entre as diferentes etiologias, a dor anginosa merece um destaque especial, pela sua elevada incidência e potenciais consequências. Portanto é de suma importância detalhar bem os dados dos pacientes com maior risco cardiovascular, indicando, assim, a probabilidade de se tratar de uma dor anginosa (Tabela 3). Nesse sentido, a presença de fatores de risco cardiovasculares, como idade (> 55 anos), história familiar de doença arterial coronariana, diabetes mellitus, hipercolesterolemia, hipertensão e tabagismo, por exemplo devem ser questionada; além de alguns potenciais fatores desencadeante, como o uso de anfetaminas ou de

Tabela 2. Diferentes tipos de dor torácica, conforme o acrônimo em inglês: DOLOR (description, onset, location, other signs and symptoms, relief).

		Cardíaca	Pleurítica	Traumática
D	Descrição Como você descreve a dor? A dor está aí o tempo todo? ou ela vai e vem? Você já teve essa dor antes? Daquela vez como foi?	Dor em peso Dor em aperto Dor maçante	Dor aguda Dor em pontada Lancinante (em facada)	Dor aguda Dor lancinante Dor em aperto
O	Início (onset) Quando iniciou a dor? Quando você iniciou, o que estavas fazendo? O aparecimento foi agudo ou progressivo?	Gradual (angina) Aguda (SCA) Com exercício (angina) Em repouso (SCA)	Piora com a inspiração Piora com o decúbito ipsilateral a área acometida Gradual (infeção) Aguda (pneumotórax)	Piora a compressão local Gradual (pós-trauma) Aguda (pós-trauma)
L	Localização A dor é bem localizada? Poderia indicar com o dedo onde é a dor! Dói em algum outro sítio?	Retroesternal Mal localizada Torácica com radiação (mento, membro superior)	Bem localizada Geralmente na parede torácica Muda com posição, palpação e ventilação	Bem localizada Geralmente na parede torácica Muda com posição, palpação e ventilação
O	Outros Sinais e Sintomas Você sente junto com a dor algo a mais? Se sim Náusea ou Vômito? Palpitações? O que veio primeiro, a dor ou esse outro problema?	Dispneia / Cansaço Diaforese Palpitações	Dispneia / Cansaço Infecção da parede torácica (pródromos)	Dispneia ou cansaço ? Relacionados ao trauma
R	Fatores de Alívio (Relief) Você tem alívio dos sintomas com mudança de posição, ou com o uso de alguma medicação? Há outros fatores que proporcionam alívio da dor?	Pode aliviar com nitrato (angina) Não respondem a mudança de posição e anti-inflamatórios	Não alivia com nitrato Resposta leve a anti-inflamatórios Pode aliviar com mudança postural	Não alivia com nitrato Pode responder a Anti-inflamatórios Algumas aliviam com mudança postural

cocaína. Nesses casos, deve-se classificar a dor anginosa conforme a sua probabilidade e graduação (Tabela 4 e 5).

Quanto à apresentação da dor torácica, ela pode ser classificada como angina típica, atípica ou mesmo como não anginosa. A dor típica necessita ter três quesitos básicos: (1) se apresentar como um desconforto em aperto, na região retroesternal, podendo abranger basicamente qualquer topografia entre o mento e o umbigo do paciente, incluindo ombros, queixo e braços; (2) ser precipitada pelo esforço e (3) apresentar alívio com repouso ou uso de nitrato sublingual após aproximadamente 5 minutos. A presença de apenas dois desses critérios leva ao diagnóstico de um quadro atípico, enquanto que a de apenas um classifica a dor como não-anginosa. Vale ressaltar que metade dos pacientes com angina não apresentam obstrução coronariana, mas sim eventos de vasoespamo ou alterações microcirculatórias com consequente disóxia celular, as quais são designadas como isquemia miocárdicas sem obstrução coronariana (INOCA). Contudo, mesmo em casos obstrutivos, os mecanismos de disfunção microvascular e a presença de vasoespasmo podem coexistir e serem partes importantes do processo fisiopatológico. Além disso, muitos casos cursam com sintomas atípicos de SCA, o que é mais frequente entre idosos, mulheres e diabéticos. Esses casos tendem a ter um pior prognóstico do que os que se apresentam de modo típico, o que pode ser relacionado ao seu atraso no diagnóstico e subsequente tratamento específico.

A dor relacionada à dissecção de aorta em geral se apresenta de modo agudo, com forte intensidade, com diversas formas de apresentações quanto a sua descrição (em facada, rasgamento, entre tantas outras formas). Conforme a região de acometimento da aorta, diferentes sintomas podem estar associados, com várias formas de migração para áreas do tórax, para o pescoço, para as costas ou mesmo abdominais. A Tabela 7 apresenta a relação entre diferentes áreas de acometimento aórtico e suas potenciais apresentações. O acometimento da aorta ascendente geralmente se manifesta com dor na região anterior do tórax com

Tabela 3. Escore de Estratificação de risco para Evento Anginoso (HEART score)*

Variáveis		Pontuação
História	Elevada suspeição Suspeição moderada Baixa Suspeição	2 1 0
ECG	Depressão significativa do Segmento ST Distúrbio de repolarização não-específico Normal	2 1 0
Idade (Age)	> 65 anos 45-65 anos < 45 anos	2 1 0
Fatores de Risco (Risk factors)	> 3 fatores de risco ou história de doença aterosclerótico 1-2 fatores de risco Ausência de fatores de risco conhecidos	2 1 0
Troponina	Elevação superior a duas vezes o valor de normalidade Aumento de uma a duas vezes o valor da normalidade Abaixo do valor de normalidade	2 1 0

* Um escore acima de 7 identifica um paciente com elevado risco de evento anginoso como etiologia da dor torácica, enquanto que um escore abaixo de três é considerado de baixo risco e entre 4 e 6 de risco intermediário.

Tabela 4. Divisão de Tipo de Angina

A	Dor definitivamente anginosa	Dor torácica definitivamente relacionada a evento isquêmico, independente de exames complementares.
B	Dor provavelmente anginosa	Dor torácica que aparenta ser associada a isquemia miocárdica, mas que necessitam de exames complementares para definição
C	Dor provavelmente não-anginosa	Dor torácica onde a SCA não é a primeira hipótese, mas que necessita de exame complementar para sua exclusão
D	Dor definitivamente não-anginosa	Dor torácica onde a SCA não é a primeira hipótese e que não necessita de exame complementar para sua exclusão

Tabela 5. Graduação do Evento Anginoso

I	Angina relacionada a grandes esforços (estressantes, rápidos, exaustivos...)
II	Limitação moderada as atividades diárias Angina ao caminhar > 2 quadras ou > 1 andar de escadas ou 1 andar rápido, ou caminhar em subida, ou ainda ao estresse emocional
III	Grande limitação a atividades físicas diárias. Angina ao caminhar 01 ou 02 quadras ou um nível de escada.
IV	Angina aos pequenos e mínimos esforços, podendo ocorrer em repouso

Tabela 6. Fatores desencadeante de isquemia miocárdica e de angina

Alterações	Exemplos de Situações Clínicas que Desencadeiam tais Alterações
Sistêmicas	Aumento da Demanda miocárdica Aumento da Frequência Cardíaca Alterações significativas da Pressão Arterial (hipotensão ou hipertensão) Aumento da atividade simpática
Cardíaca	Insuficiência Cardíaca Hipertrofia de ventrículo esquerdo Disfunção Diastólica Doença valvular cardíaca Obstrução dinâmica da via de saída de ventrículo esquerdo
Coronariana	Obstrução coronariana Disfunção microvascular Espasmo coronariano Ponte Miocárdica Disfunção Endotelial

Tabela 7. Topografia de acometimento por dissecções aórticas e suas apresentações clínicas

Topografia envolvida (artéria ou estrutura)	Apresentação clínica
Artéria Ilíaca Comum	Dor em extremidades distais, fraqueza e ausência de pulso distal
Artéria Mesentérica ou Celíaca	Isquemia mesentérica e dor abdominal
Artéria Renal	Dor nas costas ou em flanco, insuficiência renal
Artérias Intercostais	Paraplegia
Artéria Subclávia	Hipotensão, ausência de pulso distal
Artéria carotídeo, braquiocefálica ou subclávia esquerda	Acidente Cerebrovascular ou Síncope
Aorta Torácica	Hemotórax
Gânglio simpático cervical superior	Síndrome de Horner (adiro, miose e ptose)
Pericárdio	Tamponamento Cardíaco
Artéria Coronariana`	IAM (mais frequente de coronária direita)
Valva Aórtica	Insuficiência cardíaca ou aórtica

irradiação para dorso, associados à instabilidade hemodinâmica; além de poder estar associada a sintomas de acidente cerebrovascular, ou mesmo de síndrome de Horner. O acometimento da aorta descendente, em geral apresenta-se com dor nas costas, no peito e abdominal. Além de estar associada a alterações vasculares e suas subsequentes complicações em membros inferiores. Alguns detalhes da história pregressa do paciente devem ser levantados, por se tratarem delatores de risco para dissecção de aorta. Entre esses, destacam-se o diagnóstico prévio de aneurisma de aorta, de hematoma intramural aórtico, de úlcera aórtica, uso de cocaína, assim como de histórico familiar de dissecção de aorta ou de cirurgias prévias com manipulação da aorta. Além do diagnóstico de doenças associadas a essa complicação clínica, como Síndrome de Marfan, Ehlers-Danlos, Loeys-Dietz ou síndromes de Turner, por exemplo.

Casos de TEP, pericardite e de pneumotórax também se apresentam em geral de modo agudo. A dor torácica associada ao TEP pode sofrer influência da ventilação e ter diferentes graus de dispneia associado. A dor da pericardite tende a apresentar piora quando o paciente encontra-se deitado e durante a inspiração profunda, com alívio associado à mudança de posição, inclinando o corpo para frente.

O questionamento quanto a presença de patologias previamente instaladas, como casos de aneurisma de aorta, que possibilitariam maior risco de dissecção; de doença de refluxo gastrointestinal, ou de fatores de risco para tromboembolismo pulmonar, como a presença de neoplasia ou de gestação (perante escores de probabilidade, como o escore de Wells). Sempre é relevante solicitar ao paciente se ele já teve previamente um evento semelhante e como esse se desenvolveu. Além de de resultados de exames prévios já realizados, como tomografia coronariana, endoscopia digestiva alta, doppler de membros inferiores, Holter ou MAPA, por exemplo.

CONCLUSÃO

A dor torácica é um desafio constante para todo o médico. Todos os casos devem ser avaliados com cuidado, sempre estimando os riscos de cada paciente e as características específicas da dor, assim como todos os demais acometimentos sistêmicos do paciente. a avaliação clínica deve ser minuciosa e criteriosa, deixando os exames complementares para aqueles pacientes que tiverem indicação precisa para os mesmos (elevada predição pré-teste). Os tratamentos devem ser sempre direcionados a cada etiologia em conformidade com os protocolos assistenciais de cada serviço, respeitando os tempos hábeis para os melhores desfechos em cada situação específica.

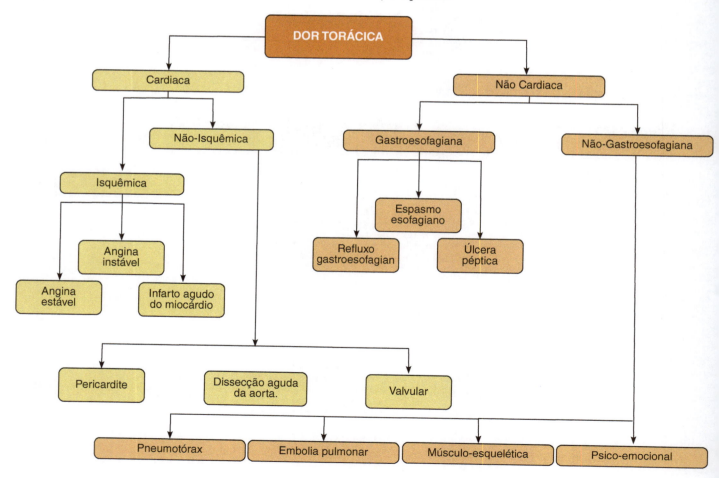

REFERÊNCIAS

1. Hollander JE, Than M, Mueller C. State-of-the-Art Evaluation of Emergency Department Patients Presenting With Potential Acute Coronary Syndromes. Circulation 2016; 134:547.
2. Walker NJ, Sites FD, Shofer FS, Hollander JE. Characteristics and outcomes of young adults who present to the emergency department with chest pain. Acad Emerg Med 2001; 8:703.
3. Selker HP, Zalenski RJ, Antman EM, et al. An evaluation of technologies for identifying acute cardiac ischemia in the emergency department: a report from a National Heart Attack Alert Program Working Group. Ann Emerg Med 1997; 29:13.
4. Launbjerg J, Fruergaard P, Hesse B, et al. Long-term risk of death, cardiac events and recurrent chest pain in patients with acute chest pain of different origin. Cardiology 1996; 87:60.
5. Gupta M, Tabas JA, Kohn MA. Presenting complaint among patients with myocardial infarction who present to an urban, public hospital emergency department. Ann Emerg Med 2002; 40:180.
6. Lindsell CJ, Anantharaman V, Diercks D, et al. The Internet Tracking Registry of Acute Coronary Syndromes (i*trACS): a multicenter registry of patients with suspicion of acute coronary syndromes reported using the standardized reporting guidelines for emergency department chest pain studies. Ann Emerg Med 2006; 48:666. a
7. Pope JH, Aufderheide TP, Ruthazer R, et al. Missed diagnoses of acute cardiac ischemia in the emergency department. N Engl J Med 2000; 342:1163.
8. Hagan PG, Nienaber CA, Isselbacher EM, et al. The International Registry of Acute Aortic Dissection (IRAD): new insights into an old disease. JAMA 2000; 283:897.
9. Ringstrom E, Freedman J. Approach to undifferentiated chest pain in the emergency department: a review of recent medical literature and published practice guidelines. Mt Sinai J Med 2006; 73:499.
10. Hollander JE. Managing Troponin Testing. Ann Emerg Med 2016; 68:690.
11. Meyer MC, Mooney RP, Sekera AK. A critical pathway for patients with acute chest pain and low risk for short-term adverse cardiac events: role of outpatient stress testing. Ann Emerg Med 2006; 47:427.
12. Hess EP, Agarwal D, Chandra S, et al. Diagnostic accuracy of the TIMI risk score in patients with chest pain in the emergency department: a meta-analysis. CMAJ 2010; 182:1039.
13. Lee TH, Cook EF, Weisberg M, et al. Acute chest pain in the emergency room. Identification and examination of low-risk patients. Arch Intern Med 1985; 145:65.

31 Diarreias

André Zonetti de Arruda Leite

DEFINIÇÃO

Não existe uma definição completamente adequada para diarreia. Do ponto de vista fisiológico, a diarreia caracteriza-se por um balanço positivo de água nas fezes. Na prática clínica, considera-se diarreia o aumento do número de evacuações associado à redução na consistência das fezes.

CLASSIFICAÇÃO

Didaticamente a diarreia é classificada em aguda, persistente e crônica. Na forma aguda, o início dos sintomas tem menos de 15 dias, em geral são autolimitados, com resolução em 1-3 dias, na persistente a duração varia entre 15 e 30 dias, enquanto na crônica os sintomas persistem por mais de 1 mês

Anamnese

A diarreia *por si* não configura uma doença, mas representa o sintoma de diversas patologias com diferentes mecanismos de ação, por isso os dados da anamnese são de fundamental importância para direcionar a investigação clínica e laboratorial.

1. *História clínica* durante a elaboração da história da moléstia atual, é imprescindível entender o que o paciente caracteriza como diarreia, por isso deve-se questionar diretamente o número de evacuações, a consistência e características das fezes e ter atenção para diferenciar diarreia e incontinência fecal. Muitos pacientes omitem a perda involuntária de fezes, que frequentemente passam a caracterizar como diarreia. A incontinência fecal exige uma investigação completamente diferente daquela proposta para a diarreia. No interrogatório sobre diversos aparelhos, deve-se buscar manifestações extra-intestinais, comuns em pacientes com doença inflamatória intestinal, como: uveíte, episclerite, pioderma gangrenoso, eritema nodoso ou mesmo a presença de artrite ou artralgia, caracterizar a dor abdominal, verificar a presença de evacuações noturnas, medicações em uso, presença de sinais de alerta como: idade acima de 45anos, emagrecimento, presença de sangue, ocorrência de casos semelhantes em contactantes.(1)

2. *Características das fezes* podem direcionar para a origem da diarreia, ajudando a estreitar as hipóteses diagnósticas, ou seja, diarreia com pequeno número de evacuações ao dia, porém volumosas, com odor fétido e presença de gordura ou alimentos não digeridos sugerem distúrbios no trato gastrointestinal alto, com comprometimento da absorção ou digestão dos alimentos. Por outro lado, diarreia em pequena quantidade, com presença de sangue vermelho vivo e acompanhada de puxo e tenesmo indica o comprometimento do cólon distal por neoplasia ou inflamação.

3. *Medicações* prescritas, ou não, devem ter seu uso ativamente questionado, pois uma infinidade de substâncias podem causar diarreia (1), como antiácidos contendo sais de magnésio, antidiabéticos orais (acarbose, metformina), inibidor de lipase (olistate), anti-hipertensivos (omelsartana), anti-retrovirais e antibióticos.

4. *Alimentação* mudança recente no padrão alimentar também podem estar relacionados a diarreia. Aumento do consumo de dietas laxativas ou alimentos da linha diet que contenham açúcares não-absorvíveis, como os polióis (p. ex. sorbitol, maltitol), os quais podem desencadear flatulência e diarreia.

5. *Antecedentes pessoais* doenças sistêmicas, como artrite soronegativa, *diabetes mellitus*,

hipertireoidismo, doenças do colágeno, deficiência de imunoglobulinas, radioterapia, úlceras pépticas de repetição e cirurgias gastrintestinais (gastrectomia, colecistectomia, ressecção intestinal) são causas de diarreia crônica. Alguns pacientes submetidos à gastrectomia parcial com reconstrução a Billroth II (gastrojejunoanastomose) desenvolvem síndrome de má absorção resultante da somatória de diversos fatores, como: liberação de secreções biliares e pancreáticas distantes de onde o quimo chega ao jejuno, supercrescimento bacteriano por causa da alça em fundo cego criada pelo procedimento cirúrgico, menor estímulo à secreção pancreática devido a exclusão do trânsito pelo duodeno, além de uma eventual associação com vagotomia ou colecistectomia.

6. *Antecedentes familiares*: casos na família de doença inflamatória intestinal, doença celíaca e neoplasia de cólon devem serem questionados, pois podem direcionar a investigação.

7. *Exame físico*: na grande maioria dos casos, o exame físico é normal ou não contribui para o diagnóstico, mas o estado nutricional e hidratação são características relevantes. A região perianal deve ser examinada para determinar a presença de fistulas, retocele e lesões do esfíncter anal.

INVESTIGAÇÃO INICIAL

A diarreia aguda por ser autolimitada, em geral não necessita de uma investigação específica. Não está indicado a realização de culturas de fezes ou pesquisa de parasitas, visto que a positividade destes testes tradicionais é muito baixa. Testes modernos utilizando painéis moleculares para a detecção de patógenos aumentam a positividade dos testes para cerca de 1/3 dos casos, mas o custo é elevado e o benefício incerto (2). A realização de tomografia nessa fase traz mais achados confundidores que diagnósticos, sendo comum encontrar espessamentos de íleo terminal e cólon inespecíficos.

O organograma 1 tenta representar graficamente os caminhos básico de investigação para pacientes com diarreia crônica. A colonoscopia está indicada na suspeita de diarreia crônica inflamatória, ou nos quadros sem diagnóstico definido ou na presença de algum sinal de alerta. Durante o exame, a realização de biópsias seriadas é fundamental para o diagnóstico de colite microscópica (6). O achado de pseudomelanose colônica é um sinal indicativo de abuso de laxativos, podendo ser útil na suspeita de diarreia factícia.

A calprotectina fecal é uma proteína citoplasmática dos polimorfonucleares, com atividade antibacteriana, liberada em situação de inflamação e infecção. É um exame de triagem importante na investigação da diarreia crônica evitando a realização de colonoscopia e exames desnecessários em pacientes com baixo risco(7).

Causas de diarreia aguda

Viral

Em adultos, são causados principalmente por calicivírus (novovírus) (2), mas também por rotavírus e adenovírus. O quadro clínico é autolimitado, com predomínio de manifestações altas como náusea e vômitos, período de incubação é curto de 24-48h e duração de 1-3 dias. A transmissão acontece pela alimentação ou contato direto. A diarreia causada pelo adenovírus pode persistir por períodos mais longos e vir precedida de um quadro de infecções de vias aéreas superiores. Na pandemia, o SARS-Cov-2 também causou diarreia(3) em até 30% dos casos, mas com pouca repercussão clínica.

Por toxina (intoxicação alimentar)

A presença da toxina no alimento consumido (4), facilita o rápido surgimento das manifestações (1-2 horas após o consumo do alimento contaminado). Os principais agentes associado a esse tipo de contaminação são: Stafilococcus Aureus, Clostridium perfringens e o Bacillus cereus

Bacteriana

Agentes bacterianos como E. coli enteropatogênica, E. coli enteroagregativa, salmonela, shiguela e o Campilobacter causam diarreia na grande maioria das vezes, autolimitada, sem necessidade de tratamento específico (5). Alguns quadros são causados por toxinas produzidas por bactérias na luz intestinal como é o caso do V. choleae e E. coli enterotoxigênica e podem causar diarreia secretora de grande volume, exigindo atenção especial a reposição hidroeletrolítica nesses casos.

Associada ao uso de antibiótico

Bastante frequente, podendo chegar até a 30% das pessoas que fazem uso de antibiótico de largo espectros como: Clindamicina, Cefalosporinas e Penicilinas. O agente etiológico clássico é o Clostridium difficile, apesar de ser identificado em apenas 20-30% dos casos de diarreia associada ao uso de antibióticos (6). Em geral a interrupção do uso do antibiótico é suficiente para a resolução do quadro, mas alguns casos podem ser graves, principalmente relacionados ao Clostridium difficile. A informação sobre o uso o uso recente de antibióticos norteia o diagnóstico clínico, mas a pesquisa do clostridium, seja por PCR ou pela pesquisa da toxina, torna-se fundamental em pacientes internados devido a necessidade de isolamento de contato

Diarreia crônica

As causas de diarreia crônica são múltiplas e incluem: a) inflamação da mucosa; b) formação de gradiente osmótico; c) secreção de íons; d) causas iatrogênicas; e) má absorção de nutrientes; f) alteração da motilidade, mas de maneira geral, a diarreia resulta da somatória de diversos fatores.

Doença celíaca

A doença celíaca (DC) é induzida pelo consumo de proteínas presentes no trigo, centeio e cevada, afeta primariamente o trato gastrintestinal de indivíduos geneticamente suscetíveis. A DC causa a uma lesão característica, porém não específica na mucosa do intestino delgado, resultando na má absorção de nutrientes pelo segmento envolvido e melhora com a retirada do glúten na dieta. O quadro clínico varia desde ausência de sintomas até as manifestações clássicas com o déficit de crescimento, desnutrição e diarreia crônica.

Epidemiologia

Atualmente, considerada uma das doenças genéticas mais comuns no mundo e mesmo subdiagnosticada tem alta prevalência em diversos países e acomete cerca de 1-2% da população mundial [7].

Diagnóstico

Exames sorológicos (antiendomísio IgA, antitransglutaminase IgA, anti-gliadiana deaminada IgA) são de grande utilidade, com alta sensibilidade e especificidade [8] no entanto, o diagnóstico confirmatório requer a documentação da lesão intestinal por exame anatomopatológico, com o objetivo de identificar as seguintes características: atrofia das vilosidades; hiperplasia de criptas; aumento dos linfócitos intraepiteliais (> 40/100 enterócitos).

Tratamento

O tratamento consiste na retirada completa e definitiva do trigo, da cevada e do centeio da alimentação. A aveia pode ser tolerada pela maioria dos pacientes já em remissão da doença.

Infestação por giardia intestinalis

O quadro de infestação por giardia varia de assintomático a diarreia crônica por má absorção. Indivíduos com deficiência de IgA [9] cursam com manifestações mais intensas e de difícil tratamento. O diagnóstico é feito preferencialmente pela detecção do antígeno da giardia nas fezes, mas também podem ser identificados em exames parasitológicos de fezes.

Doença de Whipple

A doença causada pelo Tropheryma whippelii é multissistêmica [10], envolvendo, além do trato gastrintestinal, o sistema nervoso central, o coração e outros órgãos. A detecção do T. whippelii, por técnica de PCR, associado ao achado característico de macrófogos tumefeitos positivos para o PAS no exame anatomopatológico do intestino delgado confirmam o diagnóstico. Classicamente, a doença se manifesta com diarreia, dores articulares e alterações neurológica

Enterite actínica

Os pacientes submetidos à radioterapia [11] podem ter diarreia na fase aguda ou tardiamente ao tratamento. Na fase aguda, a ação direta da radiação ionizante causa lesão da mucosa resultando em diarreia sanguinolenta. Enquanto na fase crônica, manifestada até 20 anos após a radioterapia, o quadro típico caracteriza-se por uma endarterite obliterativa de pequenos vasos, causando quadro de isquemia crônica da mucosa, podendo evoluir com áreas de estenose e má absorção

Intolerância à lactose

A deficiência de lactase, resulta em má absorção da lactose, que quando associada a sintomas gastrintestinais desencadeado pelo consumo de lactose, é conhecida como intolerância à lactose. Neonatos têm alta concentração dessa enzima, mas durante o crescimento há uma redução geneticamente programada e irreversível da sua atividade na maioria da população [12], A sintomatologia típica envolve dor abdominal em cólica, flatulência e eructações e, secundariamente, diarreia osmótica por dificuldade na reabsorção de grande quantidade de ácidos graxos de cadeia curta que são produzidos pela metabolização da lactose por bactérias colônicas. O diagnóstico se dá pelo teste (expiratório ou sanguíneo), após a sobrecarga de lactose. O tratamento compreende uma dieta pobre em alimentos com lactose associado ou não a reposição da lactase por via oral.

Distúrbios na drenagem linfática

A obstrução do sistema linfático, resulta em aumento na pressão com possível ruptura dos vasos linfáticos e extravasamento para o lúmen intestinal de linfa, rica em lipídios, gamaglobulina, albumina e linfócitos, podendo resultar em hipoalbuminemia, edema da parede intestinal com dificuldade de absorção de água, causando diarreia. As principais causas, incluem linfangiectasia intestinal congênita primária, linfangiectasias secundárias, linfoma, tuberculose, doença de Crohn, sarcoma de Kaposi, fibrose retroperitoneal, pericardite constritiva e insuficiência cardíaca congestiva grave.

Doença inflamatória intestinal

Doença inflamatória intestinal (DII) engloba a doença de Crohn (DC) (13) e a retocolite ulcerativa (RCU) (14), afecções que possuem características comuns como cronicidade, padrão recidivante, acometimento principalmente de adultos jovens de ambos os sexos; por outro lado, há importantes diferenças na fisiopatogenia e no tratamento. Na RCU, o processo inflamatório está restrito à mucosa dos cólons e reto, enquanto na DC envolve todas as camadas da parede intestinal, podendo se manifestar da boca ao ânus.

Os sintomas são variáveis, dependem da extensão e do comportamento da doença, e incluem: 1) diarreia presente em cerca de 70% dos casos ao diagnóstico, associada ou não à presença de sangue ou muco; 2) dor abdominal tipo cólica de intensidade variável, em geral sem alívio com eliminação de flatos ou fezes, descrita por 80% dos pacientes e 3) emagrecimento, com perda ponderal importante em 60% dos indivíduos ao diagnóstico. Além disso, outros sintomas sistêmicos podem estar presentes, como febre, anorexia e mal-estar. Na RCU, o envolvimento do reto resulta em sangramento visível nas fezes, relatado por mais de 90% dos pacientes, urgência fecal, tenesmo e algumas vezes exsudato mucopurulento.

As manifestações extra-intestinais são comuns(15), com prevalência estimada de 30-40%. Acometem principalmente articulações, pele, olhos.

Não há um único método considerado padrão-ouro para o diagnóstico das doenças inflamatórias intestinais. O diagnóstico baseia-se no quadro clínico, laboratorial e na combinação de dados endoscópicos, histológicos e de imagem.

A colonoscopia com intubação ileal e biópsias seriadas (do íleo ao reto) é a melhor forma de diagnosticar e avaliar a atividade e extensão da RCU. Na RCU o comprometimento da mucosa inicia-se no reto e pode se estender proximalmente até o ceco de forma contínua e com clara demarcação entre a área doente e normal. Observa-se enantema e edema da mucosa, com perda do padrão vascular, friabilidade, erosões ou ulcerações superficiais.

Assim como na RCU o diagnóstico da doença de Crohn é baseado em uma combinação de achados endoscópicos, histológico e de imagem. A colonoscopia é o principal exame, no entanto, faz-se necessária a investigação complementar do intestino delgado por métodos de imagens como a enterotomografia ou enteroressonância e,

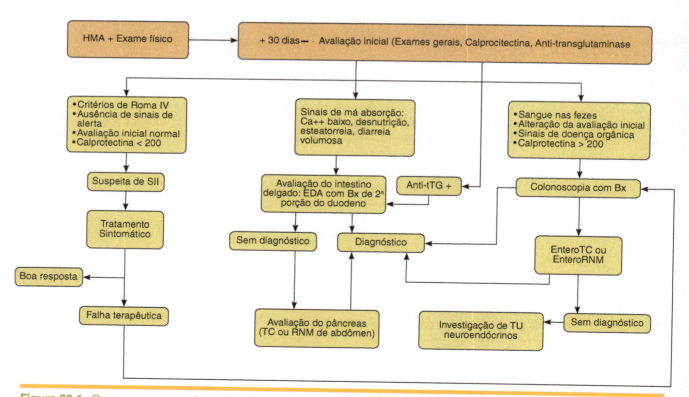

Figura 32.1. Organograma para investigação diarreia crônica

em situações especiais, por meio da cápsula endoscópica e enteroscopia assistida por balão.

Síndrome do intestino irritável

Síndrome do intestino irritável (SII) é a mais frequente doença funcional gastroenterológica. Acomete 10% a 20% da população geral e, provavelmente, estes valores são subestimados. Sua alta prevalência, sua natureza funcional e seu caráter crônico fazem com que a SII interfira na qualidade de vida dos pacientes, gerando importante repercussão social e econômica. Trata-se de uma alteração da motilidade do tubo digestivo e caracteriza-se clinicamente por anormalidades do hábito intestinal (constipação e/ou diarreia) e dor abdominal. O último consenso para o diagnóstico da SII, conhecido como Critérios de Roma IV(16), define um indivíduo com SII quando apresenta: dor abdominal durante mais de um dia por semana nos últimos três meses, relacionada com a defecação e associada a alteração na frequência e/ou forma das defecações, com início dos sintomas a pelo menos seis meses. Observe que para o diagnóstico de SII o paciente precisa ter dor abdominal e não ter nenhum dos sinais de alerta. Se o paciente tiver apenas diarreia, seguindo os mesmos critérios o diagnóstico passa ser diarreia funcional.

Considerações finais

A investigação do paciente com diarreia é um grande desafio para o médico, devido ao grande número de patologias que podem se manifestar desta forma. Por isso é imprescindível que a investigação seja racionalizada e direcionada conforme os dados da história clínica.

REFERÊNCIAS

1. Philip NA, Ahmed N, Pitchumoni CS. Spectrum of drug-induced chronic diarrhea [Internet]. Vol. 51, Journal of Clinical Gastroenterology. Lippincott Williams and Wilkins; 2017 [cited 2020 Oct 26]. p. 111–7. Available from: https://pubmed.ncbi.nlm.nih.gov/28027072/
2. Freeman K, Mistry H, Tsertsvadze A, Royle P, McCarthy N, Taylor-Phillips S, et al. Multiplex tests to identify gastrointestinal bacteria, viruses and parasites in people with suspected infectious gastroenteritis: A systematic review and economic analysis [Internet]. Vol. 21, Health Technology Assessment. NIHR Journals Library; 2017 [cited 2020 Oct 26]. Available from: https://pubmed.ncbi.nlm.nih.gov/28619124/
3. Villapol S. Gastrointestinal symptoms associated with COVID-19: impact on the gut microbiome. Translational Research [Internet]. 2020 Aug [cited 2020 Aug 23]; Available from: https://linkinghub.elsevier.com/retrieve/pii/S1931524420301997
4. Bintsis T. Foodborne pathogens. AIMS Microbiology [Internet]. 2017 [cited 2020 Oct 26];3(3):529–63. Available from: https://pubmed.ncbi.nlm.nih.gov/31294175/
5. Zollner-Schwetz I, Krause R. Therapy of acute gastroenteritis: Role of antibiotics [Internet]. Vol. 21, Clinical Microbiology and Infection. Elsevier; 2015 [cited 2020 Aug 23]. p. 744–9. Available from: https://pubmed.ncbi.nlm.nih.gov/25769427/
6. Rl N, Kj S, Ct E, Evans CT. Cochrane Database of Systematic Reviews Antibiotic treatment for Clostridium difficile-associated diarrhoea in adults (Review) Antibiotic treatment for Clostridium difficile-associated diarrhoea in adults. Antibiotic treatment for Clostridium difficile-associated diarrhoea in adults (Review). 2017; Available from: www.cochranelibrary.com
7. Taraghikhah N, Ashtari S, Asri N, Shahbazkhani B, Al-Dulaimi D, Rostami-Nejad M, et al. An updated overview of spectrum of gluten-related disorders: clinical and diagnostic aspects. BMC Gastroenterology [Internet]. 2020 Dec [cited 2020 Aug 23];20(1). Available from: /pmc/articles/PMC7409416/?report=abstract
8. Choung RS, Khaleghi Rostamkolaei S, Ju JM, Marietta E v., van Dyke CT, Rajasekaran JJ, et al. Synthetic Neoepitopes of the Transglutaminase–Deamidated Gliadin Complex as Biomarkers for Diagnosing and Monitoring Celiac Disease. Gastroenterology [Internet]. 2019 Feb 1 [cited 2020 Aug 23];156(3):582-591.e1. Available from: https://pubmed.ncbi.nlm.nih.gov/30342033/
9. Swain S, Selmi C, Gershwin ME, Teuber SS. The clinical implications of selective IgA deficiency [Internet]. Vol. 2, Journal of Translational Autoimmunity. Elsevier B.V.; 2019 [cited 2020 Oct 26]. Available from: https://pubmed.ncbi.nlm.nih.gov/32743511/
10. Marth T, Moos V, Müller C, Biagi F, Schneider T. Tropheryma whipplei infection and Whipple's disease. The Lancet Infectious Diseases [Internet]. 2016 Mar;16(3):e13–22. Available from: http://linkinghub.elsevier.com/retrieve/pii/S147330991500537X
11. Moussa L, Usunier B, Demarquay C, Benderitter M, Tamarat R, Sémont A, et al. Bowel radiation injury: Complexity of the pathophysiology and promises of cell and tissue engineering [Internet]. Vol. 25, Cell Transplantation. Cognizant Communication Corporation; 2016 [cited 2020 Oct 26]. p. 1723–46. Available from: https://pubmed.ncbi.nlm.nih.gov/27197023/

12. Wang Y, Harvey CB, Hollox EJ, Phillips AD, Poulter M, Clay P, et al. The genetically programmed down-regulation of lactase in children. Gastroenterology [Internet]. 1998 [cited 2020 Aug 23];114(6):1230–6. Available from: https://pubmed.ncbi.nlm.nih.gov/9609760/

13. van Assche G, Dignass A, Panes J, Beaugerie L, Karagiannis J, Allez M, et al. The second European evidence-based Consensus on the diagnosis and management of Crohn's disease: Definitions and diagnosis. Journal of Crohn's & colitis [Internet]. 2010 Feb [cited 2012 Mar 5];4(1):7–27. Available from: http://www.ncbi.nlm.nih.gov/pubmed/21122488

14. Dignass A, Eliakim R, Magro F, Maaser C, Chowers Y, Geboes K, et al. Second European evidence-based consensus on the diagnosis and management of ulcerative colitis part 1: definitions and diagnosis. Journal of Crohn's & colitis [Internet]. 2012 Dec [cited 2013 Mar 13];6(10):965–90. Available from: http://www.ncbi.nlm.nih.gov/pubmed/23040452

15. Garber A, Regueiro M. Extraintestinal Manifestations of Inflammatory Bowel Disease: Epidemiology, Etiopathogenesis, and Management [Internet]. Vol. 21, Current Gastroenterology Reports. Current Medicine Group LLC 1; 2019 [cited 2020 Aug 23]. Available from: https://pubmed.ncbi.nlm.nih.gov/31098819/

16. Lacy BE, Mearin F, Chang L, Chey WD, Lembo AJ, Simren M, et al. Bowel disorders. Gastroenterology [Internet]. 2016 May 1 [cited 2020 Aug 23];150(6):1393-1407.e5. Available from: http://www.gastrojournal.org/article/S0016508516002225/fulltext

32 Obstipação Intestinal

Renato Hugues Atique Claudio
Valéria Ferreira de Almeida e Borges

INTRODUÇÃO

A obstipação intestinal é muito prevalente na população e é uma queixa comum na prática clínica. Os estudos estimam uma prevalência entre 9 e 20 % da população dos Estados Unidos (1) . Esses dados podem estar subestimados por vários motivos a começar pelo próprio diagnóstico que ainda é motivo de discussão. Com o objetivo de se padronizar o diagnóstico, foram criados os critérios de Roma I em 1994 que foram posteriormente revisados em 2000 (Roma II), 2009 (Roma III) e 2016 (Roma IV- tabela 1). Esses critérios são considerados como o padrão ouro para o diagnóstico e funcionam muito bem para pesquisas clínicas, particularmente nos estudos de medicamentos, mas não para pesquisas de prevalência e para a prática clínica (2). A constipação "auto relatada" pode ter ampla variação: para muitos obstipação se relaciona apenas à frequência enquanto outros a associam também com fezes ressecadas ou esforço evacuatório. Como em geral não levam a complicações graves, é comum a automedicação sem nem mesmo procurar auxílio médico, até porque o acesso a medicamentos é muito fácil.

Tabela 1. Critério de Roma IV

Sintomas	Frequência
Esforço evacuatório	25% das vezes
Fezes duras / ressecadas	25% das vezes
Sensação de evacuação incompleta	25 % das vezes
Sensação de bloqueio/ obstrução	25% das vezes
Necessidade de manobras digitais	25% das vezes
Menos de 3 evacuações por semana	

Fonte: Modificado de Drossman DA. (3)Pelo menos 2 critérios e início dos sintomas há pelo menos 6 meses e presentes nos últimos 3 meses.

Outro método útil que auxilia o diagnóstico é a escala de Bristol (figura 1) – pessoas constipadas geralmente apontam os padrões 1 e 2.

TIPOS	EXEMPLOS	CARACTERÍSTICAS
1	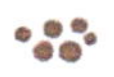	Pedaços separados duros como amendoim
2	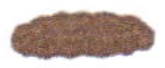	Forma de salsicha mais segmentada
3	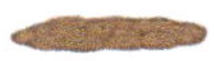	Forma de salsicha mas com fendas na superfície
4	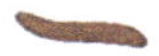	Forma de salsicha ou cobra lisa e mole
5	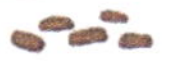	Pedaços moles mas contornos nítidos
6	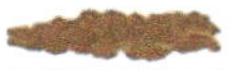	Pedaços aerados contornos esgarçados
7	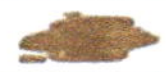	Aquosa sem peças sólidas

Figura 1. Escala de Bristol. Fonte: Lewis SJ, Heaton KW (4)possibly because of the lack of evidence that they are responsive to changes in transit time. We set out to assess the responsiveness of the Bristol stool form scale to change in transit time. METHODS: Sixty-six volunteers had their whole-gut transit time (WGTT.

Etiologia e fisiopatologia

O intestino delgado mede cerca de 5 m e é responsável pela absorção de praticamente todos os nutrientes enquanto o intestino grosso mede cerca de 1,8 m e absorve apenas água e eletrólitos. Apesar disto, o bolo fecal passa muito mais rápido pelo delgado (cerca de 6 a 12 horas) que pelo intestino grosso (20 a 72 horas), de modo que, em última análise, a frequência evacuatória depende quase que exclusivamente do tempo de trânsito colônico (5)(6) As fezes chegam do íleo líquidas e é no cólon ascendente onde ocorre a maior parte da absorção de água. Existem 2 tipos de movimentos no colon. O primeiro compreende contrações repetitivas e não propulsivas que retardam o trânsito nessa região, otimizando a absorção. Esporadicamente, ocorre um segundo tipo de movimento caracterizado por grandes contrações coordenadas, que resultam na movimentação em massa do bolo fecal para os próximos segmentos do cólon. À medida que o bolo fecal progride, vai ficando mais consistente e é no cólon esquerdo proximal onde ocorre a fase final de absorção de água, dando a consistência final ao bolo fecal.

Quando no sigmoide, novamente por meio de grandes movimentos de massa, o bolo fecal chega ao reto. A distensão do reto desencadeia a percepção da vontade de evacuar e um relaxamento reflexo do esfíncter anal interno. Esse cenário é muito favorável para a evacuação e, se o momento for adequado, é acionado um complexo movimento envolvendo o fechamento da glote, contração do diafragma e da musculatura da parede abdominal aumentando a pressão na luz do reto que, associado com relaxamento da musculatura pélvica que alinha o reto ao ânus, faz com que as fezes passem pelo canal anal. Se, ao contrário, o momento não é adequado, o esfíncter anal externo é voluntariamente contraído, evitando a evacuação. Com o tempo a vontade de evacuar vai passando e voltará a ocorrer quando mais fezes chegarem. Existem relatos de que é possível um movimento retrógrado que faz com que as fezes voltem ao sigmoide.

A nível molecular, a motilidade intestinal depende de um controle hormonal e neural onde a serotonina é o principal mediador dos movimentos peristálticos. Assim, doenças ou drogas com influência sobre a serotonina ou sobre o funcionamento muscular intestinal podem ser causa de constipação.

A obstipação é classificada como primária ou secundária. A primária está relacionada a problemas intrínsecos do cólon ou da função anorretal enquanto a secundária associada a doenças orgânicas, doenças sistêmicas ou medicamentos.

A obstipação primária pode ser sub-classificada em:

Trânsito normal: é a forma mais comum com quadro clínico mais leve, com pouca influência sobre a qualidade de vida e que, em geral, respondem bem a medidas básicas relacionadas a uma dieta mais equilibrada e estilo de vida mais ativo.

Trânsito lento: é pouco frequente e acomete predominantemente mulheres jovens (7)(5) onde a principal característica é a baixa frequência do desejo evacuatório. Neste caso a origem é uma alteração na motilidade intestinal. Quando muito severo, também chamado de inércia colônica, pode requerer, em casos selecionados a ressecção de todo o cólon com anastomose ileorretal.

Obstrução de saída (distúrbios da defecação): existe o desejo mas com grande dificuldade para evacuar, com esforço muitas vezes requerendo muito tempo e as vezes com necessidade de remoção manual ou uso frequente de lavagens. Muitas vezes não respondem a laxantes visto que podem enfrentar dificuldades até para evacuar fezes líquidas. Esse esforço predispõe ao desenvolvimento de doença hemorroidária e fissura que agravam o problema ficando muitas vezes difícil estabelecer o que é causa e o que é consequência. Outros achados menos frequentes são: prolapso, retocele e descida perineal excessiva. A forma mais comum ocorre quando a pessoa não consegue coordenar a musculatura abdominal, retoanal e pélvica durante a defecação, como por exemplo, contrair a parede do abdome e, ao mesmo tempo, contrair ao invés de relaxar o músculo puborretal. Existem muitos termos para a mesma doença: anismo, contração paradoxal do puborretal e desinergia pélvica.

A obstipação secundária pode ser causada por

- **Medicamentos:** muitos medicamentos podem influenciar o funcionamento intestinal, particularmente aqueles que reduzem a contração da musculatura lisa, antidepressivos tricíclicos, anti-epiléticos e antipsicóticos.

- **Obstruções mecânicas:** tumor intrínsecos, extrínsecos ou estenoses pós-operatórias.

- **Doenças metabólicas:** hipotireoidismo, hipercalcemia

- **Doenças neurológicas:** Parkinson, esclerose múltipla

- **Doenças sistêmicas:** escleroderma, amiloidose

- **Doenças psiquiátricas:** depressão, transtornos alimentares.

- **Outras:** doença de Chagas, Hirschsprung.

Anamnese

O primeiro objetivo da anamnese é diagnosticar a constipação utilizando os critérios de Roma IV e a escala de Bristol por meio da história clínica. Não menos importante é identificar elementos de alerta como sangramento e perda de peso, que podem indicar a presença de neoplasia.

A presença de dor que melhora ao evacuar ajuda no diagnóstico diferencial entre constipação funcional, normalmente indolor e Síndrome do Intestino Irritável com predomínio de constipação, normalmente associada a dor.

A história clínica deve ser detalhada incluindo a idade do início da doença. Se desde o nascimento, pode ser devido a doença de Hirschsprungno adulto. Essa doença é caracterizada pela ausência de inervação da parte final do reto. Na vida embrionária, a inervação ocorre de proximal para distal de modo que os sintomas dependem do tamanho do segmento desnervado. Na doença clássica, a criança não consegue evacuar e, sem diagnóstico e tratamento adequados, não atinge a idade adulta. Mas se o segmento for muito curto, a criança evacua mas com dificuldade e a única manifestação pode ser constipação desde o nascimento. Se os sintomas começaram mais tarde podem estar associadas a mudança de dieta e estilo de vida, uso de medicamentos, após procedimentos cirúrgicos ou acidentes. Na Doença de Chagas, a obstipação pode começar décadas após o contágio.

Importante investigar se a dieta é adequada em termos de ingesta de fibra e água e estilo de vida sedentário. Uma boa anamnese pode identificar grande parte das causas secundárias de obstipação: uso de medicamentos, doenças metabólicas, neurológicas, doenças psiquiátricas e sistêmicas.

A história clínica também ajuda na diferenciação entre a constipação de trânsito lento, onde a pessoa não sente vontade de evacuar, da obstrução de saída quando a queixa é ter vontade, mas com dificuldade de evacuar. Investigar a presença de abaulamentovagina, necessidade de auxílio manual ou de lavagem com frequência.

No nosso meio é imprescindível investigar os antecedentes epidemiológicos de doença de Chagas, ainda mais se portador de arritmia cardíaca ou disfagia.

Conhecer o impacto da constipação na qualidade de vida é fundamental para se estabelecer o tratamento. Muitas pessoas procuram auxílio porque equivocadamente pensam que devem evacuar todos os dias considerando doença evacuar a cada 2 ou 3 dias. Outras, entretanto, enfrentam tantos problemas como desconforto, necessidade de altas doses de laxante ou lavagens com enorme prejuízo para a sua vida social e profissional. Nesse caso, a investigação e tratamento adequado é primordial.

Achados no exame físico

O exame proctológico pode fornecer importantes informações. O exame deve ser realizado inicialmente de forma estática a procura de leões externas e doença hemorroidária. Mas é o exame dinâmico que pode fornecer informações mais relevantes como descida excessiva do períneo (sugestivo de flacidez do diafragma pélvico), abaulamento vaginal (sugestivo de retocele), prolapsos de reto ou útero. O toque retal identificar hipertonia anal, presença de fecaloma, retocele, enterocele ou até mesmo um tumor. Reto muito dilatado pode indicar a presença de doença de Chagas.

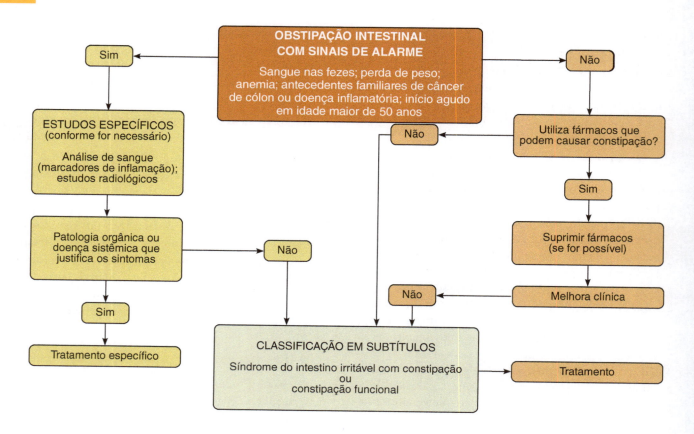

Figura 2. Fluxograma de raciocínio clínico

Fonte: adaptado de Mearin F,(8)at the confluence of the spectrum of irritable bowel syndrome and functional constipation. Both fall within the framework of functional intestinal disorders and have major personal, health and social impact, altering the quality of life of the patients affected. The former is a subtype of irritable bowel syndrome in which constipation and altered bowel habit predominate, often along with recurring abdominal pain, bloating and abdominal distension. Constipation is characterised by infrequent or hard-to-pass bowel movements, often accompanied by straining during defecation or the sensation of incomplete evacuation. There is no underlying organic cause in the majority of cases; it being considered a functional bowel disorder. There are many clinical and pathophysiological similarities between the two conditions, the constipation responds in a similar way to commonly used drugs, the fundamental difference being the presence or absence of pain, but not in an "all or nothing" way. The severity of these disorders depends not only on the intensity of the intestinal symptoms but also on other biopsychosocial factors: association of gastrointestinal and extraintestinal symptoms, degree of involvement, forms of perception and behaviour. Functional bowel disorders are diagnosed using the Rome criteria. This Clinical practice guide adapts to the Rome IV criteria published at the end of May 2016. The first part (96, 97, 98 Ciriza C, Mínguez M, Rey E, Mascort JJ, Peña E, Cañones P, Júdez J; en nombre de la SEPD; la semFYC; la SEMERGEN y la SEMG; Sociedad Española de Patología Digestiva (SEPD); Sociedad Española de Medicina de Familia y Comunitaria (semFYC); Sociedad Española de Médicos de Atención Primaria (SEMERGEN); Sociedad Española de Médicos Generales y de Familia (SEMG). Guía de práctica clínica: síndrome del intestino irritable con estreñimiento y estreñimiento funcional en adultos: concepto, diagnóstico y continuidad asistencial. (Parte 1 de 2) [Clinical practice guidelines: Irritable bowel syndrome with constipation and functional constipation in adults: Concept, diagnosis, and healthcare continuity. (Part 1 of 2)]. Aten Primaria. 2017 Jan;49(1):42-55. Spanish. doi: 10.1016/j.aprim.2016.11.003. Epub 2016 Dec 24. PMID: 28027792; PMCID: PMC6875955.

REFERÊNCIAS

1. Suares NC, Ford AC. Prevalence of, and risk factors for, chronic idiopathic constipation in the community: systematic review and meta-analysis. Am J Gastroenterol. 2011 Sep;106(9):1582–91; quiz 1581, 1592.
2. Werth BL, Williams KA, Fisher MJ, Pont LG. Defining constipation to estimate its prevalence in the community: results from a national survey. BMC Gastroenterol [Internet]. 2019;19(1):75. Available from: https://doi.org/10.1186/s12876-019-0994-0
3. Drossman DA. Functional Gastrointestinal Disorders: History, Pathophysiology, Clinical Features and Rome IV. Gastroenterology. 2016 Feb;

4. Lewis SJ, Heaton KW. Stool form scale as a useful guide to intestinal transit time. Scand J Gastroenterol. 1997 Sep;32(9):920-4.
5. TY - JOUR AU - Southwell, Bridget AU - Clarke, Melanie AU - Sutcliffe, Jonathan AU - Hutson, John PY - 2009/07/01 SP - 559 EP - 72 T1 - Colonic transit studies: Normal values for adults and children with comparison of radiological and scintigraphic method.
6. Hendrix, Abernethy, Sloane, Misuraca & M. 基因的改变NIH Public Access. Bone. 2013;23(1):1-7.
7. Tillou J, Poylin V. Functional Disorders : Slow-Transit Constipation. 2017;76-86.
8. Mearin F, Ciriza C, Mínguez M, Rey E, Mascort JJ, Peña E, et al. Guía de Práctica Clínica. Síndrome del intestino irritable con estreñimiento y estreñimiento funcional en adultos. Tratamiento (Parte 2). Med Gen y Fam. 2017;6(2):69-85.

33 Dispepsia e Disfagia

Júlio Pinheiro Baima
Talles Bazeia Lima

INTRODUÇÃO

Dispepsia e disfagia constituem grupos heterogêneos de sintomas que estão entre os mais comuns da prática médica e refletem uma gama enorme de processos patológicos. Dispepsia, derivada do grego *dys* e *pepse*, significa digestão difícil. É definida como dor ou desconforto persistente ou recorrente no abdome superior[1] e manifesta-se na forma de dor ou queimação epigástrica, bem como plenitude pós-prandial (sensação desagradável da persistência prolongada do alimento no estômago após uma refeição) ou saciedade precoce (sensação de que estômago está bem cheio, logo após começar a comer, de modo desproporcional à quantidade de alimento ingerido), podendo estar associada à hiporexia, eructação, distensão abdominal, náusea e vômitos.[2,3,4] Apresenta uma prevalência mundial de 10 a 30%,[2] sendo responsável por 7% das consultas com clínico geral e cerca de 50% das consultas em gastroenterologia.[3] A disfagia, derivada do grego *dys* e *phagia*, refere-se à sensação de retenção da comida em sua passagem da boca até o estômago. Quando há um comprometimento em uma das fases da deglutição surgem sinais e sintomas como dificuldade em iniciar a deglutição, tempo de trânsito oral aumentado, controle diminuído da saliva, engasgos, regurgitação nasal, dispneia, tosse, podendo levar à redução do prazer alimentar, isolamento social, depressão, pneumonia aspirativa, perda de peso, desnutrição e desidratação.[4,5] Neonatos (25% dos prematuros) e até 89% de idosos saudáveis apresentam algum grau de disfagia.[5] Não é rara a sobreposição de sintomas entre dispepsia e disfagia. Além de muito prevalentes, ambas impactam diretamente na qualidade de vida, determinando restrições alimentares, reduzindo a capacidade laboral e podendo, inclusive, levar a complicações fatais.

Etiologia e Fisiopatologia

A fisiopatologia dessas entidades pode divergir de acordo com a origem de cada situação clínica responsável pelo surgimento dos sintomas dispepsia e disfagia.

A dispepsia, quando investigada, pode ser classificada em: **orgânica**, quando existe um marcador biológico relacionado com as queixas do paciente; **associada ao H. pylori**, quando lesões endoscópicas não são relacionadas aos sintomas, mas há melhora sustentada das queixas após a erradicação da bactéria; ou **funcional**, quando não se identificam doenças orgânicas, sistêmicas ou metabólicas que explicam os sintomas.[6] Entre as causas orgânicas, a esofagite erosiva (20%), doença do refluxo não erosiva (20%) e doença ulcerosa péptica (10%) são as mais frequentes.[7] Causas orgânicas menos comuns incluem a intolerância alimentar, neoplasias, gastroparesia, infecções por vírus (ex: citomegalovírus), bactérias (ex: tuberculose, sífilis), fungos, parasitoses (ex: giardíase, estrongiloidíase), doenças inflamatórias (ex: doença de Crohn, doença celíaca, sarcoidose, gastrite linfocítica, gastrenterite eosinofílica), transtornos infiltrativos (doença de Ménétrier, linfoma, amiloidose), isquemia mesentérica, volvo gástrico, doenças do sistema biliopancreático (ex: pancreatite crônica, colelitíase, disfunção do esfíncter de Oddi), doenças sistêmicas (ex: tireopatias, hiperparatireoidismo, insuficiência supra renal, insuficiência cardíaca ou coronariana) e secundária a medicamentos, principalmente anti-inflamatórios não esteroidais, aspirina, bifosfonatos e antibióticos. A fisiopatologia da dispepsia funcional é multifatorial, incluindo hipersensibilidade à distensão gástrica, retardo do esvaziamento gástrico, comprometimento do relaxamento gástrico, sensibilidade duodenal alterada a lipídeos ou ácidos, predisposição genética e fatores psicossociais.[3,4]

A deglutição pode ser dividida em 4 fases. Na fase preparatória oral ocorre a mastigação e posicionamento final do bolo alimentar na cavidade oral para o transporte pela faringe. Na fase oral ou voluntária ocorre o transporte do bolo até a faringe. Nesta fase o palato mole encontra-se rebaixado e a via aérea encontra-se aberta. A fase faríngea ou reflexiva inicia-se após o desencadeamento do reflexo de deglutição, com o contato do alimento na região do arco palatoglosso (transporte da faringe até o esôfago), tendo duração menor que 1 segundo. Ocorre elevação do palato mole, fechamento da laringe (interrupção da respiração), excursão do complexo hióideo-faríngeo, relaxamento do músculo cricofaríngeo seguida de sua contração. Na fase esofágica acontece o transporte do esôfago até o estômago. O mecanismo de deglutição orofaríngeo e as contrações primárias e secundárias peristálticas do corpo do esôfago geralmente fazem o transporte de alimentos até o estômago em cerca de 10 segundos.[4] Desta forma, a incoordenação de qualquer uma destas fases por problemas intrínsecos ou extrínsecos, em especial com a presença de fatores obstrutivos, podem comprometer a deglutição e causar disfagia, que por ser classificada como alta ou orofaríngea, quando há alteração na fase oral ou faríngea, e baixa ou esofágica, quando há distúrbio na fase esofágica. As causas de disfagia orofaríngea, que é o tipo mais comum, são distúrbios neurológicos (ex: tumores, trauma, acidente vascular encefálico, paralisia cerebral, esclerose múltipla, doença de Parkinson, demência, esclerose lateral amiotrófica), lesões em estruturas orofaríngeas (ex: divertículo de Zenker, membrana cervical, fissura palatal), doenças neuromusculares (ex: *miastenia gravis*, polimiosite, sarcoidose), doenças metabólicas (ex: doença de Wilson, amiloidose, tireotoxicose), infecciosas (ex: difteria, botulismo, sífilis, herpes, cândida, citomegalovírus), osteopatias (ex: osteófitos e outros problemas de coluna), medicamentos (ex: quimioterápicos, neurolépticos), radiação, iatrogenia e tempo de intubação prolongado. A disfagia esofágica pode ter como etiologia disfunções motoras primárias (ex: acalásia, espasmo esofageano difuso, motilidade esofágica ineficaz), secundárias (ex: acalásia chagásica, esclerose sistêmica, colagenoses, doenças do mediastino) e lesões obstrutivas, como neoplasias de esôfago, divertículos, anel de Schatzki, estenose cáustica e compressão vascular.[3,4]

Anamnese

Uma história clínica completa deve ser performada e cada detalhe deve ser considerado, desde os dados demográficos, já que a idade por si só é fator de risco para doenças pépticas, neoplasias e doenças degenerativas, até os antecedentes pessoais e familiares. Deve-se averiguar a natureza dos sintomas, sua frequência, cronicidade, especialmente no que diz respeito a sua relação com a ingestão de alimentos e a possível influência de fatores dietéticos específicos. É importante definir se o início dos sintomas é agudo ou crônico, questionar sobre perda de peso e quantificá-la, além de ser fundamental a pesquisa de outros sinais de alarme, como associação com anemia, perda de sangue, despertar noturno, vômitos frequentes e massas palpáveis. Interrogar sobre doenças sistêmicas, como diabetes, cardiopatias, tireoidopatias, neuromiopatias, doenças infecciosas, traumas, neoplasias, uso de medicamentos e cirurgias prévias.

Especificamente sobre a dispepsia, atenção especial deve ser dada à queixa de pirose. A dor em queimação restrita ao epigástrio é um sintoma básico de dispepsia, diferente da pirose, caracterizada por sua irradiação para a região retroesternal. Pirose e regurgitação corroboram para o diagnóstico de doença do refluxo gastroesofágico, porém é frequente a sobreposição da dispepsia a essa doença, e isto deve ser considerado em caso de falha terapêutica. No contexto de dor retroesternal aguda ou recorrente, inclusive em queimação, deve-se priorizar a investigação de síndrome coronariana aguda, sobretudo nos pacientes com fatores de risco para doenças cardiovasculares. Da mesma forma, é possível a sobreposição entre dispepsia e síndrome do intestino irritável e, portanto, é necessário questionar se a dor abdominal tem relação (melhora ou piora) com as evacuações ou se há mudança da frequência evacuatória e consistência das fezes. Sobre a doença ulcerosa, deve-se perguntar ativamente sobre uso de anti-inflamatórios, sobre antecedente pessoal ou familiar de úlcera, infecção pelo *Helicobacter pylori*, tabagismo e se há fatores de melhora da dor epigástrica, como ingestão de alimentos e uso de antiácidos ou inibidores de bomba de prótons, e fatores de piora, como ingestão de café, álcool, alimentos condimentados e leite (atentar para o diagnóstico diferencial com intolerância à lactose). Quando a dor epigástrica se irradia para o dorso, piora com a alimentação, é associada à vômitos, esteatorreia e ao consumo crônico de álcool, sugere-se o diagnóstico de pancreatite crônica. Quando a dor é do tipo cólica, predominantemente em hipocôndrio direito, que piora com a ingestão de alimentos gordurosos e associada à icterícia, deve-se pensar nas afecções das vias biliares. Sempre deve ser cogitada a hipótese de parasitose intestinal nos quadros de dispepsia, especialmente nos países em desenvolvimento, sobretudo em imunossuprimidos, tanto que o IV consenso brasileiro de *H. pylori* recomenda pesquisa ou tratamento empírico de parasitose intestinal nesses pacientes.[6]

Sobre a disfagia, a maioria dos pacientes consegue definir a topografia do sintoma e, dessa forma, possibilita sua classificação como alta ou baixa. Processos que afetam a boca, hipofaringe e o esôfago superior geram um tipo peculiar de disfagia. Nestes casos, o paciente pode ser incapaz de iniciar a deglutição e tem o hábito de tentar engolir repetidamente, referindo tosse ou engasgo ao tentar ingerir o alimento e localiza o sintoma na porção cervical. Quando a disfagia se inicia imediatamente ou no primeiro segundo após a deglutição, sugere anormalidade em orofaringe, sendo comum a regurgitação nasal ou a necessidade de deslocamento manual de bolo alimentar impactado nesta topografia. Nos casos graves pode haver sialorréia, disartria ou fala anasalada. Deve-se questionar sobre os cuidados com dentes, próteses dentárias e sobre histórico de pneumonias de repetição. Elas podem ocorrer devido ao transbordamento de alimentos na traqueia, facilitado pela proteção inadequada da laringe. Pacientes com divertículo de Zenker podem referir deglutição associada a um ruído borbulhante, além de halitose.

A maioria dos pacientes com disfagia esofágica localizam seus sintomas na parte inferior do esterno ou em região epigástrica, raramente na fúrcula. Frequentemente esse tipo de disfagia melhora com deglutição repetida, levantando braços acima da cabeça, jogando os ombros para trás e utilizando manobra de Valsalva. Três perguntas são fundamentais para o esclarecimento da origem dos sintomas da disfagia esofágica: *que tipo de alimento ou líquido provoca o sintoma? A disfagia é intermitente ou progressiva? O paciente tem pirose?* Pacientes com disfagia para sólidos e líquidos são mais propensos a terem problemas de motilidade do esôfago do que obstrução mecânica. Acalásia é o protótipo de distúrbio de motilidade em que, além da disfagia, ocorre regurgitação de alimentos não digeridos, especialmente à noite, além de emagrecimento. É importante, neste contexto, avaliar se a epidemiologia para doença de Chagas é positiva: checar se houve contato com bicho barbeiro, se as condições de habitação são precárias, se é procedente de área endêmica e se há casos positivos na família. Em contraste, pacientes com dismotilidade espástica referem dores no peito e sensibilidade para líquidos quentes e frios. Quando há esclerodermia, pacientes podem referir alteração da coloração da extremidade das mãos (fenômeno de Raynaud) e azia. Quando há obstrução mecânica, classicamente os pacientes referem disfagia para sólidos, e não para líquidos isoladamente, exceto nas fases mais avançadas da obstrução, podendo ocorrer hipersalivação. Quando a disfagia é episódica e não progressiva, sem perda de peso, podem ser considerados os diagnósticos de membranas esofágicas ou anel de Schatzki. Geralmente o paciente nota que o alimento (geralmente pão e carne) fica impactado e melhora após tomar líquido em grande quantidade. Caso a disfagia para sólido seja claramente progressiva, deve-se pensar em estenose péptica (associada à doença do refluxo de longa data), estenose por esofagite eosinofílica (antecedente de alergias, atopia, impactação em pacientes jovens) ou neoplasia esofágica (idosos, disfagia rapidamente progressiva, com perda de peso). Caso haja pirose associada à disfagia, o raciocínio clínico deve considerar a doença do refluxo gastroesofágico ou alguma complicação relacionada como possível diagnóstico etiológico.[3,4]

Achados no Exame Físico

O exame físico em paciente com dispepsia e disfagia deve incluir aferição do peso e índice de massa corporal. Sinais vitais podem apontar para processos infecciosos, inflamatórios e neoplásicos (febre). Pacientes com dor abdominal podem estar taquicárdicos e taquipneicos, bem como pacientes com disfagia orofaríngea, com broncoaspiração e pneumonia aspirativa. A ectoscopia pode evidenciar uma mucosa descorada em pacientes com anemia, que é considerada um sinal de alarme. A icterícia pode estar presente em afecções biliopancreáticas, como neoplasia de pâncreas, vesícula e metástases hepáticas. Deformidades osteoarticulares graves podem justificar disfagia alta.

O exame da cabeça e pescoço é fundamental, sobretudo em pacientes com disfagia orofaríngea. Deve-se inspecionar a cavidade oral procurando deformidades anatômicas, dentição comprometida, traumas, feridas, abcessos, tumorações, fenda palatina e presença de placas esbranquiçadas que possam inferir infecção por cândida. Exame neurológico completo, incluindo minuciosa avaliação dos pares de nervos cranianos, é fundamental neste contexto. É preciso estar atento à presença de rouquidão, que pode resultar de disfunção do nervo laríngeo recorrente ou doença muscular intrínseca, que causam movimento ineficaz das cordas vocais. Fraqueza do palato mole ou dos constritores da faringe causam disartria e fala anasalada. Deve-se pesquisar sinais de parkinsonismo, como tremor em rolamento de extremidades, sinais de acidente vascular encefálico (ex: marcha ceifante, afasia, hemiparesia) e de possíveis outras neuropatias. Deve-se inspecionar e palpar as cadeias linfonodais e tireoide à procura de deformidades, nodulações e linfonodomegalia.

A ausculta pulmonar pode detectar sibilos e crepitações e até síndrome de barreira em pacientes com processos infecciosos, inflamatórios (broncoaspiração) e neoplásicos dos pulmões, sobretudo em pacientes com disfagia.

Em relação à dispepsia, deve-se ainda investigar ao exame físico a presença de massas abdominais, visceromegalias, ascite, presença de sangue ao toque retal, linfonodos supraclaviculares e em cicatriz umbilical, que possam inferir neoplasia intra-abdominais.[4]

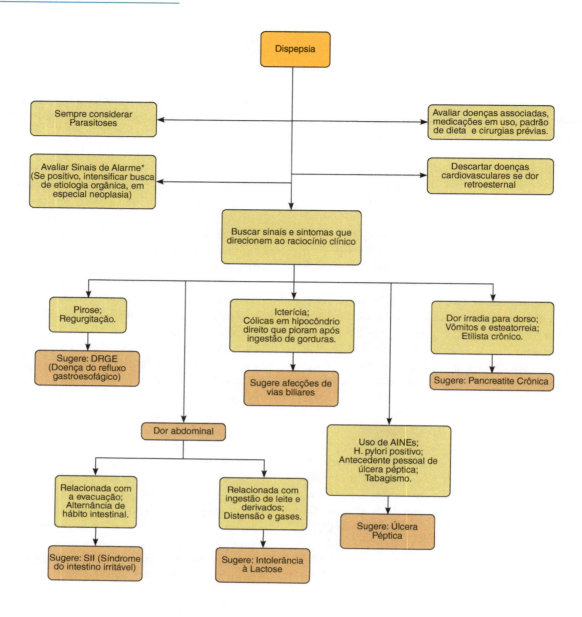

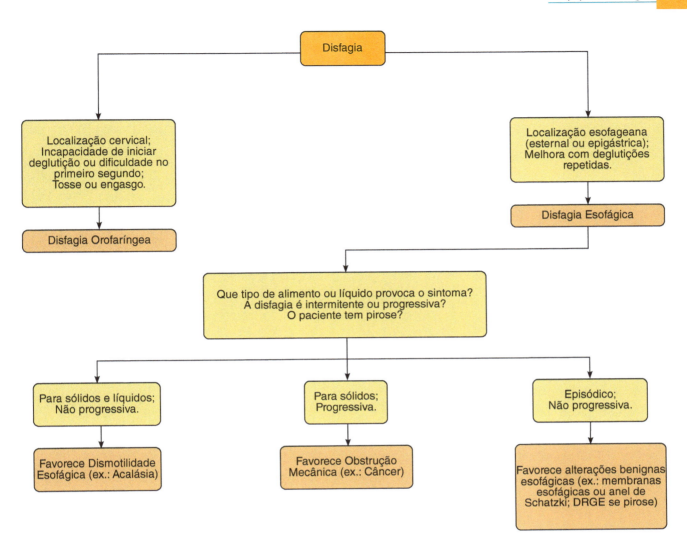

Fluxograma de raciocínio clínico

REFERÊNCIAS

1. Ford AC, Moayyedi P. Dyspepsia. Curr Opin Gastroenterol. 2013;29:662-8.
2. Mahadeva S, Goh KL. Epidemiology of functional dyspepsia: a global perspective. World J Gastroenterol. 2006;12:2661-6.
3. Moraes-Filho, Joaquim Prado Pinto de. Tratado das enfermidades gastrintestinais e pancreáticas. São Paulo: Roca, 2008.
4. Sleisenger e Fordtran Gastroenterologia e Doenças do Fígado / Mark Feldman, Lawrence S. Friedman, Lawrence J. Brandt; [tradução Alcir Costa Fernandes Filho... et al]. Rio de Janeiro: Elsevier, 2014.
5. Zaterka, Schlioma e Eisig, Jaime Natan. Tratado de gastroenterologia: da graduação à pós-graduação. São Paulo: Editora Atheneu, 2016.
6. Coelho LGV, Marinho JR, Genta R, et al. IVth Brazilian Consensus Conference on *Helicobacter pylori* infection. Arq Gastroenterol, 2018.
7. Ofmann JJ, Maclean CH, Straus WL. et al. Meta-analysis of dyspepsia and nonsteroidal anti-inflammatory drugs. Arthritis Rheum 2003; 49:508-18.

34 Ascite

Gustavo Navarro Betônico

Ascite é o acúmulo patológico de líquido na cavidade peritoneal. Habitualmente o volume fisiológico de líquido intracavitário varia entre homens e mulheres, sendo que nestas pode chegar a 20-50ml no período menstrual. Embora mais frequentemente encontrada nos pacientes com cirrose e outras formas de doença hepática grave, muitos distúrbios podem levar à ascite, dentre eles neoplasias, insuficiência cardíaca, síndromes nefrótica e nefrítica, tuberculose, diálise peritoneal; doença pancreática, dentre outros.[1-3] the "APASL ACLF Research Consortium (AARC

Pacientes com ascite de etiologia cirrótica têm uma taxa de mortalidade de aproximadamente 50% em 3 anos. Ascites refratárias ao tratamento possuem um prognóstico ruim, com uma taxa de sobrevivência de 1 ano inferior a 50%.[4]

Fisiopatologia

Na cirrose a ascite se forma devido à anormalidades na circulação portal e esplâncnica, associada a retenção renal de sódio. A vasodilatação arterial esplâncnica (secundária à fibrose hepática) leva ao aumento da formação linfática, ativação do sistema renina-angiotensina-aldosterona (SRAA) e sistema nervoso simpático, além da liberação de hormônio antidiurético (ADH). Isso causa retenção de sódio e água renal. Há maior resistência ao fluxo de portal resultando em hipertensão portal, formação de veias colaterais e desvio de sangue para a circulação sistêmica.

Três teorias explicam o surgimento da ascite secundária à cirrose: o "underfilling" (baixo enchimento), o "overflow" (super-fluxo) e a vasodilatação. Possivelmente as três teorias estão envolvidas, em modos diferentes, dependendo da fase e do tempo de doença. A teoria da vasodilatação estaria presente na fase inicial, antes da ascite e seria importante em toda a evolução posterior. A teoria do "overflow" seria a mais importante nos primeiros meses do desenvolvimento da ascite no cirrótico, e a teoria do "underfilling" relaciona-se principalmente com a ascite de evolução mais tardia. Nas fases iniciais da cirrose hepática ocorre vasodilatação periférica e retenção renal de água e sódio. A seguir o consequente "overflow" e escape de fluido para a cavidade peritoneal (vindo principalmente da superfície hepática). Assim que a ascite começa a se formar e a vasodilatação periférica evolui, o "underfilling" passa a assumir papel relevante, com queda do volume efetivo circulante e estimulação permanente dos sistemas vasopressores (SRAA, catecolaminas e ADH), levando à retenção contínua de água e sódio pelos rins. A saturação da capacidade de drenagem linfática abdominal, e principalmente a limitação da drenagem linfática hepática, contribuem para o acúmulo final de líquido na cavidade peritoneal. Desta forma, ao investigar um paciente com ascite, devemos entender o mecanismo predominante em cada momento. Se a história obtida for compatível com ascite recente (inicio de 1 a 2 meses), provavelmente a vasodilatação estará presente e o "overflow" predominará, enquanto que naquele com ascite de longa duração (4 a 6 meses) haverá maior vasodilatação periférica com predomínio do "underfilling".[5]

Características clínicas

Pacientes com ascite apresentam aumento do volume abdominal, que pode ser subjetivo ou detectado ao exame físico. A distensão abdominal progressiva pode ser indolor ou associada a desconforto abdominal, ganho de peso, saciedade precoce e dispneia, resultantes do acúmulo de fluidos e aumento da pressão abdominal Na maioria dos pacientes, a anamnese e o exame físico fornecerão pistas importantes sobre a etiologia da ascite. Por exemplo, o achado de sintomas como febre, dor abdominal e confusão mental sugerem peritonite bacteriana espontânea, complicação vista na hipertensão portal.

Ainda na identificação é essencial descrever ocupações e profissões que possam sugerir fator de risco para hepatites virais ou abuso de álcool. Também deve-se investigar a procedência ou naturalidade, pois eventualmente podemos encontrar patologias específicas, como por exemplo, a esquistossomose.

Interrogar, nos hábitos de vida, dados sobre uso de medicações ou abuso de álcool que possam sugerir hepatite medicamentosa ou mesmo doença hepática alcoólica. Antecedentes de hemotransfusão, de hepatites virais ou metabólicas podem sugerir progressão para cirrose e hipertensão portal.

No exame físico devemos nos atentar a possíveis estigmas de insuficiência hepática e hipertensão portal (telangiectasias, aranhas vasculares, circulação colateral, ginecomastia). Pesquisar sinais sugestivos de encefalopatia hepática, como por exemplo, inversão do sono-vigília, flapping e asterixe.

Pacientes com ascite de origem neoplásica podem ter sintomas relacionados à malignidade, incluindo perda de peso. Por outro lado, pacientes com ascite secundária à insuficiência cardíaca podem relatar dispneia, ortopneia e edema periférico. Já aqueles com ascite quilosa, que frequentemente relaciona-se com neoplasias, relatam diarreia, esteatorréia, desnutrição, edema, náusea, adenomegalias, redução do apetite, saciedade precoce, febre e sudorese noturna.

Um exame físico minucioso, que se atente a outros sistemas e não somente ao abdome pode eventualmente identificar metástases hepáticas maciças, enteropatias perdedoras de proteína ou glomerulopatias. Eventualmente, patologias que acometem diretamente o peritônio podem levar à ascite, seja por neoplasias primárias ou secundárias (metástases) ou doenças infecciosas, sendo que destas, a mais comum é a tuberculose.

No exame físico específico do abdome, após a inspeção que irá detectar aumento do volume ou abdome globoso ou mesmo em batráquio (vide capítulo 12 — Semiologia do Abdome), é por meio da palpação e da percussão que se estabelece o diagnóstico de ascite. As manobras mais utilizadas são a pesquisa do sinal do piparote e da avaliação da macicez móvel, que definem se o aumento de volume abdominal está relacionado a gases, distensão de alças intestinais, massas sólidas ou realmente líquido livre na cavidade.

Sinal do piparote: A pesquisa do sinal do piparote é feita com dois examinadores. É necessário que o paciente ou um assistente coloque a parte cubital da mão sobre a linha média do abdome, exercendo uma pequena pressão. O médico examinador coloca a mão esquerda espalmada no flanco esquerdo do paciente e com a mão direita dá um piparote com o dedo médio no lado contralateral. Quando há ascite, a onda líquida se transmite e o médico percebe a onda na palma da mão esquerda.

Pesquisa da macicez: A pesquisa da macicez é realizada percutindo-se a partir da cicatriz umbilical em direção aos flancos. No caso de ascite, teremos timpanismo central e macicez periférica.

Macicez móvel: A macicez móvel é pesquisada após ser delimitada a curva de macicez. O médico solicita ao paciente que assuma a posição de decúbito lateral direito. O líquido de ascite, quando presente, se desloca de modo a apresentar timpanismo no flanco e na fossa ilíaca esquerda (onde antes havia macicez). Em seguida, a manobra é repetida com o paciente em decúbito lateral esquerdo.

Segundo o International Ascites Club (IAC), devem ser classificadas com base em um critério quantitativo. Assim, seria considerada ascite grau 1 aquela detectada somente pela ultrassonografia, grau 2 a ascite moderada, já diagnosticado ao exame físico e grau 3 a ascite volumosa com importante distensão abdominal.[6]and heralds a new phase of hepatic decompensation in the progression of the cirrhotic process. The development of ascites carries a significant worsening of the prognosis. It is important to diagnose noncirrhotic causes of ascites such as malignancy, tuberculosis, and pancreatic ascites since these occur with increased frequency in patients with liver disease. The International Ascites Club, representing the spectrum of clinical practice from North America to Europe, have developed guidelines by consensus in the management of cirrhotic ascites from the early ascitic stage to the stage of refractory ascites. Mild to moderate ascites should be managed by modest salt restriction and diuretic therapy with spironolactone or an equivalent in the first instance. Diuretics should be added in a stepwise fashion while maintaining sodium restriction. Gross ascites should be treated with therapeutic paracentesis followed by colloid volume expansion, and diuretic therapy. Refractory ascites is managed by repeated large volume paracentesis or insertion of a transjugular intrahepatic portosystemic stent shunt (TIPS

Investigação complementar

A paracentese diagnóstica com a análise adequada do fluido ascítico é o método mais rápido e econômico de diagnosticar a causa da ascites. Os testes preliminares que devem ser realizados no fluido ascítico incluem uma contagem de células e consequente identificação de linfomononucelareas e polimorfonucleares (PMN) assim como uma cultura para bactérias, por meio de um frasco de hemocultura.

A dosagem da albumina no líquido ascítico deve ser realizada simultaneamente à dosagem de albumina sérica, a fim de que seja calculado o gradiente de albumina soro-ascite (GASA). O GASA é o resultado da diferença entre o valor da albumina sérica e da albumina no líquido ascético coletado.

A presença de um gradiente maior ou igual a 1,1 g/dL sugere hipertensão portal, seja secundária a cirrose, hepatite alcoólica, insuficiência cardíaca, metástases hepáticas maciças, insuficiência cardíaca/pericardite, síndrome de Budd-Chiari, ou outra trombose venosa portal. Um gradiente inferior a 1,1 g/dL indica que o paciente não tem hipertensão portal e ocorre em carcinomatose peritoneal, tuberculose, pancreatite, serosite e síndrome nefrótica.[3]

Exames adicionais podem ser realizados caso exista suspeita de um diagnóstico etiológico mais específico. Os níveis de desidrogenase lática (DHL) e glicose devem ser determinados em casos suspeitos de peritonite secundária, principalmente infecciosa. Outros testes a considerar incluem amilase (níveis elevados sugerem ascite pancreática). Cultura para micobactérias só deve ser realizada se a tuberculose for fortemente suspeita.

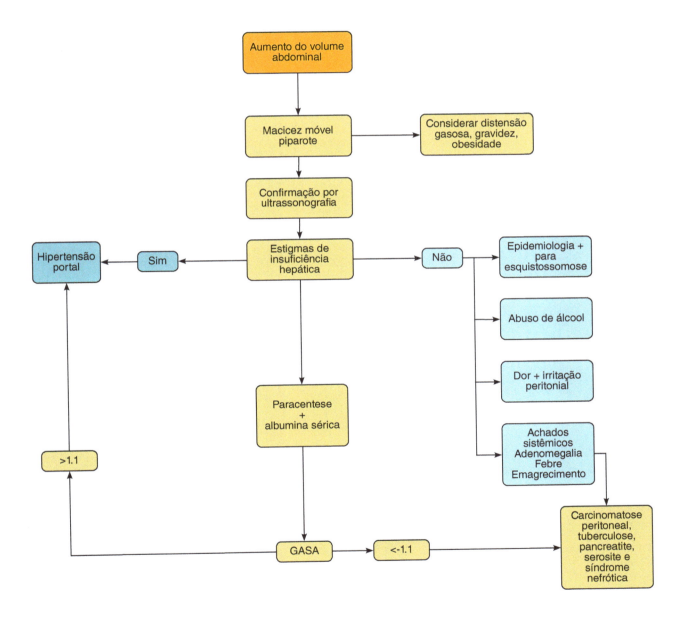

Algoritmo para diagnóstico etiológico da ascite

REFERÊNCIAS

1. Sarin SK, Choudhury A, Sharma MK, et al. *Acute-on-Chronic Liver Failure: Consensus Recommendations of the Asian Pacific Association for the Study of the Liver (APASL): An Update.* Vol 13.; 2019. doi:10.1007/s12072-019-09946-3
2. Garbuzenko DV, Arefyev NO. Current approaches to the management of patients with cirrhotic ascites. *World J Gastroenterol.* 2019;25(28):3738-3752. doi:10.3748/wjg.v25.i28.3738
3. Chiejina M, Kudaravalli P, Samant H. Ascites. *Stat pearls - NCBI Bookshelf.* 2021.
4. Kibrit J, Khan R, Jung BH, Koppe S. Clinical Assessment and Management of Portal Hypertension. *Semin Intervent Radiol.* 2018;35(3):153-159. doi:10.1055/s-0038-1660793
5. de Andrade Júnior DR, Galvão FHF, dos Santos SA, de Andrade DR. Ascite - State of the art based on evidences. *Rev Assoc Med Bras.* 2009;55(4):489-496. doi:10.1590/s0104-42302009000400028
6. Moore KP, Wong F, Gines P, et al. The management of ascites in cirrhosis: Report on the consensus conference of The International Ascites Club. *Hepatology.* 2003;38(1):258-266. doi:10.1053/jhep.2003.50315

35 Hepatomegalia e Esplenomegalia

Gustavo Navarro Betônico
Carolina de Castro Rocha Betônico

Hepatomegalia é um achado encontrado em diversas doenças hepáticas mas também pode ser uma manifestação de várias doenças extra-hepáticas ou sistêmicas. Ela costuma ser assintomática, exceto em situações onde o fígado aumenta desproporcionalmente em seu tamanho, levando a dor e distensão abdominal. Quando se encontra hepatomegalia ao exame físico ou mesmo em achados de exames de imagem, determinar seu diagnóstico diferencial é essencial, pois uma doença grave subjacente costuma estar presente. Clinicamente o tamanho do fígado pode ser verificado pela aplicação combinada de palpação (para determinar a borda inferior do fígado) e percussão (para determinar a borda superior, localizada entre o fígado e o diafragma), manobra denominada hepatimetria (vídeo no QR Code a seguir). A hepatimetria é realizada com o paciente em uma posição supina e iniciando-se a percussão no terceiro espaço intercostal, progredindo inferiormente até apareça submacicez sugerindo que a borda superior do fígado foi encontrada (geralmente localizada no quinto espaço intercostal). A borda hepática inferior pode ser definida realizando a percussão da região da cicatriz umbilical em direção ao hipocôndrio direito até que se encontra a submacicez, ou por meio da técnica de palpação, bimanual ou com apenas uma das mãos.

Do ponto de vista prático, a determinação do tamanho do fígado por ultrassonografia é consideravelmente mais precisa, mas eventualmente depende da perícia do operador. Ao exame físico devemos sempre avaliar a consistência hepática (macia, elástica, firme, compacta, dura), assim como a superfície (lisa, irregular), Aspectos ultrassonográficos, como homogeneidade, heterogeneidade, formação de focos, dilatação de ductos biliares e vascularização devem complementar os achados do exame físico.

Define-se hepatomegalia quando a borda hepática direita é palpada a mais de 2 cm (cerca de um a dois dedos de largura) abaixo do rebordo costal ou quando a hepatimetria, obtida com o auxílio da percussão é maior que 14 cm. (vídeo manobra para mensuração da hepatimetria) Também é possível definir hepatomegalia quando o diâmetro longitudinal do fígado é maior que 15 cm na ultrassonografia.[1]

Existem situações que podem simular o aumento hepático. Na hepatimetria o examinador deve estar atento a eventual derrame pleural à direita ou em portadores de doença pulmonar obstrutiva crônica (a hiperinflação do tórax com consequente rebaixamento do diafragma pode resultar em deslocamento caudal do fígado).

Em relação ao baço, a suspeição de seu aumento pode ser percebida quando encontramos som submaciço ao percutir o espaço de Traube.

Percussão do Espaço de Traube

O paciente posiciona-se em decúbito dorsal com o braço esquerdo ligeiramente abduzido para acesso ao espaço de Traube, definido pela sexta costela superiormente, a linha médio-axilar, e a margem costal esquerda inferiormente Com o paciente respirando normalmente, este triângulo é percutido e em pacientes com baço normal encontramos som timpânico. Na esplenomegalia o som encontrado à percussão é maciço ou submaciço.[2] Devemos sempre lembrar que, embora a submacicez na percussão ajude suspeitar de esplenomegalia, esta também pode resultar de outras patologias, particularmente eventual derrame pleural à esquerda.

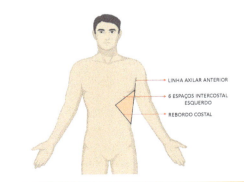

Figura 36.1 - espaço de Traube

A esplenomegalia é um achado comum no exame físico e quando um exame de rotina identificar um baço palpável, por ser este um achado patológico, merecerá sempre investigação complementar adequada.

A esplenomegalia raramente é visível na inspeção, mas pode ser aparente se o paciente estiver emagrecido e o baço for massivamente aumentado. Além disso, uma vez que outras grandes massas (um rim policístico ou um câncer gástrico ou do cólon) também podem distorcer a parede abdominal, este achado provavelmente não tem especificidade adequada.

Classicamente, o baço deve pelo menos dobrar ou triplicar de tamanho antes que a ponta seja palpável abaixo do gradil costal. A manobra de palpação consiste em, com as as pontas dos dedos, tentar palpar o baço na fossa ilíaca esquerda conforme ocorre a inspiração do paciente. Se o baço não for palpado neste local, devemos mover progressivamente a palpação a cada 2 cm em direção ao hipocôndrio esquerdo. Se nenhuma massa for encontrada, deve-se posicionar os dedos de ambas as mãos sob o gradil costal esquerdo e pedir ao paciente para inspirar. Caso a esplenomegalia seja uma hipótese provável, devemos colocar o paciente na posição de decúbito lateral direito, levantar a caixa torácica inferior anteriormente com a mão esquerda, e palpar o baço sob o gradil costal com a direita.[2] Outras potenciais massas palpáveis no quadrante superior esquerdo incluem o rim, estômago, pâncreas, cólon, glândula suprarrenal, linfonodos e fígado.

Para completar o exame, devemos buscar possíveis causas de esplenomegalia secundária fornecendo pistas sobre eventual etiologia subjacente. Presença de hepatomegalia, sinais de doença hepática crônica, adenomegalias e doenças autoimunes sistêmicas, como artrite reumatoide ou lúpus eritematoso sistêmico podem auxiliar na elaboração da lista de diagnósticos diferenciais para a esplenomegalia. Do ponto de vista funcional, é importante avaliar sinais de hiperesplenismo, incluindo palidez cutâneo-mucosa, petéquias e hematomas.

Diagnóstico diferencial da hepatoesplenomegalia

Hepatite aguda — A inflamação hepática é uma reação inespecífica ao dano hepático e pode resultar em hepatomegalia. As causas da inflamação hepática frequentemente associadas à hepatomegalia incluem infecção (viral, bacteriana, parasitária), lesão hepática induzida por drogas e hepatite alcoólica.

Drenagem venosa prejudicada — Pode haver congestão hepática se a drenagem venosa do fígado estiver obstruída. Os distúrbios que levam à congestão hepática e consequente hepatomegalia com uma borda hepática firme e macia incluem: síndrome de Budd-Chiari (trombose da drenagem venosa hepática), insuficiência cardíaca direita (hepatopatia congestiva). Em pacientes com ascite, o diagnóstico de insuficiência cardíaca direita pode ser sugerido por um gradiente de albumina de soro-ascite elevado (GASA; ≥1,1 g/dL) que pode ser distinguido da cirrose por uma concentração elevada de proteínas na ascite. (Ver Capítulo 34 - Ascite)

A hepatomegalia secundária à dificuldade de drenagem venosa do fígado também pode estar relacionada à síndrome da obstrução sinusoidal, anteriormente denominada doença veno-oclusiva hepática, caracterizada por hepatomegalia, dor no hipocôndrio direito, icterícia e ascite, e pode ocorrer em pacientes submetidos a transplante de células hematopoiéticas estando relacionada à lesão no endotélio venoso hepático, elevando a pressão sinusoidal e consequente hepatomegalia.

Doença hepática colestática — Colangite biliar primária ou colangite esclerosante primária são patologias que podem se apresentar como hepatomegalia e que podem trazer na anamnese pistas relacionadas a colestase crônica, dentre elas, fadiga e prurido. Estes dados clínicos podem auxiliar e direcionar a investigação laboratorial, que deverá incluir exames específicos, como ANCA, FAN e marcadores de autoimunidade.

Distúrbios de armazenamento — Os transtornos de armazenamento que podem resultar em hepatogalia incluem:

- **Desordens do metabolismo lipídico –** Distúrbios comuns que resultam em esteatose hepática com hepatomegalia incluem infiltração hepática gordurosa associada ao álcool, esteatohepatite não alcoólica e diabetes mellitus.

- **Desordens do metabolismo do glicogênio –** O acúmulo de glicogênio dentro dos hepatócitos pode ser observado em pacientes com hepatomegalia e diabetes mellitus mal controlado. Além disso, vários erros inatos do metabolismo que resultam em distúrbios de armazenamento de glicogênio estão comumente associados à hepatomegalia, porém são tipicamente diagnosticados em recém-nascidos, bebês e crianças pequenas.

Doença de Gaucher – A doença de Gaucher é uma doença de armazenamento lisossômico que afeta o metabolismo de glicolipídios celulares, resultando em seu acúmulo dentro de lisossomos de macrófagos (por exemplo, fígado e baço). A doença de Gaucher pode ocorrer em qualquer idade e frequentemente está associada a hepatoesplenomegalia maciça. Os pacientes podem ser assintomáticos ou apresentar saciedade precoce, distensão abdominal e dor abdominal.

Deficiência de alfa-1-antitripsina – A doença hepática na deficiência de deficiência de alfa-1-antitripsina é causada pela polimerização patológica e consequente acúmulo dentro dos hepatócitos. Na história clínica, pacientes com deficiência de alfa-1antitripsina normalmente apresentam sintomas respiratórios, como dispneia e tosse dados clínicos que direcionarão para a investigação molecular e genética da patologia.

Hemocromatose hereditária – A hemocromatose hereditária é uma doença recessiva autossômica na qual mutações no gene HFE causam aumento da absorção de ferro intestinal. A deposição progressiva de ferro no fígado causa hepatomegalia, elevação de transaminases e progressiva fibrose hepática, que pode progredir para cirrose.

Doença de Wilson – É uma doença autossômica dominante que leva à redução da excreção de cobre pelas vias biliares e à sua incorporação à ceruloplasmina, uma glicoproteína que transporta este metal pelo organismo. O fígado é o local inicial de acúmulo de cobre e a hepatomegalia está entre as manifestações clínicas que incluem também dor abdominal e icterícia.

Amiloidose hepática – Hepatomegalia é comum em pacientes com amiloidose hepática (primária ou secundária). Os sinais e sintomas associados podem incluir perda de peso, dor abdominal e frequentemente vêm associados com colestase intra-hepática, associada a elevação de enzimas canaliculares gama-GT e fosfatase alcalina.

Tumores malignos – Hepatomegalia pode ser visto em pacientes com infiltração hepática por tumores sólidos. As malignidades hepáticas primárias comuns associadas à hepatomegalia incluem hepatocarcinoma e colangiocarcinoma. Além disso, pacientes com metástases hepáticas extensas também podem se apresentar com hepatomegalia, muitas vezes com consistência endurecida e pouco dolorosa, mas frequentemente associada a ascite.

Outras condições que podem se apresentar com hepatomegalia são as doenças hepáticas císticas, como a Doença de Caroli uma patologia congênita caracterizada pela dilatação multifocal e segmentar de grandes ductos biliares intra-hepáticos. A condição é geralmente associada com doença cística renal de gravidade variada. Pacientes com doença de Caroli podem desenvolver dor abdominal, prurido, colangite, ascite ou hemorragia digestiva secundária a varizes de esôfago. Outra situação, a doença hepática policística ocorre predominantemente em pacientes com doença renal policística autossômica dominante (DRPAD), na qual o aumento dos cistos hepáticos acompanha o envelhecimento dos pacientes, principalmente em mulheres.

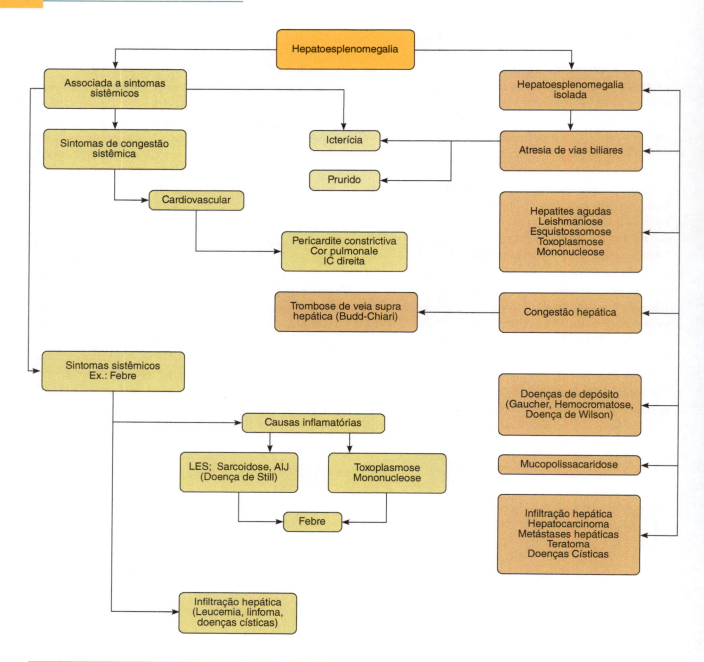

Fluxograma diagnóstico hepatoesplenomegalia

REFERÊNCIAS

1. Naylor CD. Physical Examination of the Liver. JAMA. 1994;271(23):1859–1865. doi:10.1001/jama.1994.03510470063036
2. Curry, M., & Bonder, A. (2020). Overview of the evaluation of hepatomegaly in adults. Retrieved from https://www.uptodate.com/contents/overview-of-the-evaluation-of-hepatomegaly-in-adults
3. Grover SA, Barkun AN, Sackett DL. Does This Patient Have Splenomegaly? JAMA. 1993;270(18):2218–2221. doi:10.1001/jama.1993.03510180088040

36 Síndromes Ictéricas

Fábio Fernandes Neves
Henrique Pott Júnior

INTRODUÇÃO

A icterícia é a coloração amarelada da pele, esclera, mucosas e fluídos corporais, e indica elevados níveis de bilirrubinas no sangue (hiperbilirrubinemia). A hiperbilirrubinemia é achado comum na prática clínica, podendo estar presente em até 10% da população ocidental[1], entretanto a icterícia somente é clinicamente detectável quando os níveis de bilirrubina sérica ultrapassam 3 mg/dL[2]. A identificação de icterícia possui importante valor semiológico, visto que pode ser a primeira manifestação de doenças hepáticas e não hepáticas. Outras causas de pele amarelada, como a ingestão excessiva de carotenoides, não podem ser denominadas icterícia.

A icterícia pode resultar de três processos fisiopatológicos: (1) aumento na produção de bilirrubina não conjugada; (2) redução na conjugação e excreção hepática de bilirrubinas; e (3) redução na excreção biliar de bilirrubina conjugada. Ela está presente em grande variedade de quadros clínicos, desde benignos, como a icterícia fisiológica do recém-nascido, até doenças ameaçadoras à vida, como a hepatite aguda.

Para uma abordagem sistematizada da etiologia da icterícia, o profissional necessita conhecer os detalhes de seu metabolismo, o que será discutido a seguir.

ETIOLOGIA E FISIOPATOLOGIA

Diariamente, o corpo humano produz cerca de 4mg de bilirrubina por quilograma de massa corporal[3]. Cerca de 80% desse montante é advindo da destruição de eritrócitos senescentes e pela hemólise intravascular fisiológica. As células do sistema reticuloendotelial fagocitam os eritrócitos e quebram a hemoglobina em globina e heme, um tetrapirólico cíclico[3]. O restante dos grupos heme é produzido pelo metabolismo de outras hemoproteínas como citocromos, catalases e mioglobina.

O heme é degradado por um complexo sistema enzimático, que primeiramente envolve a enzima heme-oxigenase-1 e, na sequência, a enzima biliverdina redutase, produzindo assim, a bilirrubina não conjugada (ou indireta) que é liberada no plasma. Por ser altamente insolúvel em água ela se liga de forma reversível à albumina, facilitando o seu transporte até o fígado e evitando sua filtração renal[4]. A bilirrubina não conjugada possui elevada afinidade pelo sistema nervoso central, podendo causar um quadro neurológico grave em recém-nascidos, denominado *kernicterus*.

O fígado é o órgão mais importante no metabolismo da bilirrubina, sendo responsável pela captação, conjugação e excreção. No fígado, a bilirrubina se dissocia da albumina e é internalizada pelos hepatócitos por difusão facilitada. Embora a proteína transportadora de ânions orgânicos (OATP) tenha sido implicada na internalização da bilirrubina, isso não pode ser confirmado em estudos subsequentes[3]. Uma vez dentro do hepatócito, a bilirrubina é ligada à enzima glutationa S-transferase e transportada ao retículo endoplasmático liso, onde a conjugação ocorre. A enzima uridina 5'-difosfo-glucuronosiltransferase (UDP-glucuronosiltransferase, UGT1A1) catalisa a transferência de ácido glucurônico do UDP-glucuronato para a bilirrubina, formando mono e diglucuronídeos. Essa etapa torna a bilirrubina solúvel em água, reduz sua toxicidade e permite sua excreção hepática na bile[3].

Na sequência a bilirrubina conjugada (ou direta) é transportada ativamente contra um gradiente de concentração para os canalículos biliares por meio de transportadores de membrana do tipo *ATP Binding Cassette* (ABCC2), que limitam a taxa de excreção hepática da bilirrubina.

Quando chega ao cólon ascendente as bactérias intestinais convertem a bilirrubina conjugada em urobilinogênio, que é hidrossolúvel. Cerca de 90% do urobilinogênio é excretado nas fezes sob a forma oxidada de estercobilinogênio, ao passo que 10% é reabsorvido pela mucosa intestinal de volta ao fígado. O estercobilinogênio contribui para a coloração característica das fezes e, na sua ausência, ocorrem fezes mais claras (hipocolia fecal) ou esbranquiçadas (acolia fecal). O urobilinogênio reabsorvido pela mucosa intestinal volta ao fígado através do sistema porta de onde pode ser novamente excretado na bile ou transportado até os rins e filtrado nos gromérulos. A oxidação do urobilinogênio urinário em urobilina contribui para a coloração característica da urina, e, quando em excesso, torna-a escurecida (cor de chá ou de coca-cola) – processo denominado colúria. Por ser solúvel em água, a bilirrubina direta impregna com mais facilidade nos tecidos, gerando quadros mais acentuados de icterícia que a bilirrubina indireta, algumas vezes tomando uma coloração esverdeada. Por outro lado, a icterícia por hiperbilirrubinemia indireta não causa acolia fecal ou colúria. A Figura 1 resume o metabolismo da bilirrubina.

Como já comentado, a icterícia pode ser didaticamente dividida em três categorias, conforme o mecanismo fisiopatológico envolvido: (1) aumento na produção de bilirrubina não conjugada; (2) redução na conjugação e excreção hepática de bilirrubinas; e (3) redução na excreção biliar de bilirrubina conjugada.

A bilirrubina não conjugada circula no plasma ligada à albumina. Uma vez que a ligação à albumina impede o efeito tóxico da bilirrubina não conjugada, efeitos prejudiciais podem ocorrer quando este equilíbrio é alterado em favor do aumento de bilirrubina não conjugada. Essas condições geralmente são limitadas ao aumento da produção de bilirrubina não-conjugada, redução da captação hepatocelular ou diminuição da conjugação. A Tabela 1 apresenta as principais desordens relacionadas ao aumento de bilirrubina não conjugada, bem como suas etiologias.

Tabela 1 - Desordens relacionadas ao aumento de bilirrubina não conjugada.

Aumento da produção de bilirrubina não-conjugada	Hemólise Eritropoiese ineficaz Transfusão sanguínea Reabsorção de hematomas
Redução da captação hepatocelular de bilirrubina não-conjugada	Medicamentos Jejum prolongado
Redução da conjugação de bilirrubina não-conjugada	Síndrome de Crigler-Najjar (tipo I e II) Síndrome de Gilbert Deficiência adquirida da enzima UDP-glucuronosiltransferase Icterícia fisiológica do recém-nascido

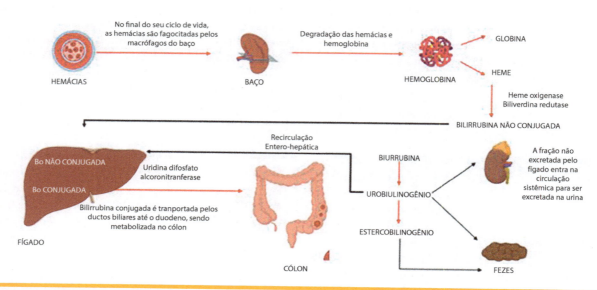

Figura 37.1: Esquema do metabolismo da bilirrubina.

A proporção de bilirrubina conjugada aumenta no plasma como resultado da redução da sua excreção hepática e biliar. Tais condições podem ser didaticamente divididas em: (1) distúrbios hereditários de excreção hepática da bile (Síndrome de Dubin-Johnson e Síndrome de Rotor); (2) lesão inflamatória ou isquêmica do fígado (Tabela 2); e, (3) obstrução biliar (Tabela 3).

Tabela 2 – Desordens relacionadas ao aumento de bilirrubina conjugada por lesão inflamatória ou isquêmica do fígado.

Hepatites virais
Hepatite alcóolica
Hepatite autoimune
Hepatite induzida por drogas
Hemocromatose
Isquemia hepática
Carcinoma hepatocelular
Cirrose hepática
Colangite esclerosante
Esteato-hepatite não alcóolica
Doença de Wilson

A obstrução biliar é denominada colestase, podendo ocorrer por um problema existente na drenagem biliar intra ou extra-hepática. Na ausência de obstrução da via biliar extra-hepática, denominamos o processo de colestase intra-hepática, cujas principais causas são o uso de álcool ou medicamentos, as hepatites virais, a cirrose biliar primária e as doenças infiltrativas do fígado. Na síndrome colestática, observa-se aumento da bilirrubina conjugada, icterícia, colúria, acolia fecal e prurido. Nos exames laboratoriais há elevação das enzimas canaliculares e de ductos biliares: fostatase alcalina e gama-glutamil-transpeptidase. A Tabela 3 resume as principais causas de obstrução biliar.

Tabela 3 – Principais causas de obstrução da via biliar

Colestase intra-hepática	Álcool Medicamentos Hepatites virais Cirrose biliar primária Doenças infiltrativas do fígado
Colestase extra-hepática	Estenose benigna da via biliar Colangiocarcinoma Colangite Colangite esclerosante Cisto no colédoco Coledocolitíase Pancreatite crônica Carcinoma de cabeça de pâncreas Carcinoma de ampola duodenal

Em 85% dos casos de icterícia o diagnóstico é realizado com base na história clínico e exame físico detalhados, associado a exames subsidiários. No caso de um adulto com início recente de icterícia, oito desordens respondem por 98% dos diagnósticos estabelecidos: hepatite viral, doença hepática alcoólica, hepatite crônica, doença hepática induzida por drogas, cálculos biliares, carcinoma de pâncreas, cirrose biliar primária e colangite esclerosante[5].

Anamnese

Uma história clínica detalhada é particularmente importante no diagnóstico da causa da icterícia. Neste contexto, o primeiro ponto a se levar em consideração é a idade. A prevalência das principais etiologias de icterícia varia conforme a idade do paciente. Por exemplo, as doenças hereditárias e a hepatite A são mais comuns em crianças, enquanto carcinomas de vias biliares são mais frequentes em idosos.

Ainda, algumas profissões podem estar associadas à maior prevalência de algumas patologias. Profissionais da saúde podem se expor mais frequentemente às hepatites virais B e C, haja visto a possibilidade de acidentes com material perfuro-cortante contaminado. Já funcionários da rede de esgotos possuem maior risco de adoecimento por hepatite A e leptospirose, ao passo que funcionários da indústria química e agricultores podem ser expostos a substâncias tóxicas, como defensivos agrícolas.

Na história pregressa da moléstia atual, a velocidade de instalação da icterícia e seus fatores acompanhantes são detalhes fundamentais. Quadros de instalação relativamente aguda sugerem hepatites, colangite ou obstrução completa do trato biliar[4]. Por outro lado, a instalação insidiosa podem significar doenças hepáticas crônicas ou obstrução parcial da via biliar. A presença icterícia, acolia fecal, colúria e dor no hipocôndrio direito, especialmente após uma refeição gordurosa, sugerem colestase ou colelitíase. Uma história de icterícia, febre ou antecedente de intervenção cirúrgica na via biliar, especialmente se houver dor no hipocôndrio direito, pode sugerir colangite por doença obstrutiva (tríade de Charcot). De maneira similar, frente a uma história de icterícia associada a sintomas constitucionais inespecíficos como anorexia, mal-estar ou mialgias, uma etiologia viral deve ser considerada.

A procedência e histórico de viagens sempre devem ser questionados, principalmente para regiões com baixas condições sanitárias, áreas endêmicas para hepatites ou outras doenças infecciosas causadoras de icterícia, como a malária, febre amarela e leptospirose. A ingestão de álcool também deve ser quantificada (quantidade, tipo de bebida, tempo e abuso recente), bem como investigada a utilização de outras drogas hepatotóxicas, fitoterápicos e agentes químicos. Paracetamol, anti-inflamatórios, amiodarona, terbinafina, isoniazida, metildopa, fenitoína e halotano são as drogas mais frequentemente associadas ao quadro de icterícia medicamentosa[5]. Outras informações complementares envolvem antecedentes cirúrgicos, episódios anteriores de icterícia e a exposição a fatores de risco para hepatites virais agudas, como uso de drogas injetáveis, transfusões recentes, compartilhamento de materiais perfuro-cortantes ou atividade sexual desprotegida.

De maneira complementar, a história familiar pode direcionar para desordens hereditárias, como síndrome de Gilbert, doença de Wilson, hemocromatose ou cirrose biliar primária.

Achados de exame físico

O exame físico do paciente ictérico deve ser realizado em ambiente com luz natural, uma vez que a iluminação artificial pode distorcer a percepção da cor da pele. Os locais onde a icterícia é mais facilmente observada são a pele e a esclera ocular[6].

Durante a inspeção da pele, alguns achados cutâneos podem estar associados à patologias tais como as petéquias nos distúrbios da hemostasia primária; equimoses nos distúrbios da hemostasia secundária; teleangiectasias e eritema palmar na cirrose hepática; hiperpigmentação cutânea na hemocromatose; e, xantelasmas e xantomas nas colestases crônicas.

Outros achados de exame físico podem sugerir o consumo excessivo de álcool como o aumento das glândulas parótidas; e a presença de cirrose hepática, tais como *fetor hepaticus*, a ginecomastia e contratura de Dupuytren (enrijecimento progressivo das fáscias palmares, levando à flexão palmar dos dedos).

O exame do abdome é fundamental para a avaliação diagnóstica. O exame inicia-se com a inspeção em busca de sinais de hepatopatia crônica como edema da parede abdominal, ascite, aranhas vasculares, sinas de circulação colateral portossistêmica e sangramentos. Abaulamentos abdominais podem indicar aumento anormal de órgãos ou tumorações, ao passo que cicatrizes podem indicar procedimentos cirúrgicos antigos. Em seguida, a percussão da linha hemiclavicular direita do mamilo até o nível do umbigo determina a extensão do fígado. A extensão normal do fígado nos homens é de 10 a 12 cm e de 8 a 11 cm nas mulheres. Os fígados com cirrose são tipicamente encolhidos, fibróticos e não palpáveis. Por outro lado, um fígado aumentado é definido como uma borda do fígado palpável mais de 2 cm abaixo da margem costal direita. O paciente ictérico pode apresentar vesícula biliar pode ser palpável e indolor (Vesícula de Courvoisier-Terrier), sugerindo neoplasia de cabeça de pâncreas ou de ampola duodenal. Normalmente, a vesícula é dolorosa nos quadros de colelitíase e colangite. Dor no hipocôndrio direito que é agravada pela inspiração (sinal de Murphy) é indicativa de colecistite. A palpação da fossa ilíaca direita em direção à margem subcostal esquerda permite avaliar a presença de esplenomegalia. O baço é geralmente palpável quando tem o dobro de seu tamanho normal e é reconhecível por sua superfície distinta.

Síndromes Ictéricas

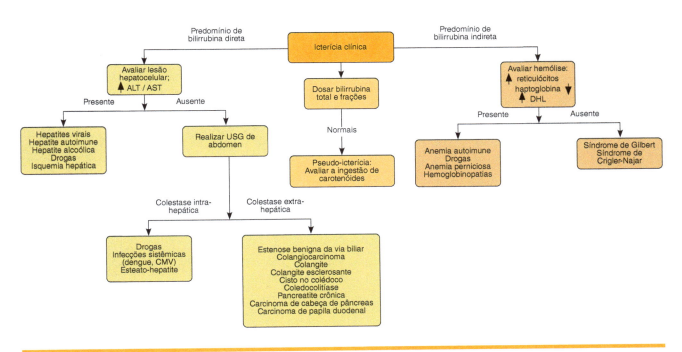

Fluxograma de raciocínio clínico. Onde: ALT é alanina aminotransferase, AST é aspartato aminotransferase, DHL e desidrogenase lática, USG é ultrassonografia, e CMV é citomegalovírus.

REFERÊNCIAS

1. Okolicsanyi L, Nassuato G, Muraca M, Orlando R, Iemmolo RM, Lirussi F, et al. Epidemiology of unconjugated hyperbilirubinemia: revisited. Semin Liver Dis 1988;8:179–82.
2. Roche SP, Kobos R. Jaundice in the adult patient. Am Fam Physician. 2004;69(2):299-304.
3. Sullivan JI, Rockey DC. Diagnosis and evaluation of hyperbilirubinemia. Curr Opin Gastroenterol. 2017;33(3):164-170.
4. Kruger D. The assessment of jaundice in adults: tests, imaging, differential diagnosis. JAAPA. 2011;24(6):44-49.
5. Burroughs A, Dagher L. Acute jaundice. Clin Med (Lond). 2001;1(4):285-289.
6. Martinelli ALC. Icterícia. Medicina, Ribeirão Preto. 2004; 37: 246-252.

Principais Sinais e Sintomas do Aparelho Urinário

Antônio Carlos Heider Mariotti
Marcus Vinícius de Pádua Netto

INTRODUÇÃO

Uma história clinica criteriosa é de fundamental importância na avaliação diagnóstica das patologias do sistema urinário. As doenças do aparelho urinário, na maior parte das vezes, se apresentam com queixas não diretamente relacionadas aos rins ou com o trato urinário, se manifestando, por exemplo, com queixas relacionados ao trato gastro intestinal como náuseas, vômitos e anorexia, além de outros sistema como queixas ou achados laboratoriais de anemia, dor e fraqueza muscular, prurido e ressecamento na pele, dispneia, alterações do sono e outras manifestações neurológicas sem em nenhum momento apresentarem sintomas urinários.

De maneira oposta, pacientes costumam atribuir sintomas aos rins ou trato urinário sem, na verdade serem causa, queixas como lombalgia, relacionadas a alterações da coluna vertebral, alterações no volume urinário encontrados nos quadros de hiperglicemia e presença de hematúria em alguns distúrbios de coagulação.

Durante a coleta de uma história clínica, teremos queixas diferentes, sinais e sintomas diferentes de acordo com que porção desse trato urinário está sendo acometido.

As seguintes perguntas deverão ser feitas a pessoas com um possível distúrbio afetando os rins ou o trato urinário:

- A quantidade, frequência e ritmo da micção
- Com que frequência levanta durante a noite para urinar
- A quantidade, tipo e horários dos líquidos consumidos
- Se a micção é dolorosa, arde ou se sai sangue na urina
- Se acontece perda espontânea de urina (incontinência urinária)
- Se é difícil começar a urinar
- Se parece que a bexiga não se esvazia completamente
- Se já teve infecções do trato urinário no passado, já foi submetido a procedimentos médicos envolvendo o trato urinário ou cirurgia
- Se sente dor no flanco, na região lombar ou no abdômen ou região genital
- Se a dieta é rica em sódio e proteínas, a exposição ao sol e atividade profissional
- Se a urina esta mais "espumosa" no vaso sanitário
- Se existe alteração nas características da urina, como alteração na cor e cheiro

O sistema urinário é composto pelas seguintes estruturas (figura 1):

- rins
- ureteres
- bexiga
- uretra

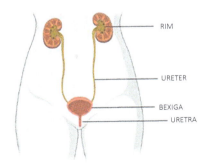

Figura 1. Estruturas do aparelho urinário

As manifestações clínicas de patologias do sistema urinário são mais frequentemente alterações da micção e do volume urinário, alterações na cor da urina, dor, edema, febre e calafrios.

As alterações da micção, do volume urinário e do ritmo urinário estão descritas no quadro 1.

Alterações da micção, do volume e do ritmo urinário	
oligúria	polaciúria
anúria	hesitação
poliúria	nictúria/noctúria
disúria	retenção urinária
urgência	incontinência urinária

Em um indivíduo normal com ingesta adequada de líquidos, o volume urinário eliminado pode variar entre 1200-1500ml, dependendo além da ingesta, de outros fatores como a temperatura ambiente e a presença de febre. A capacidade vesical normal é de 600 a 800ml mas o estímulo é percebido a partir da presença de 270 - 310 ml de urina.

Alterações do volume urinário

- Oligúria: volume urinário < 400 ml/dia
- Anúria: volume urinário < 100 ml/24h
- Poliúria: volume urinário > 2500 ml/dia

Alterações da micção e rítmo urinário

Disúria: caracterizada pelo desconforto logo no início, final ou durante toda a micção, sugerindo que haja processo obstrutivo ou infeccioso no trato urinário.

Algúria: caracterizada pela dor que pode ocorrer no início, final ou durante toda a micção, sugerindo que haja infeccioso no trato urinário, podendo ser na bexiga, uretra ou próstata.

Urgência miccional: necessidade súbita e premente de esvaziar a bexiga, podendo ocorrer em situações de infecção urinária, processos de instabilidade vesical com baixa complacência, distúrbios psíquicos e ansiedade.

Polaciúria: aumento da frequência miccional com necessidade de esvaziamento em intervalos de 2 horas, podendo ocorrer em situações de irritação vesical como nas cistites, em tumores vesicais, nos casos de bexiga neurogênica, traumas de uretra e bexiga e nos casos de instabilidade do músculo detrusor.

Hesitação: intervalo maior que o normal para o aparecimento do jato urinário que pode ocorrer nos casos de obstrução.

Nictúria: é o aumento do débito urinário no período noturno quando comparado ao diurno, normalmente secundário ao uso de diuréticos no período noturno, ingesta aumentada no mesmo período ou à mobilização de líquidos corporais quando em decúbito.

Noctúria: é a necessidade de despertar durante o sono para micção, sem necessariamente ter aumento do volume urinário em relação ao período diurno, podendo estar relacionado a hiperplasia prostática, uso de diuréticos e hipoglicemiantes e anti-hipertensivos, mobilização de líquidos em decúbito e infecção urinária.

Retenção urinária: incapacidade de esvaziar a bexiga. Aguda (distensão vesical rápida, tensa e dolorosa) ou crônica (distensão vesical gradual, pode não gerar dor, porém gera polaciúria, hesitação, gotejamento), podendo ser completa ou parcial.

Incontinência urinária: eliminação involuntária de urina pelo trato urinário inferior, podendo ser classificada em: incontinência urinária de esforço que ocorre durante manobras de esforço como a tosse e espirro, sem que apresente desejo de micção prévia; a urgi-incontinência que é definida como a perda urinária involuntária na qual se tem um desejo súbito de urinar previamente; e a incontinência mista onde os achado são uma sobreposição das anteriormente descritas. (1)

ALTERAÇÕES DA COR E ASPECTO DA URINA

Normal: amarelo-claro amarelo escuro

URINA AVERMELHADA:

Hematúria: presença de sangue na urina; macro ou microscópica; total/inicial (sangramento renal ou ureteral); inicial/terminal (colo vesical, próstata ou uretra posterior); terminal (lesões do trígono vesical. Pode estar acompanhada de febre, calafrios e disúria (sugere infecção bacteriana), se vier com cólica (litíase urinária).

Hemoglubinúria: Hb livre na urina (malária, leptospirose, transfusão incompatível, icterícia hemolítica);

Mioglobinúria: destruição muscular maciça por traumatismos, exercícios intensos, crises convulsivas.

Porfirinúria: porfirinas (molécula do ciclo da hemoglobina).

Outros: alimentos (ex: beterraba), medicamentos (rifampicina, fenazopiridina);

URINA TURVA:

Infecção urinária, cistite, pielonefrite, abscesso renal, perirrenal, uretral ou prostático

Piúria: quantidade anormal de leucócitos na urina (infecções);

Quilúria: obstrução de ductos linfáticos

URINA COM AUMENTO DE ESPUMA

- Proteinúria
- Hiperfosfatúria
- Urina muito concentrada com fluxo rápido

MAU CHEIRO:

- Liberação de amônia
- Infecções;
- Medicamentos

DOR

Dor lombar ou no flanco: distensão da cápsula renal (síndrome nefrótica, GN aguda, nefrite intersticial, pielonefrite aguda, cálculo na pelve ou obstrução ureteropélvica);

Cólica renal: ângulo costovertebral, região lombar ou flancos (com irradiação para testículo, pênis/ grandes lábios); figura 2

Dor vesical: dor hipográstica, sensação de queimor;

Estrangúria: inflamação vesical intensa;

Dor perineal: infecção aguda da próstata, sendo referida no sacro ou no reto;

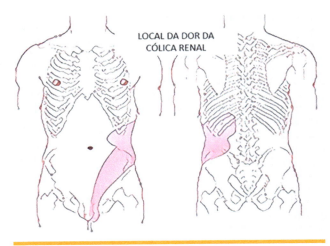

Figura 2. Localização da dor renal e cólica ureteral

Uma vez realizada a criteriosa história clínica podemos então, associando alguns achados de exames laboratoriais, tentar encaixar esses achados em algum dos diagnósticos das chamadas síndromes nefrológicas

REFERÊNCIAS

1. Austin P.F, Stuart BB, Bower W, Chase J, Franco I, Hoebeke P, RittigS, et al. The standardization of terminology of lower urinary tract function in children and adolescents: Update report from the standardization committee of the International Children's Continence Society. Neurourol Urodyn 2016 Apr;35(4):471-81. doi: 10.1002/nau.22751. Epub 2015 Mar 14
2. PORTO, C.C. Semiologia Médica. 8ª ed. Rio de Janeiro: Guanabara Koogan, 2019
3. Martinez B. Semiologia Geral e Especializada. 1ª ed. Rio de Janeiro: Guanabara Koogan, 2013
4. SWARTZ M.H. Tratado de Semiologia Médica. 7ª Ed. Rio de janeiro. Elsevier, 2015

38 Insuficiência Arterial e Venosa

Sthefano Atique Gabriel
João Pedro da Silva
Camila Baumann Beteli
Soraia El Hassan

INTRODUÇÃO

O sistema circulatório está presente em todas as regiões do corpo humano e é composto predominantemente por artérias e veias. As artérias são os vasos sanguíneos responsáveis pelo transporte de sangue do coração em direção a periferia do corpo; ao passo que as veias realizam o retorno do sangue periférico em direção ao coração, mantendo o circuito cardiocirculatório.[2,5]

ETIOLOGIA E FISIOPATOLOGIA

A insuficiência arterial caracteriza-se pela redução ou até mesmo a ausência de fluxo sanguíneo para um órgão ou para um membro, com importante comprometimento da viabilidade do mesmo. A progressão do processo aterosclerótico, com a instalação de obstruções arteriais crônicas na parede arterial, representa a principal etiologia da insuficiência arterial. Nos casos agudos, a embolia e a trombose constituem as principais causas da isquemia arterial.[6,7]

A insuficiência venosa, por outro lado, caracteriza-se pela hipertensão venosa crônica, cujas principais etiologias são o refluxo venoso e a obstrução venosa. A hipertensão venosa resulta em veias varicosas insuficientes, alterações de pele e subcutâneo decorrentes da insuficiência venosa (dermatite ocre, eczemas, atrofia branca e lipodermatoesclerose) e na formação da úlcera venosa de estase.[3,4,9] Além disso, os fenômenos tromboembólicos representam o acometimento agudo do sistema venoso superficial e profundo, com elevado risco de embolia pulmonar.

As dores nas pernas constituem os principais sintomas relacionados a insuficiência arterial e venosa. É fundamental diferenciar o tipo de dor nas pernas e suas características, com o intuito de diagnosticar as alterações provenientes dos sistemas venoso e arterial.[8]

DIAGNÓSTICO DA INSUFICIÊNCIA ARTERIAL

O quadro clínico da insuficiência arterial pode ser classificado em agudo e crônico, de acordo com o tempo de acometimento da circulação arterial e a presença ou ausência de circulação colateral.

A palpação dos pulsos arteriais constitui o principal subsídio semiológico para a avaliação do sistema arterial, permitindo o diagnóstico das doenças que acometem as principais artérias do corpo humano. Entretanto, a palpação dos pulsos deve ser sempre realizada de modo comparativo com o membro contralateral, com o intuito de avaliar a amplitude dos mesmos. Em termos técnicos, deve-se proceder inicialmente a palpação dos pulsos proximais para posteriormente avaliar os pulsos periféricos distais.

O paciente portador de dores nas pernas, unilateral ou bilateral, de início súbito, que ao exame físico apresente ausência de pulsos distais, hipotermia, palidez, parestesia, paralisia e ausência de fluxo audível ao Doppler de ondas contínuas devem receber o diagnóstico de Isquemia Arterial Aguda, também conhecida como Oclusão Arterial Aguda.[10] A **tabela 1** resume os principais sintomas clínicos sugestivos da Isquemia Arterial Aguda, conhecidos como 6 "P" da Oclusão Arterial Aguda.

Tabela 1: 6 "P" da Oclusão Arterial Aguda.

6 "P" da Oclusão Arterial Aguda	
Pain	Dor
Poichylothermia	Hipotermia
Pulseless	Ausência de Pulso
Pallor	Palidez
Paresthesia	Parestesia
Paralysis	Paralisia

A Isquemia Arterial Aguda pode ocorrer devido a 3 etiologias principais: embolia, trombose ou trauma. A presença de arritmias cardíacas, em especial a fibrilação atrial, a presença de claudicação intermitente e a presença ou ausência de pulso periférico no membro contralateral fornece importantes indícios diagnósticos para diferenciar o quadro agudo de origem embólica ou trombótica.[12]

A tabela 2 apresenta as principais diferenças clínicas entre isquemia arterial embólica e trombótica.

Tabela 2: Principais diferenças clínicas entre isquemia arterial embólica e trombótica.

Característica	Embolia	Trombose
Início	Agudo	Agudo ou Gradual
Classificação da dor	Súbita e Intensa	Súbita e Intensa à Moderada
Claudicação prévia	Ausente	Presente
Doença Cardíaca	Frequente	Ocasional
Pulsos no Membro Contralateral	Geralmente Presentes	Geralmente Ausentes

Se houver empastamento de panturrilha ao exame físico do paciente isquêmico, o diagnóstico de Síndrome Compartimental de membro deve ser considerado.[13] Após o tratamento cirúrgico do quadro isquêmico agudo, a presença de sinais clínicos e laboratoriais de hiperpotassemia, aumento da mioglobulina sérica, insuficiência renal com necrose tubular aguda e colúria são sugestivos da Síndrome de Isquemia e Reperfusão.[11]

O diagnóstico tardio da isquemia arterial aguda inviabiliza o salvamento do membro acometido, com evolução para sinais de irreversibilidade do membro, dentre eles cianose fixa, rigor mortis, presença de flictenas, paralisa muscular e anestesia.

Recentemente, a maior prática de atividades físicas aumentou o diagnóstico de quadros isquêmicos agudos em esportistas e triatletas. Endofibrose Arterial, caracterizada pelo espessamento da parede arterial do segmento ilíaco, especialmente em ciclistas, e Síndrome do Aprisionamento da Artéria Poplítea pela musculatura hipertrofiada da panturrilha são entidades que devem ser consideradas nestes grupos populacionais.[14]

A Isquemia Arterial Crônica, também denominada Doença Arterial Obstrutiva Periférica, caracteriza-se pela presença de claudicação intermitente, que representa a dor na perna provocada pelo exercício físico (caminhada, corrida e subir e descer escadas). Na ausência de pulsos periféricos palpáveis, deve-se realizar a mensuração do índice tornozelo-braço (ITB), que reflete a relação entre a pressão arterial no tornozelo e a pressão arterial no membro superior. O ITB < 0,9 confirma o diagnóstico de Doença Arterial Obstrutiva Periférica.[15]

Nos casos em que houver claudicação limitante, dor isquêmica ao repouso e lesão trófica (gangrena, úlcera e necrose), o tratamento cirúrgico deve ser priorizado, seja convencional com cirurgia aberta de revascularização com veia safena ou prótese ou endovascular com angioplastia e inserção de stent vascular. Para lesões curtas e ulceradas, existe a possibilidade de angioplastia com balão farmacológico para controlar o processo de hiperplasia miointimal e evitar a reestenose intra-stent.

Além disso, é importante esclarecer aos pacientes que nem toda dor nas pernas é de origem circulatória, principalmente se for acompanhada de pulsos periféricos presentes. Dor muscular, dor lombar, dor ciática devem ser incluídos no diagnóstico diferencial da dor nas pernas de origem vascular.

O Fluxograma 1 representa o algoritmo diagnóstico da dor nas pernas de origem arterial, por insuficiência arterial aguda ou crônica.

DIAGNÓSTICO DA INSUFICIÊNCIA VENOSA

Dor nas pernas e edema representam os sintomas mais comumente associados a insuficiência venosa e devem alertar o profissional da saúde para possíveis diagnósticos, tais como, trombose venosa profunda, tromboflebite e varizes. Uma vez que estes sintomas são inespecíficos, o ultrassom Doppler deve ser realizado para fins diagnósticos e terapêuticos.

Quando a dor nas pernas ocorre no final do dia, após a jornada de trabalho, especialmente quando o indivíduo mantém sua atividade diária em ortostatismo, e apresenta características clínicas de "dor em peso", "cansaço nas pernas" e o paciente refere necessidade de manter as pernas e os pés elevados para alívio sintomático, o diagnóstico de insuficiência venosa crônica (IVC) é muito provável.

A IVC é classificada clinicamente a partir da Classificação CEAP, podendo ser dividida em (1) alterações estéticas, como as telangiectasias e as microvarizes, (2) presença de doença varicosa, (3) edema decorrente do comprometimento venoso, (4) alterações de pele e subcutâneo pela deposição férrica (dermatite ocre, eczema de estase, lipodermatoesclerose e atrofia branca) e (5) úlcera venosa ativa. A Tabela 3 apresenta a forma clínica da IVC de acordo com a Classificação CEAP.[1]

Insuficiência Arterial e Venosa

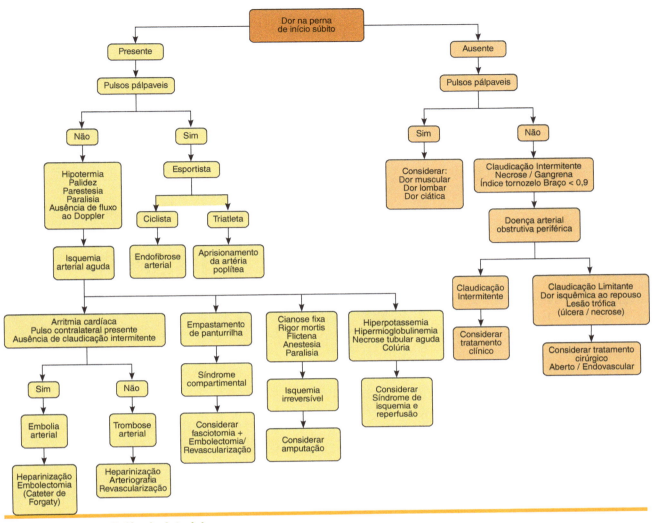

Fluxograma 1. Insuficiência Arterial

Tabela 3: Classificação CEAP

Classificação CEAP	
Classe	Peso
0	Sem sinais visíveis ou palpáveis de doença venosa
1	Talangiectasias ou veias reticulares
2	Veias varicosas
3	Edema venoso
4a	Distúrbios tróficos (hiperpigmentação, eczema)
4b	Distúrbios tróficos (lipodermatoesclerose, atrofia branca)
5	Distúrbios tróficos com úlcera venosa cicatrizada
6	Distúrbios tróficos com úlcera venosa ativa

Na presença de IVC, existem diversos tipos de tratamento estético e cirúrgico, de acordo o grau da doença e as comorbidades clínicas apresentadas pelo paciente. Para as telangiectasias e microvarizes, a microcirurgia, a escleroterapia com polidocanol, a escleroterapia líquida e o laser transdérmico representam opções minimamente invasivas para o tratamento vascular estético. Para as varizes e a insuficiência da veia safena, as técnicas termoablativas, como Endolaser e Radiofrequência permitem o tratamento ecoguiado, com menor risco de complicações pós operatórias.[16]

Na eventualidade de dor na perna de início súbito acompanhado de edema, na presença de circulação arterial preservada, deve-se considerar o diagnóstico de tromboembolismo venoso. Os sinais semiológicos (Sinal de Homans, Sinal da Bandeira e Sinal de Pratt), apesar de pouco utilizados na prática clínica, quando alterados apontam maior probabilidade de trombose venosa profunda.

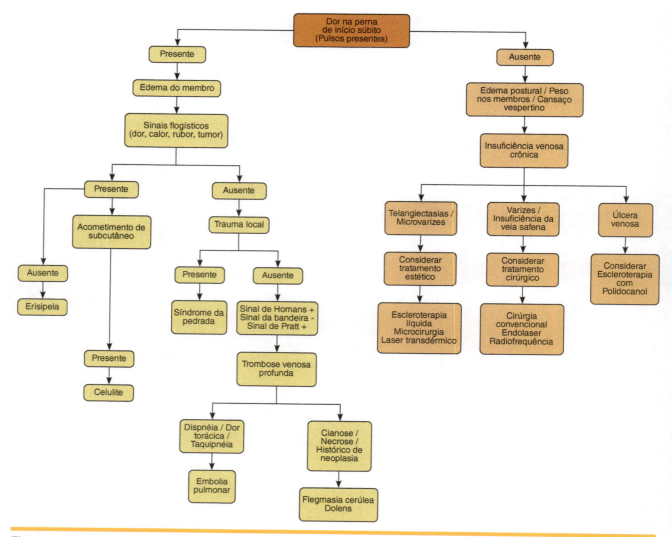

Fluxograma 2. Insuficiência Venosa

A trombose venosa profunda de membro inferior, quando acompanhada por dispnéia, dor torácica e taquipnéia, apresenta forte correlação com a embolia pulmonar. As tromboses proximais, dentre elas a ilíaco-femoral e a fêmoro-poplítea demonstram maior risco de evoluir para embolia pulmonar, que se caracteriza pelo desprendimento do trombo venoso periférico e impactação do mesmo na circulação pulmonar.[17]

Se houver associação entre neoplasia e trombose venosa profunda extensa, acompanhada de cianose fixa do membro acometido, o diagnóstico de Flegmasia Cerúlea Dolens é imperativo. Nesta entidade, todo o sistema venoso está ocluído, com evolução para trombose arterial, necrose do membro e risco iminente de perda do membro. Seu tratamento é emergencial com fibrinólise por cateter multiperfurado ou trombectomia venosa, se houver contra-indicação à fibrinólise.

Na presença de sinais flogísticos associados a dor na perna e edema local, a hipótese clínica de processo infeccioso é maior. Se a infecção estiver localizada no tecido celular subcutâneo, deve-se considerar o diagnóstico de celulite; ao passo que o acometimento infeccioso do tecido linfático, acompanhado por gânglios inguinais palpáveis e febre, sugerem o diagnóstico clínico de Erisipela.

Dor e edema decorrentes de trauma local, na ausência de sinais flogísticos, são características da Síndrome da Pedrada. A lesão muscular está presente nestes casos e pode simular o quadro clínico da trombose venosa profunda. O Fluxograma 2 representa o algoritmo diagnóstico da dor nas pernas e edema decorrente da insuficiência venosa.

A insuficiência arterial e venosa representam entidades vasculares potencialmente graves que merecem avaliação detalhada e tratamento imediato. O exame semiológico é fundamental para a diferenciação diagnóstica e planejamento terapêutico.

REFERÊNCIAS

1. Eklöf B, Rutherford RB, Bergan JJ et al. Revision of the CEAP classification for chronic "venous disorders: Consensus statement. J Vasc Surg 2004;40:1248-52.
2. Sumner DS, van Bemmelem PS. Hemodynamics of the venous system: Calf pump and valve function. IN: Raju S, Villavicencio JL. Surgical management of venous disease. Williams & Wilkins; 1997;16-59.
3. Hanrahan LM, Araki CT, Rodriguez AA et al. Distribution of valvular incompetence in patients with venous stasis ulceration. J Vasc Surg 1991;13:805.
4. Myers KA, Ziegenbein RW, Zeng GH, Mathews PG. Duplex ultrasonography scanning for chronic venous disease: paterns of venous reflux. J Vasc Surg 1995;21:605.
5. Moore, Keith L.; DALLEY, Arthur F.. Anatomia orientada para a clínica. 6 ed. Rio De Janeiro: Editora Guanabara Koogan S.A., 2011.
6. James EC, Khuri NT, Fedde CW, Gardner RJ, Tarnay TJ, Warden HE. Upper limb ischemia resulting from arterial thromboembolism. Am J Surg 1979;137(6):739-44.
7. Deguara J, Ali T, Modarai B, Burnand KG. Upper limb ischemia: 20 years experience from a single center. Vascular 2005;13(2):84-91.
8. Eklof B, Perrin M, Delis KT et al. Updated terminology of chronic venous disorders: The VEIN-TERM transatlantic interdisciplinary.
9. Wittens C, Davies AH, Baekgaard N et al. Management of chronic venous disease — clinical practice guidelines for the European Society for Vascular Surgery. Eur J Vasc Endovasc Surg 2015;51(4):609.
10. Norgren L, Hiatt WR, Dormandy JA et al. Inter-society consensus for the management of peripheral arterial disease (TASC II). J Vasc Surg. 2007;45 (Suppl):S5-S67.
11. Haimovici H. Metabolic complications of acute arterial occlusions and related conditions (myonephropatic-metabolic syndrome). New York: Futura Publishing Co; 1988."
12. Tawes RL Jr., Harris EJ, Brown HJ. Arterial thromboembolism. A 20- year perspective. Arch Surg 1985;120:595-9.
13. Modrall JG. Compartment syndrome. In: Rutherford RB (Ed.). Vascular surgery., 7th ed. Philadelphia: WB Saunders; 2010. p. 2412-20.
14. Burrus MT, Werner BC, Starman JS et al. Chronic leg pain in athletes. Am J Sports Med 2015 Jun;43(6):1538-47
15. Mills JL et al. The Society for Vascular Surgery Lower Extremity Threatened Limb Classification System: Risk stratification based on Wound, Ischemia, and foot Infection (WIfI). 1-17 (2018).
16. Quintos RJ, Veith FJ. Techniques for Thromboembolectomy of Native Arteries and Bypass Grafts. In: Rutherford RB(ed). Vascular Surgery. Vol. 1, Philadelphia:W.B. Saunders; 2000. p. 486-493.
17. Casey ET, Murad MH, Zumaeta-Garcia M et al. Treatment of acute iliofemoral deep vein thrombosis. J Vasc Surg 2012;55(5):1463-73.
18. Maffei FHA. Diagnóstico Clínico das Doenças Venosas Periféricas In: Maffei FHA et al. Doenças Vasculares Periféricas. 5. ed. Volume 1. Rio de Janeiro: Guanabara Koogan; 2016. p. 758-775.

39 Estado Confusional e Distúrbios da Consciência

Haniel Moraes Serpa Nascimento
Andrei Fernandes Joaquim
Carlos Alberto Santos Filho

INTRODUÇÃO

Estado Confusional (EC) caracteriza-se por condição em que o paciente apresenta alteração em seu *status* mental de base, evidenciado por distúrbios cognitivos, comportamentais ou de atenção.[1,2] Trata-se de termo amplo, referindo-se à condição neurológica inespecífica e com vasta gama de etiologias, representando verdadeiro desafio diagnóstico ao médico assistente.

Estima-se que 5 a 10% dos atendimentos em Urgência e Emergência são motivados por quadros confusionais, podendo alcançar taxas de até 40% de incidência quando se trata de população idosa (> 70 anos). Em pacientes hospitalizados a prevalência varia de 10 a 30%, e entre aqueles admitidos em Unidades de Terapia Intensiva (UTI) pode chegar a 80%, guardando relação direta com aumento do tempo de hospitalização e taxa de mortalidade, interferindo de forma negativa no desfecho desses casos.[2,3]

ETIOLOGIA E FISIOPATOLOGIA

Consciência é definida como o estado onde o indivíduo encontra-se alerta, com pleno reconhecimento de si próprio e capaz de interagir corretamente com o ambiente, sendo dividida em dois componentes: *nível e conteúdo*.[1,2]

Por nível de consciência entende-se o grau de alerta em que se encontra o indivíduo. Para manutenção de nível de consciência adequado é necessária integridade de estruturas localizadas no tronco encefálico e diencéfalo, com destaque para os núcleos da Formação Reticular Ativadora Ascendente (FRAA), presentes no terço posterior da transição ponto-mesencefálica. Desta maneira, pacientes com disfunção de tais estruturas apresentam-se sonolentos, letárgicos, e quando o comprometimento é mais grave e prolongado, em estado de estupor (pouca resposta a estímulos dolorosos vigorosos) ou mesmo em coma (com ausência de resposta a qualquer estímulo).[1,2]

O conteúdo de consciência, por sua vez, depende do funcionamento de estruturas corticais superiores, que desempenham funções como percepção, linguagem, memória e orientação. Uma vez que as áreas responsáveis por essas funções, bem como suas redes de conexão, se localizam de forma disseminada pelo telencéfalo, lesões que afetem isoladamente o córtex cerebral podem se apresentar como comprometimento do conteúdo, sem prejuízo do nível de consciência (p. ex. pacientes apresentando afasia sensitiva).[1]

O espectro de diagnósticos etiológicos possíveis em pacientes que se apresentam em vigência de EC é amplo e variado. Apesar de lesões primárias do Sistema Nervoso Central (SNC) representarem parcela considerável de causas responsáveis por alterações da consciência, em grande parte das vezes os quadros confusionais agudos (com instalação horas a alguns dias) refletem comprometimento sistêmico de origem infecciosa ou metabólica, havendo melhora clínica após correção do fator desencadeante (tabela 1).[1-3]

Tabela 1. Diagnóstico diferencial o Estado Confusional

Diagnóstico diferencial no Estado Confusional	
Infeccioso	Infecções sistêmicas (sepse) Infecção do Sistema Nervoso Central
Metabólico	Distúrbio hidroeletrolítico Intoxicação exógena Causas endocrinológicas Insuficiência hepática Insuficiência renal
Neurológico	Doença cérebro-vascular Doença estrutural (lesões com efeito de massa) Trauma Doenças Autoimunes Síndromes demenciais
Psiquiátrico	Psicose Mania Catatonia

Adaptado de SMITH, AT, et al. Altered Mental Status in the Emergency Department. Semin Neurol. 2019;39:5-19. doi: 10.1055/s-0038-1677035.

O Estado Confusional Agudo (ECA) é frequentemente denominado *Delirium*. Descrito como síndrome caracterizada por alteração aguda do estado mental, com prejuízo da cognição e atenção, de caráter flutuante e não explicado por distúrbio neurocognitivo prévio conhecido. É subdividido de acordo com o padrão motor e comportamental apresentado pelo paciente em: 1) *Delirium hipoativo*, caracterizado por lentificação psicomotora, apatia e sonolência, este subtipo é de difícil diagnóstico, sendo muitas vezes confundido com transtornos depressivos; 2) *Delirium hiperativo*, onde o paciente mostra-se agitado e combativo; e 3) *Delirium misto*, quando há flutuação entre os sintomas característicos dos subtipos hipoativo e hiperativo.[2,4]

Apesar de não haver correlação consistente entre o subtipo de delirium e a etiologia causadora, o que se observa é que pacientes vítimas de transtornos infecciosos e metabólicos mostram tendência a se apresentarem com a forma hipoativa do distúrbio, enquanto a forma hiperativa é mais prevalente naqueles onde houve intoxicação exógena ou que se encontram em síndrome de abstinência.[2]

Nos casos em que há declínio cognitivo crônico e progressivo, as Síndromes Demenciais e os Transtornos Psiquiátricos figuram como as principais causas, não se constituindo como emergências clínicas ou necessitando de tratamento imediato. Não obstante os quadros demenciais serem primários em sua grande maioria, existem possibilidades diagnósticas passíveis de tratamento e reversibilidade, tais como hipotireoidismo, deficiência vitamínica (B12) e hidrocefalia de pressão normal.

A fisiopatologia do EC ainda é pouco esclarecida. Em condições onde há liberação de citocinas inflamatórias, ocorrência de distúrbios hidroeletrolíticos, alterações de osmolaridade e pH sanguíneo, intoxicação exógena, hipóxia, ou qualquer outro fator que altere de forma significativa a perfusão e homeostase cerebral, há prejuízo na regulação da produção e ação de neurotransmissores, observando-se redução global de atividade colinérgica e serotoninérgica, associada a aumento da liberação de dopamina, norepinefrina, glutamato e ácido gama-aminobutírico (GABA).[1,2]

A conjunção destes múltiplos fatores em contexto de pouca reserva funcional cerebral (idosos, pacientes com múltiplas comorbidades, etc.), leva a diminuição e disfunção da atividade neuronal de forma difusa, contribuindo para o surgimento dos sintomas relacionados ao Estado Confusional.

Anamnese

A obtenção de história clínica detalhada, apesar de fundamental importância, pode ser tarefa difícil durante o primeiro atendimento de pacientes que se apresentem em EC. Na grande maioria das vezes o indivíduo encontra-se incapaz de fornecer as informações necessárias, havendo necessidade de coletá-las com familiares, acompanhantes ou mesmo com equipe de saúde responsável pelo atendimento pré-hospitalar. Além disso, pela potencial gravidade do quadro, em muitas ocasiões a anamnese e os primeiros passos do exame físico devem ser realizados de forma simultânea a fim de garantir a estabilidade clínica do paciente.

Após descartados ou resolvidos eventos que necessitem de intervenção médica emergencial, as informações clínicas relevantes para elaboração de hipóteses diagnósticas são:

1. Tempo de instalação dos sintomas:

Um dos dados mais importantes, e o primeiro a ser coletado na história clínica. Via de regra, a rapidez de instalação dos sintomas guarda relação direta com a gravidade da condição subjacente causadora do EC – sendo assim, ocasiões em que a alteração do estado mental evolui em minutos a horas demandam intervenção médica imediata.

Pacientes que se apresentam em serviços de Urgência e Emergência com alterações abruptas do nível de consciência associadas a sinais neurológicos focais devem ser pesquisados para eventos cerebrovasculares (Acidente Vascular Encefálico Isquêmico ou Hemorrágico, Hemorragia Subaracnoidea, dentre outros), além de intoxicação exógena e causas traumáticas em indivíduos comatosos sem causa aparente. Aqueles que evoluem com alterações do estado mental de forma progressiva em horas a dias, sobretudo naqueles indivíduos portadores de comorbidades prévias, deve-se pensar em etiologias relacionadas a causas de origem metabólica ou infecciosa, além de demais acometimentos do SNC como infecção (meningite, meningoencefalite, abscesso cerebral), lesões expansivas levando a efeito de massa progressivo e edema, e por fim, hidrocefalias. Já em casos onde fica estabelecido que o comprometimento do estado mental é crônico (meses a anos), as Síndromes Demenciais devem ser colocadas como principal diagnóstico diferencial.[1,6]

2. Comorbidades:

O histórico médico do paciente bem como seu grau de funcionalidade prévio, sempre que possível, devem ser determinados. Pacientes portadores de

cardiopatias, doença renal, hepatopatias, doenças hematológicas, diabetes, imunodeficiências, doenças pulmonares estruturais, ou qualquer outra comorbidade podem se apresentar com alterações do estado mental refletindo descompensação da doença de base. Neste caso, o EC é considerado como sinal direto de lesão de órgão-alvo, traduzindo comprometimento cerebral.[2,3]

3. Medicamentos em uso:

Alguns fármacos são capazes de provocar quadros confusionais principalmente em pacientes idosos, internados, ou naqueles com múltiplas comorbidades e em uso de polifarmácia. Antidepressivos tricíclicos, benzodiazepínicos, anti-histamínicos e relaxantes musculares podem cursar com quadros de sonolência e confusão mental. Antibióticos do grupo das Quinolonas podem causar quadros de agitação psicomotora, confusão mental e mania; Cefepime e Metronidazol possuem efeitos neurotóxicos podendo ser causa de quadros de encefalopatia.[2,3]

Nestes casos, é importante questionar sobre alterações recentes em esquema posológico, e quando possível, conferir doses prescritas em receituário médico comparando com a quantidade administrada (para casos onde se suspeita de intoxicação medicamentosas intencional ou não-intencional).

4. Sintomas associados:

A presença de sintomas prévios ou concomitantes a quadros confusionais agudos é importante para o direcionamento diagnóstico. Febre, calafrios, tosse, alterações de hábito urinário ou intestinal apontam para etiologia infecciosa; presença de cefaleia progressiva, pior ao decúbito, associada a vômitos devem levantar suspeita para hipertensão intracraniana, causada por lesão com efeito de massa ou hidrocefalia; déficits focais são observados em casos de doenças cérebro-vasculares – de caráter intermitente quando se trata de Ataque Isquêmico Transitório (AIT), ou permanente quando da ocorrência de Acidente Vascular Encefálico; rigidez de nuca, histórico de traumatismo facial recente ou sinais de fístula oto ou rino-liquórica sugerem quadro de meningite ou meningoencefalite.[1-3]

Quando se trata de delirium, existem diversos fatores de risco bem estabelecidos (tabela 2), e a presença deles deve alertar o médico assistente para a possibilidade deste diagnóstico, traduzindo-se em rápida intervenção terapêutica e instituição de medidas profiláticas.

Tabela 2 Fatores de risco para Delirium

Fatores de risco para Delirium	
Idade > 70 anos	Contenção física
Déficit visual ou auditivo	Sonda vesical de demora
Limitação funcional prévia	Polifarmácia
Alcoolismo	Dor
Desnutrição	Privação de sono
Desidratação	Cirurgia e múltiplos procedimentos

Adaptado de DOUGLAS, VC, et al. Altered Mental Status. Continuum Lifelong Learning Neurol. 2011;17(5):967-983.

Exame Físico

A abordagem inicial de pacientes em EC ou inconscientes deve visar garantir o pronto diagnóstico de condições ameaçadoras à vida. É fundamental a monitorização da pressão arterial, frequência respiratória, frequência cardíaca, temperatura, saturação de oxigênio e glicemia, associada a avaliação de vias aéreas, padrão ventilatório e circulação, seguindo os passos do atendimento primário ao paciente grave.

No exame físico geral a ectoscopia pode evidenciar estigmas de trauma recente, sudorese, sinais de liberação esfincteriana em situação de crise convulsiva e alterações cutâneas (rash, icterícia, petéquias nos casos de meningococcemia, telangiectasias nos hepatopatas, marcas de uso de agulhas em caso de drogadição); a presença de hálito cetônico sugere quadro de cetoacidose diabética, e hálito etílico, intoxicação alcoólica; a inspeção nasal pode revelar presença de substâncias psicoativas inalantes; o exame do aparelho respiratório deve ser direcionado para simetria na expansibilidade torácica, ausculta pulmonar à procura de ruídos adventícios ou sinais de hemo/pneumotórax; na ausculta cardíaca podem ser encontrados alterações do ritmo, abafamento de bulhas ou sopros; e a avaliação do abdome alerta para a presença de massas, visceromegalias, sinais de irritação peritoneal, ascite (hepatopatia, insuficiência cardíaca descompensada), dentre outras alterações que possam apontar a causa do EC.[1-5]

O exame neurológico, feito concomitante à avaliação primária, deve englobar:

Nível de consciência: pode ser avaliado inicialmente e de forma objetiva através da aplicação da Escala de Coma de Glasgow, associado à avaliação das respostas motora e verbal (tabela 3). Nos pacientes em delirium, apesar de não haver grave comprometimento do nível de consciência inicialmente, são observados déficits de atenção e memória, desorientação têmporo-espacial, desorganização do pensamento, incapacidade para obedecer a comandos simples (como fechar o olho, por exemplo), alucinações e flutuação entre estados de agitação e apatia.

Em casos mais graves o distúrbio da consciência pode ser denominado de: obnubilação, caracterizado por moderada redução no estado de alerta, com diminuição evidente de interesse e interação com o ambiente; e de estupor, com paciente sonolento e pouco responsivo, acordando de forma fugaz somente quando do estímulo doloroso vigoroso e contínuo, podendo haver ainda alguma reação localizatória. Estes termos não são recomendados por alguns autores devido a sua baixa especificidade, mas fazem parte da descrição clássica dos distúrbios da consciência.

Por fim, o estado mais grave representa o Coma, caracterizado por quadro de arresponsividade, onde o paciente é incapaz de responder a qualquer estímulo, independente da intensidade ou duração deste.[1]

O estímulo doloroso, quando necessário, deve ser aplicado na região supraorbital, no esterno, leito ungueal, trapézio ou clavícula, devendo-se evitar outras localizações. Ressalta-se que em pacientes com suspeita de traumatismo raquimedular, recomenda-se o estímulo supraorbital.

Escala de Coma de Glasgow
Resposta Ocular
4 = Abertura ocular espontânea
3 = Abertura ocular a estímulo verbal
2 = Abertura ocular a estímulo doloroso
1 = Ausência de abertura ocular
Resposta Verbal
5 = Orientada
4 = Confusa
3 = Palavras inapropriadas
2 = Palavras incompreensíveis
1 = Ausente
Resposta Motora
6 = Obedece a comandos
5 = Localiza estímulo doloroso
4 = Retira membro à dor
3 = Resposta em flexão (decorticação)
2 = Resposta em extensão (descerebração)
1 = Ausente

Tabela 3: Escala de Coma de Glasgow. Adaptado de PLUM, F, et. al. Diagnosis of Stupor and Coma. 4 ed. Oxford, 2007

Sinais de irritação meníngea: encontrados nos casos de meningite/meningoencefalite e hemorragia subaracnóidea, onde se observa rigidez nucal por espasmo da musculatura do pescoço, associada a dor e resistência a movimentação cervical passiva, principalmente à flexão. Podem ser pesquisados também:

- **Sinal de Brudzinski:** Com o paciente em decúbito dorsal realiza-se a flexão do pescoço com uma mão, mantendo o tórax imóvel com a outra mão. Em caso de irritação meníngea há flexão dos quadris e dor em resposta à flexão cervical.
- **Sinal de Kernig:** Com o paciente em decúbito dorsal e com os quadris e joelhos flexionados em ângulo reto, realiza-se a extensão passiva do joelho. A incapacidade de estender o joelho associada a dor nas regiões lombar ou cervical caracteriza a presença de irritação meníngea.[6]
- **Pupilas:** de fácil avaliação através de estímulo luminoso direto e de grande valor localizatório, principalmente em pacientes pouco responsivos, sendo importante a avaliação de tamanho, simetria (iso ou anisocoria) e resposta à luz.

O médico assistente deve questionar sobre o uso de fármacos que possam alterar o diâmetro pupilar, histórico de cirurgia ocular, ou qualquer outro evento que comprometa a interpretação do exame.

O diâmetro pupilar é controlado de forma dinâmica pelos tônus simpático (midríase) e parassimpático (miose).

A via simpática tem origem hipotalâmica, descendo pelo tronco cerebral e dirigindo-se à pupila através do plexo simpático carotídeo; a via parassimpática funciona por meio de estímulos luminosos, sendo responsável pelo reflexo fotomotor (direto e consensual). A luz incide sobre a retina e o estímulo é transmitido, pelo trato óptico, ao núcleo parassimpático do nervo oculomotor (núcleo de Edinger-Westphal) no mesencéfalo. As fibras parassimpáticas saem junto com aquelas responsáveis pela motilidade ocular extrínseca, compondo o nervo oculomotor, chegando à pupila e sendo responsáveis por sua contração. A contração da pupila contralateral é mediada pela conexão entre os núcleos parassimpáticos do nervo oculomotor através da comissura posterior.[1,6]

Distúrbios metabólicos ocasionando encefalopatia difusa geralmente podem se apresentar sem alterações pupilares. Quando ocorrem, são alterações simétricas, com diâmetro e fotorreação variáveis, dependendo da etiologia.

No caso de lesões estruturais as alterações mais importantes são (figura 1):

- **Lesão diencefálica:** pupilas mióticas e reativas pela ausência do estímulo simpático;
- **Lesão mesencefálica tectal:** pupilas midriáticas e fixas. Lesões do terço posterior do mesencéfalo comprometem os colículos superiores, com prejuízo da aferência da via visual;
- **Lesão mesencefálica pré-tectal:** pupilas médio-fixas, por comprometimento da via simpática descendente e via parassimpática (núcleos do oculomotor);

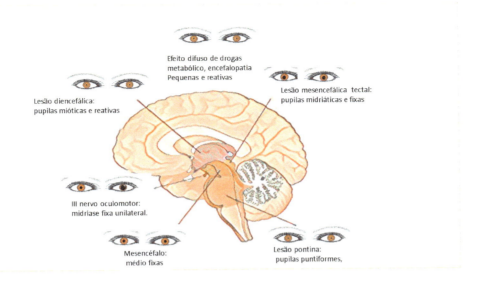

Figura 1. Alterações pupilares de acordo com o padrão de lesão cerebral. Adaptado de PLUM, F, et. al. Diagnosis of Stupor and Coma. 4 ed. *Oxford*, 2007.

- **Lesão pontina:** pupilas puntiformes, traduzindo lesão das vias simpáticas sem comprometimento do tônus parassimpático;

- **Lesão direta do nervo oculomotor:** midríase fixa unilateral. Apesar da lesão do oculomotor poder ocorrer em todo seu trajeto, via de regra sugere quadro de hipertensão intracraniana com herniação uncal, tendo em vista a posição medial do nervo em relação ao uncus. Deve ser encarado como sinal de emergência médica, pela iminência de comprometimento do tronco encefálico.[1]

- **Motilidade Ocular Extrínseca (MOE):** a movimentação ocular é dependente dos nervos oculomotor (III), troclear (IV) e abducente (VI). Seus núcleos encontram-se localizados no mesencéfalo e ponte, nas proximidades dos núcleos da FRAA. Sendo assim, o exame da MOE pode fornecer informações importantes sobre a integridade destas estruturas.[1,2]

- **Resposta motora:** A avaliação é feita através da observação da movimentação espontânea quando o paciente se encontra acordado. Em grande parte das vezes, nos casos onde a etiologia do quadro confusional for insulto metabólico cursando com encefalopatia difusa, a via motora encontra-se preservada e não são observados déficits. Sinais focais, como hemiparesia ou sinal de Babinski sugerem alteração estrutural do SNC.

Quando o indivíduo se apresenta pouco colaborativo e arresponsivo, a avaliação do tônus muscular, reflexos, presença de sinais de liberação piramidal, tremores, clônus, asterixis ou demais anormalidades deve ser feita.[1,2] Nestes casos também se faz necessária estimulação álgica, com o objetivo de observar a presença ou ausência de sinais localizatórios. Os padrões de resposta motora a estímulo doloroso mais importantes são:

- **Postura de decorticação:** Flexão dos membros superiores associada a extensão dos membros inferiores, interpretada como lesão na transição diencéfalo-mesencefálica. Há interrupção de fibras do trato córtico-espinhal, porém com preservação do trato rubro-espinhal, responsável pelo tônus flexor nos membros superiores;

- **Postura de descerebração:** Extensão e adução de membros superiores e extensão dos membros inferiores. Representa progressão da decorticação, com comprometimento mais acentuado do mesencéfalo. A postura de descerebração traduz quadro de hipertensão intracraniana importante, sendo sinal clínico preditor de extrema gravidade e mau prognóstico.[1,6]

Algoritmo

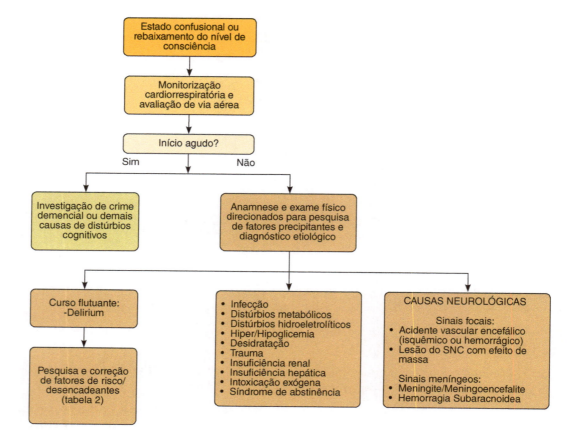

REFERÊNCIAS

1. PLUM, F, et. al. Diagnosis of Stupor and Coma. 4 ed. *Oxford*, 2007.
2. SMITH, AT, et al. Altered Mental Status in the Emergency Department. *Semin Neurol*. 2019;39:5-19. doi: 10.1055/s-0038-1677035.
3. DOUGLAS, VC, et al. Altered Mental Status. *Continuum Lifelong Learning Neurol*. 2011;17(5):967-983.
4. MARCANTONIO, ER. Delirium in Hospitalized Older Adults. *N Engl J Med*. 2017;315:1456-1466.
5. WILBER, ST, et al. Altered Mental Status and Delirium. *Emerg Med Clin N Am*. 2016;34:649-655.
6. CAMPBELL, WW. Dejong O Exame Neurológico. 7 ed. *Guanabara Koogan*, 2013.

40 Tontura e Vertigem

Maria Teresa Fernandes Castilho Garcia

Neste capítulo procuramos descrever pontos fundamentais que orientem e facilitem a aquisição de dados de anamnese e exame físico visando o diagnóstico diferencial de tontura e/ou vertigem e propiciando sua identificação em causas de origem central ou periférica. Começaremos descrevendo a definição de ambos os termos, pois os mesmos não são sinônimos.

Tontura e outras sensações de desequilíbrio, somadas à dor de cabeça, dor nas costas e fadiga, constituem as queixas mais frequentes em ambiente ambulatorial (KROENKE E MANGELSDORFF). Além disso, a tontura corresponde a 3 a 6% das queixas de pronto-socorro (EDLOW JA et al., 2016). Cerca de 35% dos pacientes que procuram pronto socorro por vertigem aguda desencadeada por Acidente Vascular Encefálico (AVE) não têm seu diagnóstico feito corretamente. O diagnóstico de AVE na emergência em pacientes com vertigem e tontura é desafiador pois grande parte dos pacientes não apresentam déficits neurológicos focais evidentes na apresentação inicial do quadro (NEWMAN-TOKER DE et al., 2008). Neste estudo, que incluiu pacientes que procuraram um serviço de emergência por tontura, as causas de tontura foram agrupadas em: vestibulares (32,9%), cardiovasculares (21,1%), respiratórias (11,5%), neurológicas (11,2%, incluindo 4% de doenças cerebrovasculares), metabólicas (11%), intoxicações exógenas (10,6%), psiquiátricas (7,2%), gastrointestinais (7%), dentre outras. Aproximadamente metade dos casos recebeu um diagnóstico médico e 15% dos diagnósticos foram de doenças graves. Conclui-se, portanto, que os casos de tontura em pronto-socorro não representam apenas distúrbios vestibulares, mas também cardiovasculares e neurológicos, incluindo doenças potencialmente graves (NEWMAN-TOKER DE et al., 2008).

Muitos mecanismos são responsáveis pela manutenção do equilíbrio e da postura, além da percepção da posição corporal em relação ao meio. Aferências contínuas dos olhos, de propriocepção e dos sistemas vestibular e cerebelar nos informam da posição de diferentes segmentos corporais. Em resposta a estas aferências, movimentos adaptativos necessários para manter o equilíbrio são executados. Normalmente estes ajustes são involuntários, realizados por meio de mecanismos reflexos.

O termo tontura é aplicado a várias experiências sensoriais, como sensação rotacional ou não rotacional, como oscilação do equilíbrio, fraqueza, sensação de desmaio, visão turva, flutuação, cabeça leve ou instabilidade. Disfunção de diferentes sistemas pode causar tontura, provocando hipoperfusão cerebral e sensações variadas descritas como tontura: hiperventilação, hipotensão ortostática, desidratação, disautonomia(por exemplo na síncope vasovagal) e alterações do débito cardíaco, como ocorre em arritmias e outras cardiopatias.

Vertigem se refere a ilusão ou sensação, subjetiva ou objetiva, de movimento ou mudança de posição do corpo em relação ao ambiente. Habitualmente o movimento percebido é rotatório – sensação de girar ou rodar, mas também há descrição da sensação de ser puxado para o lado. Vertigem é provocada por disfunção do aparelho vestibular e pode ser acompanhada de náuseas e vômitos, zumbido, hipoacusia e outros sinais e sintomas neurológicos.

Uma vez reconhecida a vertigem, o passo seguinte é fazer o diagnóstico topográfico, ou seja, esclarecer se a vertigem é de origem periférica ou central. Um esquema das vias vestibulares está representado na Figura 1. Na vertigem periférica, a lesão se encontra no labirinto e/ou nervo vestibular, até sua entrada no núcleo vestibular no tronco cerebral. Na vertigem central, a lesão se encontra no núcleo vestibular ou nas demais projeções superiores (MELO-SOUZA, 1997; SWARTZ; LONGWELL, 2005).

O nervo vestibulococlear, VIII nervo craniano, possui 2 componentes: o nervo vestibular e o coclear. A porção coclear é responsável pela audição; a vestibular está ligada ao equilíbrio, coordenação e orientação do corpo no espaço (Stern BJ, 2002).

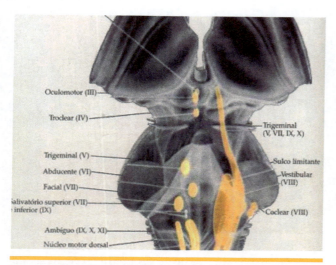

Figura 1. Vias Vestibulares - Adaptado de De Jong's. The neurological examination (Campbell W.W.)

BREVE ANATOMIA DO APARELHO VESTIBULAR

O labirinto constitui um complexo de cavidades, ductos e canais interconectados que se localiza na porção petrosa do osso temporal. O vestíbulo, cóclea e canais semicirculares formam o labirinto ósseo, que por sua vez é preenchido por perilinfa, fluido similar ao líquido cefalorraquidiano (LCR). O labirinto membranoso é um arranjo de sacos e ductos que se encontra dentro do labirinto ósseo e é preenchido por endolinfa. O labirinto membranoso possui dois componentes principais: o aparelho vestibular e o ducto coclear. O vestíbulo do labirinto se conecta com 5 estruturas envolvidas na função vestibular: o utrículo, sáculo, e 3 canais semicirculares. Cada um destes componentes localiza-se no labirinto membranoso, banhados por endolinfa e contendo um neuroepitélio sensorial, que constituem receptores periféricos do aparelho vestibular. Mudanças no fluxo da endolinfa, em resposta a estímulos externos ou movimento da cabeça, bem como por efeito da gravidade e mudanças de posição, afetam os impulsos neurais aferentes e áreas do epitélio sensorial. Este é o substrato da função vestibular.

O utrículo e o sáculo constituem o labirinto estático, responsável por detectar efeitos gravitacionais e aceleração linear, além de monitorizar a posição da cabeça. Nestes está contida a mácula, coberta por camada gelatinosa, a membrana otolítica. Na membrana otolítica encontram-se milhões de cristais, os otólitos, que por sua vez monitoram a posição e movimento da cabeça em relação a gravidade. Devido a orientação multidirecional do neuroepitélio sensorial e da geometria dos otólitos na mácula, o movimento da cabeça em qualquer direção pode ser detectado.

Os canais semicirculares constituem o labirinto cinético ou dinâmico, designados para detectar aceleração angular ou rotação. Normalmente os dois labirintos estão em equilíbrio, com atividade simétrica nos dois nervos vestibulares e apresentando mudanças similares induzidas pelo movimento da cabeça. Quando ocorre distúrbio neste equilíbrio, sinais e sintomas de vestibulopatia se iniciam. Há 3 divisões periféricas do nervo vestibular que surgem de diferentes porções do labirinto, unindo-se para forma o nervo vestibular propriamente dito. O nervo passa pelo canal auditivo interno acompanhado dos nervos facial e intermédio, cruza o ângulo pontocerebelar e entra no tronco cerebral entre o pedúnculo cerebelar inferior e a oliva, terminando em 4 núcleos vestibulares: lateral, medial, superior e inferior. Os núcleos vestibulares se conectam com 4 áreas primárias: cerebelo, medula, sistema oculomotor (através do fascículo longitudinal medial (FLM) na ponte), e o córtex (no giro temporal superior).

AVALIAÇÃO DO PACIENTE COM TONTURA

Por todo o exposto acima, tanto pela complexidade das vias vestibulares, como pela ampla gama de causas geradoras de tontura, há necessidade de se realizar uma avaliação global e completa do paciente cuja queixa principal é tontura e/ou vertigem, mas incluindo pontos fundamentais e mais direcionados com inspeção e avaliação de sinais vitais, exame cardiorrespiratório e da região cervical, bem como exame neurológico cuidadoso, visando busca ativa e reconhecimento das possíveis etiologias deste sintoma. História e exame físico detalhados geralmente permitem o diagnóstico de causa central ou periférica da tontura/vertigem.

Pontos importantes na anamnese do paciente com queixa de tontura:

- Descrição da tontura referida pelo paciente (procurar extrair ao máximo as características do evento)
- Natureza de início (súbito, insidioso, intermitente ou contínuo)
- Intensidade e presença de incapacidade (levantar, ficar em pé, deambular)
- Presença ou ausência de ilusão do movimento (ambiente roda, objetos se movem, sensação de girar)
- Frequência e duração dos episódios
- Relação da tontura com a posição do corpo (sentar, deitar, levantar, olhar para cima)
- Desencadeamento da tontura pela movimentação da cabeça ou espontânea

- Presença de sintomas associados: náuseas e vômitos, zumbido, perda auditiva, déficit motor e/ou sensitivo (fraqueza, paralisia, dormência/formigamentos), diplopia, déficit visual, disartria, disfagia, desequilíbrio ou distúrbio da marcha, palpitação, dor torácica, perda de consciência.
- Uso de medicações (drogas ototóxicas, anti-hipertensivos, antiarrítmicos, psicotrópicos)

Detalhar a anamnese é um ponto importante pois a queixa de tontura pode ser um tanto inespecífica. O paciente utiliza o termo tontura para se referir tanto a vertigem, quanto a um número de outras situações com sintomas descritos como cabeça aérea ou leve, sensação de desmaio, desequilíbrio, dificuldade para deambular, sintomas vagos, náuseas, vômitos, escurecimento visual, que podem estar relacionados a etiologias variadas como vestibulopatias de origem central ou periférica, distúrbios de origem cardiogênica ou neurogênica, distúrbios sistêmicos e/ou metabólicos, e até relacionados a doenças psiquiátricas (MATHIAS CJ et al., 2001).

Pontos que merecem atenção específica no exame físico:

Identificar sinais indicativos de desidratação e distúrbios hidroeletrolíticos, hematológicos, doenças cardiovasculares, na presença de sinais de ICC, arritmias, hipotensão postural, sopros em região cervical e/ou abdominal. Segue-se então ao exame neurológico.

Alguns testes são bastante úteis para inicialmente separar tontura de vertigem e, na presença de vertigem, caracterizar origem central ou periférica, e também para identificar outras etiologias.

Dados da anamnese no paciente com vertigem

Vertigem pode ter caráter constante ou intermitente. Se intermitente, como na Vertigem Posicional Paroxística Benigna (VPPB), uma das causas mais comuns de vertigem, os episódios podem ocorrer tão frequentemente que a descrição do paciente pode deixar a impressão de sintomas contínuos.

Se os episódios são intermitentes, a duração das crises é importante, ajudando a distinguir entre vertigem central ou periférica. Na VPPB, as crises duram cerca de até 30 segundos; em outras vestibulopatias periféricas, como Doença de Ménière, as crises duram horas; na insuficiência vertebrobasilar, duram minutos. Também é importante verificar a presença de fatores precipitantes.

A presença de déficits neurológicos focais deve levantar a suspeita de vertigem central: como por exemplo, presença de sinais cerebelares (dismetria, decomposição do movimento, disdiadococinesia), déficit de força, hiperreflexia e sinais de liberação piramidal (sinal de Babinski, Hoffmann ou Wartemberg), distúrbios do equilíbrio estático (por exemplo pela presença de sinal de Romberg) e do equilíbrio dinâmico (marcha ebriosa, marcha talonante, marcha em estrela), alteração de nervos cranianos e de reflexos de tronco cerebral (como presença de nistagmo, paralisias da motricidade ocular, alteração de reflexos pupilares, sinais bulbares).

NISTAGMO

O termo nistagmo se refere a movimentos rítmicos involuntários dos olhos podendo ser classificado em dois tipos: sacádico (jerk nystagmus), o mais comum, e nistagmo pendular. Nistagmo reflete o desequilíbrio de um ou mais dos sistemas que mantém a estabilidade do olhar. Como foi mencionado nos parágrafos anteriores, o nervo vestibular possui conexões diretas com o sistema oculomotor no tronco cerebral, de forma que manter o foco do olhar mesmo com a movimentação da cabeça e mudança de posição está relacionado com a integridade do sistema vestibular. O nistagmo, portanto, pode se originar: nas estruturas que mantém a estabilidade do olhar na posição primária (sistema oculomotor), no sistema que mantém o movimento do olhar conjugado (integrador), ou no sistema do reflexo vestibulo-ocular (RVO), que mantém a fixação foveal das imagens à medida que a cabeça se movimenta. Atividade simétrica do sistema vestibular e semelhante de cada lado mantém os olhos normalmente fixos à frente. Distúrbio vestibular provoca o desvio dos olhos em direção ao lado menos ativo.

Portanto, nistagmo é o resultado de um distúrbio no aparelho vestibular, desde sua saída no ouvido interno, bem como nos seus núcleos do tronco cerebral, cerebelo ou regiões como o FLM (central ou periférico). Vertigem, perda auditiva e zumbido frequentemente estão associados a nistagmo de origem vestibular.

O nistagmo sacádico, o mais comum, pode ser horizontal ou vertical e é desencadeado principalmente no movimento ocular nos planos. A direção do nistagmo é nomeada de acordo com a direção do componente rápido. Algumas vezes ele ocorre espontaneamente, em outras é induzido por drogas, pelo movimento dos olhos (gaze-evoked nystagmus), por estimulação visual ou labiríntica. Intoxicação por drogas, como álcool, barbitúricos, drogas hipnóticas e psicotrópicos como lítio, constitui a causa mais frequente de nistagmo.

NISTAGMO DE ORIGEM PERIFÉRICA OU LABIRÍNTICA

É caracterizado por nistagmo sacádico predominantemente horizontal e é mais proeminente quando a fixação visual é eliminada. Pode ser espontâneo ou induzido por manobras. O nistagmo de origem periférica bate para o lado oposto da lesão (fase rápida) e aumenta à medida que os olhos se movem para a direção da fase rápida. Os achados são similares aos produzidos pela irrigação de água gelada na orelha. Devido à influência dos canais semicirculares, o nistagmo periférico adquire um componente rotatório ou torsional, raramente visto em outras condições. Este tipo de nistagmo é marcadamente inibido pela fixação visual.

NISTAGMO DE ORIGEM CENTRAL

O nistagmo de origem no tronco cerebral ou cerebelo é mais evidente quando o paciente fixa e segue um alvo em movimento e a direção do nistagmo muda com a direção do olhar.

Nas lesões de tronco e cerebelo o nistagmo pode ser vertical ou horizontal, grosseiro e olhar dependente, exagerado durante o olhar mantido na posição excêntrica, geralmente sem apresentar fatigabilidade. Também podem ser encontrados sinais como bobbing, flutter ou opsoclonus-myoclonus nas lesões centrais.

NISTAGMO EM INDIVÍDUOS NORMAIS

Em indivíduos normais, alguns movimentos sacádicos irregulares são observados quando os olhos se movem rapidamente para um lado, mas estes movimentos cessam uma vez que a fixação lateral é obtida.

No nistagmo sacádico os movimentos se alternam entre um componente lento e um componente rápido corretivo, denominado sacádico, na direção oposta. No nistagmo pendular as oscilações são semelhantes em ambas as direções e este raramente tem significado patológico.

REFLEXO VESTIBULO-OCULAR (RVO)

O RVO é responsável por mover ambos os olhos em igual velocidade mas em direção oposta à do movimento da cabeça. Isto propicia que os olhos permaneçam parados e também mantenham a fixação visual enquanto a cabeça está em movimento. O RVO pode ser avaliado por meio de alguns testes como: Reflexo Oculocefálico ou manobra dos olhos de boneca, Head Thrust Test e provas calóricas.

Teste de HINTS (Head-impulse-nystagmus-test-of-skew)

Utilizado em situações em que o paciente apresenta episódio prolongado de vertigem, associado ou não a náuseas e/ou vômitos, dificuldade em permanecer em posição ortostática ou deambular, e, aspecto importante, na presença de nistagmo. Tem objetivo de facilitar a diferenciação de vertigem de origem central ou periférica, por exemplo para identificar a presença de neurite vestibular ou AVE. O teste de HINTS apresenta 3 componentes:

Nistagmo

Avaliar o paciente fixando o olhar para frente e depois com o movimento horizontal do olhar. Nistagmo de origem periférica apresenta o componente rápido sempre na mesma direção, ou seja, não há mudança na direção do nistagmo às miradas laterais do olhar. Já no nistagmo de origem central, ocorre mudança de direção com a mudança do olhar.

Desvio Skew

Consiste no desvio vertical do olhar durante o momento em que o examinador tampa cada olho separada e alternadamente. O olho descoberto apresenta o desvio vertical do olhar na presença de lesão vestibular central. A presença do desvio skew tem alta especificidade para lesão central.

Head Impulse Test (HIT): avaliação do RVO

Nas lesões periféricas o RVO está alterado e nas lesões centrais continua normal.

A presença de nistagmo unidirecional, ausência de desvio skew e HIT alterado confirmam presença de lesão periférica.

A presença de qualquer um dos seguintes itens: nistagmo com mudança de direção, presença de desvio skew ou HIT normal, é indicativa de lesão central.

MANOBRA DE DIX-HALLPIKE

A manobra de Dix-Hallpike é realizada na tentativa de desencadear o nistagmo posicional. O paciente é movido da posição sentada para a posição supina, com a cabeça lateralizada entre 30 a 45 graus para o lado que se quer examinar (direito e depois esquerdo) e então sua cabeça é abaixada para 30 graus abaixo do nível do leito, e o paciente permanece com o olhar fixo em direção ao examinador. O paciente é mantido nesta posição pelo examinador que o segura

Tabela 2. Características clínicas do nistagmo posicional central e periférico

Característica clínica	Periférico	Central
Latência	Sim	Não
Fatigabilidade	Sim	Não
Direção	Direção fixa	Direção variável, vertical puro ou horizontal puro
Supressão por fixação visual	Sim	Não
Intensidade	Intenso, com evidente vertigem e/ou náuseas	Menor intensidade

firmemente, observando se haverá desencadeamento de nistagmo, além possivelmente outros sintomas, como vertigem, náuseas e/ou raramente, vômitos. No caso da VPPB o nistagmo é comumente torsional com o componente rápido para o lado da orelha estimulada, iniciando-se após latência variável de até 10 segundos, e sua resposta apresenta fatigabilidade (DIX M.R. E HALLPIKE C.S., 1952).

CARACTERÍSTICAS CLÍNICAS DAS PRINCIPAIS CAUSAS DE VERTIGEM PERIFÉRICA

VERTIGEM POSICIONAL PAROXÍSTICA BENIGNA (VPPB)

A VPPB é o distúrbio vestibular periférico mais frequente, correspondendo a 20-30% dos casos de tontura (Laura Power at. al), com maior incidência entre 50 e 70 anos de idade e maior prevalência no sexo feminino. Caracteriza-se por episódios breves e recorrentes de vertigem, decorrentes da migração dos otólitos que são deslocados do utrículo para os canais semicirculares. O canal posterior é o canal mais comumente afetado. Também pode haver o acometimento bilateral dos canais ou mais raramente o comprometimento de vários canais. Não há queixas auditivas.

As causas incluem: TCE, idade avançada, distúrbios metabólicos, doenças da orelha interna (Ménière), osteoporose, deficiência de vitamina D, enxaqueca, neurite vestibular.

Vertigem intensa é desencadeada por movimentos da cabeça como olhar para cima, virar-se na cama, abaixar-se, sentar-se na cama após período de decúbito dorsal e mudanças bruscas de posição). Os episódios são piores no período matinal e noturno, com melhora no decorrer o dia. Ao exame físico, nistagmo espontâneo está ausente, sendo o diagnóstico confirmado pela manobra de Dix-Hallpike.

Feitas as manobras diagnósticas, realiza-se então as manobras de reposicionamento dos otólitos. A manobra de Epley está indicada para os casos de VPPB de canal posterior. As manobras de reposicionamento apresentam boa resolução clínica. Nos casos em que há nistagmo atípico, persistência dos sintomas apesar das manobras ou presença de déficits neurológicos, deve-se investigar causa central de vertigem.

DOENÇA DE MÉNIÈRE

É mais comum entre 40 a 60 anos de idade, com leve prevalência entre as mulheres.

A doença ou Síndrome de Ménière é caracterizada por hidropsia endolinfática (aumento de volume de endolinfa no ducto coclear e órgãos vestibulares). A fisiopatologia é muito discutida hoje. Decorre do aumento da produção ou diminuição de reabsorção da endolinfa. Fatores disparadores como infecções, alterações hormonais, distúrbios vasculares, alergias, predisposição genética, disfunção das aquaporinas (proteínas de membranas que regulam o equilíbrio hidroeletrolítico), distúrbios dos fatores reguladores, alterariam a homeostase do ouvido interno, provocando o desencadeamento dos sintomas.

Manifesta-se clinicamente com crises recorrentes de vertigem, zumbido, plenitude auricular e hipoacusia flutuante. Os sintomas auditivos geralmente antecedem a vertigem, como se fosse uma aura. Nas fases iniciais da síndrome de Ménière há remissão dos sintomas auditivos durante o período intercrises, e com a evolução da doença, há agravamento da perda auditiva. Náuseas e vômitos e outras manifestações neurovegetativas (sudorese, taquicardia, mal estar, palidez) são frequentes. As crises costumam durar de 20 minutos a 12 a 24 horas. É, portanto, uma desordem crônica, complexa e de curso degenerativo. Nas fases iniciais, as crises são episódicas e com o passar dos anos, além da piora auditiva, podem ocorrer distúrbios de equilíbrio. O diagnóstico é clínico e existem critérios diagnósticos estabelecidos

Exame físico durante a crise mostra presença de nistagmo espontâneo para o lado acometido, além de equilíbrio estático e marcha com tendência a queda para o lado afetado.

NEURITE VESTIBULAR

É a terceira causa mais comum de vertigem periférica. É uma condição clínica em que há vertigem intensa e prolongada, de início súbito, acompanhada de náuseas e/ou vômitos. Os movimentos da cabeça agravam a tontura, levando os pacientes a preferirem o repouso. Não há queixa de perda auditiva (diferencial com a labirintite aguda). Os sintomas podem durar de dias a algumas semanas. Não há déficits neurológicos.

A etiologia geralmente é por infecções virais, particularmente o herpes simples tipo 1. Infecções de vias áreas superiores podem ocorrem em até 50% dos casos.

Ao exame físico, a otoscopia geralmente é normal, mas observar se não há vesículas herpéticas. O nistagmo espontâneo geralmente é horizontal, às vezes torsional, e bate para o lado são. Ao exame do equilíbrio estático o paciente desvia para o lado lesado. A avaliação da marcha observa-se queda ou desvio da marcha para o lado lesado. O Head impulse test (HIT) mostra presença de sacadas corretivas para o lado lesado. Skew deviaton está ausente no olho descoberto.

CINETOSE (MOTION SICKNESS)

É uma condição desencadeada por viagens em carros, aviões, barcos e navios. Crianças, indivíduos enxaquecosos e mulheres são mais susceptíveis a apresentarem cinetose. Decorre do conflito entre as informações do sistema vestibular e visual em pessoas predispostas. É gerada por um estímulo vestibular ou visual. Esse impulso com origem no labirinto periférico irá ativar a área quimiorreceptora do vômito e estimulará o centro do vômito, localizado na formação reticular do bulbo. Exemplo: no banco da frente de um veículo em movimento, o sistema visual consegue acompanhar as informações que o sistema vestibular detecta. Do contrário, no banco traseiro, não existe essa compensação.

O quadro clínico é composto por sudorese, acompanhada de bocejos, náuseas, vômitos, palidez, aumento da salivação, tontura, cefaleia. Raramente ocorrem sintomas auditivos. Os episódios duram de horas a dias.

Ao exame físico não há nistagmo e o exame neurológico é normal.

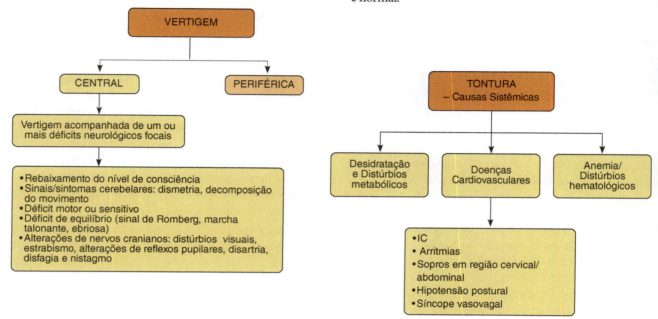

REFERÊNCIAS

1. Kroenke K, Mangelsdorff AD. Common symptoms in ambulatory care: Incidence, evaluation, therapy and outcome. Am J Med 86:262, 1989.
2. Edlow JA et al. A new diagnostic approach to the adult patient with acute dizziness. J Emerg Med. 2018; 54(4): 469–483.
3. Newman-Toker DE et al. Spectrum of dizziness visits to US emergency departments: cross-sectional analysis from a nationally representative sample. Mayo Clin Proc. 2008 Jul;83(7):765-75.
4. Newman-Toker DE et al. HINTS outperforms ABCD2 to screen for stroke in acute continuous vertigo and dizziness. Acad Emerg Med. 2013 Oct;20(10):986-96.
5. MELO-SOUZA, SE. Sistema nervoso: exame clínico. In: PORTO, C.C. Semiologia médica. 3. ed. Rio de Janeiro: Guanabara Koogan, 1997. p.942-968.
6. SWARTZ, R.; LONGWELL, P. Treatment of vertigo. American family physician, v. 71, n. 6, p.1115-1122, mar. 2005.
7. Stern BJ, Wityk RJ, Walker M. Cranial nerves. In: Joynt RJ, Griggs RC, eds. Baker's clinical neurology. Lippincott Williams & Wilkins, 2002.
8. Campbell WW. The Acoustic (Vestibulocochlear) nerve. In: DeJong's the neurologic examination. Lippincott Williams & Wilkins. 6th ed. 2005.
9. Mathias CJ, Deguchi K, Schatz I. Observations on recurrent syncope and presyncope in 641 patients. Lancet 2001; 357:348-353.
10. Dix MR and Hallpike CS. The pathology, symptomatology and diagnosis of certain common disorders of the vestibular system. Proc R Soc Med 1952;45:341-354.
11. Ropper AH, Adams RD, Victor M, Brown RH. Adams and Victor's principles of neurology 8th ed. 2005. New York: McGraw-Hill Medical Pub. Division
12. Rothwell P, Giles M, Flossmann E, Lovelock C, Redgrave J, Warlow C, & Mehta Z. A simple tool to identify individuals at high early risk of stroke after a transient ischaemic attack: the ABCD score. The Lancet 2005;366:29-36.
13. Fetter M. Assessing vestibular function: which tests, when? J. Neurol 2000;247:335-342.

41 Avaliação Sistematizada da Cefaleia

Juliana Akita
Carlos Alberto Santos Filho

INTRODUÇÃO

A queixa de cefaleia está entre as principais na prática clínica e neurológica. Ao longo da vida, 66% das pessoas apresentarão ao menos um episódio (Stovner et al. 2007). Dentre os subtipos, a mais prevalente é a cefaleia do tipo tensional, seguida da migrânea, sendo elas, respectivamente, a segunda e terceira principais causas de incapacidade no mundo (Vos et al. 2012). A queixa de cefaleia corresponde a 27,8% dos atendimentos em serviços de emergência (Coban et al. 2016).

Pela alta prevalência e evolução crônica, invariavelmente todos os médicos irão se deparar com pacientes com cefaleia, independente da especialidade ou local de atuação. O médico deve estar preparado para avaliar se a queixa é um sintoma associado com condições potencialmente graves e com riscos de morte ou incapacidade ao paciente. A cefaleia pode ser um sintoma secundário a uma doença estrutural ou metabólica (cefaleia secundária) ou um transtorno primário (cefaleia primária). Para o diagnóstico adequado, é imprescindível uma anamnese direcionada, exame físico geral, cefaliátrico e neurológico. Apenas em casos selecionados são necessários exames complementares de imagem.

ETIOLOGIA E FISIOPATOLOGIA

As cefaleias primárias são muito mais frequentes que as secundárias. O que as diferencia clinicamente são as características da dor, sintomas associados e alterações ao exame físico. A Classificação Internacional de Cefaleia (ICHD-3), com revisão em 2018, fornece critérios diagnósticos precisos para os diversos tipos de cefaleia, sendo uma ferramenta útil na avaliação rotineira das cefaleias.

Nas cefaleias primárias, as estruturas associadas com a gênese da dor estão localizadas no tronco encefálico e diencéfalo. As principais estruturas relacionadas são os sistemas trigêmeo-vascular, parassimpático e hipotalâmico. As terminações periféricas do nervo trigêmeo carreiam informações nociceptivas da duramater e vasos cranianos (complexo duramater-vascular) para o complexo trigêmeo cervical no tronco encefálico (núcleo trigeminal espinhal e as colunas posteriores da medula espinhal de C1 e C2). Daí, parte das informações ascendem ao hipotálamo, tálamo e córtex, onde ocorre o processamento da via dolorosa. Do complexo trigêmeo-cervical também partem estímulos ao núcleo salivatório superior que, através de fibras parassimpáticas carreadas pelo nervo facial, fazem sinapse no gânglio esfenopalatino. Os neurônios com corpos localizado neste gânglio atuam perifericamente induzindo os sintomas autonômicos observados nas cefaleias trigêmino-autonômicas, como hiperemia conjuntival, lacrimejamento, rinorréia e vasodilatação craniana e extracraniana. (Hoffmann and May 2018).

Já nas cefaleias secundárias, onde a etiologia da queixa vai desde quadros metabólicos, infecciosos, vasculares e neoplásicos, a fisiopatogênese é diversa, visto as etiologias serem múltiplas.

ANAMNESE

PRIMEIRO PASSO: A ANAMNESE

Na anamnese direcionada para avaliação de cefaleias, três principais questões devem ser respondidas:

- As características da cefaleia não preenchem critérios para uma cefaleia primária?
- Há sinais de alarme?
- O exame físico está alterado?

Caso alguma das respostas seja afirmativa, deve ser considerada investigação complementar de imagem ou laboratorial para avaliar etiologias secundárias.

Para avaliar as perguntas acima, devemos inicialmente questionar como é a queixa do paciente, buscando elucidar todas as seguintes características:

A anamnese deve ainda contemplar outras características do paciente que também influenciam no diagnóstico, como a idade atual, profissão, estado civil, comorbidades (dentre elas, dores crônicas de outras origens e histórico prévio de doenças psiquiátricas), uso regular de medicações (inclusive, anticoncepcionais, reposição hormonal), frequência de uso de analgésicos, vícios e se realiza ou não regularmente atividade física.

Tabela 1. Características da cefaleia a serem questionadas na anamnese.

Característica	Como questionar Possibilidades
Sexo	Masculino; feminino
	Puerpério, gestação, menopausa
Início	*Há quanto tempo tem a dor?*
	Horas, dias, anos; mesmo período do ano; após algum evento
Frequência	*Com que frequência elas ocorrem durante a semana ou mês? Já apresentou dor semelhante antes?*
	Número de vezes ao mês, semana, no mesmo dia.
Localização	*Aponte onde dói*
	Holocraniana, bilateral, unilateral, de localização específica (frontal, retro orbitária, temporal, cervical, etc), se alterna os lados
Característica	*Como é a dor?*
	Aperto, pressão, pulsátil, facada, choque, fisgada, explosiva e queimação
Intensidade	*Sua dor atrapalha suas atividades diárias?*
	Graduar de 0 a 10 ou leve/moderada/forte
Sintomas associados	*Associado a dor, o que mais sente?*
	Pródromos: bocejos, aversão de apetite, irritabilidade, polidipsia, fadiga, dolorimento da musculatura cervical, constipação intestinal ou diarreia e discognição
	Fotofobia, fonofobia, osmofobia, náuseas, vômitos, sintomas trigêmino-autonômicos
	Piora com atividade física, tosse, valsalva
	Aura
	Déficits neurológicos (perda de força, formigamentos, dificuldade para falar, enxergar etc)
	Sintomas sistêmicos (febre, perda de peso, mialgia, etc)
Duração	*Quanto tempo dura a dor? Ela recorre durante o dia?*
	Segundos, minutos, dias.
	Crise única, recorre várias vezes ao dia
Fatores desencadeantes	*Alguma atividade específica desencadeia a dor?*
	Período menstrual, alimentos específicos, distúrbios do ciclo sono-vigília (privação ou aumento de horas de sono), jejum prolongado, bebidas alcoólicas
	Atividade física, sexual, tosse, manobra de valsalva
	Sempre durante o sono

Após a anamnese, o médico já será capaz de delinear um raciocínio clínico hierárquico, com as principais possibilidades diagnósticas. Contudo, o exame físico geral e neurológico será utilizado para reforçar ou afastar essas hipóteses.

ACHADOS NO EXAME FÍSICO

SEGUNDO PASSO: O EXAME FÍSICO GERAL

O exame físico do paciente deve ser conduzido visando avaliar a possibilidade de etiologias secundárias para a cefaleia. Em geral, nas cefaleias primárias, como não há lesão estrutural encefálica ou sistêmica, não há alterações permanentes à avaliação física. Um exame alterado, diferentemente, deve levantar hipótese de etiologias secundárias.

O exame físico inicia-se com a avaliação geral. Para tal, o paciente deve estar acomodado de forma confortável, em ambiente tranquilo, com privacidade, sem ruídos externos excessivos. Apesar de parecer de pouca importância, não seguir estas orientações pode alterar os parâmetros clínicos e dificultar uma boa relação médico-paciente, essencial para conseguir "filtrar" todas as informações obtidas e estabelecer o que realmente é relevante ao diagnóstico.

Os seguintes parâmetros gerais e sinais de alarme que apontam para patologias devem ser avaliados.

Tabela 2. Parâmetros do exame físico geral a serem avaliados.

Exame físico geral	Alerta
Pressão arterial sistêmica	Elevação súbita acima de 25% da basal
Temperatura	Febre
Oximetria	Hipoxemia, dispneia
Alterações dermatológicas	Infecções, doenças reumatológicas
Trofismo/ IMC	Neoplasias, doenças endócrinas, hipertensão intracraniana idiopática

TERCEIRO PASSO: O EXAME NEUROLÓGICO

Dentre os vários tipos de exame físico específico para os diversos sistemas estudados na semiologia, o exame neurológico é um dos mais temidos. Contudo, este é um dos mais importantes passos na avaliação de um paciente com cefaleia. Em vigência de um exame neurológico normal, a chance de estarmos diante de uma patologia estrutural intracraniana é de apenas 0,18% (Frishberg et al. 2000).

No contexto das cefaleias, o exame neurológico deve ser objetivo, com intuito de buscar se há alterações focais que indiquem comprometimentos de estruturas encefálicas. Essa avaliação deve ser realizada seguindo todos os passos explicados no capítulo de semiologia neurológica. Com treino, a avaliação pode ser bem realizada em torno de 5 a 10 minutos, à beira-leito.

Alguns objetos são essenciais para avaliação neurológica: agulha, um abaixador de língua, um martelo neurológico e um oftalmoscópico. Aqui, sugiro uma sistematização prática e objetiva do exame, direcionada a avaliar as principais vias estruturais neurológicas de interesse no contexto de cefaleias: o exame neurológico se inicia logo no primeiro contato com o paciente.

Na própria entrevista da anamnese, observamos o nível de consciência, orientação, linguagem, articulação da fala, capacidade visual e auditiva. Quando adentra a sala de atendimento ou se mobiliza no leito, podemos inferir sobre a marcha, força muscular, equilíbrio, capacidade visual e sensitiva. Ao pedir que o paciente siga o dedo do avaliador com o olhar nos pontos cardinais da visão, estamos avaliando o nível de consciência, capacidade visual, compreensão (linguagem), III, IV, VI nervos cranianos e tronco encefálico (olhar conjugado).

Com auxílio de um abaixador de língua, podemos avaliar a mobilidade do palato (n. glossofaríngeo, IX), reflexo de vômito (n. vago, X) e mobilidade da língua (n. hipoglosso, XII). Com auxílio de uma agulha, avaliamos a sensibilidade da face (n. trigêmeo, V) e alterações sensitivas nos quatro membros. O sistema motor, mesmo que o paciente não colabore, pode ser avaliado com auxílio de um martelo neurológico, através dos reflexos tendinosos profundos, seguido do reflexo cutâneo-plantar.

Com auxílio do oftalmoscópio, avalia-se o fundo de olho e a reatividade pupilar. Para finalizar, testa-se a contração voluntária dos músculos trapézio e esternocleidomastoideo (n. acessório, XI) e, com paciente deitado, sinais de irritação meníngea.

Abaixo, na tabela, estão resumidos os principais aspectos do exame neurológico a serem avaliado. Junto, estão listadas as topografias de acometimento possíveis e de interesse no contexto das cefaleias.

Tabela 3. O exame físico neurológico e estruturas associadas com seus achados alterados.

Exame físico neurológico	Alerta
Nível de consciência	Rebaixamento ou agitação: Lesão extensa hemisférica ou de tronco encefálico
Marcha	Atáxia: cerebelo, vias sensitivas Apráxica: lobos frontais Ceifante: lesão unilateral do trato motor
Fundo de olho	Borramento de papila Hipertensão intracraniana Nervos ópticos
Nervos cranianos	I - anosmia: tumores frontobasais II - alterações visuais: hipertensão intracraniana; nervo óptico; hipófise, vias visuais Oftalmoparesia de múltiplos nervos cranianos (III, IV, V, VI): Seio cavernoso Anisocoria: comprometimento do III NC (midríase) e vias parassimpáticas (miose) Algias faciais: nervo trigêmeo; glossofaríngeo VIII (audição, equilíbrio, nistagmo): ângulo ponto-cerebelar, tronco encefálico Monoparesia de nervos intracranianos (III, IV, VI): hipertensão intracraniana, neuropatias focais Dor à mobilização ocular: periorbitário (musculatura extrínseca, globo ocular, nervo óptico)
Motricidade	Hemiparesia proporcionada: cápsula interna e tronco encefálico Hemiparesia desproporcionada: córtex cerebral Paraparesia/tetraparesia: medula (na paraparesia de membros inferiores, considerar lesão bilateral encefálica frontal paramediana) Paralisia facial central: córtex cerebral Paralisia facial periférica: VII nervo ou seu núcleo (tronco encefálico) Miótomos: raiz nervosa
Sensibilidade	Focais transitórias: córtex (aura, crises epilépticas, AIT) Dimidiado: córtex cerebral, tálamo, tronco encefálico Nível medular sensitivo: medula Dermátomos: raiz nervosa Periférico: nervo periférico
Equilíbrio	Queda unilateral: nervo vestibular, tronco encefálico Queda multidirecional: vias sensitivas, visuais, cerebelo
Sinais meníngeos	Rigidez de nuca: meninges

QUARTO PASSO: O EXAME CEFALIÁTRICO

O exame cefaliátrico é um exame específico dentro do neurológico, voltado para quando há uma queixa de cefaleia. Deve-se iniciar com a inspeção do crânio, buscando assimetrias, lesões traumáticas agudas ou cicatriciais.

A palpação dos globos oculares deve ser realizada alternadamente, devido risco de reflexo vagal caso seja estimulado bilateralmente.

O nervo trigêmio é avaliado em suas emergências superficiais, através da compressão do forame supra-orbitário[Figura 1.1] (primeiro ramo), infra-orbitário[Figura 1.2] (segundo ramo) e mentoniano[Figura 1.3] (terceiro-ramo).

A avaliação da articulação temporo-mandibular inicia-se solicitando que o paciente cerre os dentes e observando-se desvios da linha média comparando-se a posição dos dentes incisivos. À abertura da boca, espera-se que não ocorra desvio do queixo em relação à linha mediana. Na disfunção oromandibular, há desvio evidente do queixo à abertura da boca e, ainda, dolorimento intenso à palpação da musculatura acessória da mastigação (músculos masseteres e temporais ipsilateral à disfunção). Concomitante, pode-se ouvir crepitação da articulação ao pedir que o paciente abra a boca.

A artéria temporal profunda posterior pode ser palpada, com o dedo indicador, sobre a região temporo-esfenoidal, na linha média entre o canto do olho e o tragus[Figura 1.4]. Na avaliação do ramo inicial da artéria temporal, é possível a sua palpação logo adiante ao tragus, com o dedo indicador paralelo ao pavilhão da orelha[Figura 1.5].

O nervo occipital maior é palpado logo acima da porção inferior do osso occipital, 2 cm lateral à protuberância occipital externa[Figura 1.6]. Quando inflamado, a sua compressão é extremamente dolorosa, com irradiação até a região frontal. O nervo occipital menor pode ser palpado na incisura entre a apófise mastoide e o osso occipital[Figura 1.7].

Ainda, faz-se necessário palpar os músculos paravertebrais cervicais, trapézio e esternocleidomastoideo, que podem estar doloridos e enrijecidos na cefaleia cervicogênica. Pesquisa-se o Sinal de Luschka, presente em todos os casos de cefaleia cervicogênica. O sinal é considerado positivo quando há dor à compressão da borda medial na região superior da escápula homolateral à cefaleia[Figura 1.8].

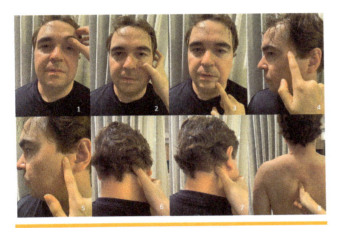

Figura 1. Exame físico cefaliátrico

QUINTO PASSO: SINAIS DE ALARME

No caso de exame físico normal, devemos considerar se a história clínica obtida apresenta alguma característica sugestiva de etiologia secundária. Para isso, devem ser criteriosamente investigados os sinais de alarme ("Red Flags"). Estes são sinais de alerta para um evento potencialmente grave e que indicam maior probabilidade de estarmos diante de uma cefaleia secundária.

O mnemônico SNOOP, do inglês, auxilia no resumo dessas características. O "S" visa lembrar sobre sintomas sistêmicos ("systemic symptoms, ilness or condicion"), como febre, perda de peso munossupressão (HIV, quimioterapia), malignidade, uso crônico de anticoagulantes e gestação.

O "N", acerta de sintomas ou sinais neurológicos ("neurologic symptoms or abnormal signs"), como edema de papila, rigidez de nuca, alterações do nível de consciência e déficits neurológicos ao exame.

O primeiro "O" sobre início tardio da cefaleia ou súbito ("onset is new, after 50 year old, or sudden") e,

o segundo "O", sobre outras condições associadas ("other associated conditions or features"), aqui incluídas o uso de drogas ilícitas, traumatismo craniano, cefaleia que desperta durante o sono, início na atividade sexual, esforço ou à manobra de Valsalva.

Finalmente, o "P" visa recordar se a cefaleia atual é diferente da pregressa ("prior headache history that is different or progressive").

SEXTO PASSO: CEFALEIA PRIMÁRIA

No caso em que a anamnese não aponta sinais de alarme sugestivos de cefaleia secundária e o exame físico está normal, muito provavelmente o médico estará diante de uma cefaleia primária. Sendo assim, devemos buscar nas características clínicas da dor se elas preenchem critérios para algum tipo específico de cefaleia primária. A Classificação Internacional de Cefaleia em sua terceira edição (ICHD-3) considera quatro grandes grupos: migrânea, cefaleia tensional, cefaleias trigêmino-autonômicas e outras cefaleias primárias.

Na tabela 4, estão listados os critérios diagnósticos com as características de cada uma.

Um quarto grupo, denominado "outras cefaleias primárias" incluem condições em que a cefaleia geralmente não está associada com lesões estruturais (ou seja, são primárias), contudo, devem ser descartadas etiologias secundárias. Dentre estas estão: cefaleia da tosse, do exercício, da atividade sexual, em trovoada, etc.

Resumindo, seguindo os passos explanados neste capítulo, as cefaleias podem ser avaliadas e diagnosticadas com precisão. Na tentativa de diferenciarmos uma cefaleia primária de uma secundária, nenhum passo da avaliação semiológica deve ser negligenciado. Na anamnese, o objetivo principal será buscar dentre as características da dor se há algum sinal de alarme ("red flags") que direcione para uma provável cefaleia secundária. Caso a resposta seja positiva, está autorizada a investigação complementar com exames de imagem e/ou laboratoriais. Caso não haja sinais de alarme, mas o paciente apresenta alterações ao exame físico, cefaliátrico ou neurológico, deve-se seguir com a investigação complementar de acordo com a suspeita etiológica. No caso em que não há sinais de alarme e o exame físico está normal, devemos buscar nas características clínicas da dor se elas preenchem critérios para uma cefaleia primária, segundo a ICH-3. Caso não preencham critérios para cefaleias primárias, também está autorizada investigação complementar.

Tabela 4. Critérios diagnósticos para cefaleias primárias.

	Migrânea	Tipo tensional	Cefaleias trigêmino-autonômicas		
			Em salvas	Hemi craniana Paroxística	SUNA/ SUNCT
Epidemiologia	Frequente Sexo feminino Histórico familiar	Mais prevalente	Raro, sexo masculin 20 a 40 anos	Mesma proporção entre homens e mulheres	Raro
Características	2 de 4: Unilateral, pulsátil, moderada/ forte intensidade, piora com atividade física 1 de 2: Fotofobia e fonofobia; náuseas e/ou vômitos	Não pulsátil, bilateral, fraca ou moderada intensidade	Unilateral, muito forte intensidade agitação Orbitária, supra-orbitária ou temporal	Unilateral, forte intensidade Totalmente responsiva a Indometacina	Unilateral, moderada/ forte intensidade Orbital, supraorbital, temporal e/ou outra distribuição trigeminal
Sintomas associados	Aura (até 60 minutos)	Sem náuseas/ vômitos	Sintomas trigêmino-autonômicos Hiperemia conjuntival, lacrimejamento, rinorreia ou congestão nasal; miose; ptose	Sintomas trigêmino-autonômicos	Sintomas trigêmino-autonômicos
Duração	4 a 72 h	30 miN a 7 dias	15 a 180 min Até 8 crises ao dia	2 a 30 min Em geral, > 5 crises ao dia	1 a 600 seg

Avaliação Sistematizadada Cefaleia

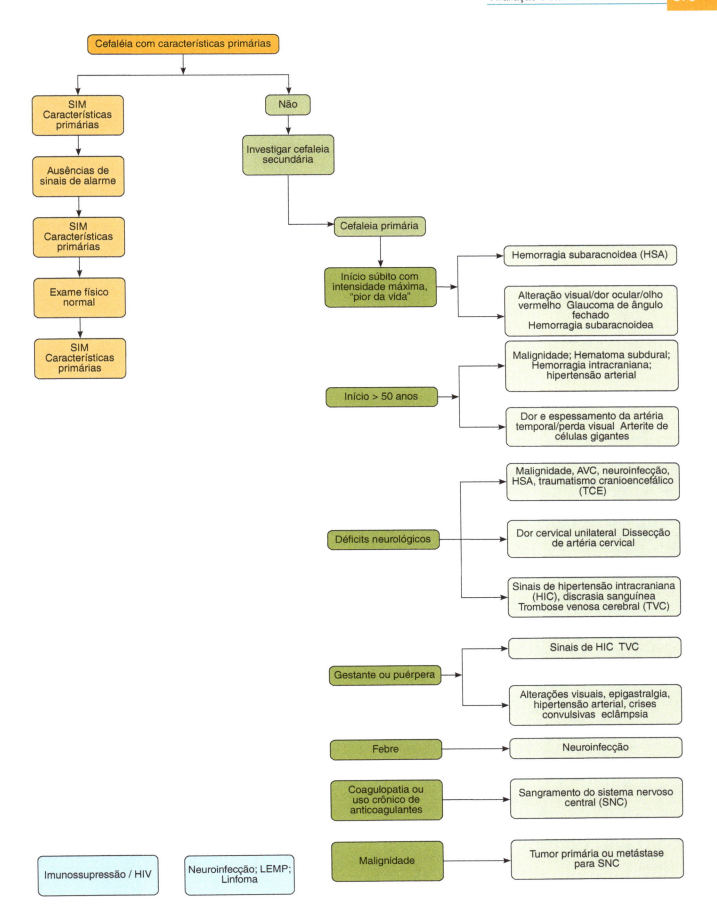

REFERÊNCIAS

1. Coban E, Mutluay B, Sen A, Keskek A, Atakli D, Soysal A. Characteristics, diagnosis and outcome of patients referred to a specialized neurology emergency clinic: Prospective observational study. Annals of Saudi Medicine. 2016 Jan 1;36(1):51–6.
2. Frishberg B, Rosenberg J, Matchar DB, Mccrory D. Evidence-Based Guidelines in the Primary Care Setting: Neuroimaging in Patients with Nonacute Headache. American Academy of Neurology [Internet]. 2000; Available from: https://www.researchgate.net/publication/237487226
3. Hoffmann J, May A. Diagnosis, pathophysiology, and management of cluster headache. Vol. 17, The Lancet Neurology. Lancet Publishing Group; 2018. p. 75–83.
4. Russell MB. For personal use. Only reproduce with permission The Lancet Publishing Group. Epidemiology and genetics of cluster headache [Internet]. Vol. 3, THE LANCET Neurology. 2004. Available from: http://neurology.thelancet.com
5. Schreiber CP. The pathophysiology of primary headache. Vol. 31, Primary Care - Clinics in Office Practice. 2004. p. 261–76.
6. Stovner LJ, Hagen K, Jensen R, Katsarava Z, Lipton RB, Scher AI, et al. The global burden of headache: A documentation of headache prevalence and disability worldwide. Vol. 27, Cephalalgia. 2007. p. 193–210.
7. Vincent M, De A, Rodrigues J, Vieira De Oliveira G, Freitas De Souza K, Morimoto Doi L, et al. Prevalência e Custos Indiretos Das Cefaléias Em Uma Empresa Brasileira. Vol. 56, Arq Neuropsiquiatr. 1998.
8. Vos T, Flaxman AD, Naghavi M, Lozano R, Michaud C, Ezzati M, et al. Years lived with disability (YLDs) for 1160 sequelae of 289 diseases and injuries 1990-2010: A systematic analysis for the Global Burden of Disease Study 2010. The Lancet. 2012;380(9859):2163–96.

42 Abordagem Inicial das Disfunções Cognitivas

Igor de Lima e Teixeira
Carlos Alberto Santos Filho

"Os doentes devem ser vistos, ouvidos e tocados"
(Hipócrates)

INTRODUÇÃO

Cognição, do latim *Cognitio* (Conhecer) e *Onis* (ação de), é a capacidade de adquirir novos conhecimentos, assim como de acessar e manipular o conhecimento adquirido previamente. Tal capacidade cerebral é feita por uma série de redes e interconexões neuronais do Sistema Nervoso Central. A integridade cognitiva do paciente depende, portanto, da integridade dessas redes neuronais.

Algumas dessas redes estão mais intimamente relacionadas entre elas do que outras, gerando regiões e redes de conexão, que se especializam em determinadas funções, o que denominamos domínios cognitivos, e tem funções mais específicas (como as funções corticais de linguagem e as funções visual e auditiva) e outras regiões do cérebro que podem interagir em mais de uma rede e influenciar diversas funções cognitivas, como no caso das redes de associação, e como no caso das redes chamadas subcorticais, como para as funções executivas e de atenção. Segundo o *DSM-V*, os domínios cognitivos principais são agrupados em: *Cognição Social, Atenção Complexa, Executivo, Memória e Aprendizagem, Linguagem e Perceptuomotor*.

ETIOLOGIA E FISIOPATOLOGIA

Diversas doenças podem levar a disfunções nessas redes neurais, sendo elas bastante sensíveis não só a doenças primárias do sistema nervoso, a doenças sistêmicas (Quadro 1). Assim, teoricamente, quaisquer doenças que possam lesar áreas que contém neurônios ou atrapalhar a perfeita conexão e integração entre essas áreas cerebrais, podem levar a transtornos cognitivos. Por isso a fisiopatologia de cada doença que pode afetar o Sistema Nervoso Central pode variar, mas geralmente pode ser afetada por injúrias que lesam, estrutural ou fisiologicamente, os neurônios, bainha de mielina, astrócitos ou células gliais, assim como também sua vasculatura.

Podemos dividir essas etiologias em doenças degenerativas, onde o quadro cognitivo é a único ou o principal sinal e sintoma da doença e em doenças secundárias, onde o quadro cognitivo é um dos sintomas ou sinais da doença de base. Nas doenças sistêmicas, estão incluídas as doenças onde a causa base não está no Sistema Nervoso Central, porém os reflexos da doença sistêmica levam à deterioração do quadro cognitivo.

Tabela 1. Principais Causas de Transtornos Cognitivos

Degenerativas	Secundárias	Sistêmicas
Doença de Alzheimer	Tumores do SNC.	Reumatológicas (LES, Doença de Sjogren).
Demência Lobar Frontotemporal	Trauma (HSD crônico).	Sarcoidose
Demência de Corpúsculos de Lewy.	Intoxicações (álcool, drogas, monóxido de carbono, metais pesados, medicamentos).	Doença Hepática, Síndrome hepatorenal, Doença de Wilson.
Degeneração CorticoBasal.	Esclerose Múltipla, Hidrocefalia de Pressão Normal.	Doenças Endócrinas (tiroideanas, paratiroideanas)
Doença Priônica (Creutzfeldt-Jakob)	Demência Vascular.	Déficits nutricionais e avitaminoses (B12, folato, tiamina).
Demência da Doença de Parkinson.	Infecções (NeuroTB, fungos, Sífilis, HIV, Hepatites).	Síndromes Paraneoplásicas.

ANAMNESE

Deve-se sempre perguntar sobre aspectos de saúde geral do paciente, como doenças prévias e medicamentos utilizados, pois diversas doenças sistêmicas e medicações podem levar a alterações cognitivas.

Após essa primeira etapa, é importante avaliar se há uma queixa de disfunção cognitiva pelo paciente ou pelo familiar e sua relação temporal de evolução, podendo ser essas agudas (horas/dias), subagudas (dias/semanas) e crônicas (acima de 3 meses). Cada surgimento de sintomas deve ser anotada conjuntamente sua temporalidade individualmente, buscando assim traçar um mapa do contínuo de evolução dos déficits, o que vai auxiliar a montar o diagnóstico topográfico da evolução da doença.

Tais queixas podem ser apresentadas em quaisquer dos domínios cognitivos relatados acima, podendo ser, individualmente:

Atenção Complexa e Consciência:

Distração excessiva, dificuldade de sem lembrar de nomes e fatos ao ser perguntado em determinado momento (lembrando-se após algum tempo ou com dicas), fazer as coisas de forma lenta e descontínua (parar várias vezes), assim como não conseguir se concentrar em 2 ou mais tarefas ao mesmo tempo e/ou deixar tarefas incompletas quando submetidas a uma nova tarefa ou estímulo externo. Podem ser relatados como alterações de memória ("esquecer" a panela no fogo e ir para a sala). Podem melhorar com estratégias (exemplo, fazer o caminho inverso mentalmente ou fisicamente para achar um objeto perdido).

Memória e Aprendizagem

Esquecimentos frequentes, discurso repetitivo, perda de objetos e valores, dificuldade em aprender novas tarefas ou a se adaptar a novos ambientes. Dificuldade ou não melhora ao utilizar estratégias para melhorar o déficit (exemplo, quanto mais tenta procurar mais procura em locais errados ou até mesmo perde para sempre o objeto).

Executivo

Dificuldades para efetuar tarefas previamente aprendidas, mais especificamente, no planejamento dessas tarefas, com demora em executar as tarefas, erros frequentes e repetidos, mesmo com dicas e ajudas, como por exemplo cópias de desenhos e tarefas, antes, efetuadas na frente do paciente.

Linguagem

Alterações de linguagem, como dificuldade na pronúncia de palavras e mutismo, como na dificuldade de construções de sentenças e frases, com erros frequentes, por vezes substituição de palavras por outras com mudança de apenas uma letra ou mais (parafasias fonêmicas, ex.: cola por bola). Também pode ocorrer a dificuldade em localização de palavras e a omissão de palavras (anomia), até mesmo sua substituição por outras palavras de mesmo contexto (parafasias semânticas, ex: flor por vaso) ou termos genéricos, como "coisa". Podem apresentar o padrão de déficit "subcortical", com queda da fluência das palavras, falando assim mais devagar, como se tivesse dificuldade em achar as palavras e falar a frase completa.

Cognição Social

Comportamentos estranhos ou bizarros, apatia ou anedonia (falta busca de objetivos e prazeres, como comida ou atividades lúdicas), desinibição de comportamento (com comportamentos não recomendados pelo contexto social, como xingar ou fala de conteúdo sexualizado), alterações ou restrição de cardápio, comportamento agressivo ou agitado, descuido com a aparência ou comportamento e vestimenta fora do contexto social e/ou extravagantes.

Perceptuomotor

Os pacientes podem se perder frequentemente em caminhos previamente aprendidos. Dificuldade em efetuar localização de objetos e pessoas de um lado da visão (negligência ou desatenção), dificuldade em efetuar atos previamente aprendidos, como se não mais os soubesse (apraxias), dificuldades na identificação de rostos (prosopagnosia) e de objetos (agnosia visual).

Deve-se, após avaliação da queixa, avaliar se há alguma alteração da funcionalidade do paciente. Nos casos onde há alteração de funcionalidade, deve-se chamar de Transtorno Cognitivo Maior (antigamente chamado de síndrome demencial) e nos casos onde não há alterações dessa funcionalidade, deve-se chamar de Transtorno Cognitivo Leve. Também deve-se avaliar se o transtorno Cognitivo Maior é leve, moderado ou grave. Nos casos leves, o paciente pode necessitar de ajuda para poucas e pequenas tarefas do dia a dia, porém ainda preserva grande de sua funcionalidade e independência. Nos moderados, há perda de independência para boa parte das atividades e o paciente pode precisar de ajuda para coisas como se trocar, tomar banho ou fazer sua comida (nesse ponto, muitos pacientes podem voltar a morar com familiares por não terem condições mais de fazer seu próprio cuidado sozinhos). Nos graves, necessitam de ajudar para efetuar as mínimas tarefas como higiene e alimentação, sendo totalmente dependentes para as atividades. Para avaliação mais objetiva, a escala CDR (Clinical Dementia Rating) pode ser utilizada, sendo graduada em 5 estágios, sendo 0-sem déficits, 0,5-transtorno cognitivo leve, 1-transtorno cognitivo maior leve, 2-transtorno cognitivo maior moderado e 3-transtorno cognitivo maior grave.

Exame Físico

Observação Clínica (Ectoscopia)

Aspecto

Atentar para alterações de pele, como icterícia, ferimentos, hematomas, tumorações, lesões inflamatórias, estomatites, dermatites, alterações de pelos e cabelos, anemia. Observar a preocupação com a aparência e com a higiene do paciente, pois muitas vezes, nos quadros cognitivos, os pacientes podem deixar de praticar bem essas funções, necessitando de ajuda para tal ou aparentando descuido, sujeira e/ou mal cheiro.

Atitude

Pacientes podem apresentar-se hipobúlicos e por vezes inertes, até mesmo, muitas vezes catatônicos. Diminuição da atenção e/ou consciência podem mostrar um paciente também com menos movimentação, disperso, sem muita interação com o examinador. Pacientes com alterações de atenção ou sensitivas também podem apresentar-se mais agitados e agressivos, como pacientes com dor ou com perdas sensitivas recentes (visão, audição, etc.). Nessa fase, deve-se iniciar a avaliação comportamento do paciente (Cognição Social), que será mais explicada adiante.

Humor

A congruência do humor é definida como um estado onde o paciente tem um humor compatível com sua situação atual. Esse conceito é especialmente importante, pois estados incongruentes de humor podem ser muito discretos e por vezes não serem diagnosticados como alteração neuropsiquiátrica, sendo que essas tais alterações apresentam correlações lesões de determinadas estruturas cerebrais e redes funcionais, o que a torna importante como sinal, quando alterada, especialmente quando evolui de forma aguda/subaguda.

Exame Físico Geral e Neurológico

O exame neurológico destes pacientes é tão importante e deve ser tão detalhado quanto em pacientes com quaisquer outras queixas. Causas primárias e secundárias podem levar a sinais neurológicos característicos. Portanto, avaliar se há: alterações de pares cranianos, sinais de liberação piramidal, sinais de lesão de neurônio motor superior e inferior, sinais de alteração de coordenação e outras alterações cerebelares, alterações de sensibilidade, sinais de irritação meníngea, sinais de liberação frontal, etc.

Avaliação Cognitiva

Atenção Complexa e Consciência

Essa função permite conseguirmos nos manter focados e concentrados em determinada tarefa, para poder planejar e executar tarefas. O paciente com alterações da consciência (sonolento, torporoso, confuso, hipervigilante) tem dificuldade em se concentrar na tarefa ou até mesmo em se focar na explicação da tarefa. Assim, déficits nessa função podem alterar todo o restante da avaliação cognitiva e até mesmo do exame físico e neurológico, em exames que exijam que o paciente faça determinada tarefa para ser analisada. Os testes feitos nessa categoria buscam avaliar se o paciente é capaz de manter essa atenção e consciência durante um longo período de tempo e/ou se mantém a atenção em mais de uma atividade simultaneamente (atenção dividida). Diversos testes podem servir para avaliação de atenção e consciência, como: Digit Spam, Teste de cores de Stroop, Teste de Trilhas, etc.

Memória e Aprendizagem:

É uma função essencial para o ser humano, pois permite que tracemos uma linha do tempo sobre o mundo e nós mesmos, até mesmo nossa personalidade, e também permite que aprendamos novas funções e habilidades, permitindo uma adaptação ao ambiente constantemente. Neste ponto do exame podem ser usados testes para avaliar se o paciente consegue tanto memorizar determinadas coisas (figuras, nomes, etc) e avaliar se o paciente após determinado tempo consegue recuperar essa informação (evocação) e se essa informação pôde ser consolidada como uma determinada nova habilidade (aprendizagem). Há diversos testes para essa avaliação, como memorização de figuras, palavras ou nomes, ou como o Teste de Evocação da figura de Rey-Osterrieth.

Executivo

Essa função é uma das mais complexas de nosso cérebro, pois tem a função de organizar, planejar e monitorar a execução de todas nossas tarefas e pensamentos, buscando resolver essas tarefas de modo mais rápido, fácil e eficiente. Por essa razão, essa é uma rede muito complexa, que utiliza praticamente todas as redes, funções e áreas cerebrais. Assim pode ser afetada por lesões em diversas áreas cerebrais, porém mais frequentemente por lesões das regiões de substância branca cerebral. Os testes nessa categoria buscam analisar o planejamento de situações, flexibilidade mental (capacidade de mudar o foco e planejamento de uma tarefa para outro) e capacidade de

Fluxograma da Avaliação Inicial do Paciente com Transtorno Cognitivo:

```
Há queixas cognitivas?
        │
        ▼
Há declínio em testes cognitivos? ──Não──▶ Transtorno cognitivo subjetivo
        │
   Sim ─┤
        ▼
Transtorno cognitivo objetivo ← Há declínio funcional? ──Não──▶ Transtorno cognitivo leve
                                       │                              │
                                  Sim ─┤                              ▼
                                       ▼                       Vídeo condutas em CCL
                           Transtorno cognitivo maior     Tempo de instalação de doença
                                                                │
                                                    ┌───────────┴───────────┐
                                                    ▼                       ▼
                                              Aguda/Subaguda             Crônica
                                                    │                ┌──────┴──────┐
                                                    ▼                ▼             ▼
                                        Avaliar etiologias         > 1 ano       < 1 ano
                                            secundárias              │             │
                                                                     ▼             ▼
                                                            Provável quadro   Rapidamente
                                                            cognitivo primário progressivo
                                                                     │             │
                                                                     └──────┬──────┘
                                                                            ▼
                                                            Sempre excluir possíveis causas
                                                              secundárias e/ou reversíveis
```

busca de informações e habilidades adquiridas e de velocidade de raciocínio. Alguns desses testes são: Teste do Desenho do Relógio, Testes de fluência verbal semântica e fonêmica, Teste de Cartas de Wisconsin, Testes de Torres de Londres e Hanoi.

Linguagem

É o domínio cognitivo que nos permite transformar um pensamento ou raciocínio nosso em um código inteligível para um outro ser "fora de nosso cérebro". Podem incluir linguagens verbais e não verbais (gestos, expressões), porém na maioria das vezes analisamos a expressão verbal, no contexto clínico. Os testes para essa categoria buscam avaliar se o paciente tem a capacidade de formar pensamentos e transformá-los em palavras e frases inteligíveis. Incluem testes de nomeação objetos, figuras, assim como formação de frases e de entendimento de frases e pensamentos.

Cognição Social

Nesse ponto devem ser avaliados se o paciente possui comportamentos condizentes com o comportamento que seria devido e adequado à situação em que o mesmo se encontra, pois tal função é responsável por nos manter com respostas a estímulos externos congruentes com o ambiente na qual estamos incluídos, independente de nossas emoções, personalidade ou preferências internas. Perseverações (repetições inúmeras) de ações e pensamentos, apatia (falta de movimentos e atitudes), anedonia (falta de vontade de realizar atividades), atitudes impulsivas, agressividade, choro ou riso imotivado, durante a consulta devem ser registrados. Nesse momento pode ser utilizado o Inventário Neuropsiquiátrico (NPI), que aborda essas questões, e é validado no Brasil.

Perceptuomotor

Essa função inclui áreas bastante complexas, geralmente áreas de associação parietais e parieto occipitais, que integram nossos pensamentos aos estímulos sensitivos e orientações que temos internamente e que ganhamos constantemente do ambiente. Essas funções visam traçar um mapa mental de funções e habilidades previamente adquiridas. Os déficits mais comuns nessas regiões são as agnosias a apraxias, ou seja, a incapacidade de efetuar ações e interpretações de mapas mentais (desorientação visuoespacial e imaginação de figuras e espaços) e tarefas e habilidades e imaginação de movimentos já aprendidos e consolidados no dia a dia, como calçar os sapatos, escovar os dentes ou colocar a blusa (apraxias). Alguns testes que podem ser utilizados incluem: Desenhos dos 2 Pentágonos ou desenho do Cubo, Interlocking Finger Test e o Teste do Desenho do Relógio.

Os testes que foram citados são apenas alguns dos muitos testes que podem ser utilizados na avaliação neurológica cognitiva. Tais testes são efetuados buscando avaliar se há comprometimento nesses domínios cognitivos específicos, porém, é mais frequente, na prática clínica, o uso de testes de rastreio cognitivo, que avaliam diversos domínios cognitivos, simultaneamente. Esses testes, geralmente, têm uma grande sensibilidade, porém em geral menor especificidade, pois servem justamente para não deixar que pacientes que tenham chance de ter quadros de alteração cognitiva fiquem sem avaliação, porém podem estar alterados em pacientes saudáveis, por diversos motivos. Os mais conhecidos e utilizados testes de rastreio em nosso país são o Mini Exame do Estado Mental, o Montreal Cognitive Assessment (MoCA) e o Teste do Desenho do Relógio. Caso o paciente não tenha desempenho satisfatório nesses testes de rastreio, ele deve ser encaminhado a avaliação de um especialista em Transtornos Cognitivos e, possivelmente, a um neuropsicólogo para avaliação melhor dos déficits, com testes mais específicos e sensíveis.

Demências Rapidamente Progressivas — (DRP)

Considera-se uma Demência Rapidamente Progressiva quando a evolução do quadro cognitivo, entre o surgimento do primeiro sintoma e a instalação de um quadro demencial, propriamente dito, acontece em cerca de 1 a 2 anos, porém, geralmente, se instala em questão de semanas a meses, na maioria das etiologias. Considerar tal diagnóstico é importante pois as etiologias a serem pensadas, investigadas e tratadas podem mudar, nesse tipo de apresentação clínica. As principais causas de DRP estão listadas no quadro 2:

Quadro 2. Causas de Demências Rapidamente Progressivas

Demências Rapidamente Progressivas	
Vascular / Isquêmico Multi-Infarto. Infartos Talâmicos ou calosos (infarto estratégico). Angiopatia Amilóide Cerebral. Fístulas Arteriovenosas Durais Vasculites do sistema nervoso central (SNC). Trombose venosa Cerebral. Síndrome de encefalopatia reversível posterior (PRES). Infeccioso Encefalite viral (incluindo vírus herpes simplex). Demência do vírus da imunodeficiência humana (HIV). Leucoencefalopatia Multifocal Progressiva (LEMP). Infecções fúngicas (aspergilose, coccidioidomicose). Infecção amebiana. Doença de Lyme (raro). Doença de Whipple. Panencefalite esclerosante subaguda. Infecções Sistêmicas em Pacientes Predispostos (idoso ou com demência leve) Tóxico-Metabólico Perturbações eletrolíticas (Sódio, Cálcio, Magnésio, Fósforo). Endocrinopatias (Tireóide, Paratireóide – Sd de Fahr, Adrenal). Mielinólise Extrapontina. Deficiência de vitamina B12. Deficiência de vitamina B1 - Tiamina (Encefalopatia de Wernicke). Encefalopatia urêmica. Encefalopatia Hepática. Encefalopatia Portossistêmica de Shunt. Degeneração Hepatocerebral Adquirida Poiquilotérmia. Hipóxia / Hipercarbia. Hiperglicemia / Hipoglicemia.	Porfiria. Toxicidade de Metais (Bismuto, Lítio, Mercúrio, Magnésio). Doença Mitocondrial. Autoimune Demência/Encefalopatia Mediada por Anticorpos. Lúpus Eritematoso Sistêmico. Encefalomielite aguda disseminada (ADEM). Encefalopatia de Hashimoto (Encefalopatia Responsiva a Esteroides associada a Tireoidite Autoimune [SREAT]). Relacionado a Metástases / Neoplasias Doenças Paraneoplásicas. Metástases no SNC. Linfoma Primários do SNC e Linfoma Intravascular. Linfomatose Cerebral. Gliomatose Cerebral. Meningite carcinomatosa Iatrogênico Toxicidade de Medicamentos. Uso de Drogas Ilícitas. Neurodegenerativo Doença Priônica. Doença de Alzheimer. Demência com Corpos de Lewy. Demência Lobar Frontotemporal Síndrome Corticobasal. Paralisia Supranuclear Progressiva. Gliose Subcortical Progressiva. Sistêmica / convulsões / estrutural Sarcoidose. Epilepsia ou Status Epiléptico Não Convulsivo. Hematoma Subdural.

REFERÊNCIAS

1. Koliatsos, V. E. (2016). A Clinical Approach to Cognitive Impairment. FOCUS, 14(4), 437–447. doi:10.1176/appi.focus.20160026.
2. Foyaca Sibat, H., & de Fatima Ibanez Valdes, L. (2019). Updated Information on Some Cognitive Disorders. Cognitive Disorders. doi:10.5772/intechopen.81826.
3. Grossman, M., & Irwin, D. J. (2016). *The Mental Status Examination in Patients With Suspected Dementia.* CONTINUUM: Lifelong Learning in Neurology, 22(2, Dementia), 385–403. doi:10.1212/con.0000000000000298.
4. Day, G. S. (2019). *Reversible Dementias. CONTINUUM: Lifelong Learning in Neurology, 25(1), 234-253* doi:10.1212/con.0000000000000688.
5. Lu, P. H., & Lee, G. J. (2017). *The Role of Neuropsychology in the Assessment of the Cognitively Impaired Elderly. Neurologic Clinics, 35(2), 191–206.* doi:10.1016/j.ncl.2017.01.002.
6. Ramirez Gomez, L., Jain, F. A., & D'Orazio, L. M. (2017). *Assessment of the Hispanic Cognitively Impaired Elderly Patient. Neurologic Clinics, 35(2), 207–229.* doi:10.1016/j.ncl.2017.01.003.
7. Caixeta, L.TRATADO DE NEUROPSIQUIATRIA: Neurologia Cognitiva e do Comportamento e Neuropsicologia - 1ªED. São Paulo, Ed. Atheneu, 2014.
8. Vale TC, Pedroso JL, Barsottini OGP. Guia de Bolso de Neurologia. Editora Atheneu, 2018 – cap 8, pag 83-91.
9. 0=Bertolucci PHF, Ferraz HB, Barsottini OG, Pedroso, JL. Neurologia: Diagnóstico e Tratamento. Editora Manole, 2016 – cap 4, pag 77-84.
10. Geschwind, M. D. (2016). *Rapidly Progressive Dementia. CONTINUUM: Lifelong Learning in Neurology, 22(2, Dementia), 510–537.* doi:10.1212/con.0000000000000319.

43 Síndromes Meníngeas

Pedro Tadao Hamamoto Filho

INTRODUÇÃO

As síndromes meníngeas se referem ao conjunto de sinais e sintomas atribuíveis a processos irritativos das camadas que envolvem o sistema nervoso: as meninges. Na verdade, meninge é um termo amplo que se refere às três camadas: dura-máter, aracnoide e pia-máter.

A dura-máter é a camada mais externa, de característica fibrosa, e que fica em contato com as estruturas ósseas de proteção do sistema nervoso (o crânio e as vértebras). Trata-se de tecido ricamente vascularizado e inervado e que, por isso, está envolvido na sensação álgica de diversas afecções nervosas, desde as cefaleias primárias até as secundárias (ou seja, aquelas resultantes de lesões estruturais do sistema nervoso).[1]

Abaixo da dura-máter encontra-se a aracnoide. Seu nome está relacionado ao seu aspecto semelhante a teias de aranha. De fato, a aracnoide possui uma parte membranosa e outra trabeculada – daí a semelhança com teias de aranha. Finalmente, bastante aderida ao parênquima cerebral ou medular encontramos a pia-máter, uma membrana muito fina que se adere a células do sistema nervoso.

A interface entre a dura-máter e a aracnoide, chamada de espaço subdural, é um espaço potencial e encontrado apenas em situações de coleções patológicas (como hematomas e higromas subdurais) ou após a separação artificial tecidos (durante cirurgias cranianas ou em exames *post-mortem*). Já o espaço subaracnóideo é um espaço amplo que comporta o líquido céfalo-raquidiano – ou líquor. É no espaço subaracnóideo que passam os grandes vasos do sistema nervoso, incluindo o polígono arterial de *Willis* e os nervos cranianos e espinhais. É também neste espaço que se encontram os elementos irritativos das meninges que causam a meningite e, portanto, as síndromes meníngeas.

ETIOLOGIA E FISIOPATOLOGIA

A irritação das meninges é mais comumente causada por agentes biológicos (meningite por vírus, bactérias e fungos) ou por sangue (hemorragia subaracnóidea). A presença desses agentes estranhos provoca inflamação pelo recrutamento de leucócitos e liberação de mediadores inflamatórios, como citocinas, que estimulam os nociceptores localizados na dura-máter.

As meningites virais mais frequentes são causadas por enterovírus (como echovírus e coxsackievírus) e por herpes-vírus. Pacientes imunossuprimidos também podem desenvolver meningite pelo vírus causados da varicela zoster e pelo citomegalovírus.[2] Dentre as bactérias, são mais frequentes *Streoptococcus pneumoniae*, *Neisseria minigitidis* e *Haemophilus influenzae*.[3] A meningite tuberculosa por *Mycobacterium tuberculosis* é menos frequente e tem um curso distinto das demais meningites bacterianas por ter um curso mais crônico e arrastado. Fungos raramente são causadores de meningites – os casos geralmente estão associados a imunodeficiência, tendo os do gênero *Cryptococcus* como mais representativos.[4]

A hemorragia subaracnóidea causa irritação meníngea devido ao efeito irritativo do sangue em contato com as meninges. A maioria das hemorragias subaracnóideas são devidas a traumatismos crânio-encefálico – porém, nesses casos, a origem do sangramento é de vasos de pequeno calibre, e a hemorragia é focal e de distribuição mais cortical, não causando importante irritação meníngea. Já as hemorragias subaracnóideas espontâneas têm como etiologia mais frequente e clinicamente relevante os aneurismas cerebrais. A rotura de um aneurisma causa súbito extravasamento de sangue para o espaço subaracnóideo, determinando irritação meníngea.[5]

A irritação meníngea em ambos os casos leva ao sintoma de dor de cabeça, geralmente holocraniana, podendo ou não ser acompanhada de fotofobia. Vômitos também são frequentes na irritação meníngea e podem ocorrer pela elevação da pressão intracraniana (que por si só, também causa cefaleia). O aumento da pressão intracraniana ocorre pela resistência à circulação do líquor no espaço subaracnóideo, podendo repercutir, finalmente, em comprometimento do nível de consciência. Além disso, mudanças na posição dos membros e do pescoço levam ao estiramento das meninges, determinando dor à movimentação passiva ou ativa do paciente.

A rigidez de nuca também pode ocorrer relacionada a afecções osteomusculares da coluna cervical (como espondilose e espondiloartrite) – mas estas afecções, diferentemente do mais habitual para síndromes meníngeas, limitam mais a rotação cervical.[6]

Sinais meníngeos também podem ocorrer em contextos de aumento de pressão do líquor e a rigidez de nuca pode ocorrer como manifestação de herniação das tonsilas cerebelares pelo forame magno em situações de aumento da pressão na fossa posterior em condições de neoplasias ou malformações cranianas (como na Síndrome de Arnold-Chiari)

ANAMNESE

Semiologicamente, as síndromes meníngeas se manifestam por cefaleia, vômitos e sinais de irritação meníngea. Para a definição do diagnóstico etiológico, é fundamental determinar a evolução temporal dos sintomas.

Os sintomas das meningites geralmente têm evolução rápida e progressiva ao longo de poucos dias. Um outro sintoma cardinal é a presença de febre (geralmente acima de 38° C). Em recém-nascidos e crianças pequenas, também podem se observar hiporexia, irritabilidade e alterações respiratórias. Pacientes com meningite que já se apresentam com comprometimento sistêmico de sepse têm pior prognóstico.[3] A meningite tuberculosa tem história mais arrastada, com mais dias (e eventualmente semanas) de evolução e com febre mais baixa.

Já pacientes com hemorragia subaracnóidea se apresentam com história típica e bem característica de cefaleia intensa e súbita (que atinge o pico de intensidade no primeiro minuto de instalação), por vezes descrita como *a pior da vida*. Vômitos não necessariamente precedidos de náuseas também são comuns. Alguns pacientes podem apresentar também rebaixamento do nível de consciência em decorrência do súbito aumento da pressão intracraniana.

Portanto, para diferenciar uma síndrome meníngea por meningite infecciosa de uma hemorragia subaracnóidea, deve-se atentar para a presença de febre e para o tempo de instalação dos sintomas.

Para descartar os diagnósticos diferenciais que cursam com rigidez de nuca, deve-se considerar que lesões osteomusculares têm história progressiva (no caso da espondilose e espondiloartrite) ou súbita e claramente relacionadas a um trauma cervical quando esta for a causa da rigidez de nuca.

Nos casos de hipertensão de fossa posterior, outros sintomas podem acompanhar a rigidez de nuca, como sinais cerebelares, déficits de nervos cranianos ou mesmo déficits motores.

ACHADOS NO EXAME FÍSICO

No exame físico, devem-se pesquisar os sinais de irritação meníngea. A literatura é rica na descrição de diversos sinais,[6,7] porém, aqui, serão apresentados os mais comuns e mais facilmente identificáveis.

A rigidez de nuca é caracterizada pela contração espástica da musculatura extensora da região cervical. O examinador deve tentar encostar o queixo do paciente no tórax, fletindo o pescoço. A rigidez de nuca impede a execução da manobra e o paciente se queixa de dor, que ocorre devido ao estiramento das meninges à flexão cervical. Casos mais graves podem apresentar rigidez de toda a musculatura do pescoço, que não apenas a extensora.

O sinal de Kernig é pesquisado com o paciente em decúbito dorsal horizontal, com o quadril e o joelho fletidos em 90°. A resposta é positiva quando o paciente apresenta dor à tentativa de estender o joelho. O sinal de Lasègue foi originalmente descrito para a pequisa de radiculopatia da região lombar e é positivo quando o paciente apresenta dor à extensão do membro inferior, mas pode ocorrer também nas síndromes de irritação meníngea. Finalmente, o sinal de Brudzinski é caracterizado pela flexão reflexa do quadril e do joelho ao se fletir o pescoço contra o tórax.

INVESTIGAÇÃO COMPLEMENTAR

A confirmação de um processo irritativo meníngeo se faz pela coleta de líquor. Nas meningites bacterianas, o líquor apresenta aumento da celularidade com predomínio de polimorfonucleares (neutrófilos), de proteínas (hiperproteinorraquia) e redução de glicose (hipoglicorraquia). Nas meningites virais e na meningite tuberculosa, também há hiperproteinorraquia e hipoglicorraquia, porém, o padrão de hipercelularidade é devido a linfócitos.[8]

Na hemorragia subaracnóidea, como esperado, o líquor deve apresentar hemácias. Ocorre que, eventualmente, na coleta de líquor, pode-se acidentalmente puncionar um vaso e o aumento de hemácias no líquor não se deverá à hemorragia subaracnóidea, mas sim, ao acidente de punção. Nesses casos, é importante realizar o *teste dos três tubos*: coleta-se o líquor em três alíquotas. Em se tratando de hemorragia subaracnóidea, o padrão eritrocrômico

Fluxograma de Raciocínio Clínico

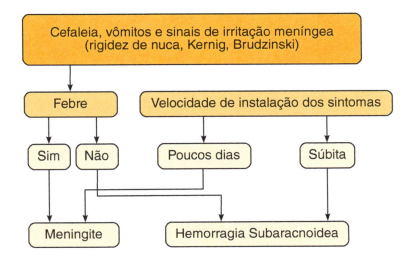

do líquor será semelhante nas três amostras. No acidente de punção, haverá um clearance gradativo da presença de sangue, de modo que o líquor do terceiro tubo será mais claro que o do primeiro tubo. Além disso, laboratorialmente, as hemácias do líquor por hemorragia subaracnóidea podem ter um padrão crenado (especialmente se já houver decorrido um tempo maior entre o evento vascular e a coleta do líquor); já as hemácias por acidente de punção devem estar íntegras.

É muito importante considerar que a suspeita de hipertensão intracraniana contraindica a punção lombar devido ao risco de herniação de estruturas encefálicas (como tonsilas e uncus) e óbito.

REFERÊNCIAS

1. Patel N, Kirmi O. Anatomy and imaging of the normal meninges. Semin Ultrasound CT MR. 2009;30(6):559-64.
2. Chadwick DR. Viral meningitis. Br Med Bull. 2006;75-76:1-14.
3. van de Beek D, Brouwer M, Hasbun R, Koedel U, Whitney CG, Wijdicks E. Community-acquired bacterial meningitis. Nat Rev Dis Primers. 2016;2:16074.
4. Gottfredsson M, Perfect JR. Fungal meningitis. Semin Neurol. 2000;20(3):307-22.
5. Lawton MT, Vates GE. Subarachnoid Hemorrhage. N Engl J Med. 2017;377(3):257-266.
6. Campbell WW. DeJong's The Neurological Examination. 7th ed. Philadelphia: Lippincott Williams & Wilkins. 2013.
7. Assis BDRR, Martins Jr CR, Bazan R. Sinais e manobras meningorradiculares. In: Martins Jr CR, França Jr MC, Martinez ARM, Faber I, Nucci A. Semiologia Neurológica. Rio de Janeiro: Revinter. 2017.
8. Wright BL, Lai JT, Sinclair AJ. Cerebrospinal fluid and lumbar puncture: a practical review. J Neurol. 2012;259(8):1530-45.

Semiologia dos Distúrbios do Movimento

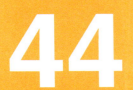

André Bortolon Bissoli
Juliete Melo Diniz
Rubens Gisbert Cury
Kleber Paiva Duarte

INTRODUÇÃO

A avaliação apropriada dos distúrbios do movimento é uma valiosa ferramenta para diagnóstico e condução dos casos atendidos em ambulatório, enfermaria e emergência. Não deve ser de domínio exclusivo dos especialistas em neurologia ou neurocirurgia. Assim como em outras seções do exame neurológico, a sistematização da história clínica e do exame físico são as principais ferramentas para direcionar o diagnóstico e a conduta, com impacto direto sobre a qualidade de vida dos pacientes.

Neste capítulo, abordaremos inicialmente os principais pontos que diferenciam os distúrbios do movimento e sua fisiopatologia. Em seguida, serão destacados os principais achados de anamnese e exame físico das doenças relacionadas mais comuns.

Podemos dividir os distúrbios do movimento em hipocinéticos e hipercinéticos:

Distúrbios do movimento hipocinéticos

Seu representante máximo é a doença de Parkinson (DP), caracterizada por rigidez, tremor e bradicinesia (lentificação dos movimentos voluntários). Ela se situa dentro de um espectro de doenças com manifestações em comum: a síndrome parkinsoniana; o outro grupo de doenças que a compõem pode ser denominado parkinsonismo secundário ou Parkinson-*plus*. Como exemplos, temos a paralisia supranuclear progressiva (PSP), a atrofia de múltiplos sistemas (AMS), as degenerações olivopontocerebelar e nigroestriatal, a doença de corpos de Lewy, a degeneração corticobasal (DCB), as distonias dopa-responsivas e até mesmo parkinsonismo induzido por drogas.

Distúrbios do movimento hipercinéticos

Incluem as condições em que há exacerbação dos movimentos, em diversas formas e de diferentes etiologias. Dentre as principais, podemos listar tremores, coreias, fasciculações, mioclonias, discinesias, tiques... Diante desta miríade de diagnósticos sindrômicos possíveis, é importantíssimo sistematizar a propedêutica. Abaixo, algumas características que auxiliam o médico nesta tarefa:

- Parte do corpo envolvida
- Distribuição e extensão do movimento
- Padrão, ritmo e regularidade
- Velocidade e frequência
- Amplitude e força
- Relação com outros fatores, a saber: postura, repouso ou atividade, horário
- Resposta a variações térmicas
- Relação com humor e fatores estressores
- Presença ou ausência durante o sono

FISIOPATOLOGIA

Do ponto de vista fisiopatológico, podemos dividir de forma diferente os distúrbios do movimento em três principais grupos: aqueles relacionados a disfunções dos núcleos da base (parkinsonismo, coreia, atetose, balismo, distonia - as síndromes extrapiramidais), os tremores e os tiques.

Os núcleos da base englobam as seguintes estruturas:

- Estriado (núcleo caudado e putamen)
- Globo pálido (e suas porções interna e externa)
- Substância negra (*pars compacta* e *pars reticulata*)
- Núcleo subtalâmico

Estes núcleos da base comunicam-se bidirecionalmente com o córtex cerebral, não tendo conexões diretas com a medula espinhal. O estriado é a principal via de entrada do córtex, recebendo aferências glutamatérgicas. O núcleo caudado recebe principalmente fibras de áreas associativas do córtex (pré-frontal, parietal posterior), tendo uma grande importância cognitiva, enquanto o putamen tem aferências predominantes do córtex sensitivo-motor. Além disso, o estriado recebe aferências dopaminérgicas da *pars compacta* da substância negra (SNr), que inibem eferências estriatais para o globo pálido externo (via indireta). Outras eferências estriatais são estimuladas pela mesma via, tendo efeito excitatório sobre o globo pálido interno e a *pars reticulata* da substância negra, os dois formando a via de saída dos núcleos da base em direção ao tálamo.

Entre o ponto principal de entrada nos núcleos da base (estriado) e a principal saída (SNr + GPi), existem duas vias principais: a via direta, sem intermediários, e a via indireta, que integra o núcleo subtalâmico. Deve-se destacar ainda a recentemente descrita via hiperdireta, entre o córtex motor e o núcleo subtalâmico.

As eferências dos núcleos da base se destinam principalmente ao córtex pré-motor, área motora suplementar e córtex motor primário, passando antes pelos núcleos ventral lateral e ventral anterior do tálamo. Entre os núcleos da base e o tálamo, as sinapses são inibitórias GABAérgicas; entre o tálamo e o córtex, são excitatórias glutamatérgicas.

No parkinsonismo, um distúrbio hipocinético, há hiperatividade do núcleo subtalâmico levando a um aumento da atividade do GPI/SNr. A atividade inibitória deste grupo sobre o tálamo é, portanto, exacerbada, levando a uma diminuição da atividade motora cortical. A via direta também tem sua atividade diminuída entre estriado e GPI/SNr.

Nas coreias, a atividade inibitória do estriado sobre o GPI/SNr está diminuída (via indireta). Por consequência, o tálamo estará menos inibido e terá maiores efeitos excitatórios sobre o córtex. No balismo, a lesão do núcleo subtalâmico provoca efeitos semelhantes aos descritos para as coreias.

Parkinsonismo

Não devendo ser confundida com a doença de Parkinson (DP), que configura apenas um dos cenários onde pode surgir, a síndrome Parkinsoniana é composta por tremor, rigidez, bradicinesia e instabilidade postural.

Estes sintomas estão presentes com intensidades variadas; a presença da bradicinesia, no entanto, é obrigatória. Ela consiste em lentidão na iniciação de movimentos voluntários e automáticos, além da pobreza de movimentos, sem que haja paralisia. O paciente tem dificuldade de realizar movimentos repetitivos ou mesmo simultâneos.

A pobreza de movimentos é visível na face do paciente, com atenuação das expressões faciais – hipomimia, ou face parkinsoniana – e corporais. Pode ser notada retração palpebral e diminuição da frequência de piscadas, o chamado olhar reptiliano. Há perda do balanço dinâmico dos membros superiores durante a marcha, cujos passos se encurtam e sofrem perda de amplitude (marcha em bloco ou parkinsoniana). Há maior risco de desequilíbrio, com aceleração progressiva dos passos precedendo a queda, a chamada festinação. Ainda na avaliação de marcha, nota-se em alguns pacientes dificuldade pronunciada para iniciá-la, bem como para mudar de direção; este fenômeno recebe o nome de *freezing* de marcha.

Ao exame, pode-se perceber alterações não somente da marcha e da face, como já descrito acima, como também da fala (disartria hipocinética, disfonia) e da escrita (micrografia). À movimentação passiva dos membros, nota-se rigidez do tipo plástica, classicamente descrita como em "roda dentada". O tremor é visto em repouso, descrito como "contando dinheiro" ou "enrolando fumo", e tem frequência de 4-8Hz. A velocidade e amplitude de movimentos diminui progressivamente com repetições, caracterizando bradicinesia. Durante o exame neurológico, pode-se provocar uma exacerbação dos achados se o paciente estiver movimentando ativamente o membro contralateral ao que se estiver examinando, ou mesmo caminhando.

Além da DP (Parkinsonismo primário), devem ser levadas em conta outras etiologias para esta síndrome, como o Parkinsonismo secundário e o atípico ou *plus*.

As causas de parkinsonismo secundário são muito variadas. Entre os principais diagnósticos, podemos listar:

- **Drogas** → neurolépticos, antieméticos (metoclopramida), amiodarona, lítio, bloqueadores de canais de cálcio (flunarizina, cinarizina).
- **Intoxicações exógenas** → manganês, monóxido de carbono, metanol, organofosforados, herbicidas (glifosato, paraquat)
- **Infecções** → neurocisticercose, SIDA, encefalites virais
- **Doenças cerebrovasculares**
- **Traumatismo craneoencefálico**
- **Hidrocefalia**
- **Neoplasias do sistema nervoso central**

Deve-se observar que, mesmo após a retirada do fator causal, o parkinsonismo secundário pode persistir por semanas ou até meses, o que exige minuciosidade na obtenção da história clínica.

A doença de Parkinson (DP) tem início assimétrico dos sinais e sintomas, e esta assimetria pode se manter ao longo do curso da doença. Muita atenção deve ser dada a sinais não motores da doença, podendo alguns preceder em anos o surgimento dos achados motores; como exemplo, podemos citar a hiposmia, constipação intestinal, aumento de oleosidade da pele, sialorreia e distúrbios do sono. Com o passar do tempo, a doença progride com piora tanto dos sintomas motores quanto não motores; há demência associada, bem como alucinações, transtornos associados ao sono REM, síndrome das pernas inquietas e piora progressiva das alterações motoras provocadas pela levodopa (discinesias).

Para sistematizar o exame neurológico nos pacientes com diagnóstico de doença de Parkinson, foi estabelecida uma escala denominada Unified Parkinsons Disease Rating Scale (UPDRS). Ela é dividida em 4 setores principais, os quais abordam respectivamente as experiências não-motoras e motoras do dia-a-dia, exame motor e complicações motoras. Com enfoque semiológico, consideramos importante detalhar a terceira parte do UPDRS:

- Fala
- Expressão Facial
- Rigidez
- Bater dos dedos da mão (pinça)
- Movimentos das mãos (abrir e fechar)
- Pronação e supinação das mãos
- Bater dos dedos dos pés
- Agilidade das pernas (bater o calcanhar no chão)
- Levantar-se da cadeira
- Marcha
- Bloqueio da marcha (*freezing* ao iniciar marcha ou dar meia volta)
- Estabilidade postural - teste de retropulsão ou *pull test*
- Postura
- Espontaneidade global do movimento (bradicinesia corporal)
- Tremor postural das mãos
- Tremor cinético das maos (manobra índex-nariz)
- Amplitude do tremor de repouso
- Persistência do tremor de repouso

Associados a estes itens, outros critérios são também utilizados. Dentre eles, podemos citar a presença de discinesias (coreia/distonia) e o estadiamento pela escala de Hoehn-Yahr, que mede o grau de incapacidade decorrente da doença.

O parkinsonismo atípico ou *plus* se caracteriza por síndrome parkinsoniana associada a manifestações autonômicas, piramidais, cerebelares ou mesmo de motilidade ocular extrínseca. A resposta a levodopa é pobre, e a instalação geralmente é simétrica, ao contrário da DP. Podemos subdividir estas doenças em dois grupos: as que se instalam esporadicamente após os 40 anos, e as que têm história familiar positiva (iniciando-se antes dos 40 anos).

Compõem o primeiro grupo:

Paralisia supranuclear progressiva (PSP) → síndrome parkinsoniana associada a instabilidade postural, com quedas frequentes desde o início, além de paralisia do olhar vertical. A ressonância magnética (RM) pode mostrar atrofia do mesencéfalo.

Atrofia de múltiplos sistemas (AMS) → pode se apresentar com predomínio de parkinsonismo (forma rígido-acinética, 80% dos casos, frequentemente confundida com DP) ou de alterações cerebelares (atrofia olivopontocerebelar). Ambas as formas têm manifestações autonômicas importantes, como disfunção esfincteriana, hipotensão e impotência sexual. A RM pode mostrar atrofia em tronco cerebral e cerebelo, além de alterações de sinal no putame.

Degeneração corticobasal (DCB) → síndrome rígido-acinética acentuada e assimétrica, causada por deposição de proteínas tau. Possui outros achados associados, como apraxia ideomotora, síndrome da mão alienígena, alterações sensoriais corticais (agrafoestesia, estereoagnosia). A RM pode mostrar atrofia assimétrica do lobo parietal e do corpo caloso.

Demência com corpos de Lewy (DCL) → parkinsonismo associado a demência, marcada por alucinações visuais e delírios persecutórios. Diferentemente da demência associada à DP, que surge nos estágios mais avançados da doença, o quadro demencial da DCL surge já nos primeiros anos de sua evolução. Uma dica diagnóstica importante é a exacerbação de alucinações visuais quando são utilizados medicamentos neurolépticos, o que não costuma ocorrer na DP.

No segundo grupo, muito heterogêneo, estão doenças mais facilmente diferenciáveis em relação à DP, visto que têm história familiar e início precoce de sintomas. Entre elas, destacam-se a doença de Wilson, neurodegeneração associada à pantotenato-quinase (PKAN, antigamente chamada de doença de Hallevorden-Spatz), ataxia cerebelar tipo 3 (doença de Machado-Joseph) e outros diagnósticos mais raros.

Distonias

As distonias são um grupo heterogêneo de distúrbios do movimento caracterizados por contrações musculares intermitentes ou sustentadas, causando movimentos e/ou posturas anormais (podendo ser repetitivos). Os movimentos seguem um padrão, torcionais e ocasionalmente trêmulos. Podem se iniciar ou piorar com movimentação voluntária.

Sua classificação se baseia em dois eixos principais: características clínicas e etiologia. A rotina sugerida para diagnóstico das distonias segue esta sequência, na qual um diagnóstico sindrômico e topográfico é feito antes do etiológico. Devido às inúmeras etiologias possíveis., são necessários também exames de imagem e laboratoriais, inclusive testes genéticos.

Dentro do primeiro eixo, há cinco subdivisões - idade de início, distribuição corporal, padrão temporal, coexistência de outros distúrbios do movimento e outras manifestações neurológicas.

Pela idade de início, pode-se inferir diferentes causas para distonia. No primeiro ano de vida, erros inatos do metabolismo; de 2 a 6 anos, paralisia cerebral distônica; de 6-14 anos, distonia dopa-responsiva; após os 50 anos são mais comuns distonias focais esporádicas.

Pela distribuição corporal, pode-se pensar em doença focal (cervical, cãimbra do escrivão, distonia do músico, laríngea, blefaroespasmo), segmentar (duas ou mais regiões contíguas), multifocal (duas ou mais regiões não-contíguas) ou generalizada, acometendo tronco e dois ou mais outros sítios, ou mesmo hemidistonia (secundária a lesões hemisféricas, por exemplo).

A distribuição temporal pode ser *persistente*, *ação-específica* (somente quando se realiza certa atividade), *flutuações diurnas* (variações circadianas) ou *paroxística*. Distonias podem ocorrer isoladamente ou em associação com outros distúrbios do movimento. As síndromes resultantes são chamadas de distonias *plus* ou combinadas. Um exemplo de outra manifestação neurológica que pode estar associada é a demência na doença de Wilson, que tem também manifestações não-neurológicas (oftalmológicas, hepáticas, entre outras).

Para melhor sistematizar e reconhecer diferentes distonias, convém classificá-las em síndromes distônicas mais abrangentes, sempre tendo em mente a grande variabilidade etiológica. Dentre elas, temos:

Distonia generalizada isolada de início precoce → inicia-se na infância, progride rapidamente para forma generalizada, podendo ter história familiar associada. Exemplos são as distonias pelos genes *DYT1* e *DYT6*.

Distonia focal ou segmentar isolada da idade adulta → exemplos incluem câimbra do escrivão, distonia cervical e blefaroespasmo, que surgem após os 50 anos. Raramente progridem para a forma generalizada, e normalmente não têm histórico familiar associado.

Distonia-parkinsonismo → distúrbios em sua maioria hereditários, com acometimento do trato piramidal associado. Exemplos incluem doença de Wilson, doenças de acúmulo de ferro (por deficiência de pantotenato-quinase por exemplo), entre outras. Seu diagnóstico etiológico exige a realização de exames de imagem e análise genética.

Distonia mioclônica → movimentos rápidos e súbitos, que são distônicos, mas lembram mioclonias, podem causar confusão ao diagnosticar síndromes distônicas. Um exemplo é a distonia associada ao gene *DYT11*.

O eixo etiológico subdivide-se em hereditárias, adquiridas e idiopáticas. As hereditárias são classificadas de acordo com o gene *DYT* envolvido, enquanto as adquiridas podem ter origem em danos cerebrais perinatais, infecções (encefalites virais, tuberculose), fármacos, intoxicações (manganês, cobalto, cianeto), isquemias e hemorragias do sistema nervoso central, neoplasias, síndromes paraneplásicas e traumas. A causa psicogênica, como em outras áreas do conhecimento, é um diagnóstico de exclusão.

Devem ser destacadas algumas características fenomenológicas das distonias, a saber:

Ação voluntária: distonias são fortemente influenciadas por movimentos voluntários ou postura voluntária.

Tremor distônico: movimento oscilatório, rítmico, inconstante gerado pelos músculos distônicos para tentar retomar a postura normal.

Transbordamento: contração muscular involuntária de segmentos próximos porém não acometidos pela distonia, acompanhando os movimentos distônicos (geralmente em seu pico).

Distonia em espelho: surge normalmente no lado mais acometido, quando movimentos voluntários no dimídio contralateral são realizados.

Truques sensitivos: ações voluntárias que corrigem ou aliviam posturas distônicas. Normalmente são simples, e direcionados para o segmento acometido, sem realizar uma força opositora ao movimento distônico.

Tremores

Trata-se de condição clínica de grande relevância sendo o distúrbio do movimento mais comum.

O tremor é definido como um movimento involuntário hipercinético, de caráter oscilatório e rítmico, envolvendo determinado segmento corpóreo e resultante de contrações sincrônicas ou alternantes de músculos antagonistas.

Apesar de frequente, a sua fisiopatologia exata ainda não é completamente compreendida. Foi proposto inicialmente que se originaria de uma das três fontes: oscilações mecânicas (envolvendo sistema tendão-músculo-articular), periféricas e centrais. Recentemente, dois princípios básicos foram postulados na gênese dos tremores. Em uma hipótese, há hiperexcitabilidade funcional e oscilação rítmica das alças neuronais sem alterações estruturais. A outra hipótese sugere que exista uma patologia estrutural permanente com características de neurodegeneração.

A geração de tremor está associada à disfunção de dois circuitos principais: o gânglio basal-cerebelo-talâmico e o circuito dentato-olivar. Acredita-se que o envolvimento do primeiro esteja associado à ocorrência de tremor em pacientes com Doença de Parkinson, tremor essencial, tremor distônico, tremor ortostático e tremor de Holmes.

Múltiplos fatores devem ser considerados na avaliação de paciente com tremor:

Idade: é mais frequente em pacientes adultos/idosos, no entanto pode-se apresentar em qualquer faixa etária.

Localização: pode ocorrer em qualquer parte do corpo sendo a cabeça e os membros superiores os locais mais acometidos. Quanto à distribuição anatômica ele pode ser focal (em apenas uma região), segmentar (duas regiões contínuas do corpo são acometidas), hemitremor ou generalizado.

Frequência: comumente utilizada na caracterização dos tremores. Categorizado em: baixa frequência (<4Hz), média frequência (4-7Hz) e alta frequência (>7 Hz). A maior parte dos tremores patológicos variam de 4-8 Hz. Pode-se considerar que os tremores de mais baixa frequência são os do tipo cerebelar, distônicos ou relacionados a lesões do tronco encefálico. O tremor essencial e o tremor fisiológico de amplitude patológica têm faixa de variação de 8 à 12 Hz. O tremor ortostático, o de mais alta frequência, geralmente oscila entre 12 e 18 Hz.

Fenomenologia ou Circunstâncias do Aparecimento: pode ser considerado de repouso quando a parte corpo afetada está sem ativação voluntária e é totalmente suportado contra a gravidade, ou pode ser de ação quando ocorre durante a contração dos músculos envolvidos. O tremor de ação pode ser dividido em postural (se mantém uma posição contra a gravidade), tremor cinético (aparece durante o movimento de uma extremidade), tremor intencional (durante o movimento, mas especificamente na intenção de atingir um alvo), tremor tarefa-específica (manifesta-se quase exclusivamente durante ato motor específico, como a escrita ou o manuseio de instrumento musical) e tremor isométrico (quando o segmento afetado está contraído sem que ocorra o deslocamento desse segmento corporal).

A investigação do tremor ainda deve incluir um exame físico geral e neurológico. Durante o exame físico testes como manutenção de membros estendidos, despejar água em um copo, solicitar que o paciente escreva uma frase, solicitar que desenhe um espiral, prova índex-índex/índex-nariz são de grande valia. Exames de imagem (tomografia de crânio, ressonância nuclear magnética) também fazem parte da avaliação e podem ajudar no diagnóstico etiológico.

O tremor pode ser classificado em fisiológico ou patológico. Abaixo estão as características dos principais tipos de tremores:

a. **Tremor fisiológico**: ocorre na frequência de 8-13 Hz e uma das explicações para sua existência é a de que seria o reflexo do balistocardiograma (vibração passiva dos tecidos do corpo produzida pela atividade mecânica do coração). Não é habitualmente percebido, podendo, no entanto, ser exacerbado por certas condições, tais como: medo/ ansiedade, distúrbios metabólicos, exercícios físicos e uso de certas drogas.

b. **Tremor Essencial:** É a forma mais comum de tremor com uma prevalência estimada de 0,9% na população. O conceito atual é o de uma doença heterogênea e complexa, progressiva e provavelmente causada por diferentes mecanismos patogênicos. Pode acometer qualquer faixa etária, embora no final da adolescência ou entre 45 e 50 anos estejam os picos mais frequentes de início do quadro. História familiar positiva é encontrada em 50% dos casos. Tipicamente, trata-se de tremor postural e cinético, com uma frequência de 8-10Hz, que acomete mais comumente os membros superiores (pode ocorrer em outros segmentos corporais, sendo mais frequente a associação com tremor cefálico e laríngeo). Pode ser exacerbado por estresse emocional. O consumo alcoólico comumente o melhora.

c. **Tremor Cerebelar:** tremor de ação, com componente cinético e agravamento no final do movimento (resulta da ativação prematura de músculos antagonistas do movimento quando o membro se aproxima do alvo). É um tremor lento (3 - 4Hz), e frequentemente está associado a outros sinais de disfunção cerebelar, como: dismetria, disdiadococinesia, disartria, nistagmo.

d. **Tremor na Doença de Parkinson: É** descrito como tremor de repouso, que pode ser suprimido no início de uma ação e desaparece no sono. Tende a se exacerbar em situações de estresse, durante a marcha e com abstrações mentais. Apresenta uma frequência em torno de 4-8 HZ. Acomete com maior frequência os membros superiores, seguido dos membros inferiores e mento. No início do quadro geralmente é assimétrico. A flexão-extensão dos dedos combinada com a adução-abdução do polegar produz o clássico tremor em "contar dinheiro" ou em "enrolar fumo".

Coréia

A coreia (do grego *choreia*, dança) caracteriza-se por movimentos involuntários não estereotipados, de início abrupto, geralmente de curta duração, repetindo-se com intensidade e topografia variáveis, assumindo caráter migratório e errático.

Os movimentos voluntários nos segmentos afetados, assim como a marcha, são parasitados pelos movimentos coréicos, que provocam interrupções e desvios da trajetória, conferindo um caráter bizarro a toda movimentação do paciente. Por vezes, o indivíduo incorpora deliberadamente o movimento coréico durante um movimento voluntário, com o intuito de torná-lo menos aparente, porém resulta em uma gesticulação exagerada. Eventualmente associa-se a balismo e a atetose.

A coreia pode-se apresentar como um sintoma isolado ou um distúrbio de movimento misto estando associado a sintomas comportamentais, cognitivos e crises convulsivas. Assim como nos outros distúrbios do movimento. Durante a avaliação deve-se investigar: história familiar, idade de início, área corporal afetada e padrão temporal. A coréia pode ocorrer em qualquer idade. Em jovens as causas mais comuns de coréia são: infecções, traumas e causas inflamatórias. Em adultos é a doença de Huntington.

Em termos de modo de início, um início relativamente agudo pode ser a manifestação de um acidente vascular cerebral, hiperglicemia não cetótica, coréia gravídica ou coreia induzida por drogas Uma apresentação subaguda pode ser decorrente de processo infeccioso ou auto-imune, incluindo uma síndrome paraneoplásica. Um curso mais prolongado sugere quadro degenerativo.

No exame físico pode existir certo grau de hipotonia e os reflexos miotáticos profundos tendem a ser pendulares. Na caracterização eletromiográfica do movimento, são observados surtos intermitentes de atividade muscular com frequência e amplitude semelhantes aos do movimento voluntário normal, porém a ativação das unidades motoras é descordenada e errática. A RM frequentemente evidencia atrofia do caudado. Outros exames indicados para investigação incluem teste genético e PET scan.

No que concerne à etiologia a coréia pode ser gerada por uma grande variedade de causas, como: genéticas, farmacológicas, metabólicas e estruturais.

Discinesia Tardia

A discinesia tardia foi descrita pela primeira vez em 1957 em alemão por Schonecker; um segundo relatório apareceu em 1959 em francês. Trata-se de uma condição relacionada ao uso crônico de bloqueadores dopaminérgicos e se caracteriza pelo aparecimento de movimentos involuntários, repetitivos, sem propósito. Os sinais típicos incluem movimentos mastigatórios, protusão ou atividade vermicular da língua, movimento de lábios, paroxismos de olho. Movimentos coreoatetóides nos membros e tronco podem ocorrer, assim como discinesias nos dedos.

Do ponto de vista semiológico, os movimentos são mais organizados e mais repetitivos que os movimentos coréicos, o que lhes confere certa especificidade, permitindo sua individualização entre as demais hipercinesias.

A discinesia tardia é atribuída à hipersensibilidade de receptores dopaminérgicos, farmacologicamente denervados, podendo ser causada por diversos tipos de bloqueadores dopaminérgicos. A clozapina parece ser o único neuroléptico que não desencadeia esse tipo de complicação.

Hemibalismo

A incidência real do hemibalismo no mundo é desconhecida e alguns autores citam algo em torno de 1 caso para 500.000 na população geral. A palavra balismo é de origem grega e tem o significado de lançar, arremessar. O termo hemibalismo foi primeiramente usado por Kussmaul em 1895.

O balismo é um distúrbio hipercinético, raro, caracterizado por movimento involuntário anormal, de grande amplitude, violento, em arremesso, de início e fim abruptos que colocam em ação grandes massas musculares. O paciente apresenta movimentos em geral amplos, envolvendo segmentos proximais dos membros (podendo também acometer o tronco e a região cefálica), assumindo trajetória variável, mas que geralmente assemelham-se a movimentos de arremesso no membro superior ou de chute no membro inferior. Outras vezes, a trajetória é grosseiramente circular.

A idade média de início dos sintomas varia, na maioria das séries, na dependência da etiologia (causa vascular ou não). Estudo com avaliação de 21 pacientes, observou que a idade média geral era 48 anos, mas separando-se em grupos vasculares e não-vasculares a idade média de início foi de 61 e 34 anos, respectivamente. Quanto à região corporal acometida, o movimento pode ser confinado a um membro (monobalismo), a um lado do corpo (hemibalismo), a ambas as pernas (parabalismo) ou pode ser generalizado.

A maioria dos casos de hemibalismo está relacionada a lesão no núcleo subtalâmico contralateral. Atualmente, sabe-se que lesões nas vias aferentes e eferentes do núcleo, bem como no striatum, tálamo, substância negra e suas interconexões podem cursar com o mesmo quadro clínico. Estudos sugerem que é necessário uma lesão de pelo menos 20% do núcleo subtalâmico para desencadear o hemibalismo.

Em várias séries de pacientes com hemibalismo o acidente vascular cerebral (isquêmico ou hemorrágico) está implicado em 50 a 100% dos casos. Outras causas vasculares já relatadas são angioma venoso, malformação arteriovenosa, hemorragia subaracnoidéia e ataque isquêmico transitório. Em pacientes jovens observam-se outras etiologias para o hemibalismo como: tumores primários e metastáticos do sistema nervoso central, toxoplasmose, sífilis, tuberculoma, criptococoma, esclerose múltipla, calcificação em gânglios da base.

Atetose

O termo atetose (do grego = "sem posição fixa"), foi utilizado pela primeira vez por William Hammond para descrever um distúrbio do movimento hipercinético caracterizado por uma "incapacidade de manter os dedos das mãos e dos pés em um posição estabelecida, e por seu movimento contínuo". Foi ainda caracterizado por "dor nos músculos espasmódicos e, movimentos complexos dos dedos com tendência à distorção, caracteristicamente mais lentos e sinuosos em relação a coréia e sem fraqueza associada". Nos anos seguintes, o termo atetose continuou a se referir a movimentos continuos, lentos e irregulares das extremidades distais e da face que ocorrem no contexto de acidente vascular cerebral ou paralisia cerebral. Atualmente o termo caiu em desuso, exceto no contexto de movimentos mistos rápidos e lentos (coreoatetose) e onde é secundária à perda sensorial (pseudoatetose).

O termo "atetose" evoluiu para se tornar sinônimo de distonia. Consideração foi feita para manter o termo para descrever uma categoria específica de movimento distônico associado a movimentos irregulares involuntários predominantemente distais, como originalmente usado por Hammond, em hemidistonia adquirida e por Shaw em paralisia cerebral.

Mioclonias

As mioclonias estão entre os transtornos do movimento mais incomuns. Caracterizam-se por movimentos rápidos, breves, espasmódicos ou semelhantes a choques envolvendo um músculo ou um grupo de músculos. Entre todos os distúrbios hipercinéticos do movimento, a mioclonia é considerado o mais rápido e breve. Quando causada por contrações musculares repentinas, é conhecida como 'mioclonia positiva', enquanto uma breve perda do tônus muscular resulta em 'mioclonia negativa'. No segundo caso, os movimentos são percebidos quando o músculo está em contração tônica, como na queda das mãos que ocorre no asterixis.

Na investigação de um paciente apresentando mioclonia deve-se avaliar idade de início, curso e duração da doença, história familiar, fatores precipitantes, gatilhos (estímulo auditivo, movimento, tátil, visual ou emocional), as partes corpo envolvidas e a ritmicidade da mioclonia. A presença de sinais/sintomas neurológicos associados ou distúrbio ajuda a identificar a etiologia/patologia subjacente. Estudos eletrofisiológicos e exames de imagem também devem fazer parte da investigação.

Como ocorre com a maioria dos distúrbios do movimento, a mioclonia pode ser classificada de acordo com sua distribuição corporal em: focal, multifocal, segmentar ou generalizada. De acordo com a origem anatômica a mioclonia pode ser considerada cortical, subcortical, espinhal e periférica. Quanto à sua relação com a ação motora pode ser dita de repouso, de ação ou de intenção. Quanto a sua sensibilidade a estímulos é estímulo-sensível ou não.

As mioclonias são divididas em cinco grandes grupos: fisiológicas, essenciais, epilépticas, sintomáticas e psicogênicas. As mioclonias sintomáticas são responsáveis pela maioria dos casos e são produzidas por uma extensa lista de possíveis etiologias específicas. As mioclonias epilépticas ocorrem no contexto de uma síndrome epiléptica ou a mioclonia tem origem epiléptica. As mioclonias essenciais referem-se a casos em que a mioclonia é a manifestação única ou principal, no contexto de uma doença de provável origem hereditária. Soluços, espirros e mioclonias durante o sono são considerados mioclonias fisiológicas. As mioclonias psicogênicas são mais uma das formas de manifestação dos distúrbios neurológicos funcionais.

A mioclonia é um dos sinais em uma ampla variedade de doenças do sistema nervoso, como: distonia, esclerose múltipla, doença de Parkinson, doença de Creutzfeldt-Jakob, toxicidade da serotonina. As mioclonias de instalação aguda ou subaguda geralmente se originam de disfunções metabólicas ou do uso de certos medicamentos. Na doença de Parkinson, as mioclonias agudas geralmente se associam ao uso de amantadina ou levodopa. Quando a mioclonia vem associada a um quadro de distonia, deve-se sugerir o diagnóstico de distonia mioclônica.

Tiques e Síndrome de Gilles de la Tourette

Os distúrbios de tiques são mais comuns em homens do que em mulheres (proporção de 3: 1 a 4: 1) e geralmente começam entre os 4 e 8 anos de idade. Os tiques são vocalizações ou movimentos motores não rítmicos, repentinos, de curta duração, recorrentes de forma estereotipada que podem, ser parcial ou totalmente suprimidos voluntariamente.

Os tiques são classificados em duas categorias maiores (motores e fônicos), com cada um sendo subdividido em um agrupamento simples e complexo.

São considerados tiques motores simples: movimentos breves, rápidos, não rítmicos que envolvem apenas um único músculo ou grupo localizado (piscar de olhos, sacudir a cabeça). Em contraste, tiques complexos envolvem

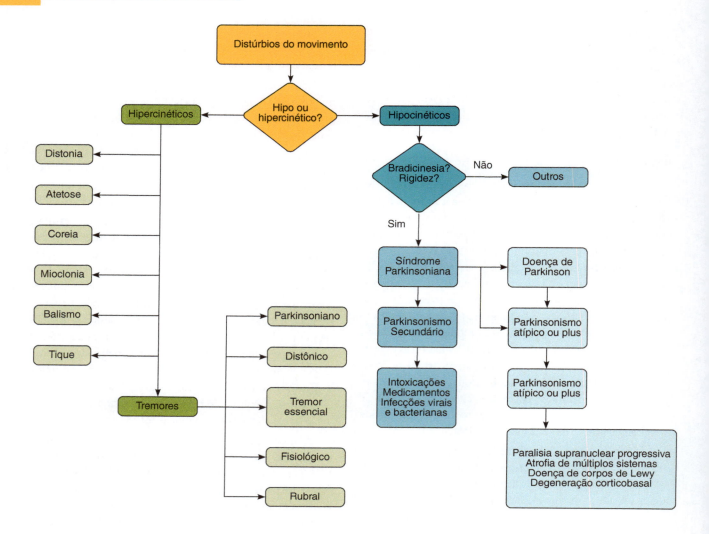

um grupo de ações simples ou um padrão de movimentos mais coordenado.

Tiques motores complexos podem ser não propositais (contorções faciais ou corporais) ou podem parecer ter um propósito (tocar, bater, cheirar, pular, dobrar, imitando movimentos observados).

Os tiques vocais simples incluem vários sons e ruídos (grunhidos, latidos, gritos, gemidos). Vocalizações complexas envolvem manifestações linguisticamente significativas, como repetição de palavras, sílabas ou frases.

Podem variar de raros a muito frequentes, intensos, intrusivos e até autolesivos. São exacerbados por estresse, ansiedade, excitação, raiva, fadiga. A maior parte dos pacientes relata uma necessidade/sensação premonitória pouco antes de um tique motor ou fônico. Muitos indivíduos podem suprimir brevemente seus tiques, embora este esforço possa desencadear uma exacerbação de sensações premonitórias ou uma sensação de aumento de tensão interna.

O exame neurológico e os estudos de neuroimagem são comumente normais. Os tiques devem ser diferenciados de movimentos induzidos por drogas (acatisia, distonia, parkinsonismo), comportamentos obsessivo-compulsivos, hiperatividade, comportamentos anti-sociais.

A síndrome de Gilles de la Tourette foi descrita em 1885 por Georges Gilles de la Tourette. De acordo com o Tourette Syndrome Classification Study Group and Statistical Manual of Mental Disorders (DSM-IV), para o diagnóstico desta síndrome deve haver ocorrência de numerosos tiques motores/vocais estereotipados e sem propósito instalado antes dos 18 anos de idade diários ou intermitentes por mais de um ano.

REFERÊNCIAS

1. Poewe, W., Seppi, K., Tanner, C. et al. Parkinson disease. *Nat Rev Dis Primers* 3, 17013 (2017). https://doi.org/10.1038/nrdp.2017.13
2. Armstrong MJ, Okun MS. Diagnosis and Treatment of Parkinson Disease: A Review. *JAMA*. 2020;323(6):548–560. doi:10.1001/jama.2019.22360
3. Albanese, A., Bhatia, K., Bressman, S.B., DeLong, M.R., Fahn, S., Fung, V.S., Hallett, M., Jankovic, J., Jinnah, H.A., Klein, C., Lang, A.E., Mink, J.W. and Teller, J.K. (2013), Phenomenology and classification of dystonia: A consensus update. Mov Disord., 28: 863-873. https://doi.org/10.1002/mds.25475
4. Albanese, A., Di Giovanni, M. and Lalli, S. (2019), Dystonia: diagnosis and management. Eur J Neurol, 26: 5-17. https://doi.org/10.1111/ene.13762
5. Barbosa ER, Cury RG. *Distúrbios do Movimento - Capítulo 10*, Manual do Residente de Clínica Médica da USP. Ed Manole, São Paulo, 2ª ed, 2017.
6. Borges, V., & Ferraz, H. B. (2006). Tremores. *Revista Neurociências, 14*(1), 43-47.
7. Carvalho, V., & Massano, J. (2019). Tremor: Um Guia Clínico Para Não Neurologistas. *Acta Medica Portuguesa, 32*(2).
8. Kamble N, Pal PK. Tremor syndromes: A review. *Neurol India*. 2018;66(Supplement):S36-S47.
9. Bhatia, K. P., Bain, P., Bajaj, N., Elble, R. J., Hallett, M., Louis, E. D., ... & Tremor Task Force of the International Parkinson and Movement Disorder Society. (2018). Consensus Statement on the classification of tremors. from the task force on tremor of the International Parkinson and Movement Disorder Society. *Movement Disorders, 33*(1), 75-87.
10. Morris, J. G., Jankelowitz, S. K., Fung, V. S., Clouston, P. D., Hayes, M. W., & Grattan-Smith, P. (2002). Athetosis I: historical considerations. *Movement disorders: official journal of the Movement Disorder Society, 17*(6), 1278-1280.
11. Lanska, D. J. (2009). The history of movement disorders. In *Handbook of clinical neurology* (Vol. 95, pp. 501-546). Elsevier.
12. Rosso, A. L., Nicaretta, D. H., & Mattos, J. P. D. (2011). Diagnóstico e tratamento atual das mioclonias: revisão da literatura. *Rev. bras. neurol.*
13. Tumas, V., Schuch, A. S., Santos-Lobato, B. L., Ferraz, H. B., & Neto, Y. C. Recomendações para o tratamento das mioclonias.
14. Ibrahim W, Zafar N, Sharma S. Myoclonus. In: *StatPearls*. Treasure Island (FL): StatPearls Publishing; August 23, 2020.
15. Merical B, Sánchez-Manso JC. Chorea. 2020 Aug 25. In: StatPearls [Internet]. Treasure Island (FL): StatPearls Publishing; 2020 Jan–. PMID: 28613673.
16. Martinez-Ramirez D, Walker RH, Rodríguez-Violante M, Gatto EM; Rare Movement Disorders Study Group of International Parkinson's Disease. Review of Hereditary and Acquired Rare Choreas. *Tremor Other Hyperkinet Mov (N Y)*. 2020;10:24. Published 2020 Aug 6.
17. Baizabal-Carvallo JF, Cardoso F. Chorea in children: etiology, diagnostic approach and management. *J Neural Transm (Vienna)*. 2020;127(10):1323-1342.
18. Hermann A, Walker RH. Diagnosis and treatment of chorea syndromes. *Curr Neurol Neurosci Rep*. 2015;15(2):514.
19. Mestre TA. Chorea. *Continuum (Minneap Minn)*. 2016;22(4 Movement Disorders):1186-1207.
20. Singer HS. Tics and Tourette Syndrome. *Continuum (Minneap Minn)*. 2019;25(4):936-958.
21. Casey DE. Tardive dyskinesia. *West J Med*. 1990;153(5):535-541.
22. Hammond WA. A treatise on the disease of the nervous system. 7th ed. London: HK Lewis; 1882.
23. Hammond WA. Clinical lectures on diseases of the nervous system. New York: Appleton and Co.; 1874.
24. Shaw TC. On athetosis, or imbecility with ataxia. St Bart's Hosp Rep 1873;9:130–140
25. Morris, J. G., Jankelowitz, S. K., Fung, V. S. C., Clouston, P. D., Hayes, M. W., & Grattan-Smith, P. (2002). *Athetosis I: Historical considerations. Movement Disorders, 17(6), 1278–1280.* doi:10.1002/mds.10267
26. Berardelli, A., Currà, A., Fabbrini, G., Gilio, F., & Manfredi, M. (2003). Pathophysiology of tics and Tourette syndrome. *Journal of neurology, 250*(7), 781-787.
27. Awaad, Y. (1999). Tics in Tourette syndrome: new treatment options. *Journal of Child Neurology, 14*(5), 316-319.